U0406905

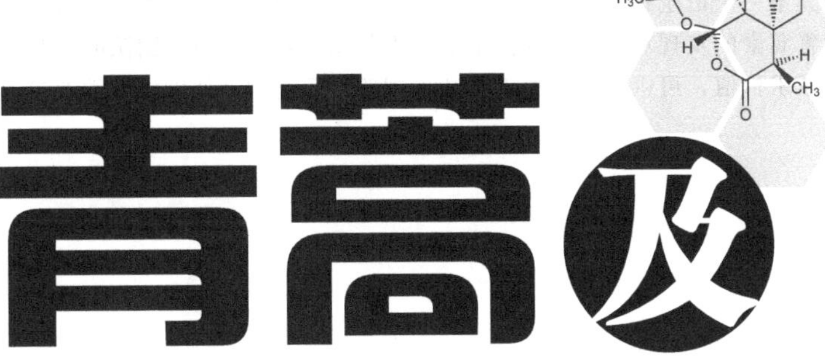

青蒿及青蒿素类药物

QINGHAO JI QINGHAOSULEI YAOWU

屠呦呦　编著

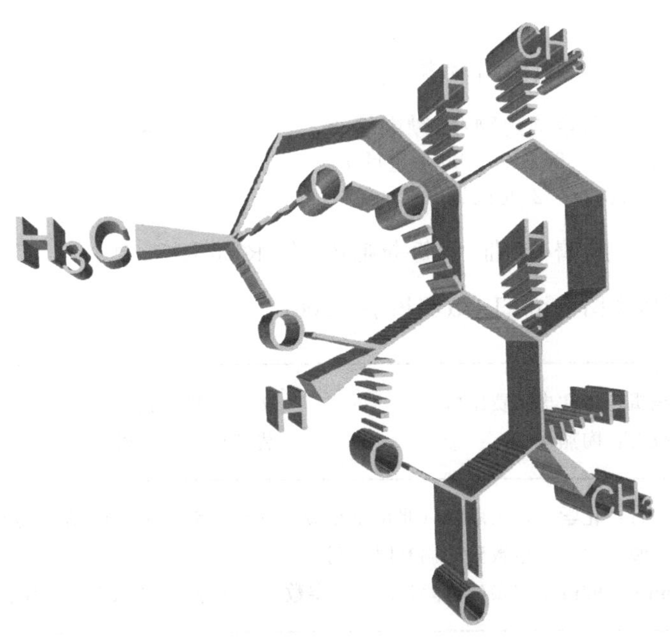

化学工业出版社

·北京·

本书是第一部系统阐述青蒿素的发现和发展历程的专著。全书共分四篇二十六章，分别为“青蒿”“青蒿素”“双氢青蒿素”及“其他青蒿素类药物研究进展”。从青蒿的本源，青蒿素的原创发明，其第一个衍生物——双氢青蒿素的创制及其后的青蒿素类药物研究系统论述。旨在明确表达青蒿素的发现和发展历程。本书由主要发明者及其研究团队的一些成员所编写，具有较高的学术价值，可供医药工作者和从事创新性研究的其他领域的学者参考。

图书在版编目（CIP）数据

青蒿及青蒿素类药物/屠呦呦编著. —北京：化学工业出版社，2009.1（2025.4 重印）
ISBN 978-7-122-00857-2

Ⅰ. 青… Ⅱ. 屠… Ⅲ. 青蒿-抗疟药 Ⅳ. R286 R978.61

中国版本图书馆 CIP 数据核字（2007）第 108819 号

责任编辑：张文虎 贾维娜　　文字编辑：赵爱萍
责任校对：陶燕华　　装帧设计：尹琳琳

出版发行：化学工业出版社（北京市东城区青年湖南街 13 号 邮政编码 100011）
印　　装：北京盛通数码印刷有限公司
787mm×1092mm 1/16 印张 17½ 字数 379 千字 2025 年 4 月北京第 1 版第 3 次印刷

购书咨询：010-64518888　　售后服务：010-64518899
网　　址：http://www.cip.com.cn
凡购买本书，如有缺损质量问题，本社销售中心负责调换。

定　　价：78.00 元

编著　屠呦呦

参与本书编写工作和审稿工作的还有（按姓氏笔画排序）：

王京燕　王满元　叶和春　杨立新

杨　岚　姜廷良　倪慕云　高宣亮

呦呦鹿鸣，食野之蒿

《诗经·小雅·鹿鸣》

蒿也，即青蒿也。

朱熹注《诗经》

青蒿一握，以水二升渍，绞取汁，尽服之。

葛洪《肘后备急方·卷三
治寒热诸疟方第十六》

发掘中药宝库
造福世界人民

宋健

二〇〇六年
十月

新药 Y 证书

编号：（86）卫药证字X-01号

中国中医研究院中药研究所

你单位研制的新药 青蒿素 ，根据《中华人民共和国药品管理法》，经审查，符合我部颁发的《新药审批办法》的规定，特发此证。

中华人民共和国卫生部

一九八六年十月三日

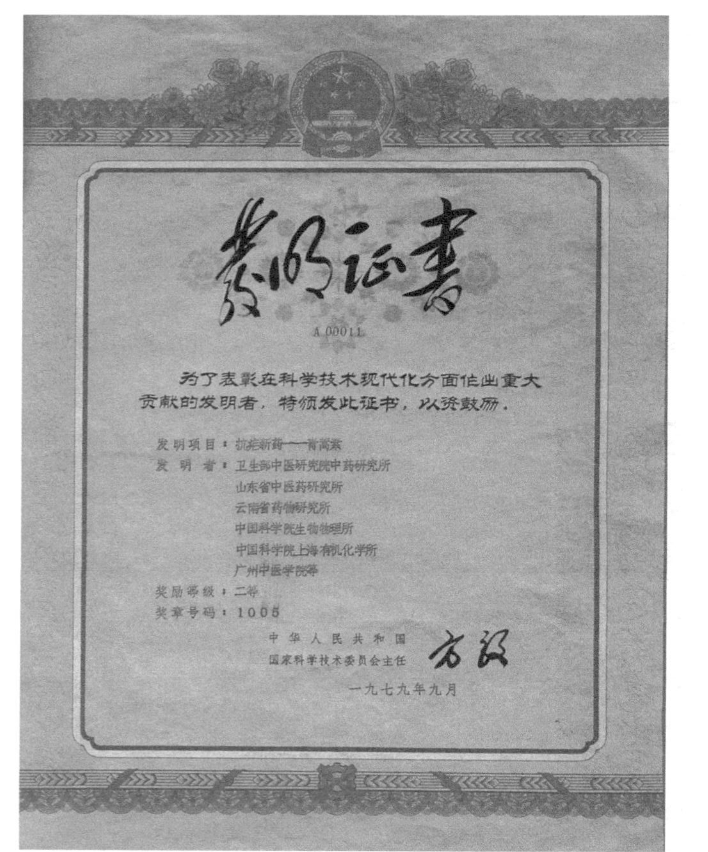

发明证书

A 00011

为了表彰在科学技术现代化方面作出重大贡献的发明者，特颁发此证书，以资鼓励。

发明项目：抗疟新药——青蒿素

发 明 者：卫生部中医研究院中药研究所

山东省中医药研究所

云南省药物研究所

中国科学院生物物理所

中国科学院上海有机化学所

广州中医学院等

奖励等级：二等

奖章号码：1005

中华人民共和国
国家科学技术委员会主任 方毅

一九七九年九月

1982 年在全国科学技术奖励大会上，屠呦呦作为青蒿素第一发明者领取的 1979 年获得的发明证书

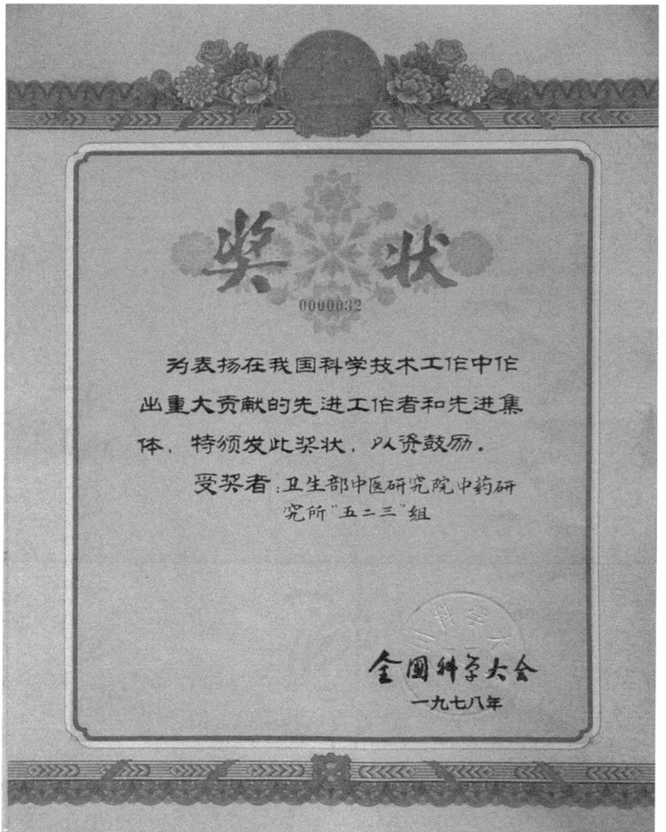

奖状

0000032

为表扬在我国科学技术工作中作出重大贡献的先进工作者和先进集体，特颁发此奖状，以资鼓励。

受奖者：卫生部中医研究院中药研究所"五二三"组

全国科学大会

一九七八年

1978 年屠呦呦代表卫生部中医研究院中药研究所“五二三”组在北京全国科学大会上领取的奖状

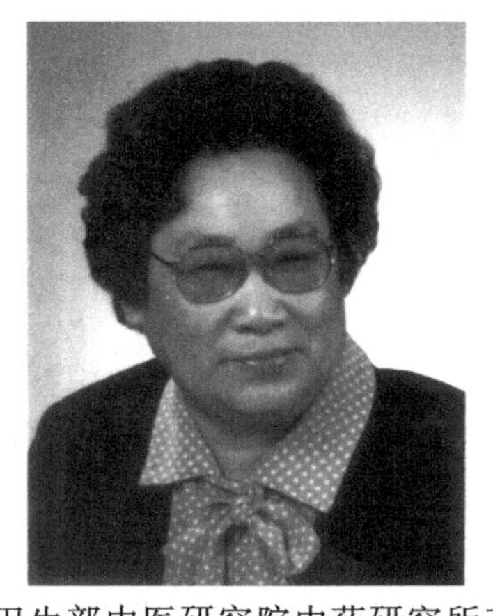

作者简介

屠呦呦，女，中国中医科学院终身研究员兼首席研究员，博士生导师，被英国伦敦中医学院聘为名誉研究教授。

1930年12月30日出生，浙江省宁波市人。1955年毕业于北京医学院药学系（今北京大学药学院）。同年到新建的卫生部中医研究院中药研究所工作。曾脱产两年半在卫生部“西医离职学习中医班”系统学习中医药知识。以后一直献身于用现代科学结合传统医药的研究事业。

现任中国中医科学院青蒿素研究中心主任，中国中医科学院学术委员会委员，中国发明协会全国理事会理事，《中国中药杂志》编委等。

50多年来以其中西医药结合的知识，从事中药的生药、炮制、化学和中西药结合研究，均有论文及编著发表。最突出的贡献是带领科研组发明创制了具国际影响的新结构类型抗疟药——青蒿素和双氢青蒿素。通过收集整理历代医籍、本草，筛选200余方药的380余种提取物，1972年终于从中药青蒿中成功发掘出青蒿素。1973年创制双氢青蒿素。1986年及1992年分别获“新药证书”，投产上市，造福于全世界的疟疾患者。两药分别获“国家发明奖”和“全国十大科技成就奖”。以后进行青蒿素系列化研究，又研制了三个相关新药并获得两个中国发明专利。

1978年出席全国科学大会，她主持的科研组获“全国科学大会奖状”；1979年抗疟新药青蒿素获国家发明奖，同年出席三八红旗手及红旗集体表彰大会，获奖旗；1981年出席首届“青蒿素”国际会议，以“青蒿素的化学研究”为题作报告；1982年出席全国技术奖励大会，领取发明奖章和证书；1992年“双氢青蒿素及其片剂”获“全国十大科技成就奖”，同年七五攻关项目“中药青蒿品种整理和质量研究”与其他品种共获国家科技进步一等奖；1995年9月以“中国政府代表团”代表的身份出席“联合国第四次世界妇女大会”，同年10月再次出席全国科学技术大会；1997年应邀出席“中美中草药研究与应用”，首届“世界中西医结合大会”，2002年参加世界知识产权组织的“创造力与发明”国际论坛及WHO“中非传统医药论坛”等会议并作学术报告。

个人获卫生部“青年社会主义建设积极分子”奖状（1958）、中国中医研究院先进工作者奖状（1977）、“国家发明奖章”（1979）、“有突出贡献专家”（1984）、“阿尔伯特·爱因斯坦世界科学奖状”（1987）、首届“政府特殊津贴”（1990）、“中国中医研究院最高荣誉奖和终身研究员”（1992）、“中央国家机关杰出妇女”（1994）、“全国先进工作者”（1995）、“新世纪巾帼发明家”（2002）、“第十四届全国发明展览会金奖”（2003）及泰国玛希顿医学贡献奖（Prince Mahidol Award）（2003）等。

相关事迹入编于《中国科学技术专家传略》、《当代中国发明》、《中国卫生科技成果荟萃》、《365个第一次——共和国50年珍贵图录》、《中国当代发明家大辞典》、《中国当代医学名家荟萃》、《中西医结合事业》及《20世纪中国学术大典——生物学卷》等著作中。

序言（一）

《青蒿及青蒿素类药物》即将面世，这是一件非常值得高兴的事。青蒿素是我国迄今第一个获得国际承认的原创性发明，无论从对世界医学还是对我国传统医学，这一发明的影响是深远的。

疟疾历来是危害人类健康的严重流行病。19 世纪 20 年代，西方科学家从金鸡纳的树皮中发现了抗疟有效药物——奎宁，并在此基础上，研发了一系列喹啉类抗疟药，尤以 40 年代的氯喹疗效最佳。但 60 年代疟原虫对氯喹等喹啉类药物产生抗药性以后，为寻找新型抗疟药，国内外学者做了大量的工作，未获明显进展。20 世纪 70 年代初，中国中医研究院中药研究所屠呦呦领导的科研组以继承发扬祖国医药学为己任，在当时科研条件较差的历史环境下，历经曲折，受一千多年前东晋葛洪《肘后备急方》“青蒿绞汁服”截疟记载的启发，终于从青蒿中发掘出了新结构类型抗疟活性化合物——青蒿素，解决了全球棘手的抗性疟疾治疗问题。至今 30 多年，青蒿素类药物已成为世界卫生组织控制全球疟疾的首选，挽救了成千上万患者的生命。这是抗疟药研究历史上的一项重大突破。由此，我既为我国从事青蒿素类药物的科研工作者的成就感到高兴，更使我深感祖国传统医药蕴涵的伟大宝库而骄傲！

近年青蒿素类药物的研究又取得很多新进展，在本书中都有表达。

希望该书的出版，能使读者通过青蒿素的发现和发展进程，吸收其中有益的经验，产生重要的启示，激励中医药工作者在中医药现代化、国际化方面取得更卓越的成就，发现更多的原创性成果，继承、发扬和光大中医药，为全人类健康事业服务。

吴阶平

二〇〇六年九月七日

序言（二）

疟疾是世界性的、危害严重的流行病，世界上有一百多个国家的约20亿人口生活在疟疾流行区，年发病5亿左右，死亡300万左右。疟疾治疗药国际上曾经使用过金鸡纳树皮及其提取物奎宁和衍生物帕马喹（扑疟母星）、米帕林（阿的平）、氯喹、伯氨喹（伯喹）等。但是，到了20世纪60年代，疟原虫对氯喹产生了抗药性，致使氯喹失去了原有的疗效。于是，美国等发达国家投入了大量的人力物力，从大量化合物中筛选抗疟新药，但是都没有找到满意的药物。在这种国际背景下我国开始了抗疟新药的研究工作。在1972年，我国以屠呦呦为首的课题组，从传统中药——青蒿中发现了新结构类型的高效抗疟的青蒿素，接着又发明了效价高、用量小、服用更方便的双青青蒿素。相继，国内的同行专家研发了青蒿素衍生物——蒿甲醚和青蒿琥酯。在人类抗疟的道路上，我国科学家取得了重大突破，尤其是近几年，世界卫生组织在世界范围内大力推荐青蒿素类药物作为抗疟的第一线药物，引起了世界的广泛重视。

青蒿是传统中药，最早载于《五十二病方》。《本草经》名草蒿，又名青蒿，自公元340年东晋葛洪《肘后备急方》以后，各代书籍屡有青蒿治疗疟疾的记载。历代有青蒿丸、青蒿汤、青蒿饮、青蒿散、青蒿煎、青蒿露、青蒿酒，如宋代《圣济总录》有青蒿汤，元代《丹溪心法》的截疟青蒿丸，明代《普济方》有青蒿散、祛疟神应丸，《本草纲目》以青蒿治疗疟疾寒热，清代《本草备要》以青蒿治久疟，《温病条辨》用青蒿治少阳疟等。青蒿虽有不同品种，但其中只有菊科植物 *Artemisia annua* L. 才有抗疟作用，且资源丰富，使用广泛，此乃青蒿正品。但是，“原生态中药”就其外观、质量控制、效价、适应证、服用方法等，很难被国际上接受。所以，青蒿素类药物的成功，不但是世界抗疟药物的一大突破，而且在中药现代化和国际化方面也是一个典范。

青蒿素专著的问世，既能广泛传播科学技术知识，又给人们一些重要的启迪和警示。一是重视中医药：在越南战争期间，中国应越南的请求，我军自1964年开始了抗疟研究，1967年成立了办事机构——523办公室，组织全国七个省市的几十个单位攻关。至1969年1月21日，我国最大的中医药科研单位——中国中医研究院中药研究所受命参加抗疟药物的研究，屠呦呦课题组挺身而出，肩负重任，坚信中医药的重要价值，发扬坚韧不拔、大胆科学实践的创新精神，历经了200多个方药、380多个中药提取物试验的失败，于1971年10月首次从青蒿中获得了对疟原虫100%抑制率的物质，取得青蒿抗疟的突破，经去粗存精即是后来命名的青蒿素。试想，如果没有中医药科研单位的参与和多方协作，如果不重视《肘后备急方》等文献，在科研条件较差的情况下，很难迅速地发现青蒿素。二是目前我国药物的出口，主要是靠化学原料药，然而其吨位高，价位低，污染环境，不是长久之计。依据我国医药创制的能力和传统医药的优势，实现中药的现代化和国际化，将是我国走向世界医药强国的关键所在。为了顺应国内外的需求，既要继承“传统”，又要发展“现代”，才会为世人做出更大贡献。三是我国既有青蒿的资源优势，又有青蒿素治疟的原创优势。但是，在知识产权保护、资源的规模化种植、企业体制改革、企业国际化、科研与产业的长期合作等方面，尚需吸取国际先进经验，不断提高社会效益和经济效益。

最后，我以十分喜悦的心情，祝贺青蒿素类药物给人类带来的福音，祝愿青蒿素专著给国内外的同行们送去丰富的知识和一些启迪。

张瑞祥（中国中医研究院原副院长，中医药管理局原科技司司长）

2006年6月8日　于北京

序言（三）

时隔30多年，一部真正迟来的报告《青蒿及青蒿素类药物》，即将付梓。对于青蒿素人们也许并不陌生，但对于青蒿素的研究，真正了解的人可能就不多了。因此，详细介绍青蒿素研究过程的专著，就格外令人关注、令人期待。如今，这部著作就要与您见面了，难道不是令人欣慰、令人震撼的大事吗！

作者，屠呦呦，中国中医科学院终身研究员，中药化学家。1930年12月生于浙江省宁波市。1951年考入北京大学药学系（1952年院系调整曾称为北京医学院药学系），现为北京大学药学院。1955年毕业，分配至正在筹建中的卫生部中医研究院（现中国中医科学院）中药研究所工作。1959年参加卫生部举办的"全国第三期西医离职学习中医班"，脱产2年半系统学习了中医药知识。在50多年的中医药科研工作中，屠呦呦同志一直战斗在科研第一线，先后从事过中药生药、中药炮制、中药化学以及中药新药开发等研究。工作一贯努力，屡获奖项，1958年获卫生部青年社会主义建设积极分子奖状，1977年由中药研究所及中国中医研究院二级评为先进工作者。1978年出席全国科学大会，她主持的青蒿素研究组被授予全国科学大会奖状。1979年抗疟新药青蒿素获国家发明奖。同年出席全国三八红旗手及红旗集体表彰大会，获奖旗。1982年作为青蒿素发明项目惟一代表，出席全国科学技术奖励大会领取发明证书并以第一发明人身份获发明奖章。1984年由国家人事部授予"中青年有突出贡献专家"称号。1990年享受首届政府特殊津贴。

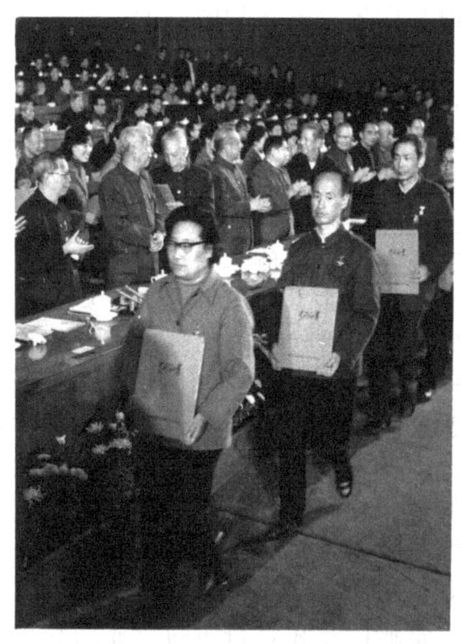

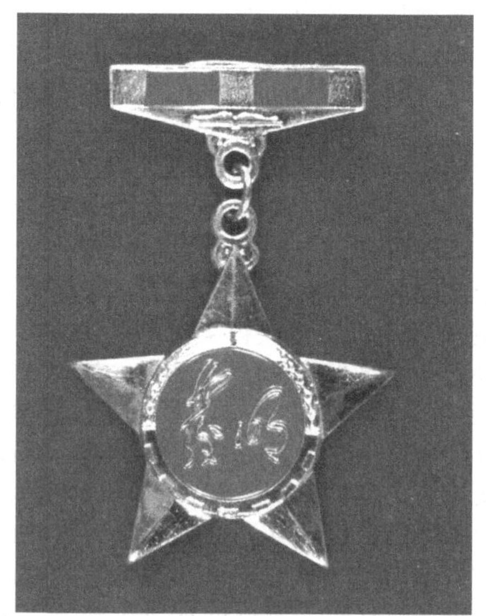

1982年在国家科委召开的全国科学技术奖励大会上，屠呦呦以抗疟新药——青蒿素第一发明单位第一发明人身份，作为该发明项目惟一代表出席奖励大会，领取发明证书及发明奖章

进一步创制的"双氢青蒿素及其片剂"1992年获全国十大科技成就。其后又由卫生部评为"新中国十大卫生成就"。同年，《中药青蒿品种和质量研究》作为国家七五攻关项目《常用中药材质量研究》与其他品种共获国家科技进步一等奖。1992年起被中国中医研究院授予终身研究员。1995年被国务院授予先进工作者，其后致力于青蒿素的系列化研究，不

断取得新的进展并获国家发明专利等。2002年由国家知识产权局等授予“首届新世纪巾帼发明家”等。50多年来取得令人瞩目的成就，在学术上具有很高的造诣。

《青蒿及青蒿素类药物》是作者根据自身的经历，依据大量的尘封了30多年的实验记录、工作笔记和相关资料，翔实地讲述了中医药抗疟研究和青蒿素的发现及开发应用全过程。《青蒿及青蒿素类药物》几乎没有多少华丽的语言，没有轰轰烈烈的场面，但细读起来，仍能令人回味、令人思考、令人敬佩。1969年1月中国中医研究院经“523”办公室正、副主任来访动员，接受当时备受国家重视的援助越南军工项目。经指定屠呦呦临危受命，接受任务。从系统查阅整理历代医籍本草，组建抗疟研究组，经筛选2百多中药，终于在1971年10月从中药青蒿中获得具有100%的疟原虫抑制率的提取物，取得中药青蒿抗疟的突破。经去粗存精，1972年11月8日得到抗疟单体——青蒿素。青蒿素的发明饱含了科技人员的艰辛，充满了科技人员的智慧。事实证明：青蒿素的发明是中国人的骄傲。青蒿素的第一发明人是屠呦呦研究员；青蒿素的第一发明单位是中国中医科学院中药研究所。青蒿素所取得的成果及其衍生物的应用是各兄弟单位和广大科技人员共同努力的结果。

有报道说，青蒿素的发明是20世纪医药卫生领域的重大突破之一，是中国乃至世界的重大原始性创新成果。应该说这样的评价并不过分。30多年来，青蒿素为人类战胜疟疾，为挽救成千上万人的生命做出了巨大的贡献。诺贝尔奖获得者杨振宁博士1996年在第七届中国科技史国际会议上，听武衡同志介绍发明家屠呦呦及她所发明的青蒿素后说：“这样的发明，应该在国际上获奖”。联合国秘书长科菲·安南的千年发展目标特别顾问，联合国千年计划主任，美国哥伦比亚大学教授杰弗里·D·萨克斯，2003年在北京“联合国千年发展目标论坛”上，做了题为“为发展投资——一份实现千年发展目标的切实计划”的报告，会后，在接受人民日报记者采访时称“青蒿素这一抗疟技术的新突破，为中国历史上最重要的科学发展之一”。他提到在非洲每30s，就有一个孩子因疟疾而夭折，全球每年约有300万人死于疟疾。因此，他建议中国通过再增加8000公顷的蒿类植物种植面积，改进提取方法，来增加青蒿素的产量，从而拯救上百万人的生命。他强调“此举将为千年发展目标带来历史性贡献”。

在非洲，由屠呦呦研究员主持研发的新一代抗疟药双氢青蒿素（商品名科泰新），广泛用于抗疟治疗，被誉为“神药”。有人甚至将自己刚出生的孩子起名叫“科泰新”。

青蒿素的发明为人类带来了一种新结构类型抗疟药，解决了长期困扰医学界的关于对喹啉类药物产生耐药性疟疾的治疗问题，挽救了抗氯喹恶性疟患者的生命，这是我国对世界医学所做的一大贡献。

中医药学已有几千年的历史，她为中华民族的繁衍生息做出了不可磨灭的贡献。在中国医药卫生事业中，至今仍发挥着举足轻重的作用。党和国家十分重视中医药事业的发展，特别是毛泽东同志发出了“中医药学是一个伟大的宝库，应当努力发掘加以提高”的指示。怎样发掘？如何提高？青蒿素的发明或许能给中医药科技工作者一些启示。我们需要运用现代科学技术，通过各种途径、各种方法来研究中医药，同时也要高度重视中医药理论的指导和丰富的临床实践经验。

感谢屠呦呦研究员在其70多岁高龄时为我们奉献了这部著作！感谢为青蒿素研究做出突出贡献的屠呦呦研究员、广大的科技人员和各兄弟单位！你们为国争了光，人们永远不会忘记。老一辈科学家实事求是、刻苦钻研、艰苦奋斗、百折不挠的精神，必将激励后学努力工作，为中医药事业做出更大的贡献。

中国中医科学院中药研究所

2008年5月

前　言

疟疾是世界性流行病，严重危害疟区人民健康，全球约 20 亿人生活在疟区，世界卫生组织统计，每年有 3 亿～5 亿人罹患疟疾，一百多万人死于疟疾。

疟疾治疗药，中国传统用中药常山（虎耳草科）。17 世纪欧洲则使用金鸡纳树皮（茜草科）。后分别从中提得常山生物碱和金鸡纳生物碱，均为含氮杂环的化合物。前者毒副作用大，影响推广使用。后者则于 1820 年分离得到抗疟有效单体——奎宁，成为广为应用的抗疟药。以后通过合成，结构改造，相继研制出帕马喹（扑疟母星）、米帕林（阿的平）、乙胺嘧啶、伯氨喹（伯氨喹啉）等，尤以 1948 年问世的氯喹为首选药。但 60 年代初在南美首先出现抗氯喹恶性疟原虫株并迅速蔓延、传播，成为全球防治疟疾的难题。特别时值越南战争，问题尤为突出，抗氯喹恶性疟在越南终年流行，致部队严重非战斗性减员，成为当时的“头号医学问题”，迫切需要寻找新化学结构类型抗疟新药以解决抗氯喹恶性疟的治疗问题。60 年代起经国内外大量工作，未获全新结构类型化合物。在合成药方面，美国筛选化合物达 30 万❶，以甲氟喹为佳，但仍属喹啉类化合物，易产生抗药性，且副作用较大，不宜单用。国内军事医学科学院研制了本芴醇和萘酚喹，也还是喹啉类药物，同样容易产生抗药性，不宜单用（还曾对常山生物碱做了大量结构改造工作而未果）。为此全国疟疾防治研究领导小组办公室（简称“523”办公室）把视野投向天然药物，特别是具有传统经验的中草药。自 1967 年起组织全国七大省市攻关，筛选中草药和化合物 4 万多种❷，在仍未获得满意结果的情况下，1969 年 1 月 21 日“523”办正、副主任来中医研究院做动员工作后，中国中医研究院中药研究所应邀接受任务，命屠呦呦为课题组长负责全面工作。屠呦呦以用现代科学研究中医药为己任，相信具有五千年传统的祖国医药学一定有精华，值得继承发扬、发掘提高，遂从系统收集整理历代医籍、本草入手。于 1969 年 4 月在收集 2 千多种方药基础上，编辑了以 640 方药为主的《抗疟方药集》，继而组织鼠疟筛选抗疟药物。经二百多种中药的 380 多个提取物筛选，面对大量失败而不气馁，最后集重点于具一千多年传统的东晋·葛洪《肘后备急方》“青蒿一握，以水二升渍，绞取汁，尽服之”，截寒热诸疟的中药青蒿上。经反复研究，于 1971 年通过对中药青蒿品种、采收季节、药用部位，特别是提取方法的综合研究，终于从中药正品青蒿的菊科（Compositae）植物 *Artemisia annua* L. 成株叶子的中性提取部分获得对鼠疟、猴疟疟原虫 100％抑制率。1972 年 3 月 8 日经“523”办安排，屠呦呦在南京召开的抗疟药内部会议上公开报告全部内容，引起极大振奋，指令中药所当年就要上海南疟区现场观察临床疗效。1972 年即首次获 30 例抗疟临床全部有效的成功，1972 年 11 月 8 日并从中分离提纯得到抗疟有效单体，命名为青蒿素（Qinghaosu，artemisinin）。1973 年经临床确证为青蒿中的抗疟活性单体，抗疟新药由此诞生。1981 年世界卫生组织致

❶ 张秀平．关于国外抗疟药物研究情况介绍．1978 年．青蒿素鉴定会内部资料．中国中医研究院中药研究所．科技存档．

❷ 吕伟．青蒿素与“523”．科技日报．2002.6.17．医药健康栏目．

函中国卫生部要求在中国召开首次有关青蒿素的国际会议。屠呦呦以“青蒿素的化学研究”为题第一个作报告，获得高度评价，认为“这一新的发现，不仅增加了新的抗疟药，更重要的意义在于发现这种化合物独特的化学结构，它将为进一步设计合成新药物指出方向”。其后相关领域的研究人员全面介绍了药理、毒理、临床及衍生物的研究，青蒿素由此走向世界，也促进了国际抗疟领域工作的新进展。2005 年 6 月联合国千年计划主任美国哥伦比亚大学萨克斯教授，来北京参加“联合国千年发展论坛”，对青蒿素备加关注，认为是“抗疟技术的新突破”，是“中国历史上最重要的科学发展之一”，建议中国政府大力推广青蒿素技术、增加产量，从而拯救上百万人的生命。2006 年我国与多个非洲国家及太平洋岛国等合作协议中，将青蒿素类这一抗疟特效药作为援助项目。所以青蒿素的发现确实是中国对人类的一大贡献！

中国中医研究院中药研究所继发现青蒿素以后，还就其构效关系继续进行探讨，阐明了青蒿素结构中过氧是主要抗疟活性基因，在保留过氧的前提下，C_{12}羰基还原为羟基或引入乙酰基，抗疟活性提高多倍。提示变动青蒿素结构可改变理化性质，提高生物活性，1975 年在全国抗疟药研究内部会议上公开报告；青蒿素构效关系的研究结果，为衍生物在国内进一步研究打开了局面。1976 年和 1977 年上海药物所合成药室及广西桂林制药厂分别投入力量从事青蒿素的衍生物研究，并于 1987 年研制了青蒿琥酯静脉注射液［原料药为（87）卫药证字 X-01 号及注射剂为 X-02 号］及蒿甲醚肌内注射剂［原料药为（87）卫药证字 X-13 号，注射液为（87）卫药证字 X-14 号］。1992 年军科院又以本芴醇与蒿甲醚研制了复方蒿甲醚［(92) 卫药证字 X-23 号］及萘酚喹与青蒿素的复方（称“阿科”），美国的甲氟喹也曾与青蒿琥酯配方，其后一些已广为产生抗药性的抗疟药如哌喹等亦与青蒿素类药物组成复方重新起用，这也是青蒿素类药物激活抗疟领域的贡献。由于历史原因，特别当时抗疟药物研究属战备任务，因此有关青蒿素的研究多未及时公开报道，必要时发表往往以“协作组”署名，为“不引起外界探索研究动态和药用途径”，连单位名也回避了。继青蒿素之后中国中医研究院中药研究所于 1992 年再创制发现于 1973 年的“双氢青蒿素及其片剂”，商品名为“科泰新片”，药效提高 10 倍，复燃率低至 1.95％，获“国家十大科技成就奖”。“七五”期间还完成“青蒿品种整理和质量研究”项目，作为国家攻关《常用中药品种质量研究》子课题与其他品种共获“国家科技进步一等奖”。先后获得六个《新药证书》，1 个临床前批件和 2 个中国发明专利。其名录如下。

序号	品　　种	剂型	状　　态	获 得 日 期
1	青蒿素	原料	《新药证书》	(86)卫药证字 X-01 号
2	青蒿素栓	栓剂	《新药证书》	(86)卫药证字 X-04 号
3	青蒿素片	片剂	《新药证书》	国药证字 H20030144
4	双氢青蒿素	原料	《新药证书》	(92)卫药证字 X-66 号
5	双氢青蒿素片	片剂	《新药证书》	(92)卫药证字 X-67 号
6	双氢青蒿素栓	栓剂	《新药证书》	国药证字 H20030341
7	双氢青蒿素	片剂	临床批件(增加适应证)	2004.6.7
8	双氢青蒿素(扩大适应证)		发明专利	2003.7.30
9	复方双氢青蒿素		发明专利	2004.2.11

由于种种原因，中药研究所的有关研究多未系统发表。近几年，青蒿及青蒿素类药物再

度升温，真正成了世界卫生组织控制全球疟疾的重要措施。国内外学者、媒体来中药所采访者众多，特别感兴趣于“青蒿素的发明历史”。这也反映了社会的关注与需求。

自1820年奎宁问世以来，历经180多年，世界上寻寻觅觅，欲求全新化学结构的抗疟新药，解决年死亡达上百万的抗性疟疾而不得。却在中国不起眼的小草——中药青蒿中发掘出了震撼国际医坛的原创性新药——青蒿素。这充分说明中国传统的中医药确是宝库，既有系统理论，又有宝贵的医疗实践，还有蕴藏高达上万种的中草药。就“青蒿截疟”而言，早在一千多年前就有了记载，可惜后人未能及时的深入发掘，致青蒿一药，历经千年而未能步入抗疟药行列，为拯救千百万死于抗性疟疾患者服务，这是多大的遗憾。我们希望通过青蒿素的发现历程，唤起国人下大力继承创新，从而发掘出更多传统中医药精华。青蒿素的高效、速效、低毒，说明中医药治病，除调整机体阴阳失调，扶正祛邪外，还有直接迅速杀灭致病因子的作用，待发掘的内容是极为广泛的。

青蒿素的药效还在进一步扩展，除用于其他寄生虫疾病外，还具免疫调节作用，治疗自身免疫性疾病，甚至肿瘤等。一个原始性创新药物，其生命力是强大的。

当前正值国家提倡大力加强原始性创新能力，建设创新型国家的大好形势，出版《青蒿及青蒿素类药物》专著，向世人展示青蒿素的发现和发展历程，以尊重青蒿素的原创精神，尊重发明，鼓励创新，从而激励众多的后起之秀，从具中国五千年悠久文化内涵的中医药领域努力继承发扬，发掘出更多、更大的原创性成果，为国争光，为造福全人类做出重要贡献。

本书在新闻出版总署关注“青蒿素”这一原创发明，重视出版原创图书的规划促进下出版。

老一辈科学家吴阶平，宋健二位为本书作序题字，此前吴老在主编的《中国科学技术专家传略》及《20世纪中国学术大典——生物学卷》已收载了有关内容。宋老则在95年科学技术大会上予以表彰，足显前辈学者对原创发明的十分关怀。

在本书创作过程中，中药研究所领导，张瑞祥原副院长，费开扬老大夫并中国发明协会聂力、明廷华、唐新民等正副理事长给予了大力支持。

一并表示感谢！

编著者

目　　录

第二篇 青 蒿 素

第三篇 双氢青蒿素

第四篇　其他青蒿素类药物研究进展

青蒿素的发现

疟疾是严重危害人类健康的世界性流行病，全球约20亿人生活在疟区，每年有3亿～5亿人罹患疟疾，一百多万人死于疟疾。

一、青蒿素的发现

20世纪60年代由于恶性疟原虫对抗疟药氯喹等原喹啉类药物产生抗药性，致使疟疾患者面临无药可治的境地，特别时值越南战争，抗氯喹恶性疟在越南流行，引起双方部队严重的非战斗性减员，使之成为当时头号医学问题。因此，寻找新结构类型的抗疟药成为全球医药工作者研究的热点和难点。各国对此进行了大量研究工作，美国自60年代起，应战争急需而筛选的化合物达30万。中国应越南之请，作为战备项目，自1964年起就在军内开展了抗疟研究，1967年成立了“全国疟疾防治研究领导小组办公室”（简称523办公室），组织全国七大省市、几十个单位共同攻关，筛选化合物、中草药4万多种未取得满意结果。

值此困境，1969年1月21日全国523办公室白冰秋、张剑芳二位正、副主任及办公室田辛同志来到卫生部中医研究院（现改名为中国中医科学院，以下简称中医研究院）。当时中医研究院高合年副院长及中医研究院中药研究所章国镇副所长负责接待工作。523办公室负责同志讲“中央领导十分重视抗疟防治的研究工作，但中药抗疟已做了好多工作，未解决问题，我们经验少，办法少，希望你们能参加此项任务”。院所领导当即表示，“虽然尚处文化大革命时期，中国中医研究院一切科研工作全部停顿之际，但我们不能推辞，当尽最大努力承担任务”。中国中医研究院接受任务后，即组建科研组，命屠呦呦同志任组长，负责全面工作。她积极工作，从系统收集整理历代医籍、本草入手，又翻遍了建院以来的人民来信，还请教了当时院里著名老大夫，像蒲辅周推荐过“雷击散”、“圣散子”、岳美中推荐过“木贼煎”和“桂枝白虎汤”等。用整三个月时间，在汇集了内服、外用，包括植物、动物、矿物等2000余方药基础上，整理出以640余个方药为主的《抗疟方药集》，油印成册，于1969年4月送全国523办公室，请转给承担任务的七大省、市共同发掘。同时开展了以鼠疟动物模型对中药进行筛选的实验研究工作，虽发现胡椒提取物对疟原虫抑制率高达84%，但对疟原虫的抑杀作用不理想。经过100多个样品筛选的实验研究工作，不得不再考虑选择新的药物，同时又复筛以前显示较高药效的中药。因为中药青蒿曾出现过68%抑制疟原虫的结果，所以对其进行了复筛，但结果仍不好，只有40%甚至12%的抑制率，于是又放弃了青蒿。这样下来，一个轮回又是一百多个样品，仍未出现好的苗头。

青蒿入药，最早见于马王堆三号汉墓出土（公元前168年左右）的帛书《五十二病方》，其后在《神农本草经》亦有收录。而青蒿抗疟则始见于公元340年间东晋葛洪《肘后备急方》。其后各代医籍方药亦有记载。如《本草纲目》中，李时珍亦称青蒿治“疟疾寒热”。从历代本草及方书医籍的记载，青蒿入药治疗疟疾是有长期的临床实践经验的。为此重新分析思考，通过学习古文献《肘后备急方》将青蒿“绞汁”用药的经验，思索为什么不用传统的水煎煮？从“青蒿一握，以水一升渍，绞取汁，尽服之”截疟，悟及可能有忌高温或酶解等有关的思路。改用低沸点溶剂，果然药效明显提高。经进一步去粗存精，将该提取物分为中性和酸性两大部分。酸性部分不仅比例大，且是无效并毒性集中的部位，而保留下来的中性部分则是抗疟药效集中、剂量小、安全性良好的青蒿抗疟有效部分。经反复实验，终于在1971年10月4日，分离获得的第191号的青蒿中性提取物样品显示对鼠疟原虫100%抑制率的令人惊喜的结果，猴疟结果一致。1972年3月8日按照523办公室安排，在南京的全国疟疾防治药物专业会议上，屠呦呦同志代表研究组以“用毛泽东思想指导抗疟中草药工作”为题，报告了青蒿中性提取物的实验结果，全场振奋，会议要求中药所当年上临床观察疗效。屠呦呦同志不但带头试服，而且亲自携药偕中国中医研究院医疗队去海南昌江疟区现场，验证间日疟11例，恶性疟9例，混合感染1例，结果病人用药后，40℃高烧很快降至正常，疟原虫大幅度杀灭至转阴，疗效明显优于氯喹。是年又在北京302医院验证9例，均取得很好的疗效。同年11月17日在北京召开的全国523大会上，屠呦呦同志首次报告了30例青蒿抗疟全部有效的疗效总结。由此，引起全国对青蒿抗疟研究的高潮。尤以山东和云南为先，1973年初2个研究所分别致函中国中医研究院中药研究所，要求进一步明确青蒿的原植物品种，了解抗疟有效成分的类型及临床疗效、毒副作用等。他们在中药所复函的基础上开展了青蒿抗疟工作。

中药研究所在原有基础上继续深入青蒿活性成分的科研工作。1972年11月8日从青蒿中性有效部分中分离提纯得到抗疟有效单体，该单体为白色针晶，熔点156～157℃，50～100mg/kg可使鼠疟原虫转阴，命名为青蒿素。经动物安全性实验、人体试服，于1973年8月将其制成片剂，赴海南昌江疟区进行临床验证，初试5例，虽有3例有效，但效果不够理想，经及时追查原因，发现该片剂崩解度有问题（时处文革时期，中药所制剂室未恢复业务，由他们送外单位制作，未测崩解度），随即以青蒿素原粉装入胶囊，由本所业务副所长携之再次赴海南昌江疟区进行临床疗效观察，用以治疗3例，总剂量3～3.5g，全部有效，平均原虫转阴时间为18.5h，平均退热时间30h，证实青蒿素即为青蒿抗疟的有效成分。连年累计至1978年青蒿素鉴定会共完成临床529病例的验证。10月返京后及时向“523”办汇报结果，“523”办即于1973年11月2日致函中医研究院，通知召开“疟疾防治药物（包括化学合成）研究专业会议”，讨论有关“中西医结合寻找新药问题”，特别提出“青蒿是重点药物，请把有关资料整理带往交流”。中医研究院由屠呦呦按要求再次汇报了青蒿素研究有关情况。

1974年2月28日至3月1日，523办公室又委托中医研究院主持召开了全国青蒿素抗疟协作会议，并按523办公室要求公开了中药研究所青蒿素研究的各实验室，作详细介绍并实地参观，形成全国大协作局面。1974年中药所主持协作后，队伍不断扩大，除山东、云南外，四川、广西、广东等省不断参与，据1978年青蒿素鉴定会资料，参加单位多达40来个，有10个省、市、自治区参与临床，共验证病例6555例，青蒿素制剂有2099例。

中药研究所按新药审批要求，完成全面工作，于1986年获得我国新药审批办法实施以来的第一个新药证书（86）卫药证字X-01号。

青蒿抗疟研究获得发掘成功确实来之不易，由于青蒿素在青蒿生药中与很多其他成分共存，在常规提取条件下，干扰破坏了青蒿素中具抗疟活性的功能基团——过氧桥，致失去抗疟活性，从而导致筛选失败。此外，就青蒿药材而言，占绝大部分的茎秆是无效的，只有少量的细碎叶子才含抗疟有效成分青蒿素。青蒿叶的采收季节与药效的关系也很大，植株只在生长后期才在体内生物合成抗疟有效成分青蒿素。还有青蒿品种也十分重要，商品青蒿有五个基源品种，却只有传统中药正品青蒿 *Artemisia annua* L. 才含抗疟有效成分青蒿素；同一品种的青蒿其产地也很关键，北京青蒿叶中青蒿素含量极低，只有万分之几。上述多种因素的综合，使青蒿素的发现概率小而又小，也说明了该发现的不易和珍贵。屠呦呦同志和她的同事们的聪明睿智，为发现抗疟新药青蒿素作出了杰出的贡献。

二、青蒿素结构鉴定及其构效关系研究

1972 年 11 月 8 日中药所从抗疟有效的中性部分分离得到抗疟有效单体青蒿素后，即着手青蒿素的化学结构鉴定研究。首先进行元素分析，青蒿素的结构中只有碳、氢、氧，没有以往喹啉类抗疟药所含有的氮原子，确定其为相对分子质量为 282，分子式为 $C_{15}H_{22}O_5$ 的一种倍半萜类化合物。

1973 年中药所确定青蒿素为倍半萜类化合物后，并进行衍生物的研究，以确定其功能基团。为确证青蒿素结构中羰基的存在，屠呦呦及其研究组用硼氢化钠做还原反应，首次发现其还原衍生物——双氢青蒿素，确定分子式为 $C_{15}H_{24}O_5$，相对分子质量为 284。由于在青蒿素结构中引进了羟基，由此可制备多种衍生物。中药所研制的还原后又乙酰化的衍生物即是其中之一。为急当时任务之所急，希望与有关单位合作，尽快确定青蒿素的立体结构。从文献得知中国科学院上海有机所刘铸晋教授从事倍半萜类化合物研究有较多经验，为此屠呦呦同志携有关资料去有机所联系，由陈毓群同志接待，1974 年 1 月由陈复函同意中药所派一人前往共同工作。2 月份中药所即派倪慕云同志（后又去过二位同志轮流工作）携多量青蒿素、双氢青蒿素及有关图谱资料前往与该所一室共同协作，至 1975 年 11 月基本搞清了青蒿素结构中五个氧中的三个，立体结构尚待以后考虑。1974 年中药所获知中国科学院生物物理所用当时先进的 X 衍射方法可测定化学结构。屠呦呦同时在北京主持协作，按要求培养青蒿素晶体供用，并提供相关数据等，终于在 1975 年 11 月 30 日确定了青蒿素的化学结构。为保证其正确性，特邀请著名化学结构专家梁晓天教授参与鉴定。确认无误后，1976 年 1 月 26 日屠呦呦偕生物物理所李鹏飞同志去上海有机所沟通青蒿素结构鉴定情况。次日即由李鹏飞在该所作 X 衍射方法确定青蒿素化学结构报告，周维善、吴毓林、吴照华等均与会并确认。后由中医研究院将有关情况上报中华人民共和国卫生部党组，经批准于 1976 年 2 月 20 日送《科学通报》收文，《科学通报》在 1977 年 3 期上公开发表。题为“一种新型的倍半萜内酯——青蒿素”，同年即被 C. A. 收载。由于当时特定历史原因，论文署名为“青蒿素结构协作组”。在 1975 年明确青蒿素结构的前提下，中药研究所继续就“结构与反应”与有机所协作，1979 年 5 月，中药所和上海有机所在《化学学报》37 卷上公开发表论文，题为：“青蒿素的结构和反应”。

1973 年创制出双氢青蒿素后，由于在青蒿素结构中引进了羟基，得以制备一系列衍生物，为研究青蒿素结构和药效的关系创造了条件。经研究明确在青蒿素结构中，过氧是主要抗疟活性基团，在保留过氧的前提下，内酯环的羰基还原成羟基可以明显增效，在羟基上增加某些侧链，药效进一步提高，提示修饰青蒿素部分结构能改变其理化性质并增强抗疟活性。1975 年 523 办公室在河南组织召开的全国抗疟药协作会议上，中药所作了青蒿素构效关系规律的报告，促使 1976 年后青蒿素衍生物研究在国内的全面开展，兄弟单位相继研发了青蒿琥酯和蒿甲醚等。

中药研究所屠呦呦科研组则用 7 年时间把 1973 年创制的双氢青蒿素研制成“双氢青蒿素及其片剂”二个新一代拥有自主产权的“一类新药”。其药效高于青蒿素 10 倍，具有更突出的“高效、速效、安全、剂量小、研制简便，特别是复燃率极低”等优点，成为当前青蒿素类药物之优选者（商品名为“科泰新”），获得 1992 年度全国十大科技成就奖。其后又开展双氢青蒿素的系列化研究，并研发 3 个相关新药，获得 2 个国家发明专利。

三、青蒿素的贡献

在那特定的 70 年代，杂志都停刊了。1977 年以《科学通报》复刊为早，并有一定沟通国内外能力，为此从为国争光角度在《科学通报》上发表青蒿素的化学结构。这一新化合物引起世界各国高度关注。当时因战备任务，为不引起外界探测我研究动向及药用目的，连中医研究院中药研究所单位名也回避了。

随着不断开放的形势，1978 年迎来科学的春天，召开全国科学大会，屠呦呦出席大会，她主持的科研组因青蒿素研究而获全国科学大会奖状。

1980 年世界卫生组织致函中国卫生部“……由于恶性疟原虫抗疟株在世界上蔓延成为一个特别严重的问题……提议在中国举办青蒿素及其衍生物会议，评价这些药物，并促其发展……”，这就形成了 1981 年 10 月在北京召开联合国开发署/世界银行/世界卫生组织热带病研究疟疾化疗工作组（SWG-CHEMAL）主办的首届国际青蒿素会议。屠呦呦以“青蒿素的化学研究”为题首先作报告，其后药理、毒理、临床等也都作了报告。会议指出“这一新的发现，更重要的意义在于发现这种化合物独特的化学结构，它将为进一步设计合成新的药物指出方向”，从此“抗疟新药青蒿素”为世界所熟悉和认可。

青蒿素的发现为人类带来了一种新结构类型抗疟药，解决了长期困扰医学界关于对喹啉类药物产生耐药性疟疾的治疗问题，及时挽救了抗氯喹恶性疟患者的生命。其重要意义在于：第一，中国的传统医学是伟大的宝库，它作为我国原创性的医药科学，具有极大的自主创新能力，是我国对世界医学所作的一大贡献；第二，青蒿素具有独特的化学结构，从而改写了只有含 N 杂环的生物碱成分抗疟的历史，为进一步设计合成新药物指出方向。青蒿素的发现是划时代的发现，是继承发掘祖国医药学的巨大成就，是自主创新的成果。

1979 年，抗疟新药——青蒿素获国家发明奖。中医研究院中药研究所为第一发明单位。迄今仍是中国被国际承认的惟一创新药物。在建国“五十周年成就展”的科技馆及社会事业馆中展出，并称之为“从传统中药开发新药的典范”。

一个化学结构全新的药物诞生，毫无疑问地激活了本学科和相关学科的研究，从而导致更多的科学发现和实际应用。自 1972 年青蒿素从植物 *Artemisia annua* L. 中提取出来以后，很快就成为世界范围内有关科研人员追逐的研究对象，至今已有二千多篇有关论文发表。通过不断改造结构、设计合成新化合物，扩大药理活性，疗效不断有新的发现，除抗疟外，对其他寄生虫领域如血吸虫、弓形虫病等也有一定疗效，还具有免疫调节作用，能治疗某些自身免疫性疾病，并发现有抗癌药效等，更广泛的研究还在进一步进行。

由此可见一个原始性创新药物的发现，其意义是十分重大的。当前国家正提倡大力加强原始性创新能力，建设创新型国家，面对“青蒿素的发现”，值得深思。

（中国中医科学院中药研究所供稿）

第一篇　青　蒿

青蒿为常用中药，在我国有二千多年的沿用历史。入药最早见于马王堆三号汉墓（公元前168年左右）出土的帛书《五十二病方》，用于痔疮。其后在《神农本草经》、《大观本草》及《本草纲目》等均有收录。一千多年前，东晋葛洪《肘后备急方》首载以“青蒿绞汁服”截疟。

以屠呦呦为首的中国中医研究院中药研究所抗疟新药科研组（五二三组）于1971年首次从中药青蒿中找到具100%抑制疟原虫的抗疟有效部位，1972年进而从中分离出原始性创新的新结构类型抗疟有效单体化合物，命名为青蒿素（artemisinin，Qinghaosu，QHS）。青蒿素的发现开辟了疟疾治疗史上的新纪元，成为中国第一个被世界公认的创新药物，为我国的青蒿素类抗疟药物的研究奠定了坚实的基础，同时也引起了各相关领域对中药青蒿的关注。本篇从本草考证、药源调查、正品考证、原植物鉴定、化学、药理、临床等方面加以阐述。

青蒿素成为新型的抗疟药，给青蒿素的资源开发带来了机遇。青蒿是一年生草本植物，每年春风吹又生。在中国的一些地区，野生资源相当丰富，当地群众因采收青蒿而盈利，成为“科技扶贫”的一大内容。近年来随着世界卫生组织急需青蒿素类药物用作一线抗疟药，国际市场对青蒿的需求量剧增，单靠野生青蒿资源已远不够供应，致一些优质青蒿资源地区用大量土地种植青蒿，使其成为一种高效益的经济作物。但与粮食抢耕地的可能性又成为一个问题，特别生药青蒿中青蒿素的含量有待提高。科学家纷纷开展生物工程研究，以求解决青蒿素的资源问题。为此，本篇的最后两章特请中国科学院植物研究所有关研究室就此研究领域作一概述。

第一章　中药青蒿的历史及截疟渊源

我国西周初年至春秋中叶（公元前11世纪至公元前6世纪）的《诗经》中就记载了青蒿之名，可以说它和中华文化一样源远流长。《诗经·小雅·鹿鸣》曰：“呦呦鹿鸣食野之蒿”。[1]晏子云：“蒿，草之高者也。”[2]《尔雅》云：“蒿，菣。”[3]《说文》云：“菣，香蒿也。”[4]三国·陆玑云：“蒿，青蒿也。荆豫之间、汝南、汝阴皆云菣也。”孙炎云：“荆楚之间，谓蒿为菣。是菣即青蒿，青蒿即草蒿。”[5]晋·郭璞云：“今人呼为青蒿，香，中炙啖者为菣”。[4]《诗经》朱熹注曰：“蒿也，即青蒿也”。[1]上述荆豫、汝南、汝阴及楚地，属今湖南、河南、湖北一带，1973年湖南长沙马王堆汉墓出土帛书《五十二病方》[6]为现存最早医籍，其“[牡]痔”条云：“青蒿者，荆名曰菣”，明确记述今湖南、湖北地区青蒿之古名。帛书“菣”字原缺，马王堆汉墓帛书整理者补“荻”字，今据《尔雅》原文及陆、孙之疏，作“菣”是。

《神农本草经》[7]云：“草蒿，一名青蒿。”陶弘景云：“处处有之，即今青蒿。人亦取杂香菜食之。”[8]《图经本草》云：“草蒿即青蒿也。春生苗叶，极细嫩时，人亦取杂诸香菜食之。至夏，高三五尺；秋后，开细淡黄花，花下便结子，如粟米大。”[8]《梦溪笔谈》云：“蒿之类至多。如青蒿一类，自有两种，有黄色者，有青色者，《本草》谓之青蒿，亦恐有别也。陕西绥、银之间有青蒿，在蒿丛之间，时有一两株，迥然青色，土人谓之香蒿，茎叶与常蒿悉同，但常蒿色绿，此蒿色青翠，一如松桧之色至深。余蒿并黄，此蒿独青，气稍芬芳。恐古人所用，以此为胜。”[9]上文表明，宋代草蒿即指青蒿而言，虽谓青蒿“自有两种”，但总属“青蒿一类”。《本草蒙筌》云：“按谚云，三月茵陈四月蒿，人每诵之，只疑两药一种，因分老嫩而异名也，殊不知叶虽近似，种却不同。”[10]《本草纲目》[2]云：“青蒿二月生苗，茎粗如指而肥软，茎叶色并深青，其叶微似茵陈，而面背俱青，其根白硬；七八月间开细黄花，颇香，结实大如麻子，中有细子。”药学家赵燏黄先生1936年著文称“青蒿之名，列本经下品……其原植物多为 *Artemisia annua* L.”[11]

通过以上历代经史文献及本草文献记载可知，本品最早是以青蒿作为正名的，《神农本草经》首以草蒿为正品，青蒿为别名。从《新修本草》白蒿条“白蒿叶粗于青蒿”[8]可推知唐代以青蒿为正名，由《证类本草》[8]所附药图看，在赵宋时代，青蒿已不止一种：其一近似菊科蒿属植物推定或为正品青蒿。但从寇宗爽《本草衍义》及南宋晚期张存惠增订《重修政和经史证类备用本草》[8]与元代“证类”[12]等本草文献考察，事实上，宋元期间仍以青蒿作为正品入药。在明代《本草蒙筌》（1525年）时期，茵陈与青蒿虽有混淆，但两者之区别点，仍有学者可以分清。

青蒿入药始载于公元前168年，马王堆出土文物，帛书《五十二病方》用于牡痔[6]。公元2～3世纪《神农本草经》（简称《本经》）以草蒿为青蒿之别名，列为下品，主治“疥瘙痂痒恶疮，杀虱，留热在骨节间”，并有“明目”之效[7]。直至公元281～340年，东晋葛洪《肘后备急方》始载“青蒿一握，以水二升渍，绞取汁，尽服之”治寒热诸疟[13]，是历史上最早记载青蒿具抗疟疗效者。以上记载，虽未明确青蒿品种，但公元1552～1578年，李时珍在《本草纲目》内，已把《本经》的青蒿与《肘后备急方》截疟的青蒿，以及通过他本人实践，证明具治“疟疾寒热”的青蒿，联系在一起。可见李氏认为历史上记叙的青蒿与他自己在医疗实践中运用的青蒿是一致的，是同一个品种，并进一步阐明青蒿是有截疟作用的。其间各代，如宋《圣济总录》有“青蒿汤”[14]，元《丹溪心法》有“截疟青蒿丸”[15]，明《普济方》有“青蒿散”、“祛疟神应丸”[16]等，皆以青蒿复方配伍治疗疟疾。《本草纲目》以后，清《温病条辨》[17]、《本草备要》[18]也都有青蒿截疟的记载，传统青蒿具有抗疟疗效，且专属性比较强，根据这一点，也可以把历代青蒿连贯起来，说明历史上传统的正品青蒿仅有一种，而同一种的正品青蒿都是具有抗疟功效的。

19世纪30年代，日本学者著有《头注国译本草纲目》[19]，将《本草纲目》各药，加注植物学名。于是在中药“青蒿”项下，误注以植物学名 *Artemisia apiacea* hance，又在中药“黄花蒿”项下，注以植物学名 *Artemisia annua* L.，国人遂相沿用。笔者经过科学实践证实其误，本着负责任的科学态度，予以纠正。

参考文献

[1] 朱熹注．诗经．卷之四．上海：上海古籍出版社，1987

[2] 李时珍．本草纲目．卷十五．北京：人民卫生出版社，1975．943～946

[3] 郭璞注．尔雅音图．释草第十三．上海：上海同文书局，1985

[4] 许慎撰．段玉裁注．说文解字注一篇下．草部．上海：上海古籍出版社，1981
[5] 郝懿行．尔雅义疏．释草第十三．北京市中国书店据咸丰 6 年（1856 年）刻本影印，1982
[6] 马王堆汉墓整理小组．文物．北京：文物出版社，1975，9：42
[7] 吴普，孙星衍．神农本草经．北京：商务印书馆，1955．103
[8] 唐慎微撰．张存惠增订．重修政和经史证类备用本草．卷十．北京：人民卫生出版社，1957
[9] 沈括．梦溪笔谈．卷二十六．北京：文物出版社，1975
[10] 陈嘉谟．本草蒙筌（草部）．卷二．北京：人民卫生出版社，1988
[11] 赵燏黄．祁州药志．第一集．国立北平研究院，1936．58
[12] 唐慎微撰．重刊经史证类大全本草．明万历 5 年（1577 年）
[13] 葛洪．肘后备急方．卷三．北京：人民卫生出版社，1956．44
[14] 圣济总录．上册．卷三十六．北京：人民卫生出版社，1962．724
[15] 朱震亨．丹溪心法．卷二．上海：上海科学技术出版社，1959．47
[16] 朱橚等．普济方．卷 197．卷 198．北京：人民卫生出版社，1959．2755，28
[17] 吴瑭．温病条辨．北京：人民卫生出版社，1964．108
[18] 汪昂．本草备要．卷一．北京：商务印书馆，1954．102
[19] 白井光太郎等．头注国译本草纲目．第 5 册．日本东京：春阳堂藏版，1933

第二章　中药青蒿的正品及混乱品种的研究

一、青蒿植物中文名的订正

从中药青蒿 *Artemisia annua* L. 中研究开发出抗疟新药青蒿素后，1985 年版《中华人民共和国药典》已做了修正，去除此前《中华人民共和国药典》（1963 年、1977 年版等）和 *Artemisia apiacea* hance 同为中药青蒿入药之误。但是 1985 年版至 2005 年版的《中华人民共和国药典》[1] 又一直称中药青蒿为菊科植物黄花蒿 *Artemisia annua* L. 。特别是 2002 年版《新编中药志》[2]，还据此把原 1988 年版《中药志》中中药青蒿一文所定的原植物青蒿 *Artemisia annua* L. 再改成为植物黄花蒿 *Artemisia annua* L.，称为保持与 2000 年版《中华人民共和国药典》（简称《药典》）相一致，又称别名为"药用青蒿"。

为此，笔者认为有必要将中药青蒿的正品研究做一考证[3,4]，并将中药青蒿订正为植物青蒿 *Artemisia annua* L. 。

据《新编中药志》青蒿项下称：现植物界均分别将 *Artemisia apiacea* hance 及 *Artemisa annua* L. 两植物的中名分别冠以青蒿及黄花蒿。现就从植物界权威 Linnaeus 及 Hance 首订学名来探讨中药青蒿的混名由来。

Linnaeus 于 1753 年首订 *Artemisia annua* linn[4]，Hance 等则在 1852 年首订 *Artemisia apiacea* hance，当时均未与中文名有任何关联。1856 年日本人饭沼慾斋撰《草本图说》[5,6]，首次将青蒿植物学名定为 *Artemisia apiacea* hance，黄花蒿定植物学名为 *A. annua* L. 。1884～1915 年日本松村任三编《改正增补植物名汇》[7] 时予以引用。此后牧野富太郎《植物图鉴》[8]、1911 年 Stuart《Chinese Materia Medica（Vegetable Kingdom）》[9] 等相继引用。1918 年国人孔庆莱《植物学大辞典》[10] 沿用。至日本著作《头注国译本草纲目》[11] 则将李时珍《本草纲目》的中药逐一加注植物学名，定中药青蒿植物学名为 *Artemisia apiacea* hance，而将中药黄花蒿植物学名定为 *A. annua* L. 。由此转相引用，形成中药名、植物学名张冠李戴的混乱情况。而未注意到李时珍在他的《本草纲目》中同时列有"青蒿"及"黄花蒿"两药[12]，是性味、主治完全不同的两种药，特别在"黄花蒿"下注（"纲目"当是李时珍本人的发现），"气味"辛、苦、凉，无毒，"主治"为"小儿风寒惊热"。而"青蒿"则"气味"为苦、寒，注明是与传统的《神农本草经》所用一致，特别附方中"治疟疾寒热"项有《肘后备急方》及李时珍本人通过医疗实践证实具"治疟疾寒热"的记载。可见此青蒿即是今具抗疟药效的正品青蒿。所以中药青蒿应为植物青蒿 *Artemisia annua* L.，日本学者造成的谬误应予纠正。建议《中华人民共和国药典》应据此做更正。至于李时珍发现的主治"小儿惊热"的"黄花蒿"为何物则是另一回事，是根本与正品青蒿不相关的。至于 *Artemisia apiacea* hance，陈重明等早已考证应为邪蒿[13]。胡世林亦提出为青蒿"正名"的建议[14]。

二、商品青蒿的市场调查[15]

商品青蒿经全国调查，共有菊科蒿属植物六种（表 1-2-1），即含有五个混乱品种。

表 1-2-1 全国各省市（个别地区）以青蒿入药的六个品种

原植物		产地	使用地区	药用部分	备注
科名	学名				
菊科	青蒿 *Artemisia annua* L.	全国各地均产	北京市、河北、山东、河南、安徽、湖北、湖南、四川、云南、广东、广西、青海等	全草	本种变型大头黄花蒿 *Artemisia annua* L. F. Macrocephala Pamp 产自云南，同原种作青蒿使用
菊科	邪蒿 *Artemisia apiacea* hance	辽宁、河北、山东、江苏、安徽、湖北、陕西、浙江、江西、福建、广东	河北、山东、河南、江苏、安徽、陕西、湖南、江西、浙江、云南等省部分地区使用	全草	
菊科	猪毛蒿(北茵陈) *Artemisia scoparia* waldst. et kit.	全国各地均产	山东、湖北、四川、吉林、陕西等省部分地区使用	全草	湖北称鱼子青蒿，湖北、山东大部地区使用
菊科	茵陈蒿 *Artemisia capillaris* thunb.	辽宁、河北、山东、江苏、福建、广东	辽宁、河北、山东、江苏、福建、广东等省部分地区使用	全草	
菊科	牡蒿 *Artemisia japonica* thunb.	云南、四川、河南、河北、浙江、江苏、山东、东北	云南、四川、河南、浙江、江苏、上海市等省(市)个别地区使用	全草	
菊科	南牡蒿 *Artemisia eriopoda* bunge	云南、四川、河南、河北、浙江、江苏、山东、东北	云南、四川、河南、浙江、江苏、上海市等省(市)个别地区使用	全草	

三、青蒿及其五个混乱品种的原植物[15]

1. 青蒿

青蒿 *Artemisia annua* L.，别名：臭蒿、香蒿、草蒿、青蒿、臭青蒿、香青蒿、细叶蒿、草蒿子（图 1-2-1）。

一年生草本，高 40～150cm，全株有特异的香气。茎直立、圆柱形，多分枝，直径达 6mm，表面具有纵浅槽，幼时绿色，老时变为黄褐色，无毛，下部稍木质化，基生叶铺散地面，茎生叶互生，通常为三回羽状全裂，长 4～7cm，宽 1.5～3cm，裂片及小裂片矩圆形或倒卵形，裂片先端尖，基部叶片略扩大而抱茎，上面绿色，下面黄绿色，两面有极细微的毛或粉末状腺状斑点，茎上部的复叶，向上逐渐缩小，分裂也更细。头状花序多数，球形，直径 1.5mm，排列成复总状或总状具有叶片的圆锥花序，密布在植株上部；每一头状花序具有 2mm 长的花梗；总苞片 2～3 层，平滑无毛，外层苞片狭长，中层和内层苞片均呈椭圆形，背面中央部分为绿色，边缘呈淡黄色干膜质状而透明；花托长圆形，花皆为管状花，雌花较少，通常在外层，中央仅有 1 雌蕊，柱头 2 裂，呈长叉状而展开；两性花约 20 朵在内层，长约 1mm，黄色，花冠管在子房上部内缩，向上稍膨大，先端五裂，裂片呈三角形，顶端尖，雄蕊 5 个，花药合生而围绕在柱头下四周，花药先端尖尾状，花丝细短，着生在花冠管内面中部，雌蕊 1 个，位于中央，子房椭圆形，花柱丝状，柱头 2 裂呈叉状。果实为瘦果，卵形、微小、淡褐色。青蒿分布于全国各地，资源丰富，生于旷野、山坡路边、河岸。

2. 邪蒿

邪蒿 *Artemisia apiacea* hance，别名：草蒿、香蒿（图 1-2-2）。

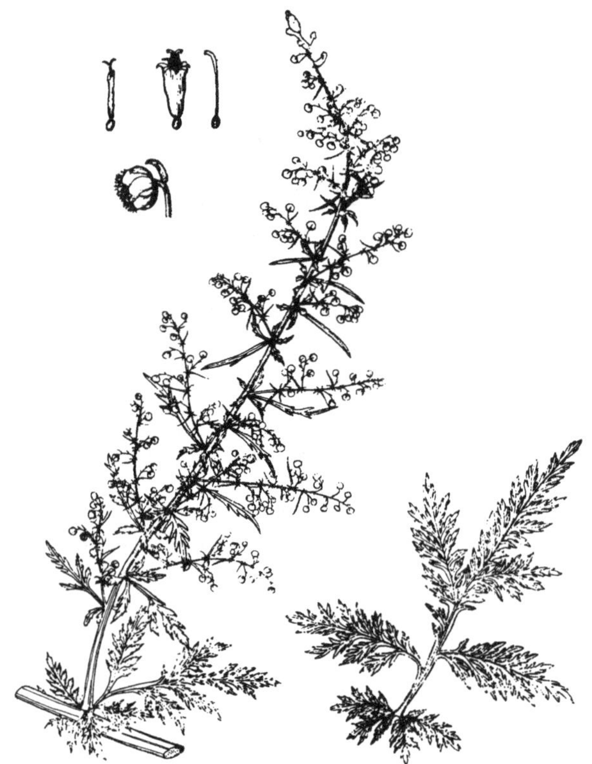

图 1-2-1　青蒿 *Artemisia annua* L.

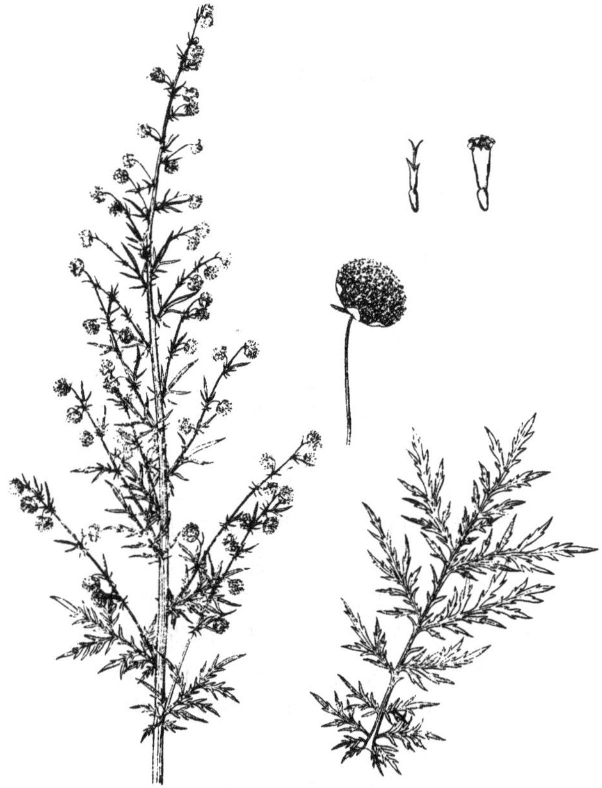

图 1-2-2　邪蒿 *Artemisia apiacea* hance

一年生或两年生草本，高 40～150cm，全体平滑无毛，有青香气。茎圆柱形，幼时青绿色，表面有细纵浅槽，下部稍木质化，上部叶腋间有分枝。叶互生，二回羽状全裂，第一回裂片不等大，又作羽状全裂，第二回裂片呈条形，全缘或每边 1～3 浅羽裂，大小也不相等，先端尖，质柔，青绿色；中轴呈栉齿状；叶柄短而狭，基部稍扩大而抱茎。头状花序排列呈圆锥花序，每一头状花序侧生，稍垂，直径约 6mm，具短梗，着生于叶腋，总苞半球形，由3～4 层苞片组成，外层苞片狭长，大小不等，内层苞片卵圆形，长 2～3mm，宽约 1mm，背面中央部为草绿色，边缘呈干膜质状而透明；花托平坦，外围着生雌花轮，不育性，每花呈管状，中央仅有 1 雌蕊，柱头 2 裂，呈叉状；内部为两性花 60～80 朵，绿黄色，花冠管状，长约 2mm，花冠管上端内缩，向上逐渐膨大，中部外面有微突起物，上部外面平滑，先端 5 裂，裂片呈三角状披针形，顶端尖，展开或向外反卷；雄蕊 5 个，花药合生而围绕在柱头下四周，药先端呈尖尾状，基部两侧下延呈一短尖；花丝细短，着生在花冠管内面中部；雌蕊 1 个，位于中央，子房椭圆形，花柱丝状，柱头 2 裂呈叉状。果实为瘦果，矩圆形至椭圆形，微小褐色，表面具有隆起的纵条纹。

本种通常多生在河岸、砂地和海边；我国东北至华南及西南地区均有分布。

3. 猪毛蒿

猪毛蒿 *Artemisia scoparia* waldst. et kit.（图 1-2-3）。

一两年生至多年生草本。根纺锤形或圆锥形，多垂直。全植物幼时被灰白色绢毛，长成后高 45～100cm。茎常单一，偶 2～4 个，基部常木化。表面紫色或黄绿色，有纵条纹，多分枝，老枝近无毛，幼嫩枝被灰白色绢毛，有时具叶较大而密集的不育枝。叶密集；下部叶与不育枝的叶同形，有长柄，叶片长圆形，长 1.5～5cm，2 或 3 回羽状全裂，最终裂片倒

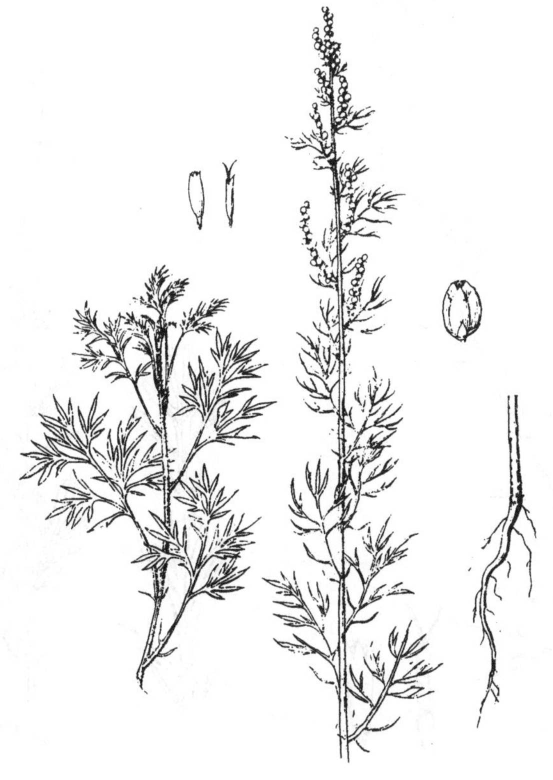

图 1-2-3　猪毛蒿 *Artemisia scoparia* waldst. et kit.

披针形或线形，顶端尖，常被绢毛或上面较稀；中部长 1～2cm，二次羽状全裂，基部抱茎，裂片线形或毛管状，有毛或无毛；上部叶无柄，3 裂或不裂，裂片短，毛管状。头状花序极多数，有梗，在茎的侧枝上排列成复总状花序；总苞卵形或近球形，直径 1～2mm，总苞片 3～5 层，每层 3 片，覆瓦状排列，卵形、椭圆形、长圆形或宽卵形，先端钝圆，外层短小，内层较大，边缘宽膜质，背面绿色，近无毛；花杂性，均为管状花；外层为雌花 5～15 个，以 10～12 个为多，能育，柱头 2 裂，叉状，伸出花冠外；内层为两性花 3～9 个，先端稍膨大，5 裂，裂片三角形，有时带紫色，下部收缩，倒卵状，子房退化，不育。瘦果小，长圆形或倒卵形，长约 0.7mm，具纵条纹，无毛。花期 8～9 月，果期 9～10 月。

猪毛蒿生于沟边、山坡、砂砾地及盐碱地。全国各地均有分布。

4. 茵陈蒿

茵陈蒿 *Artemisia capillaris* thunb.（图 1-2-4）。

多年生草本，根分枝，常斜生或多圆锥形而直生，但不呈纺锤状。茎常数个丛生，斜上，第一年生长者常单生，基部较粗壮，木化程度较猪毛蒿为强。有时中部毛管状小裂层较前种细弱挺直而长，可达 2.5cm。外层的雌花 4～12 个，常为 7 个左右。瘦果较大，可达 1mm。其余约同猪毛蒿。

生于海滩和沿海河边砂土上，少数出现在近海地区山坡上。分布于我国东部与南部沿海省区，山东、江苏、浙江、福建等省有分布。

5. 牡蒿

牡蒿 *Artemisia japonica* thunb.（图 1-2-5）。

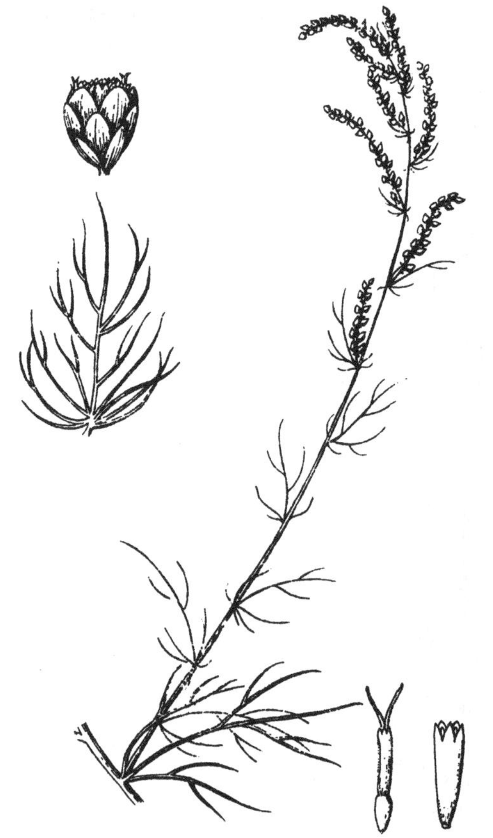

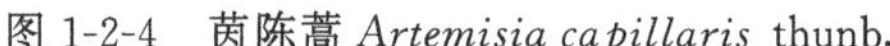

图 1-2-4　茵陈蒿 *Artemisia capillaris* thunb.

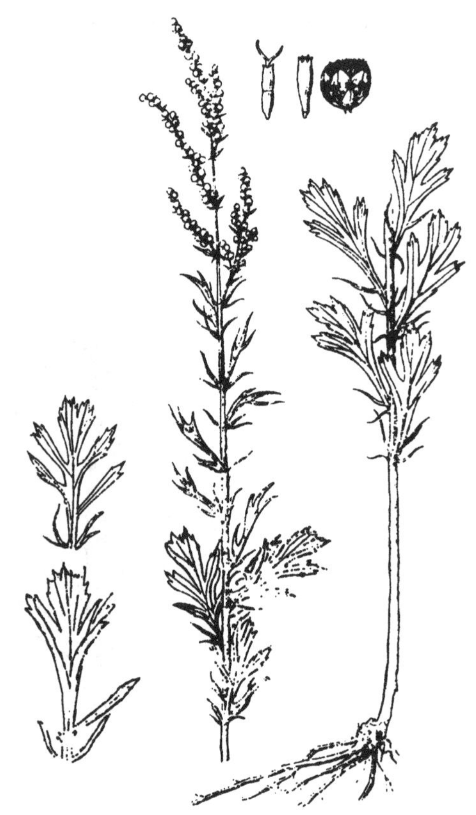

图 1-2-5　牡蒿 *Artemisia japonica* thunb.

多年生草本，根状茎粗壮。茎直立，常从生，高 50～150cm，上部有展开或直立的分枝。下部叶在花期萎谢，匙形，长 3～8cm，宽 1～2.5cm，有条形假托叶，上部有齿或浅裂；中部叶楔形，顶端有齿或近掌状分裂。上部叶近条形，3 裂或不裂。头状花序极多数，排列成复总状，有短梗及条形苞叶；总苞球形，直径 1～2mm，总苞片约 4 层，边缘宽膜质；花外层雌性，能育，约 10 个，内层两性，不育。瘦果长达 1mm。

6. 南牡蒿

南牡蒿 *Artemisia eriopoda* bunge（图 1-2-6）。

多年生草本，茎直立，高 30～70cm，单生或数个簇生，近无毛但基部被绒毛，上部或从下部起有花序枝。基部叶有长柄，全长 5～10cm，叶片宽 2～5cm，有时呈匙形或边缘有齿或浅裂，裂片 5～7 个，宽倒卵形，基部楔形，顶端有掌状分裂；全部叶上面无毛，下面被微柔毛，上部叶三裂或不裂，裂片条形。头状花序极多数，在茎和枝端排列成复总状花序，无梗或有短梗，有条形苞片；总苞卵形，长约 2mm，内层矩圆形；花外层雌性，能育，内层两性，不育。瘦果矩圆形，微小，无毛。

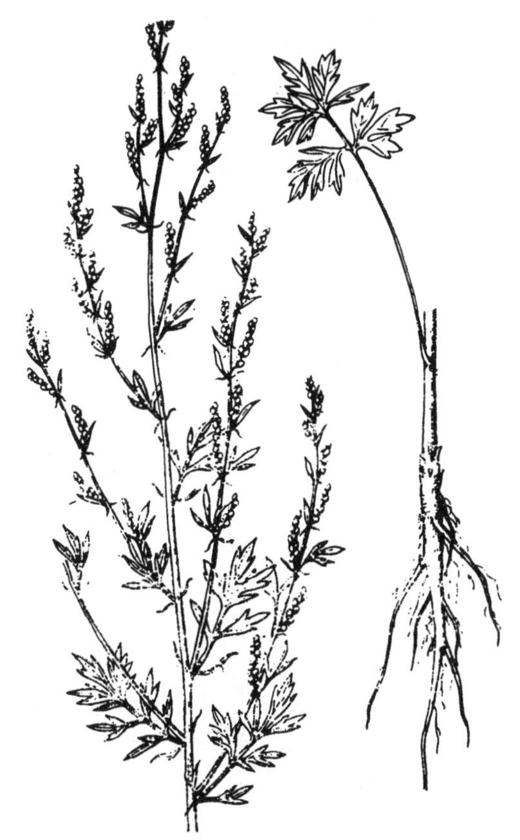

图 1-2-6　南牡蒿 *Artemisia eriopoda* bunge

四、青蒿及五个混乱品种的生药组织及化学成分研究

在前面植物鉴定的基础上，对来源于这六种蒿属植物的药材，从生药性状、组织、显微特征、薄层色谱及化学成分等方面进行比较研究。

（一）药材性状和组织鉴定[15,16]

本实验所用材料为商品药材、新鲜材料或蜡叶标本，原植物已鉴定，其来源见表 1-2-2。

表 1-2-2　实验材料来源

药　材	原　植　物	样　品　来　源		
		商　　品	新鲜材料	蜡叶标本
青蒿	*Artemisia annua* L.	江西德兴，福建同安，海南岛	北京	
邪蒿	*A. apiacea* hance	湖北蕲春，山东泰安	河北昌黎	
猪毛蒿	*A. scoparia* waldst. et kit.	河南	北京	
茵陈蒿	*A. capillaris* thunb.		山东青岛，浙江	
南牡蒿	*A. eriopoda* bunge		北戴河	山东崂山
牡蒿	*A. japonica* thunb.		北京	山东崂山

1. 青蒿 *Artemisia annua* L.

（1）性状（图 1-2-7～图 1-2-9）　本品全长 70～100cm，阴干者呈深绿色，晒干者呈黄褐色，茎圆柱形，表面有许多纵向的沟纹及棱线，质轻，易折断，断面中央有较大的白髓，边缘淡黄绿色，茎上部多分枝，花序轴上密生多数黄绿色头状花序，直径 1mm 左右，易脱落。叶互生，叶片皱缩，绿色或暗绿色，质脆，极易破碎。叶、花、果有特异香气，味微苦。

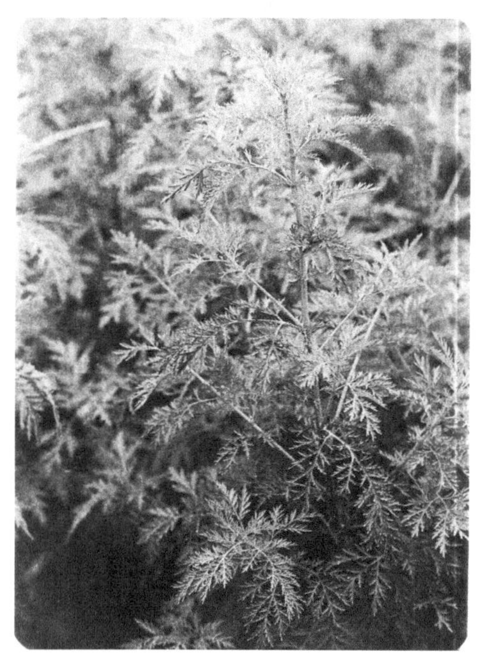

图 1-2-7　青蒿植株（花前期）

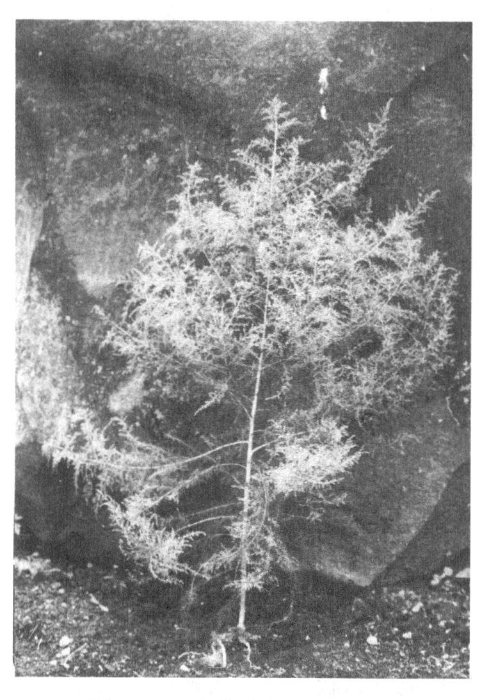

图 1-2-8　青蒿植株（花果期）

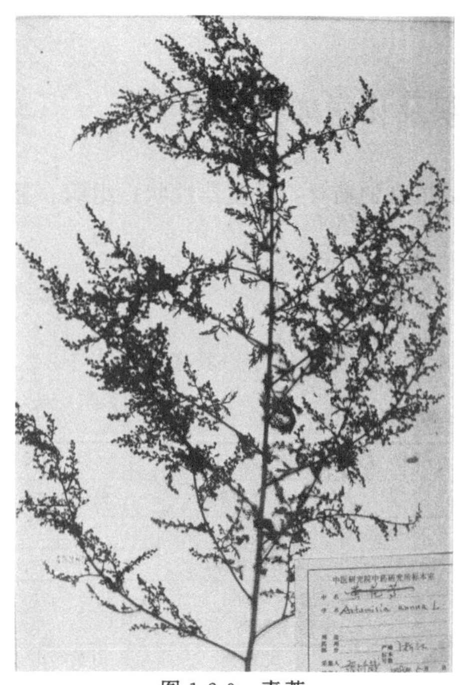

图 1-2-9　青蒿

（2）显微特征　青蒿的显微特征如下。

① 叶片表面观　上下表皮细胞形状不规则，垂周壁波状弯曲，长 18～41～80μm，脉脊上的表皮细胞为窄长方形，气孔不定式。密布丁字毛，中脉尤多，具多细胞柄部及两端稍不对称的单细胞臂部；柄细胞短小，3～10 个，多为 4～5 个，基部细胞常膨大，顶端细胞壁菲薄并皱缩；臂细胞长 240～480～816μm，细胞壁薄（图 1-2-10、图 1-2-11、图 1-2-12）。在中脉附近多见柄部顶端细胞萎缩，其臂部脱落，只留下多细胞柄部（图 1-2-13）。腺毛密布，为多细胞无柄腺毛，腺头呈椭圆形，充满淡黄色挥发油，两个半圆形分泌细胞的排列方向一般与中脉平行（图 1-2-14）。上下表皮组织无明显差别，只上表皮的毛与气孔比下表面多。

② 叶最终裂片横切面　表皮细胞排列紧密，其上可见丁字毛柄部、腺毛及气孔，腺毛凹陷于

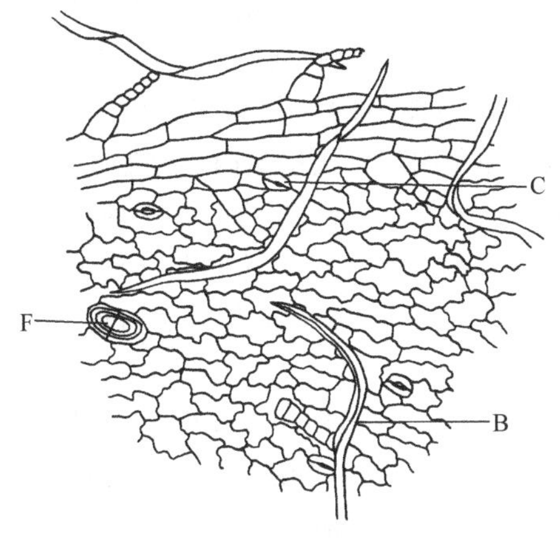

图 1-2-10 青蒿叶表皮组织图（×206）
B—丁字毛或其柄部；C—气孔；F—腺毛

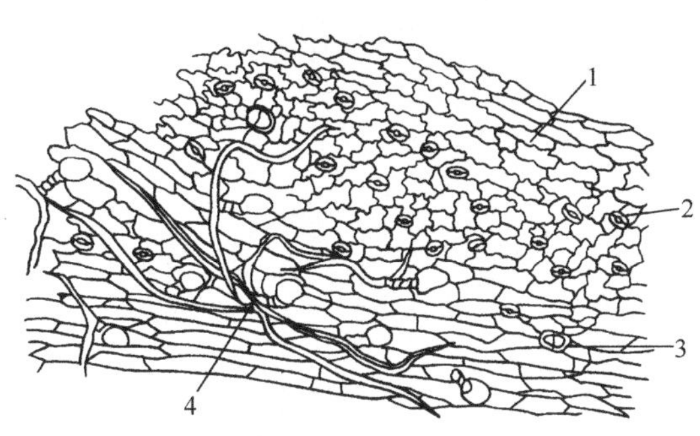

图 1-2-11 青蒿叶表皮组织（×130）
1—表皮细胞；2—气孔；3—腺毛；4—丁字毛

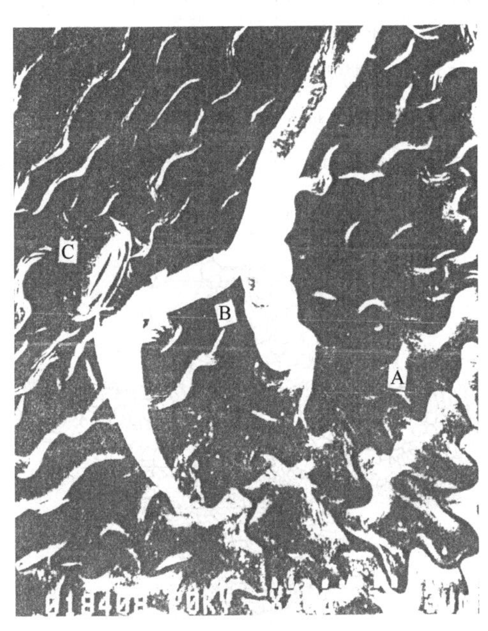

图 1-2-12 青蒿叶扫描电镜图示表皮丁字毛
A—表皮或表皮细胞；B—丁字毛或
其柄部；C—气孔

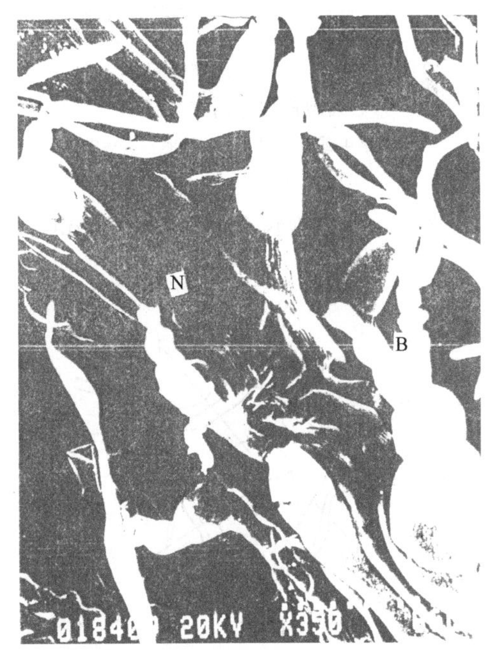

图 1-2-13 青蒿叶扫描电镜图
示中脉部位丁字毛状况
B—丁字毛或其柄部；N—中脉

表皮中，多见 2～3 个细胞排成单列，纵切面多见 2～3 对细胞排成双列。叶肉组织等面型，上下均为栅栏组织，排列紧密。中脉明显突出于上下表面，上面的栅栏组织通过中脉，排列成 2～3 层，下面的栅栏组织于中脉处被厚角组织中断，外韧型维管束呈类圆形，未见分泌腔（图 1-2-15、图 1-2-16）。

③ 叶粉末见图 1-2-17。

④ 茎表面观 表皮细胞窄长方形，长 35～69～112μm，宽 13～18～25μm；表皮毛远较叶表面稀少；其他与叶基本一致。

⑤ 茎（直径 0.5cm）横切面 类圆形，常有十数个圆角状突起。表皮细胞类方形或长

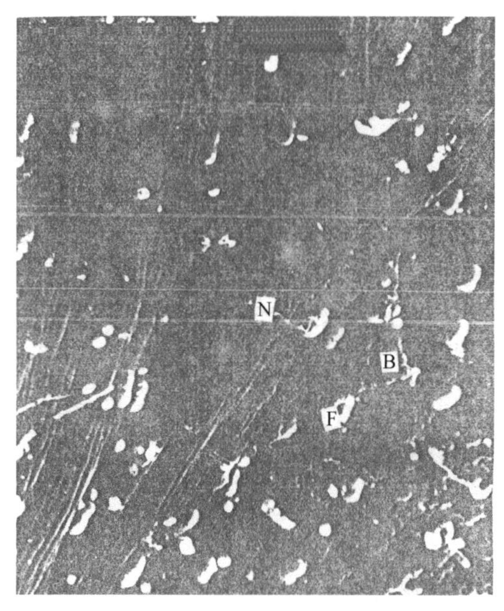

图 1-2-14　青蒿叶扫描电镜图示腺毛细胞排列方向（×100）

B—丁字毛或其柄部；F—腺毛；N—中脉

方形；有时可见气孔、腺毛及丁字毛柄部。皮层细胞 2～5 层，类圆形或长圆形，直径 15～25～45μm，在突出的角部可至 12 层，近表皮下为数层厚角组织；皮层最内层细胞为窄长形，未见凯氏点及淀粉粒。在幼苗茎中内皮层及靠近它的皮层细胞中可见淀粉粒。外韧型维管束环列，每个维管束的外侧为初生韧皮纤维束。髓直径为茎的 1/2～2/3；皮层及髓中均未见分泌腔（图 1-2-18、图 1-2-19）。幼嫩小枝的横切面角状突起更为明显，几乎成多角形；当出现次生组织分化后，茎横切面渐趋圆形。

2. 邪蒿 *Artemisia apiacea* hance

（1）性状（图 1-2-20）　邪蒿药材性状与青蒿近似，唯茎皮部纤维柔韧，不易折断，断面纤维性，叶深绿，气味不如青蒿浓烈。

（2）显微特征　邪蒿的显微特征如下。

① 叶片表面观　表皮细胞较黄花蒿稍大，长 25～45～85μm，丁字毛柄细胞 1～4 个，多为 2～3 个，臂细胞长 93～186～300μm（图 1-2-21）。

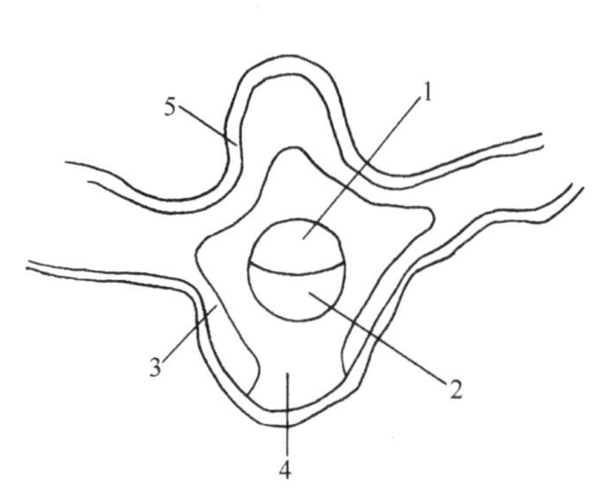

图 1-2-15　青蒿叶中脉横切面简图（×28）

1—维管束之木质部；2—维管束之韧皮部；3—叶肉组织；4—基本组织；5—表皮组织

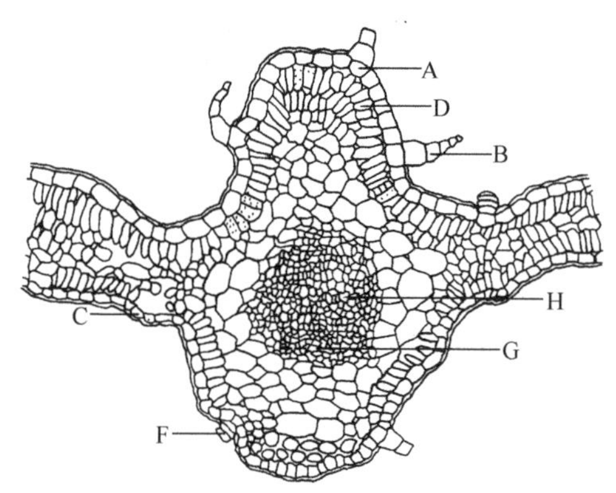

图 1-2-16　青蒿叶横切面详图（×160）

A—表皮或表皮细胞；B—丁字毛或其柄部；C—气孔；D—栅栏组织；F—腺毛；G—韧皮部；H—木质部

② 叶最终裂片横切面　栅栏组织细胞排列较疏松，叶肉细胞长大。中脉不突出，或仅下表面稍突出；中脉维管束上或下方有 1～2 个扁圆形分泌腔，直径 20～26～35μm，分泌细胞 5～7 个（图 1-2-22、图 1-2-23）。

③ 叶粉末见图 1-2-24。

④ 茎表面观　表皮细胞窄长方形，长 40～79～120μm，宽 15～22～30μm，表皮毛稀疏，其他与叶基本一致。

⑤ 茎（直径 0.5cm）横切面　类圆形；皮层细胞 8～12 层，类圆形，直径 30～50～90μm；髓直径约为茎的 1/2；髓与皮层中均可见扁圆形分泌腔（图 1-2-25）。

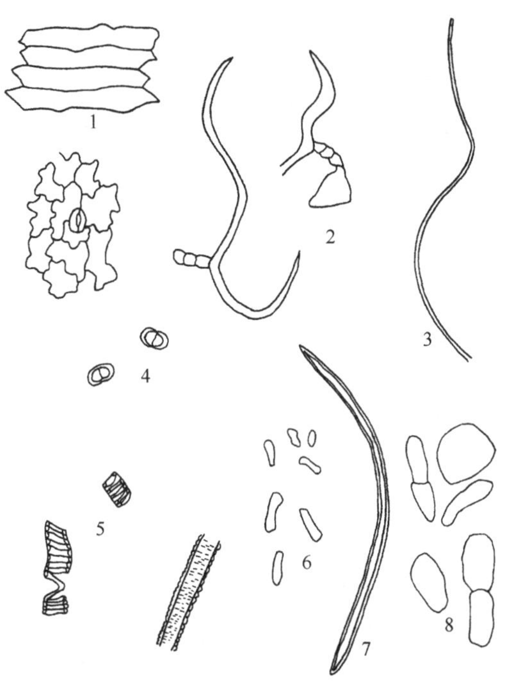

图 1-2-17　青蒿叶粉末（×260）

1—表皮细胞及气孔；2—丁字毛；3—线形毛；4—腺毛；5—导管；6—叶肉细胞；7—纤维；8—薄壁细胞

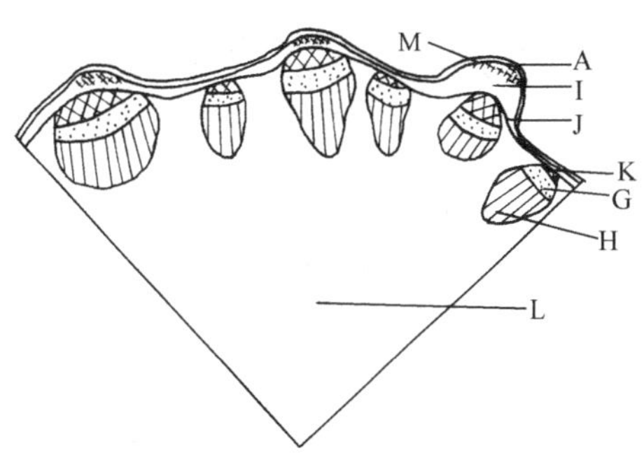

图 1-2-18　青蒿茎横切面简图（×24）

A—表皮或表皮细胞；G—韧皮部；H—木质部；I—皮层；J—内皮层；K—纤维束；L—髓；M—厚角组织

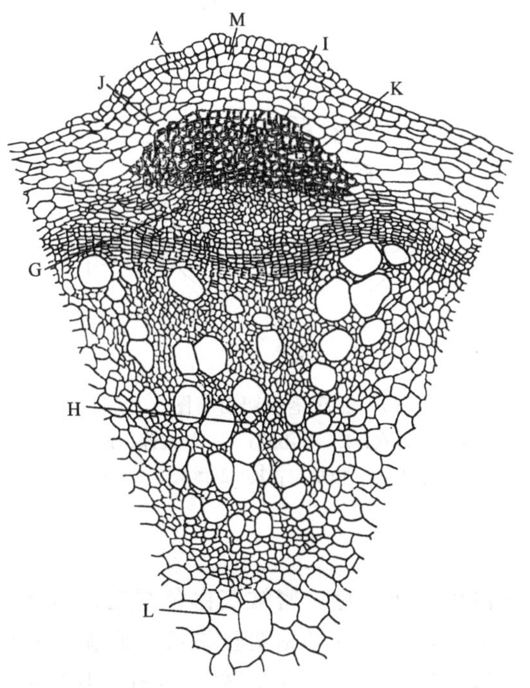

图 1-2-19　青蒿茎横切面详图（×190）

A—表皮或表皮细胞；G—韧皮部；H—木质部；I—皮层；J—内皮层；K—纤维束；L—髓；M—厚角组织

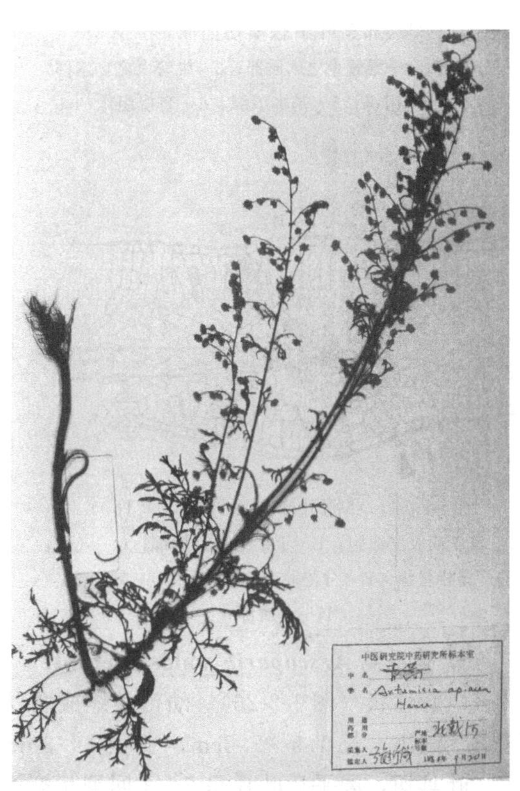

图 1-2-20　邪蒿

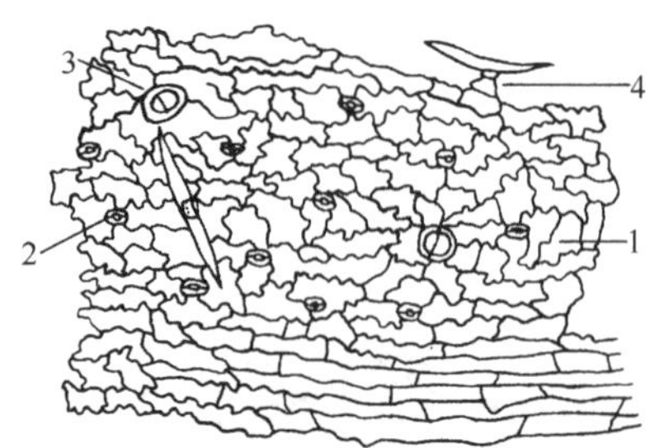

图 1-2-21 邪蒿叶表皮组织（×130）
1—表皮细胞；2—气孔；3—腺毛；
4—丁字毛

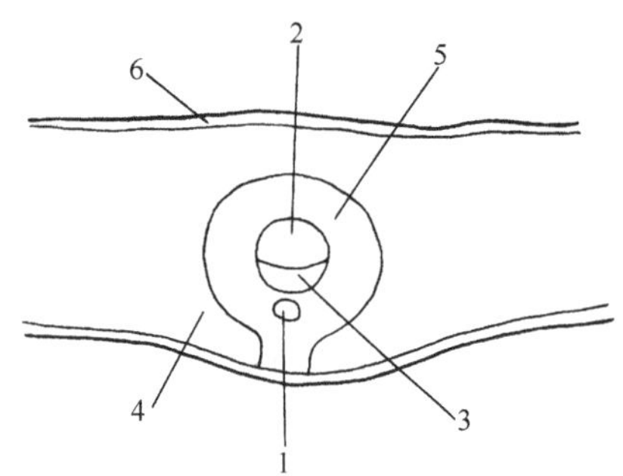

图 1-2-22 邪蒿叶中脉横切面简图（×28）
1—分泌腔；2—维管束之木质部；3—维管束之韧皮部；
4—叶肉组织；5—基本组织；6—表皮组织

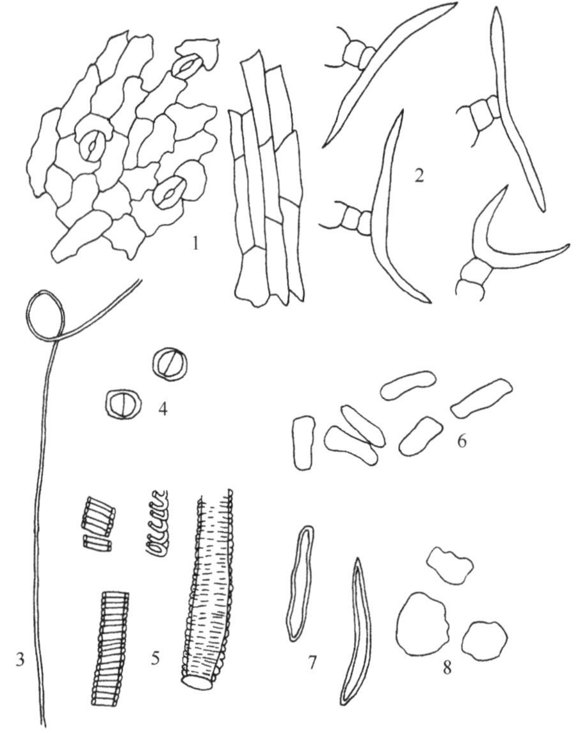

图 1-2-24 邪蒿叶粉末（×260）
1—表皮细胞及气孔；2—丁字毛；3—线形毛；4—腺毛；
5—导管；6—叶肉细胞；7—纤维；8—薄壁细胞

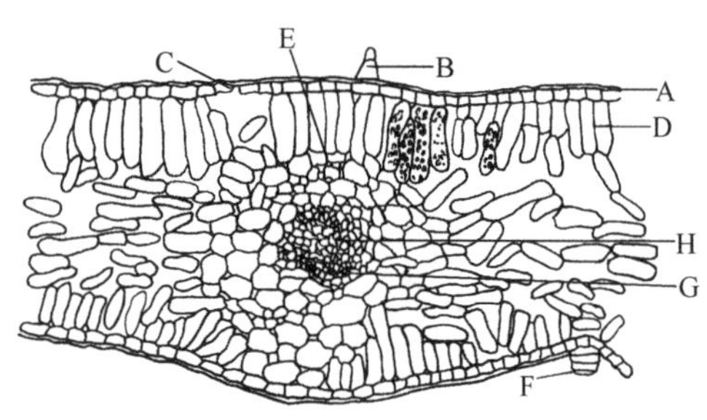

图 1-2-23 邪蒿叶横切面详图（×160）
A—表皮或表皮细胞；B—丁字毛或其柄部；C—气孔；
D—栅栏组织；E—分泌腔；F—腺毛；G—韧皮部；
H—木质部

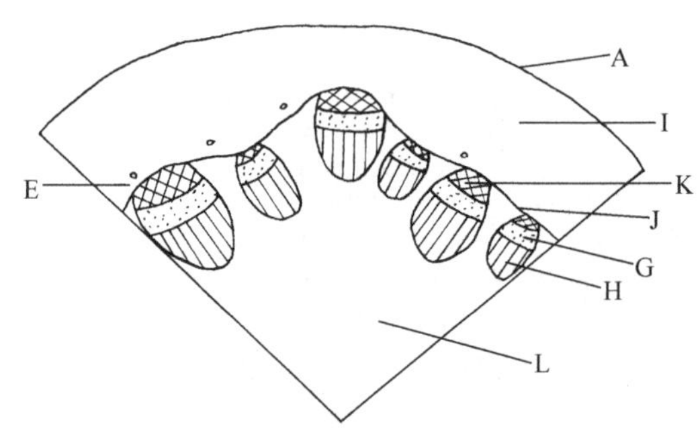

图 1-2-25 邪蒿茎横切面简图（×24）
A—表皮或表皮细胞；E—分泌腔；G—韧皮部；H—木质部；
I—皮层；J—内皮层；K—纤维束；L—髓

3. 猪毛蒿 *A. scoparia* waldst. et kit.

(1) 性状（图 1-2-26） 幼苗蜷缩成团状，灰白色、灰绿色，密被灰白色绢毛，绵软如绒。茎细小，长 1.5～2.5cm，直径 1～2μm，除去表面绢毛后可见明显纵纹；质脆，易折断。叶具柄，展平后叶片呈 2～3 回羽状裂或掌状裂，叶片长 1～3cm，宽约 1cm，小裂片呈卵形、倒卵形或倒针形、线形，先端锐尖。气清香，味微苦。

(2) 显微特征

① 叶片表面观 线形叶之表皮细胞多近似，窄长方形，壁平直或稍弯曲，羽状叶为不

规则形。腺毛稀疏；丁字毛柄细胞1～2个，臂细胞极长，细胞臂厚，羽状叶毛致密，线形叶稀疏（图1-2-27）。

② 叶最终裂片横切面　羽状叶于下表面明显突出，线形叶之叶肉环列型（图1-2-28）。

③ 叶粉末见图1-2-29。

④ 茎表面观　表皮细胞窄长方形；嫩茎多见丁字毛，臂细胞大部分脱落，柄细胞1～2个。

⑤ 茎（直径0.5cm）横切面　皮层细胞2～6层，排列紧密，有分泌腔。髓直径仅约为茎的1/3。

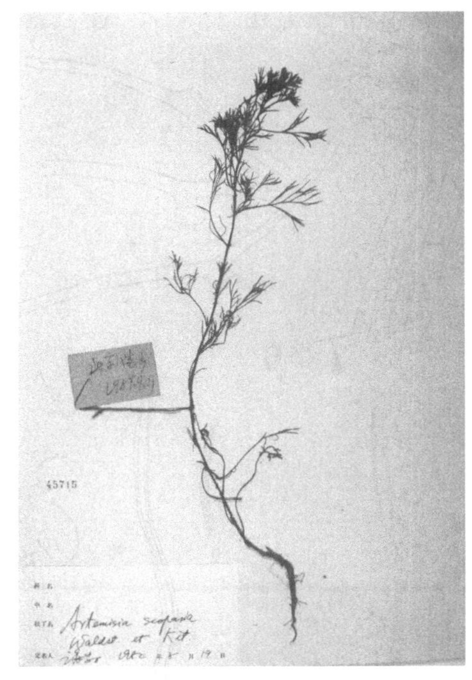

图1-2-26　猪毛蒿

4. 茵陈蒿 *Artemisia capillaris* thunb.

（1）性状（图1-2-30）　干燥幼苗多揉成团状，灰绿色，全体密被白毛，绵软如绒。茎细小，长6～10cm，多弯曲或已折断，分枝细，基部较粗，直径1.5mm，去掉表面白毛后，可见明显纵纹。完整叶多有柄，与细茎相连，叶片分裂成线状。有特异香气，味微苦。

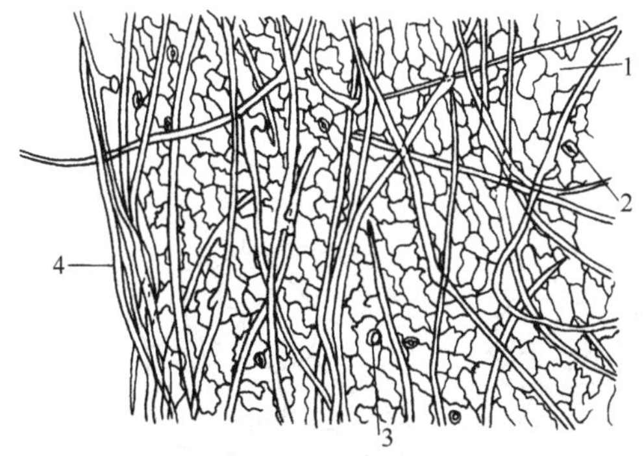

图1-2-27　猪毛蒿叶表皮组织（×130）

1—表皮细胞；2—气孔；3—腺毛；4—丁字毛

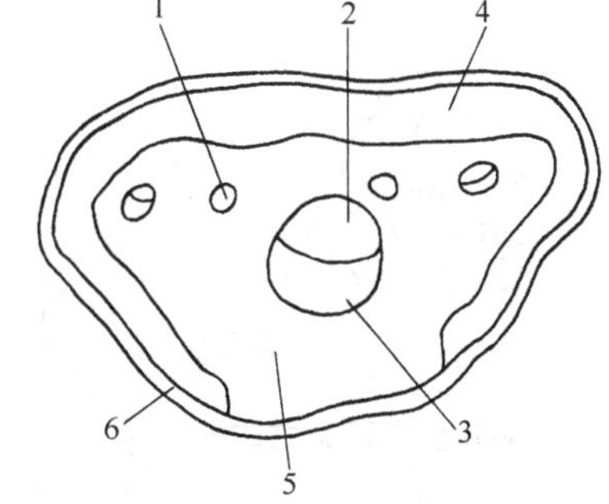

图1-2-28　猪毛蒿叶中脉横切面简图（×28）

1—分泌腔；2—维管束之木质部；3—维管束之韧皮部；4—叶肉组织；5—基本组织；6—表皮组织

（2）显微特征　其茎与叶在组织学特征上和猪毛蒿比较，未见明显差异，仅如下两点可做鉴定之参考。

① 茵陈蒿丁字毛柄细胞壁较厚　猪毛蒿丁字毛柄细胞壁厚1.3～3.4～5μm，茵陈蒿厚2.5～4.7～7.5μm。

② 茵陈蒿丁字毛臂细胞较长　猪毛蒿丁字毛臂细胞全长1030～1240～1700μm，而茵陈蒿有时可长达2200μm以上［图1-2-31（f）］。

5. 南牡蒿 *Artemisia eriopoda* bunge

（1）性状（图1-2-32）　南牡蒿与牡蒿不同点在于南牡蒿茎上部叶呈1～2回羽状深裂，裂片披针形，茎中部以下叶为羽裂，裂片端通常具3～5羽状齿。

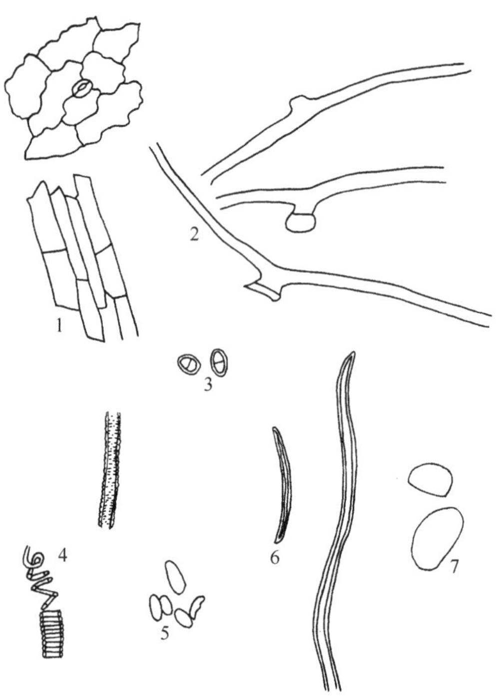

图 1-2-29 猪毛蒿叶粉末（×260）

1—表皮细胞及气孔；2—丁字毛；3—腺毛；4—导管；
5—叶肉细胞；6—纤维；7—薄壁细胞

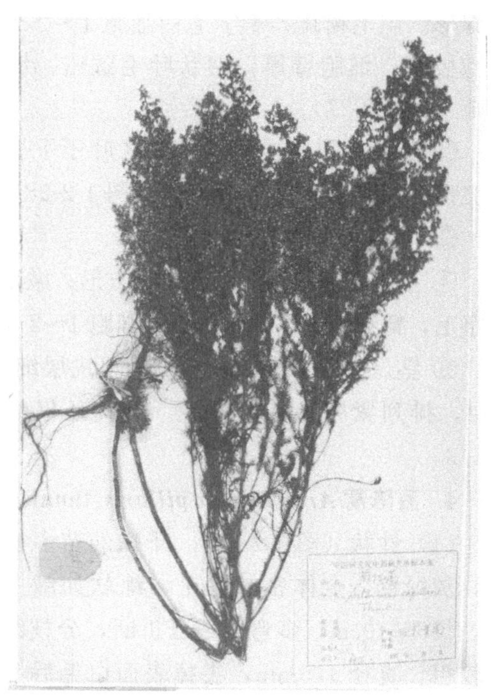

图 1-2-30 茵陈蒿

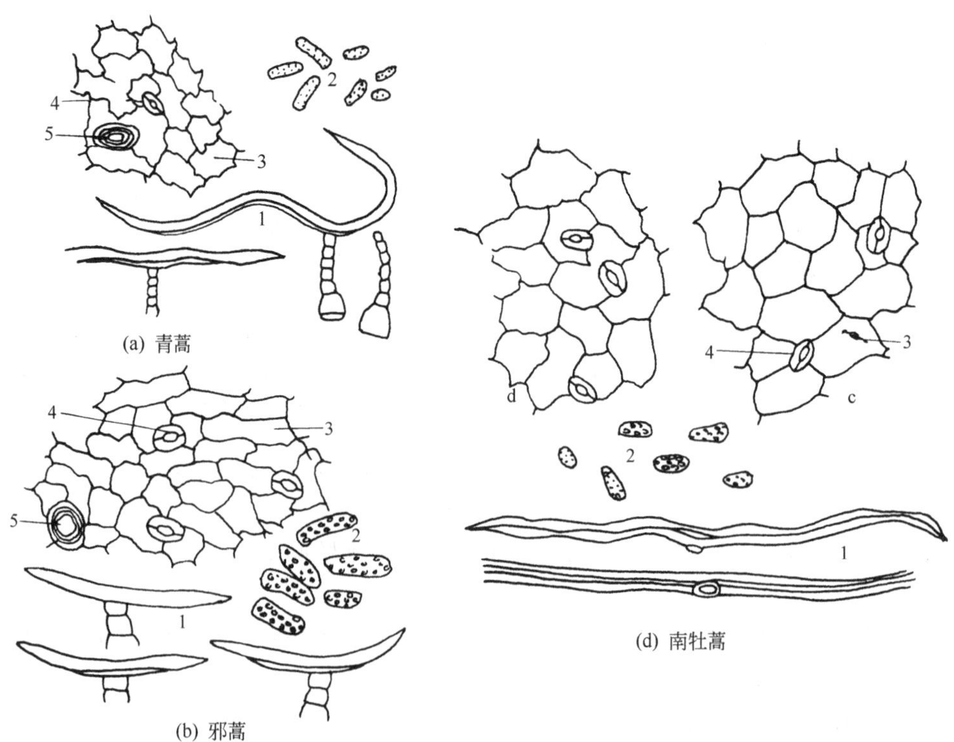

图 1-2-31

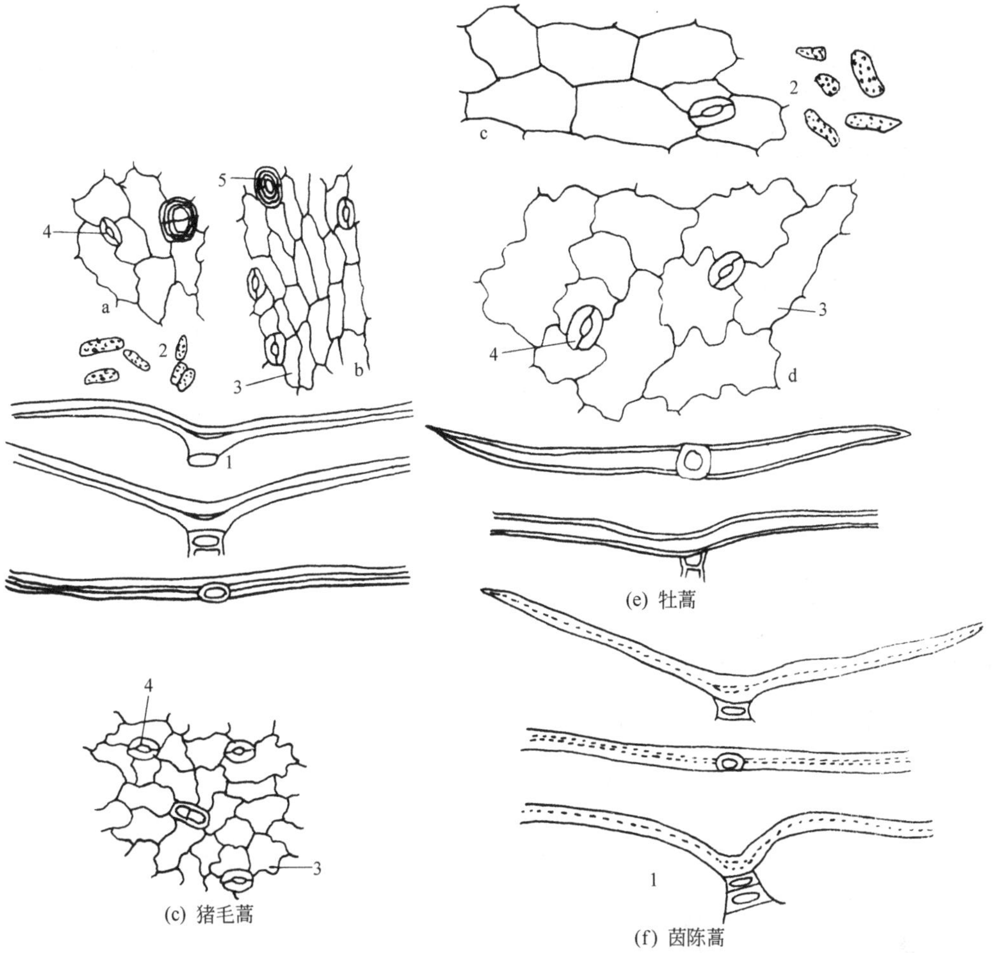

(c) 猪毛蒿

(e) 牡蒿

(f) 茵陈蒿

图 1-2-31　叶片显微特征图（×165）

a—羽状叶；b—线形叶；c—上表皮；d—下表皮；1—丁字毛；2—叶肉细胞；3—表皮细胞；4—气孔；5—腺毛

（2）显微特征

① 叶片表面观　上表皮细胞壁一般平直，丁字毛臂细胞壁厚，部分臂细胞呈波纹状弯曲（图 1-2-33）。

② 叶最终裂片横切面　中脉于下表面突出，叶肉异面型，有分泌腔（图 1-2-34）。

③ 叶粉末见图 1-2-35。

④ 茎表面观　同猪毛蒿。

⑤ 茎（直径 0.5cm）横切面　皮层细胞 3～10 层，皮层有分泌腔，髓中偶见。髓直径约为茎的1/3。

6. 牡蒿 *Artemisia japonica* thunb.

（1）性状（图 1-2-36）　干燥的全草，茎圆柱形，直径 1～3mm，表面黑棕色或棕色；质坚硬，折断面呈纤维状，黄白色，中央有白色疏松的髓。残留的叶片黄绿色至棕黑色，多破碎不全，皱缩卷曲，

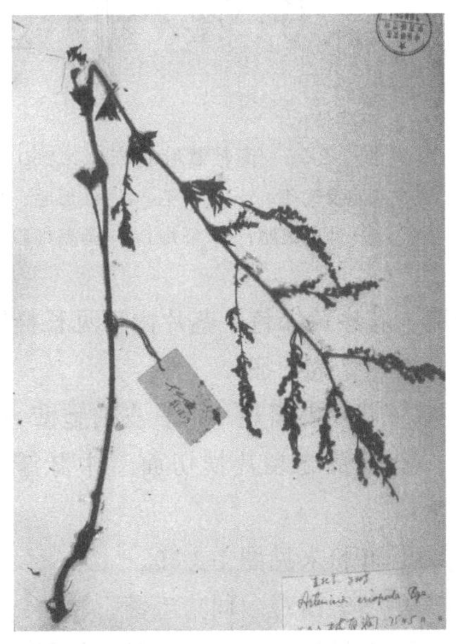

图 1-2-32　南牡蒿

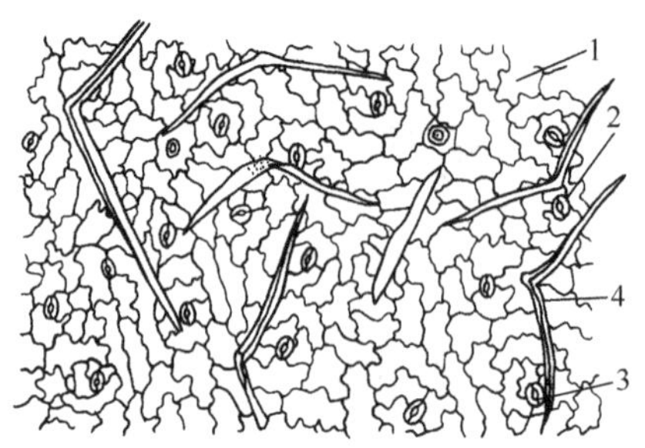

图 1-2-33 南牡蒿叶表皮组织（×130）
1—表皮细胞；2—气孔；3—腺毛；4—丁字毛

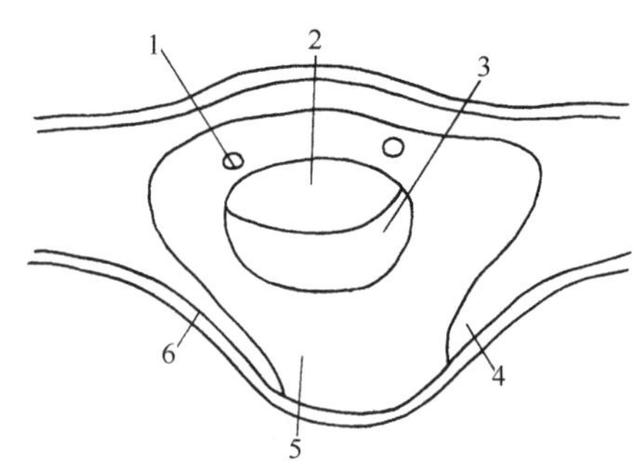

图 1-2-34 南牡蒿叶中脉横切面简图（×28）
1—分泌腔；2—维管束之木质部；3—维管束之韧皮部；4—叶肉组织；5—基本组织；6—表皮组织

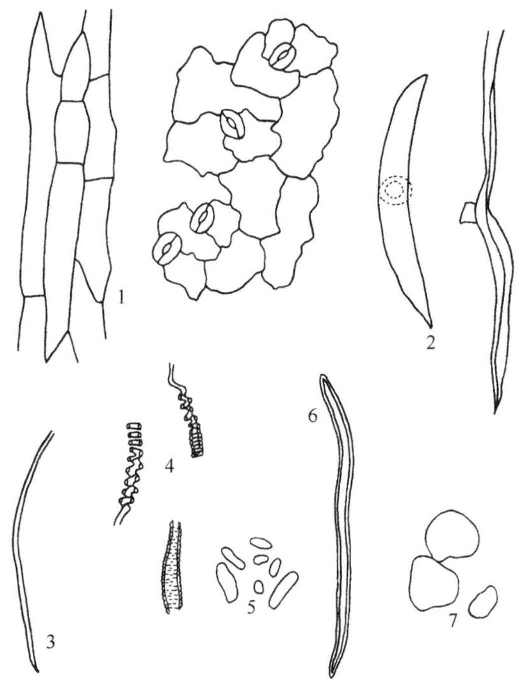

图 1-2-35 南牡蒿叶粉末（×260）
1—表皮细胞及气孔；2—丁字毛；3—线形毛；4—导管；5—叶肉细胞；6—纤维；7—薄壁细胞

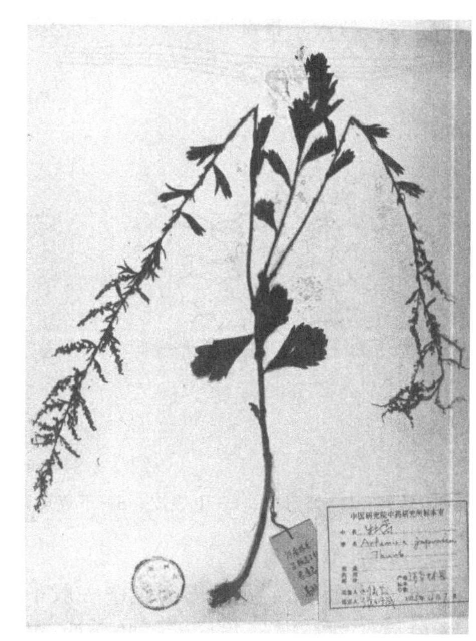

图 1-2-36 牡蒿

质脆。花序黄绿色，茎片内可见长椭圆形褐色种子数枚，气香，味微苦。

（2）显微特征

① 叶片表面观　上表皮细胞壁一般平直，不呈波状弯曲（图 1-2-37）。

② 叶最终裂片横切面　中脉于下表面明显突出，叶肉细胞长大，有分泌腔（图 1-2-38）。

③ 叶粉末见图 1-2-39。

④ 茎表面观　同猪毛蒿。

⑤ 茎横切面　皮层及髓中均常见分泌腔。髓所占面积较大，其直径约为全茎的 2/3。

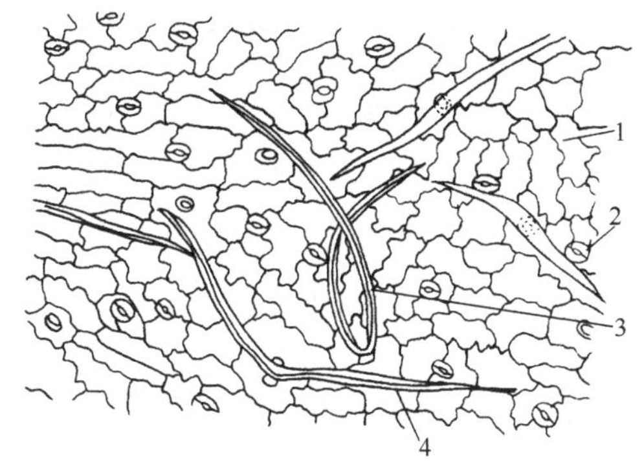

图 1-2-37　牡蒿叶表皮组织（×130）
1—表皮细胞；2—气孔；3—腺毛；4—丁字毛

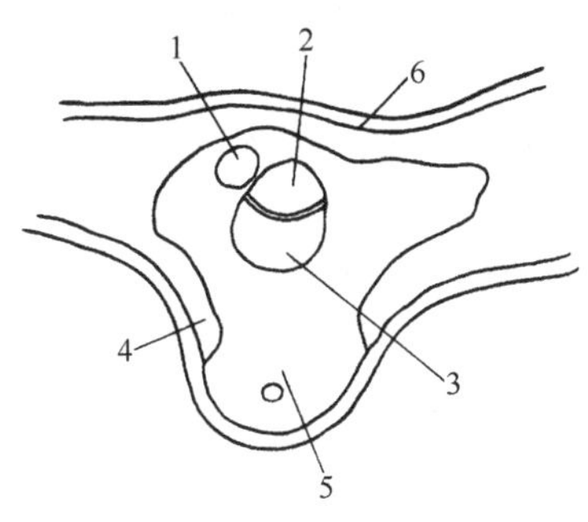

图 1-2-38　牡蒿叶中脉横切面简图（×28）
1—分泌腔；2—维管束之木质部；3—维管束之韧皮部；4—叶肉组织；5—基本组织；6—表皮组织

上述各品种叶组织特征的比较见表 1-2-3、图 1-2-31，茎横切面组织的比较见表 1-2-4。

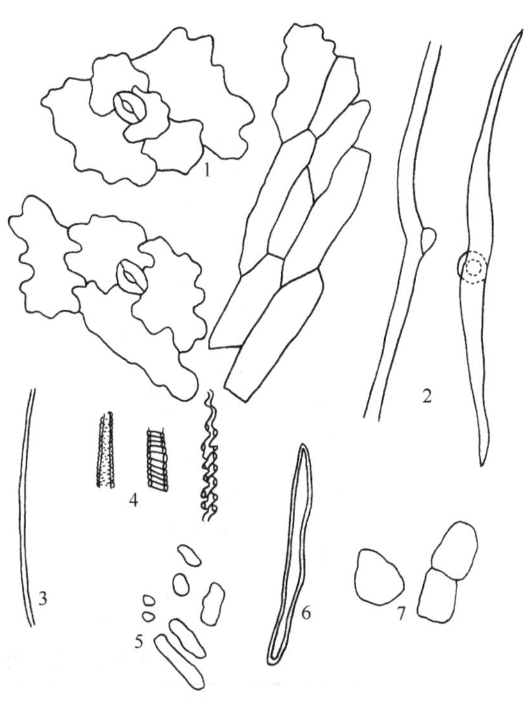

图 1-2-39　牡蒿叶粉末（×260）
1—表皮细胞及气孔；2—丁字毛；3—线形毛；4—导管；5—叶肉细胞；6—纤维；7—叶肉细胞

【讨论】

很多蒿属植物异形叶性十分明显，猪毛蒿、南牡蒿及牡蒿均属此种类型，青蒿与邪蒿仅上部茎枝的叶子较下部或基生叶稍显细窄。由于鉴定药材的实际需要，对异形叶间的组织做了观察比较。这种叶形上的差异一般不引起细胞组织的明显变化；唯猪毛蒿由羽状叶至线形叶，表皮细胞表面观从以不规则形为主渐变为以窄长方形为主，叶肉组织由等面型变为环列叶肉。羽状叶中脉表面的表皮细胞亦为窄长方形，线形叶之表皮基本上均包围于中脉的表面，从这个角度来看，它和羽状叶实质上是一致的。另外，各品种之基生叶表皮细胞均较茎生叶稍大。

本文茎组织的观察比较均为初生结构；次生组织分化程度与早晚不一致，难于比较，不再赘述。由于青蒿抗疟主要药用部位为叶，所列组织鉴定检索表以叶粉末材料的显微特征为主，省略药材粉末部分的描述。

分泌腔的有无是青蒿（*A. annua* L.）与其他五种截然不同的特征，它的茎横切面形状、丁字毛的组成与形态亦较特殊，另外笔者还就叶水浸液及乙醇浸液的荧光进行观察，结果显示青蒿（*A. annua* L.）显天蓝色（水浸液）及血青色（乙醇浸液），与其他五种的绿色及红色有着明显差异。

表 1-2-3 叶组织比较表

原植物	表面观				横切面				
	丁字毛		表皮细胞		中脉	叶肉细胞		分泌腔	
	柄细胞数/个	臂细胞长度/μm	形状	长度/μm		类型	细胞长度/μm	形状	直径/μm
青蒿	3～10	240～480～816 细胞壁薄	不规则形、垂周壁波状弯曲	18～41～80	上下表面均突出	等面型	20～30～55	无	无
邪蒿	1～4	93～186～300 细胞壁薄	不规则形、垂周壁波状弯曲	25～45～85	下表面稍突出	等面型	35～68～100	扁圆形	20～26～35
猪毛蒿	1～2（胞壁厚 1.3～3.4～5μm）	960～1236～1572 细胞壁厚	线形叶近似窄长方形，壁平直或稍弯曲，羽状叶同青蒿	30～58～130	下表面突出（羽状叶）	环列型（线形叶），等面型（羽状叶）	20～42～80	扁圆形	25～37～50
茵陈蒿	1～2（胞壁厚 2.5～4.7～7.5μm）	960～1236～1572 细胞壁厚	线形叶近似窄长方形，壁平直或稍弯曲，羽状叶同青蒿	25～58～112	下表面突出（羽状叶）	环列型（线形叶），等面型（羽状叶）	20～42～80	扁圆形	25～37～50
南牡蒿	1～2	425～665～1020 细胞壁厚，有些呈波纹状弯曲	不规则形，垂周壁波状弯曲，上表皮壁波弯曲度小	42～60～135	下表面突出	异面型	15～30～60	扁圆形	27～34～42
牡蒿	1～2	235～340～672 细胞壁较薄	不规则形，垂周壁波状弯曲，上表皮壁波弯曲度小	60～119～215	下表面突出	异面型	30～59～95	类圆形	30～48～60

表 1-2-4 茎横切面组织比较表

原植物	横切面形状		丁字毛柄细胞数/个	皮层及髓中分泌腔
	主干	嫩枝		
青蒿	类圆形，有十数个圆角状突起	锐多角形	3～10	无
邪蒿	类圆形	钝多角形	1～4	有
猪毛蒿	类圆形	钝多角形	1～2	有
茵陈蒿	类圆形	钝多角形	1～2	有
南牡蒿	类圆形	钝多角形	1～2	有
牡蒿	类圆形	钝多角形	1～2	有

【附注】

1. 药材性状检索表

药材性状检索表见表 1-2-5。

表 1-2-5 药材性状检索表

1. 茎圆柱形，具纵棱线，质略硬，易折断，断面中部有髓，直径 1～2mm。
  2. 叶暗绿色或棕绿色，叶先端锐尖，卷缩易碎，完整叶展平后为三回羽状深裂。
    3. 头状花序细小球形，直径约 2mm，味微苦，有特异的气香 …………………… 青蒿
1. 断面中部髓较大，3～5mm。
  2. 叶先端极尖，完整叶展平后为二回羽状深裂。
    3. 头状花序半球形较大，直径约 5mm，味淡，无特异的气香 …………………… 邪蒿
    南北两种茵陈形态相同，商品统称绵茵陈，全体被白色茸毛，卷曲呈团状，灰白色或灰绿色，绵软如绒，叶展平后呈一至三回羽状分裂，味微苦，气清香 …………………… 茵陈蒿、猪毛蒿
  2. 展平的叶楔形，顶端有齿，平形掌状分裂 …………………… 牡蒿
  2. 展平的叶匙形，边缘有齿浅裂 …………………… 南牡蒿

2. 显微特征检索表

（1）组织鉴定检索表 见表 1-2-6。

表 1-2-6 组织鉴定检索表

1. 叶及茎中均无分泌腔，丁字毛柄细胞 3～10 个 …………………… 青蒿（*Artemisia annua* L.）
1. 叶脉基本组织，茎皮层及髓均有分泌腔。
  2. 叶表皮细胞多为窄长方形，壁平直或弯曲；丁字毛柄细胞 1～2 个，臂细胞极长（960～1236～1572μm） …………………… 猪毛蒿（*A. scoparia* waldst. et kit.）
  2. 叶表皮细胞不规则形，垂周壁波状弯曲。
    3. 丁字毛柄细胞 1～4 个，臂细胞短（93～186～300μm） …………………… 邪蒿（*A. apiacea* hance）
    3. 丁字毛柄细胞 1～2 个，臂细胞较长。
      4. 丁字毛臂细胞长度为 425～665～1020μm，细胞壁厚；表皮细胞长度 42～60～135μm …………………… 南牡蒿（*A. eriopoda* bunge）
      4. 丁字毛臂细胞长度为 245～340～672μm，细胞壁薄；表皮细胞长度 60～119～125μm …………………… 牡蒿（*A. japonica* thunb.）

（2）叶组织鉴定检索表 见表 1-2-7。

表 1-2-7 叶组织鉴定检索表

1. 表皮细胞近似窄长方形，壁平直或弯曲 …………………… 猪毛蒿（北茵陈）（线形叶）*A. scoparia* waldst. et kit.
1. 表皮细胞大部分为不规则形
  2. 最终裂片之中脉基本不突出；或下表面稍突出；丁字毛臂细胞短（93～186～300μm），柄细胞多为 2～3 个；腺毛稀疏 …………………… 邪蒿 *A. apiacea* hance
  2. 最终裂片之中脉明显突出。
    3. 丁字毛柄细胞多为 4～5 个，密布腺毛 …………………… 青蒿 *A. annua* L.
    3. 丁字毛柄细胞多为 1～2 个，罕见腺毛。
      4. 丁字毛极为致密，臂细胞极长（960～1572μm） …………………… 猪毛蒿（北茵陈）（羽状叶）*A. scoparia* waldst. et kit.
      4. 丁字毛稀疏，臂细胞较短（206～816μm）。
        5. 表皮细胞长径平均约 95μm，叶肉细胞长 20～44～65μm；分泌腔直径约 30μm …………………… 南牡蒿 *A. eriopoda* bunge
        5. 表皮细胞长径平均约 119μm；叶肉细胞长 30～59～95μm；分泌腔较大，直径约 45μm …………………… 牡蒿 *A. japonica* thunb.

（3）叶粉末鉴定检索表 见表 1-2-8。

表 1-2-8 叶粉末鉴定检索表

1. 表皮细胞近似窄长方形，少见不规则形；丁字毛柄细胞 1～2 个，臂细胞极长（960～1236～1572μm）
……………………………………………………………………………… 猪毛蒿（北茵陈）*A. scoparia* waldst. et kit.

1. 表皮细胞多为不规则形，少见窄长方形。

 2. 表皮细胞长径一般小于 65μm。

  3. 丁字毛柄细胞多为 4～5 个，较细小，臂细胞较长（240～480～816μm）；叶肉细胞较小，20～30～55μm
  ……………………………………………………………………………………… 青蒿 *A. annua* L.

  3. 丁字毛柄细胞多为 2～3 个，粗大，臂细胞较短（93～186～300μm）；叶肉细胞较大，长 35～75～100μm
  …………………………………………………………………………………… 邪蒿 *A. apiacea* hance

 2. 表皮细胞长径一般大于 65μm。

  3. 表皮细胞长径平均约为 95μm，叶肉细胞长 20～45～65μm ………………………… 南牡蒿 *A. eriopoda* bunge

  3. 表皮细胞长径平均约为 119μm，叶肉细胞长 30～59～95μm ………………………… 牡蒿 *A. japonica* thunb.

（二）薄层色谱鉴别[17]

如前所述，青蒿及其混乱品种共六种均为菊科蒿属植物，除形态组织外，其主要区别在于正品青蒿含抗疟特效成分——青蒿素，而其他同科属植物均不含青蒿素，为此选择青蒿素薄层色谱的较佳条件用薄层扫描仪绘制薄层扫描图谱，进行比较，为青蒿及其混乱品种的理化鉴别提供新的依据。

【实验部分】

1. 仪器与药品

岛津 CS-910 型双波长薄层扫描仪，kieselgel 60 F254（E. Merck）预制板，化学试剂均为分析纯。

药材来源及产地如下。①青蒿 *Artemisia annua* linn（海南岛）。②青蒿 *A. annua* L.（北京）。③猪毛蒿（北茵陈）*A. scoparia* waldst. et kit.（北京）。④南牡蒿 *A. eriopoda* bunge（北京）。⑤茵陈蒿 *A. capillaris* thunb.（北京）。⑥牡蒿 *A. japonica* thunb.（上海）。⑦邪蒿 *A. apiacea* hance（北京）。

标准品：青蒿素（Qinghaosu）。

2. 实验方法

样品的制备，按青蒿中提取青蒿素的方法，将上述七种样品叶末粉碎，过 40 目筛，各 2g 装入干滤纸筒，置沙氏提取器内，用石油醚提取 2h，提取液浓缩至干，转溶于 1mL 氯仿，供点样用。

薄层层析：在 kieselgel 60 F254（E. Merck）预制板（20cm×20cm）上分别点检品 5μL。以石油醚-乙酸乙

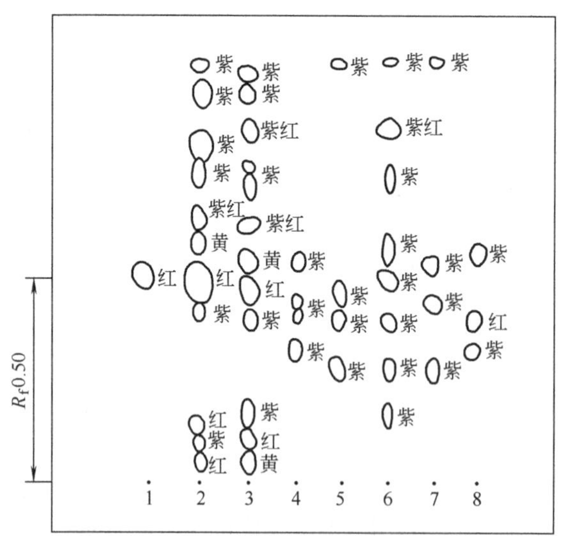

图 1-2-40 青蒿（南方、北方）及混乱品种的薄层层析图谱

石油醚-乙酸乙酯（85：15）展开

1—青蒿素标准品；2—青蒿 *A. annua* L.（产于海南岛）；3—青蒿 *A. annua* L.（产于北京）；4—猪毛蒿；5—南牡蒿；6—茵陈蒿；7—牡蒿；8—邪蒿

酯（85：15）为展开剂，展距 15cm，取出挥干溶剂，用茴香醛喷雾显色（置 80℃±1℃烘箱中 30min）。

扫描波长的选择：将青蒿素标准品斑点在紫外区进行不同波长的吸收曲线扫描（400～800nm），显示最大吸收波长（λ_{max}）为 525nm（图 1-2-40）。

扫描参数：反射法双波长锯齿扫描，$\lambda_s=525$nm，$\lambda_R=700$nm，扫描速度 20nm/min，纸速 20nm/min，狭缝 1.25mm×1.25mm，灵敏度×2，锯齿扫描范围±5mm。

展开剂：石油醚-乙酸乙酯（85：15），所得薄层扫描图见图 1-2-41。

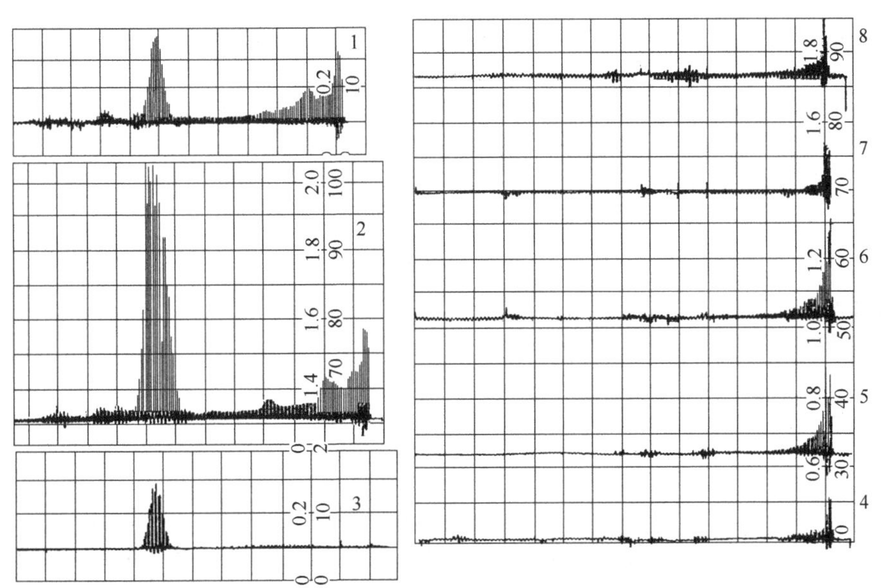

图 1-2-41 青蒿（南方、北方）及混乱品种的薄层扫描图谱

石油醚-乙酸乙酯（85：15）展开

1—青蒿素标准品；2—青蒿 *A. annua* L.（产于海南岛）；3—青蒿 *A. annua* L.（产于北京）；4—猪毛蒿；5—南牡蒿；6—茵陈蒿；7—牡蒿；8—邪蒿

【讨论】

（1）由于正品青蒿与其他几种混乱品种的主要区别在于青蒿中含青蒿素而其他品种均不含，因而选对青蒿素较合适的提取方法及薄层条件，进行比较，经实验以石油醚提取生药，以石油醚-乙酸乙酯（85：15）为展开剂做薄层层析，此条件对各品种亦合适，分出的斑点亦较多。

（2）显色剂选择：对青蒿素显色可用的有香草醛硫酸液、对二甲氨基苯甲醛及茴香醛等。常用香草醛，特征性强，青蒿素可由黄→绿→蓝，但薄层扫描要求稳定性较好，为此选用茴香醛，红色斑点明显，2h 内稳定不变，对二甲氨基苯甲醛则斑点不够明确，显色效果较差。

（3）青蒿在我国分布广泛，各地均有，但青蒿素含量差别较大，有些地区产的青蒿适于工业生产青蒿素，有的地区则不宜。一些南方省市优于北方地区，从薄层扫描图中可以看出海南岛青蒿中青蒿素含量显著高于北京青蒿，而其他各混乱品种则均不含青蒿素。

（三）青蒿及其蒿属混乱品种化学成分的研究

1. 化学成分的比较

青蒿及其五种混乱品种化学成分的比较研究见表 1-2-9[18～26]。

表 1-2-9 青蒿及其五种混乱品种化学成分的比较

鉴别点	青蒿 (*A. annua* L.)	邪蒿 (*A. apiacea* hance)	牡蒿 (*A. japonica* thunb.)	南牡蒿 (*A. eriopoda* bunge)	茵陈蒿 (*A. capillaris* thunb.)	猪毛蒿 (*A. scoparia* waldst. et kit.)
挥发油	月桂烯、柠檬烯、1,8-桉叶素、α-蒎烯、松油醇-4、龙脑、莰烯、樟脑、β-甜没药烯、香橙烯、γ-牡松油烯、γ-衣兰油烯、玷巴烯、蒿酮、异缬草酸卞酯、三甲基双环庚烯	α-金合欢烯、反式-β-金合欢烯、薰衣草花醇、月桂烯、异松油烯、α-姜黄烯、δ-杜松油烯、α-华橙茄烯、甲基丁香酚	月桂烯、对-聚伞花素、柠檬烯、紫苏烯、α-蒎烯、β-蒎烯、α-松油醇、乙酸龙脑酯、莰烯、葛蒲烯、玷玔烯、甲基丁香酚、萘	α-姜黄烯、δ-榄香烯、γ-杜松油烯、葛蒲烯、γ-衣兰油烯、玷玔烯	月桂烯、1,8-桉叶素、龙脑、莰烯、α-姜黄烯、苯甲醛、达瓦酮、茵陈炔酮、丁香酚、异丁香酚、萘	葛缕酮、对-聚伞花素、柠檬烯、紫苏烯、α-水芹烯、百里香酚、α-蒎烯、β-蒎烯、松油醇、马鞭草醇、甲基丁香酚、萘、芳甲基苯乙酮
倍半萜类	青蒿素、青蒿甲素、青蒿乙素、青蒿丙素、青蒿丁素、青蒿戊素、青蒿酸					
香豆素类	东莨菪内酯	7-甲氧香豆素、7-异戊烯氧基-8-甲氧基香豆素、7,8-次甲二氧基香豆素、7,8-二甲氧基香豆素	7,8-二甲氧基香豆素、6,7-二甲氧基香豆素		6,7-二甲氧基香豆素、东莨菪内酯、茵陈炔内酯等	6,7-二甲氧基香豆素、东莨菪内酯、6-羟基-7-甲氧基香豆素、茵陈炔内酯等
黄酮类	3,5-二羟基-6,7,3′,4′-四甲氧基黄酮醇、5-羟基-3,6,7,3′,4′-五甲氧基黄酮、5-羟基-3,6,7,4′-四甲氧基黄酮、3,5,3′-三羟基-6,7,4′-三甲氧基黄酮		8,4′-二羟基-3,7,2′-三甲氧基黄酮、3,5-二羟基-6,7,3′,4′-四甲氧基黄酮		泻鼠李黄素、蓟黄素、4′-去甲泽兰黄醇素、槲皮黄素苷、茵陈黄酮、异茵陈黄酮等	泻鼠李黄素、蓟黄素、4′-去甲泽兰黄醇素、槲皮黄素苷等
有机酸	青蒿酸		桂皮酸、对甲氧基苯甲酸、阿魏酸、三十烷酸		茵陈香豆酸等	绿原酸、水杨酸、壬二酸
其他	二十八烷醇、β-谷甾醇、豆甾醇、乙酸橙酰胺	豆甾醇	β-香树脂醇、β-谷甾醇、豆甾醇	α-香树脂醇、δ-香树脂醇、β-谷甾醇、三十烷醇	茵陈色原酮等	对羟基苯乙酮胆碱

2. 化学成分结构式

(1) 青蒿的化学成分结构式　见图 1-2-42[19～22]。

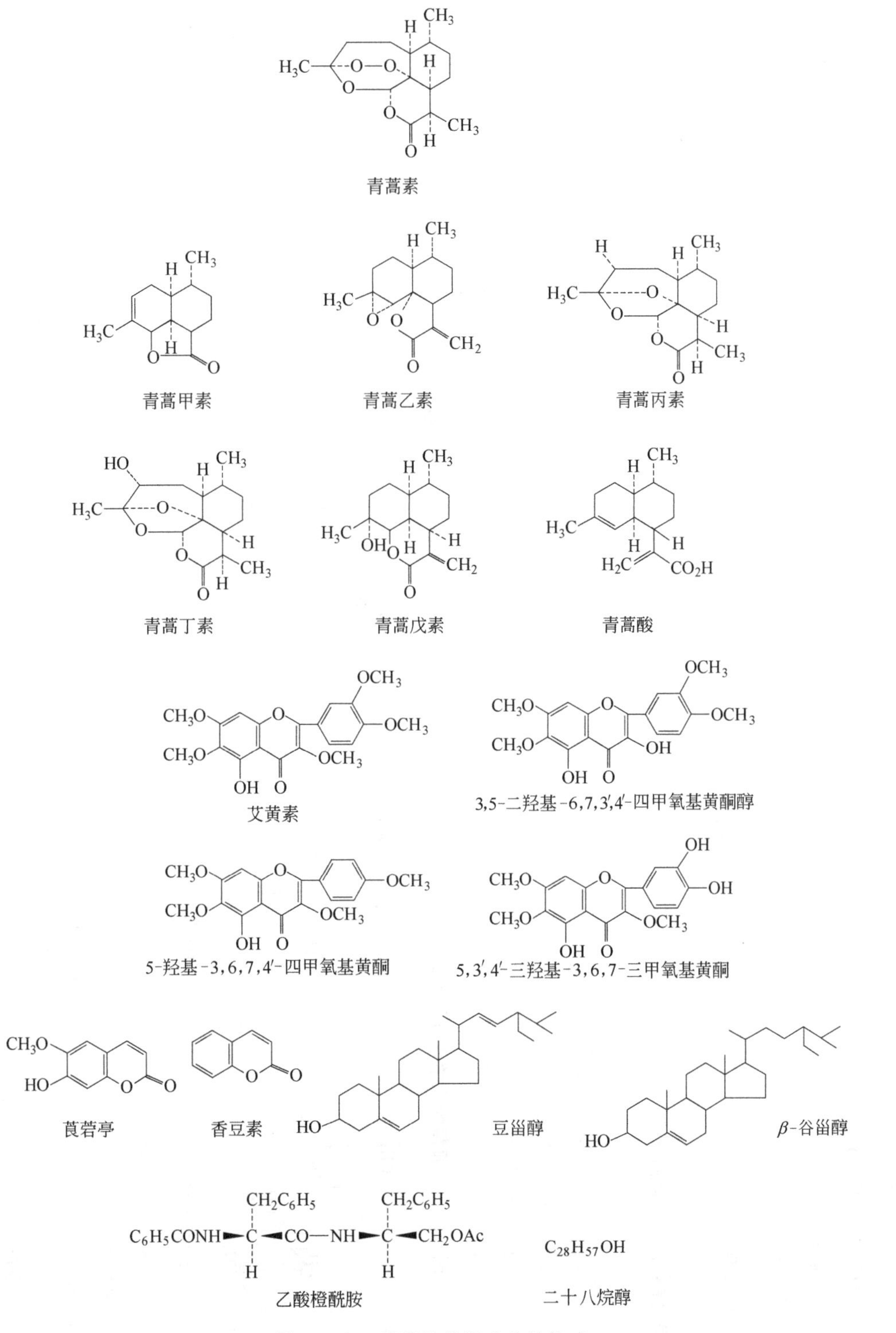

青蒿素

青蒿甲素　青蒿乙素　青蒿丙素

青蒿丁素　青蒿戊素　青蒿酸

艾黄素　3,5-二羟基-6,7,3′,4′-四甲氧基黄酮醇

5-羟基-3,6,7,4′-四甲氧基黄酮　5,3′,4′-三羟基-3,6,7-三甲氧基黄酮

莨菪亭　香豆素　豆甾醇　β-谷甾醇

乙酸橙酰胺　$C_{28}H_{57}OH$ 二十八烷醇

图 1-2-42　**青蒿**的化学成分结构式

(2) 邪蒿的化学成分结构式　见图 1-2-43[23]。

(3) 南牡蒿的化学成分结构式　见图 1-2-44[24]。

(4) 牡蒿的化学成分结构式　见图 1-2-45[25]。

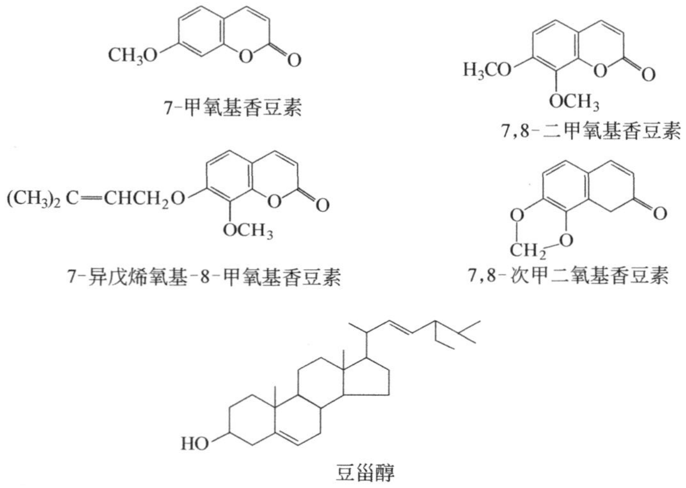

7-甲氧基香豆素

7,8-二甲氧基香豆素

7-异戊烯氧基-8-甲氧基香豆素

7,8-次甲二氧基香豆素

豆甾醇

图 1-2-43 **邪蒿的化学成分结构式**

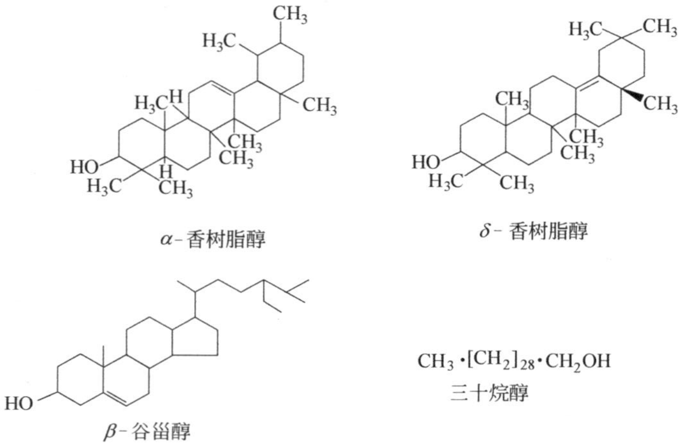

α-香树脂醇

δ-香树脂醇

β-谷甾醇

$CH_3 \cdot [CH_2]_{28} \cdot CH_2OH$

三十烷醇

图 1-2-44 **南牡蒿的化学成分结构式**

3,5-二羟基-6,7,3′,4′-四甲氧基黄酮

8,4′-二羟基-3,7,2′-三甲氧基黄酮

7,8-二甲氧基香豆素

6,7-二甲氧基香豆素

β-香树脂醇

反式桂皮酸

$CH_3 \cdot [CH_2]_{28} \cdot COOH$

蜂花酸

阿魏酸

β-谷甾醇

豆甾醇

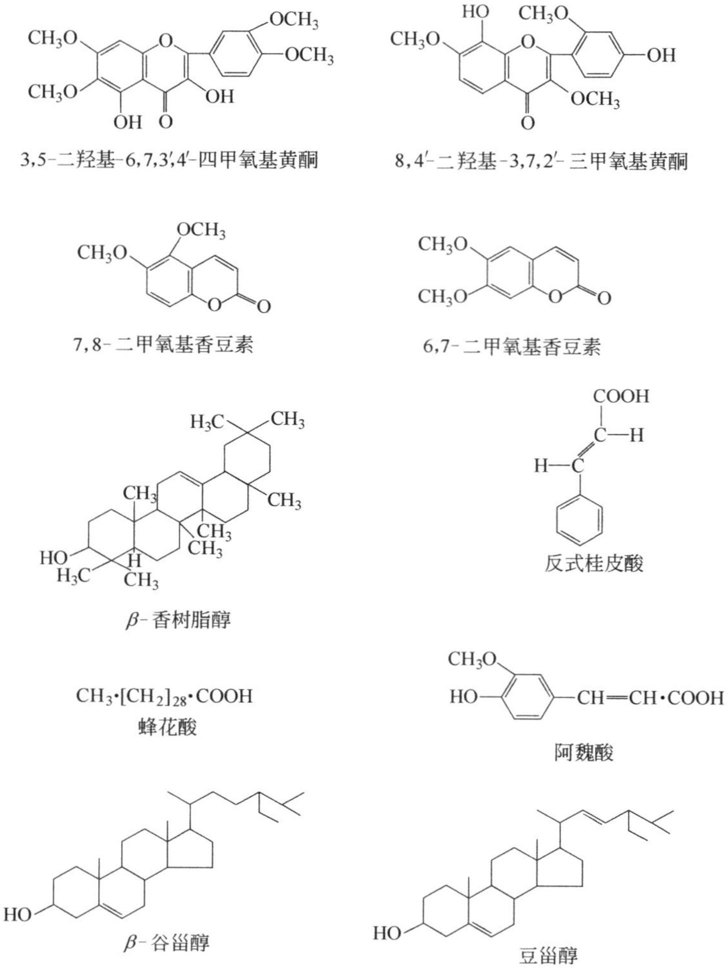

图 1-2-45 **牡蒿的化学成分结构式**

（四）青蒿中化学成分的动态研究[26]

在抗疟研究中，发现早期青蒿及占量较大的茎秆均无抗疟作用，为此对青蒿抗疟药用部位和采收期进一步研讨，以便为采收加工及合理利用青蒿资源提供科学依据。

1. 青蒿幼株（北京五月初幼苗）**与成株**（秋季采收的叶子）**的化学研究**

（1）中性部分与酸性部分的比较　根据抗疟研究，青蒿叶的中性提取物为抗疟有效部位，从中分离出青蒿素。而酸性部分无抗疟活性，但所含青蒿酸为青蒿素等倍半萜内酯的前期转化物质（表 1-2-10）。

表 1-2-10　青蒿幼株与成株中性部分与酸性部分的比较

采收期	酸性部分	中性部分
幼株	3.7%	1.4%
成株	1.3%	2.3%

（2）化学成分的比较

青蒿幼株与成株的化学成分比较见表 1-2-11。

表 1-2-11　青蒿幼株与成株的化学成分比较

采收期	倍半萜内酯	有机酸	黄酮类	其他
幼株	无	青蒿酸	3,5-二羟基-6,7,3′,4′-四甲氧基黄酮醇	二十八烷醇、β-谷甾醇、豆甾醇
成株	青蒿素、青蒿甲素、青蒿乙素、青蒿丙素、青蒿丁素、青蒿戊素	青蒿酸	3,5-二羟基-6,7,3′,4′-四甲氧基黄酮醇、5-羟基-3,6,7,4′-四甲氧基黄酮、5-羟基-3,6,7,3′4′-五甲氧基黄酮、5,3′,4′-三羟基-3,6,7-三甲氧基黄酮	二十八烷醇、β-谷甾醇、豆甾醇、香豆素、莨菪亭、乙酸橙酰胺

2. 青蒿不同采收季节、药用部位及储存时间中青蒿素含量的比较

（1）北京地区[15]　北京地区青蒿在不同采收季节、药用部位及储存时间所含青蒿素含量的比较见表 1-2-12。

表 1-2-12　北京地区青蒿在不同采收季节、药用部位及储存时间所含青蒿素含量的比较

采收时间	药用部位	青蒿素		
		第一次	第二次	平均值
北京青蒿 7月12日	叶	0.11%	0.09%	0.10%±0.01%
	茎	不含	不含	
北京青蒿 8月10日采(花前期)	叶	0.13%	0.11%	0.12%±0.01%
	茎	不含	不含	
北京青蒿 8月14日采(花蕾期)	叶	0.15%	0.16%	0.16%±0.01%
	茎	不含	不含	
	花	0.20%	0.23%	0.22%±0.02%
北京青蒿 8月21日采(花开期)	叶	0.23%	0.25%	0.24%±0.01%
	茎	不含	不含	
	花	0.52%	0.56%	0.54%±0.02%
北京青蒿 8月29日采(花开期)	叶	0.12%	0.11%	0.12%±0.01%
	茎	不含	不含	
	花	0.14%	0.27%	0.21%±0.07%

(2) 山东地区[27] 山东地区青蒿在不同采收时间、不同药用部位所含青蒿素含量比较见表 1-2-13。

(3) 四川地区[28]

① 不同采收季节 四川地区青蒿在不同采收季节青蒿叶中所含青蒿素的含量比较见表 1-2-14。

表 1-2-13 山东地区在不同采收时间、不同药用部位所含青蒿素含量比较

采收时间	药用部位	青蒿素含量
六月上旬	叶	微量
七月上旬	叶	0.02%
	茎	无
八月上旬	叶	0.08%
	茎	无
	根	无
九月上旬	叶(混有花蕾)	0.12%
	茎	无
	根	无
九月上旬	花蕾	0.20%
九月下旬	花果	0.075%

表 1-2-14 四川地区不同采收季节青蒿叶中所含青蒿素的含量比较

采收时间	药用部位	青蒿素含量	备注
5 月 30 日	叶	0.38%	
6 月 15 日	叶	0.38%	
6 月 30 日	叶	0.43%	
7 月 15 日	叶	0.65%	
7 月 30 日	叶	0.61%	
8 月 15 日	叶	0.58%	
8 月 30 日	叶	0.56%	
	植株上部嫩叶	0.65%	说明嫩叶含量高于老叶
	植株中部叶子	0.55%	
	植株下部叶子	0.36%	

② 储存时间 四川地区不同储存时间青蒿叶中青蒿素含量比较见表 1-2-15。

表 1-2-15 四川地区不同储存时间青蒿叶中青蒿素含量比较

药用部位	储存时间	含量	备注
叶	新采收	0.56% 0.61%	说明存放时间对含量有一定影响
	存放 9 个月	0.51% 0.51%	

【讨论】

(1) 青蒿幼株不含青蒿素，故无抗疟活性，所含多量青蒿酸，随成长时间逐步转化为多种倍半萜类化合物。所以青蒿不宜早采，幼株不宜药用，特别是用作抗疟药原料。

(2) 青蒿抗疟药用部位主要为叶，茎秆及根均无效，但经实验研究，在传统解热作用方

面，叶、茎均有效，而叶的作用强于茎秆。故从全面考虑，药用仍可以为地上部分，叶、茎同用，但以叶茂时采收为宜。

（3）在采收季节上，经北京、山东、四川等地的样品实验，以秋季七八月花前叶茂期为宜，虽花蕾含青蒿素量较高，但花蕾盛期，叶子已稀少，花蕾的比例毕竟是少的，所以青蒿采收以花前叶茂时为妥。

（4）叶子嫩尖青蒿素含量高于茎叶，与古文献采用叶尖服用治疗疟疾的记载有吻合之处。

（5）随着储存时间增长，含量下降，因此以当年采收使用为好。

参考文献

[1] 国家药典委员会. 中华人民共和国药典. 北京：化学工业出版社，2005

[2] 肖培根. 新编中药志. 北京：化学工业出版社，2002

[3] 屠呦呦. 中药青蒿的正品研究. 中药通报，1987，12（4）：194～197

[4] 屠呦呦，张衍箴，张定媛等."青蒿"中药志. 第四册. 北京：人民卫生出版社，1988

[5] Bretschneider E. Botanicon sinican，1892. 28，248，249. 1893. 149，150

[6] ［日］饭沼慾斋著述. 牧野富太郎再订增补. 草本图说. 草部. 东京成美堂，日本明治 40 年（1907 年），16（4）：1086，1087

[7] ［日］松村任三. 改正增补植物名汇. 日本东丸善株式会社，1895. 30

[8] ［日］牧野富太郎. 植物图鉴. 参文舍第 2 版. 东京北隆馆，明治 42 年（1909 年）

[9] Stuart G A. Chinese Materia Medica. Vegetable Kingdom. Shang hai：American Presbyterian Mission Press，1911. 50

[10] 孔庆莱等. 植物学大辞典. 第 7 版. 北京：商务印书馆，民国 17 年（1928 年）

[11] 白井光太郎等. 头注图译本草纲目. 第 5 册. 日本东京：春阳堂藏版，昭和 8 年（1933 年）

[12] 李时珍. 本草纲目. 北京：人民卫生出版社，1975，15：13，15

[13] 陈重明等. 邪蒿的原植物考证和 Seseli L. 属中名的订正. 植物分类学报，1981，19（4）：534

[14] 胡世林. 为青蒿"正名". 健康报，2005. 11，10

[15] 中国中医研究院中药研究所. 青蒿抗疟研究专辑（1971～1978 年）. 中药研究资料，1978

[16] 张宝媛，付桂芳. 中药青蒿的组织鉴定研究. 药物分析杂志，1985，（4）：199～203

[17] 屠呦呦，黄琨琨. 青蒿品种整理和质量研究——青蒿. 内部资料，1990. 63～66

[18] 钟裕蓉，崔淑莲. 青蒿挥发油化学成分研究. 中药通报，1983，8（6）：31～32

[19] 屠呦呦，倪慕云，钟裕蓉等. 中药青蒿化学成分的研究Ⅰ. 药学学报，1981，16（5）：366～370

[20] 屠呦呦，倪慕云，钟裕蓉等. 中药青蒿的化学成分和青蒿素衍生物的研究. 中药通报，1981，6（2）：31

[21] Tu Y Y，Ni M Y，Zhong Y R，et al. Studies on the constituents of *Artemisia annua*：partⅡ. Planta Medica，1982，44：143～145

[22] 屠呦呦，尹建平，吉力等. 中药青蒿化学成分的研究（Ⅲ）. 中草药，1985，16（5）：200～201

[23] 吴崇明，屠呦呦. 邪蒿化学成分的分离鉴定. 中草药，1985，16（6）：2～3

[24] 尹建平，屠呦呦. 南牡蒿化学成分的研究. 中草药，1989，20（4）：5～6

[25] 顾玉诚，屠呦呦. 牡蒿的化学成分研究. 中草药，1993，24（3）：122～124

[26] 屠呦呦，朱启聪，沈星. 中药青蒿幼株的化学成分研究. 中药通报，1985，10（9）：419～420

[27] 山东中医药研究所. 中药青蒿不同采收期及药用部位青蒿素含量测定. 山东医药工业，1983，2：7～8

[28] 四川中药研究所抗疟小组. 抗疟药青蒿的研究. 中草药通讯，1979，（1）：5～12

第三章　中药青蒿的抗疟研究

中国中医研究院中药研究所于1969年1月21日经全国“523”办公室（当时的全国疟疾防治领导小组办公室）正、付主任动员接受抗疟新药研究任务后，命屠呦呦为课题组长，负责全面工作。从系统整理医籍本草入手，编就《抗疟方药集》。又服从“523”安排去海南疟区现场工作。至1971年5月22日在广州召开全国“523”大会，由于任务难于完成，为全面加强领导力度，明确此后由三部（卫生部、总后卫生部和化工部）一院（中国科学院）领导，周总理还发电报作了指示，可见当时该任务的重要性。院领导指定屠呦呦前去与会，会后为贯彻当时的1971国发（29）文件精神，落实组建抗疟科研组。首先是开展药效筛选研究。当时药理方面配合筛选的鼠疟、猴疟由郎林福同志负责，开始小组仅有4人，但工作十分努力，往往一星期上二批样品，真是用实际行动贯彻了当时军工项目要求的把“实验室当战场”的拼搏精神。通过对200多种中药380多种提取样品的药效筛选，最后集重点于青蒿上。东晋《肘后备急方·卷三治寒热诸疟方第十六》载：“青蒿一握，以二升渍，绞取汁，尽服之。结合资源品种、药用部分、采取季节及提取方法等综合研究，终于在1971年10月4日取得青蒿中性提取物对鼠疟、猴疟100%疟原虫抑制率的突破。经临床研究，于1972年获青蒿抗疟首次30例的成功。1972年11月8日从中分离提纯得到抗疟有效单体青蒿素。1973年经临床确定为青蒿中抗疟有效成分，抗疟新药青蒿素由此诞生。连续几年临床验证529例病例。并于1986年获得青蒿素的《新药证书》。本章就青蒿抗疟有效部位及有效单体青蒿素的发现及确定等分述之。

一、抗疟有效部位的研究

（一）探索与确定

用北京青蒿秋季采的成株叶制成水煎浸膏，95%乙醇浸膏，挥发油对鼠疟均无效。乙醇冷浸，浓缩时温度控制在60℃所得提取物，鼠疟效价提高，温度过高则仍无效。乙醚回流或冷浸所得提取物，鼠疟效价显著增高且稳定（表1-3-1）。在此特别提示在青蒿生药提取时，控制温度在60℃以下是个关键。但分离得到的青蒿素单体，虽经加水煮沸半小时或置乙醇中回流4h，其抗疟药效稳定不变。可知只是在粗提取时，当与生药中某些物质共存时，温度升高才会破坏青蒿素的抗疟作用。通过这一青蒿抗疟实践，令研究者深刻体会到的是必须十分认真地对待中医药研究工作中“去粗存精，去伪存真”问题。只有通过仔细的反复实践，掌握其内在规律并循其道而行之，才会取得发掘的成功。

以上提取物中，以乙醚提取物药效高而稳定，但用药剂量偏大，且剂量增大后显示毒性，需进一步去粗存精更好集中有效物质，以利开展深入的研究工作。经探索又将乙醚提取物分离成中性及酸性两部分。发现占2/3的酸性部分无效且毒性大，而中性部分则抗疟药效

表 1-3-1　不同提取物的鼠疟效价

提　取　物	剂量/(g/kg)	鼠疟抑制率/%
水浸膏	相当生药 50	6
	相当生药 120	12
挥发油	相当生药 750	－27
乙醇热提物	相当生药 30～40	33
	相当生药 60～90	36
乙醇冷浸低温浓缩物	相当生药 50	95
乙醚提取物	相当生药 10～20	71
	相当生药 25～35	95～100

表 1-3-2　中性部分和酸性部分对鼠疟效价及毒性比较

提取物	剂量/(g/kg)	鼠疟抑制率/%	死亡率/%
中性部分	0.6	99	0
	0.9～1.0	100	0
酸性部分	2.2	－11	30
	3.2	－6	73

集中，经口给药剂量为 1g/kg×3 天，鼠疟抑制率达 100%，且毒副作用低（表 1-3-2）。其提取流程及药效结果如下。

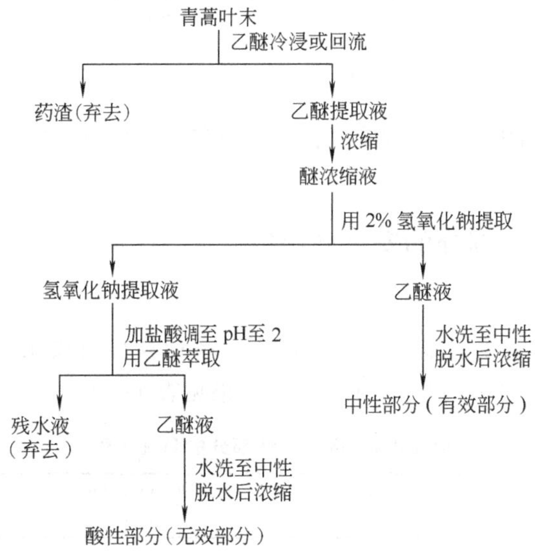

在鼠疟有效基础上，进一步做猴疟实验，结果同鼠疟，抑制率达 100%。

找到稳定的具 100%疟原虫抑制率的青蒿抗疟有效部位是青蒿抗疟取得成功的关键性突破点。1972 年 3 月 8 日经“523”办公室安排，在南京召开的全国抗疟药研究会议上，屠呦呦以“毛泽东思想指导发掘抗疟中草药工作”为题，报告全部研究内容，引起极大振奋和关注。“523”办指令中医研究院中药研究所当年就要上海南疟区现场观察其临床抗疟疗效。

1972 年遂将乙醚中性有效部分制成胶囊，首次试用于临床 30 例，证明具全部有效的显著抗疟疗效。从而确定该中性部分为中药青蒿抗疟的有效部分。

（二）青蒿中性有效部分的药效研究

1. 鼠疟

实验采用鼠疟（plasmodium berghei）模型。健康小鼠，体重 18～22g，随机分组，由疟疾种鼠拔眼法取血，用含有抗凝剂的生理盐水稀释，每鼠腹腔注射接种 1×10^7 疟原虫。接种后 24h 开始给药，连续 3 天，末次给药后 24h 尾部取血涂片，观察疟原虫抑制及转阴情况，计算抑制率、半数转阴量（ED_{50}）。

青蒿中性部分经灌胃给药剂量为 1g/kg×3 天，可使疟原虫全部转阴，其 ED_{50} 为 2646mg/kg。

2. 猴疟

实验采用猴疟（plasmodium inui，plasmodium cynomolgi）模型。血液转种，于接种疟原虫 8 天后寄生率达 10‰以上时经口给药，每日 1 次，连服 8～9 次，停药日涂血片，每 24h 检查一次；或子孢子接种，在出现原虫血症后经灌胃给药治疗，每天 1 次，连服 3 日，观察对猴疟红内期无性体的抗疟药效。

结果：中性部分对猴疟有明显抗疟作用（表 1-3-3）。两个剂量组，均能使猴疟原虫转阴。

表 1-3-3　中性部分对猴疟的抗疟作用

动物数/只	剂量/(g/kg)	原虫转阴	原虫再现情况
2	0.32/(次・日)，连服 9 次	48h	4～10 天
1	1.3/(次・日)，连服 8 次	29h	半年未见原虫再现

通过实验，可见青蒿中性部分对鼠疟、猴疟均有杀灭疟原虫使疟原虫全部转阴的确切抗疟药效。

（三）青蒿中性有效部分的安全性研究

1. 急性毒性

健康小鼠灌胃，1 次给药，观察 3 天，以死亡率计算半数致死量（LD_{50}），以半数致死量与半数转阴量计算治疗指数（LD_{50}/ED_{50}），结果见表 1-3-4。

表 1-3-4　青蒿中性部分的急性毒性

提取药物	LD_{50}/(mg/kg)	ED_{50}/(mg/kg)	治疗指数
青蒿中性有效部分	7425	2646	2.81

2. 对心脏的影响

实验曾采用小鼠、猫、狗观察中性部分对心脏的影响，小鼠实验包括对感染小鼠及不感染小鼠心脏的影响，猫实验包括对麻醉猫、不麻醉猫心脏的影响。

（1）对猫心率的影响　先后对 11 只猫进行观察，剂量分别为 0.5g/kg、1.0g/kg、2.5g/kg、7.1g/kg。给药前心率在 100～160 次/min，经口给药后，多数无明显变化，个别有所加快。

（2）对狗心脏的影响　先后对 13 只狗进行观察，10 只为给药组，总剂量分别为 0.5～

4g/kg，观察给药前后心率、血压、心电变化，结果显示给药前后无明显变化。

3. 对肝脏的影响

对13只健康犬进行肝功能检查，10只给药，3只对照，分三批进行实验，第一批一次灌胃给药，观察给药前后肝功能变化；第二批于给药前七天、前五天、前三天和给药当天4次检查肝功能，为药前正常对照，给药剂量为1.0g/kg，连服4天，于开始给药的第二天、第五天两次检查肝功能；第三批实验亦为不同剂量连服4天，另设对照组，结果表明当剂量增大到2g/kg时10只动物有4只转氨酶活力较正常值上升，其中两只给药后两次测定转氨酶活力，结果发现第二次测定值较第一次已有降低，有两只因药后仅测定一次故看不出这种动态变化，上述结果说明中性部分增大到一定剂量对肝脏可以产生影响，使转氨酶升高，具体情况见表1-3-5。

表1-3-5　中性部分对狗肝功能的影响

实验批号	动物编号	剂量/(g/kg)	GPT($\overline{X}$+SD)		T·T·T		T·F·T	
			药　前	药　后	药前	药后	药前	药后
一	1	0.5	162	148				
	2	2.0	148	192				
	3	4.0	136	172				
二	4	1.0×4天	115.80±10.50	189.00±12.70	正常	正常	正常	正常
	5	1.0×4天	84.50±16.30	78.00±25.50	正常	正常	正常	正常
	6	1.0×4天	61.30±8.10	89.00±26.90	正常	正常	正常	正常
三	7	0.5×4天	76.00±17.70	104.00±8.49	正常	正常	正常	正常
	8	0.5×4天	68.00±14.80	97.00±36.06	正常	正常	正常	正常
	9	0.5×4天	128.30±4.74	159.00±14.10	正常	正常	正常	正常
	10	1.0×4天	126.30±13.65	139.00	正常	正常	正常	正常
	11	对照组	103.30±11.50	113.00±4.90	正常	正常	正常	正常
	12	对照组	98.00±57.10	104.00±8.50	正常	正常	正常	正常
	13	对照组	103.00±18.10	91.00±44.60	正常	正常	正常	正常

4. 对肾脏的影响

观察10只健康犬在灌胃给予不同剂量的中性部分后，肾功能的变化。一批实验剂量为1.0g/kg，连服4天，给药前七天、前五天、前三天和给药当天4次检查肾功能，为药前正常对照。给药后第二天、第五天两次检查肾功能，与给药前比较。第二批实验为0.5g/kg、1.0g/kg，连服4天，于第四次给药上午及次日两次检查肾功能，与给药前及对照组比较。

结果：各批组实验对肾功能均无明显影响，具体情况见表1-3-6。

表1-3-6　中性部分对肾功能（N·P·N）的影响

批数	动物编号	剂量/(g/kg)	给　药　前		给　药　后		
			各　次　值	平均值	1	2	平均值
一	1	0.5×4天	34.30　29.20　34.90	32.80±3.13	33.00	36.80	34.90±2.69
	2	0.5×4天	54.20　35.40　31.60	40.40±12.10	31.00	38.90	34.95±5.59
	3	0.5×4天	40.00　32.70　32.50	35.10±4.30	35.90	36.00	35.90±0.00
	4	1.0×4天	37.60　36.50　38.20	37.40±0.86	34.50	37.50	36.00±2.14
	5	对照组	37.10　35.00　32.50	34.90±2.30	35.00	34.00	34.50±0.70
	6	对照组	45.00　36.30　32.50	37.80±6.40	36.50	32.70	34.60±2.70
	7	对照组	44.40　28.50	36.50±11.24	35.00	34.00	34.50±0.70

续表

批数	动物编号	剂量/(g/kg)	给药前		给药后		
			各次值	平均值	1	2	平均值
二	8	1.0×4天	37.80 38.70 36.50 36.00	37.30±1.20	42.00	38.50	40.30±2.50
	9	1.0×4天	40.00 35.10 40.80 33.50	37.40±3.60	36.00	37.50	36.80±1.05
	10	1.0×4天	31.20 34.40 43.00	36.20±6.10	35.40	35.00	35.20±0.28
			36.63±5.17				

5. 病理学检查

两批实验，8只犬灌胃给予中性部分，剂量为0.5g/kg，连服4天；1.0g/kg，连服4天。于开始给药后5天观察肝功能、肾功能、心电等变化后，活杀，进行病理组织学观察，并有3只犬进行对照比较。

以上两批实验结果表明在药物吸收、解毒、排泄的主要脏器（肝、胃、肠、肾等），未见急性中毒病变。

在以上动物实验基础上。为确保病人用药安全，临床前又组织了人体自身试服。

6. 人体试服

组织两批试服。第一批由屠呦呦带头共3人，经领导批准，住进中医学院附属东直门医院，当时称"探路试服"，剂量从每人0.35g开始，依次递增至0.5g、1.0g、2.0g、3.0g、4.0g、5.0g，每日一次，连服七天。为赶上疟疾发病季节。1972年8月屠呦呦即携药偕以戴绍德为主的中医研究院医疗队赶赴海南昌江疟区进行临床研究。考虑到临床用药方案可变动的灵活性，为达到充分显示其抗疟疗效，争取首战告捷的目的。又组织第二次增大剂量的试服，共5人，剂量为每次3.0g，每日2次，连服3天。服药前、中、后分别进行心电、肝功能、肾功能、胸透、血常规、尿常规、粪常规等检查。

结果：服药后血、尿常规正常，肾功能在正常范围，尿素氮正常，胸透（一），心电图在服药期间及服药后均正常，血压无明显变化，眼底正常，视野与服药前对照变化不大，体温、脉搏正常，临床上未发现呼吸系统、泌尿系统、中枢神经系统方面症状。出现的毒副反应为：较轻的消化道症状，服药后1h有两例曾发生腹痛，但不重，未经治疗自愈。

通过动物毒性实验及人体试服观察表明：青蒿中性部分除对少数动物肝脏转氨酶活力有轻度或一过性影响外，对其他脏器均无明显影响。

（四）青蒿中性有效部分的首次临床疗效研究

用中性部分胶囊于1972年8～10月在海南岛昌江地区对当地及外来人口间日疟11例，恶性疟9例，混合感染1例（以间日疟为主，故统计时纳入间日疟），并氯喹对照4例进行临床观察。又在北京302医院验证间日疟9例。总计30例。3种剂量方案（均为每次3g，而小剂量组每日用药2次；中剂量组每日用药3次；大剂量组每日用药4次）均有效，其中大剂量组疗效更明显。对间日疟平均退热时间为19.06h，对外来人口恶性疟平均退热时间为35.09h，疟原虫均转阴，但有短期内原虫复现的。通过大、中、小三个剂量组观察，发现大剂量组原虫复燃较小剂量组为少。提示进一步纯化药物，增加有效剂量可以提高抗疟疗效，给实验室下一步工作提出新的要求。临床观察药物对胃肠道及肝、肾功能等未见明显副作用，个别病人出现呕吐、腹泻现象，302医院2例转氨酶偏高病人服药后转氨酶继续增高，但1～2周即恢复正常（表1-3-7、表1-3-8）。

表1-3-7　海南岛昌江地区治疗间日疟、恶性疟疗效情况

疟型	总剂量/g	例数/例	平均退热时间/h	原虫平均转阴天数/天	疗效		复燃(10天内)/例
					痊愈/例	有效/例	
间日疟	18	3	36.20	4	2	1	1
	27	4	11.23	2.25	4		2
	36	5	19.09	2	5		1
恶性疟	18	1(当地人口)	39.50	5	1		
	18	1(低疟区人口)				1	
	27	1(当地人口)	24.00	4	1		
	27	1(外来人口)				1	
	36	5(外来人口)	35.09	1.7	4	1	4

表1-3-8　北京地区302医院治疗间日疟疗效情况

例数/例	平均退热天数/天	原虫平均转阴天数/天	疗效			复燃(6～14天)/例
			痊愈/例	有效/例	无效/例	
9	1.375	3.99	8	1	0	2

首次临床慎之又慎。用药剂量由小到大（分3个剂量组）；病人选择先由免疫力较强的本地人口，再及外来人口；疟种由间日疟到恶性疟。故即从本地人口的间日疟入手到外来人口的间日疟；再从本地人口的恶性疟到5例外来人口的恶性疟，共21例，表明青蒿中性部分抗疟全部有效，并用氯喹对照4例，显示青蒿中性部分疗效高于氯喹。北京地区302医院观察，间日疟9例亦均有效。

在药物的研究开发中，虽然有效部分的研究往往是个过程，但是在青蒿的抗疟研究中却是个关键问题，特别由于多年未出成果，鼠疟、猴疟的药理模型与临床的关系是否一致，亟待进一步证实。为此1972年首次临床疗效研究结果就显得特别重要。通过证实实验室结果与临床实践结果一致，表明了鼠疟和猴疟对疟原虫100%的抑制率相当于人体临床的100%有效率。临床前实验与临床疗效达到了完全平行的关系，这是很有说服力的。

1972年11月17日屠呦呦在北京召开的“523”全体大会上，报告了首次青蒿抗疟30例全部有效的疗效总结，引起再次的极大关注。1973年初中医研究院中药研究所即接到云南、山东来函，深入咨询，在中药所复函的基础上纷纷开展青蒿抗疟工作。后山东省内协作，由山东中医药研究所接任山东寄生虫病防治所工作，成为第二发明单位（图1-3-1）。云南药物研究所则成为第三发明单位（图1-3-2）。1975年连原为“523”任务针灸抗疟研究的主力——广州中医学院亦弃针从药，开展青蒿素类药物的临床扩大验证工作（后成为第六发明单位）。

二、抗疟有效成分青蒿素的分离提纯及其抗疟疗效和化学结构的确定

（一）青蒿素的发现

由于北京青蒿质差青蒿素含量极低，因而其分离和提取的过程比较复杂，经反复探索，终于在1972年11月8日分得三种结晶即青蒿甲素、青蒿素及青蒿乙素。经找合适的显色剂、板层层析条件，求得各自的 R_f 值——便于初步识别，又结合鼠疟药效实验，发现仅青

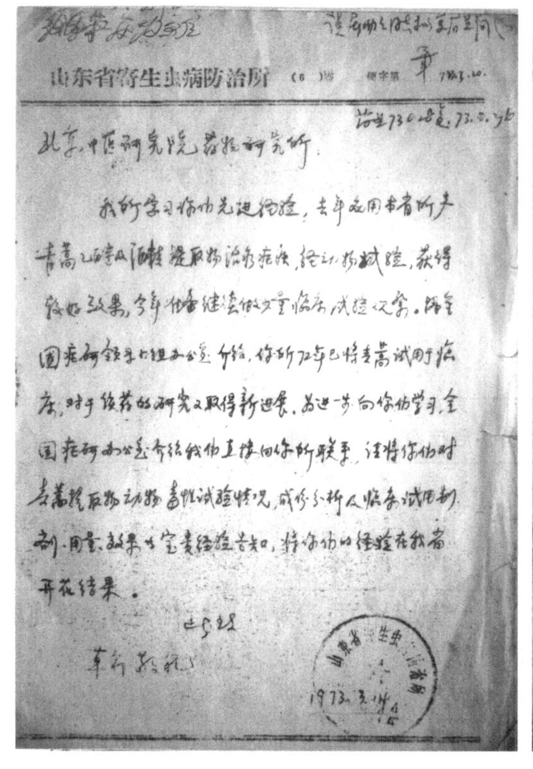

山东省寄生虫病防治所

北京中医研究院药物研究所：

我所学习你们先进经验，去年应用本省所产青蒿乙醚及酒精提取物治疗疟疾，经动物试验，获得较好效果，今年准备继续做大量临床试验观察。据全国疟疾领导小组办公室介绍，你所72年已将青蒿试用于临床，对于该药的研究又取得新进展。为进一步向你们学习，全国疟疾办公室介绍我们直接向你所联系，请将你们对青蒿提取物动物毒性试验情况，成分分析及临床试用剂型、剂量、疗效等宝贵经验告知，将你们的经验在我省开花结果。

此致

革命敬礼

1973.3.14

图 1-3-1 山东省寄生虫病防治所来函

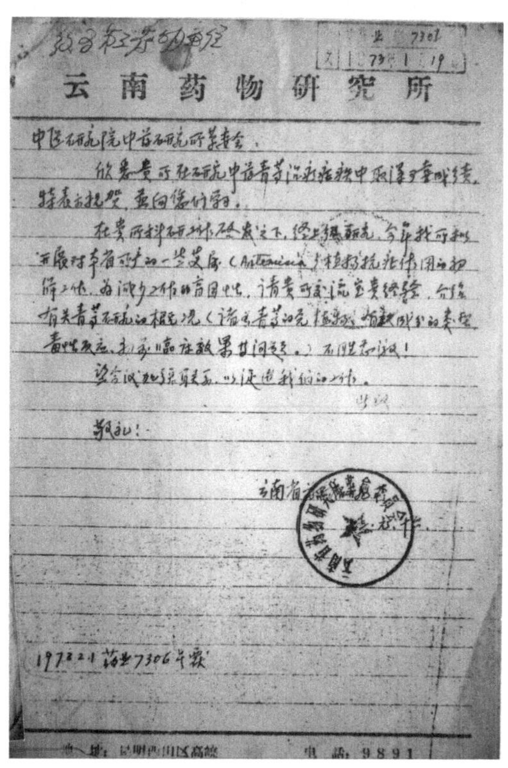

云南药物研究所

中医研究院中药研究所革委会：

欣悉贵所在研究中药青蒿治疗疟疾中取得了重大成绩，特表示祝贺，并向您们学习。

在贵所科研工作启发之下，经上级批准，今年我所拟开展对本省所产的一些艾属（Artemisia）植物抗疟作用的初筛工作。为减少工作的盲目性，请贵所交流宝贵经验，介绍有关青蒿研究的概况（请示青蒿的提取方法、有效成分的类型、毒性反应、主要临床疗效等问题。）不胜感激！

盼今后加强联系，以促进我们的工作。

此致

敬礼！

云南省[illegible]

1973.2.1 药业7306号发

地址：昆明西山区高峣 电话：9891

图 1-3-2 云南药物研究所来函

蒿素在剂量 50～100mg/kg 时能使鼠疟原虫全部转阴，是为青蒿中抗疟有效单体。

其分离流程及鼠疟药效结果如下。

用乙醚中性有效部分浸膏拌以聚酰胺，用 47%乙醇渗滤，渗滤液减压浓缩，浓缩液再用乙醚提取，所得提取物，经硅胶柱层析，先用石油醚，再用 10%乙酸乙酯-石油醚、15%乙酸乙酯-石油醚洗脱，先后得黄色油、橙色油、青蒿甲素、青蒿素、青蒿乙素、黑色油状物等成分。鼠疟药效见表 1-3-9。分离流程如下。

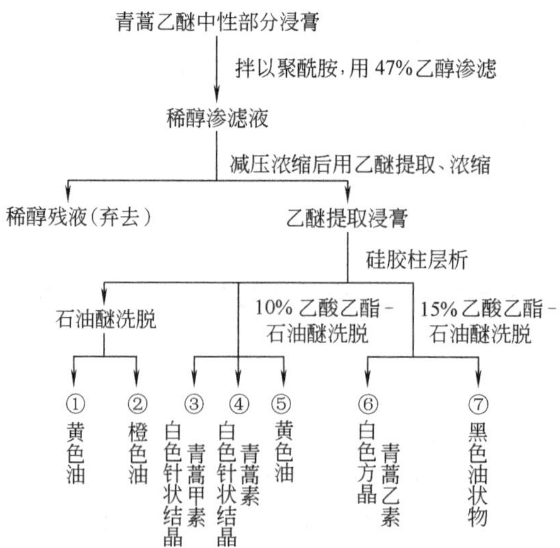

将分离得到各成分进行鼠疟模型测试以确定其抗疟药效。

表 1-3-9　不同成分的鼠疟效价

分　离　物	剂量/(mg/kg)	鼠疟效价
黄色油状物	300	无效
青蒿甲素	100	无效
青蒿素	50～100	原虫全部转阴
青蒿乙素	400	无效

结果表明：中医研究院中药研究所 1972 年从青蒿中性有效部位中分离提纯得到的命名为青蒿素（Qinghaosu）的化合物，即为首次得自青蒿的抗疟有效单体。为尽快再次证实青蒿素的临床抗疟疗效并鉴定其化学结构，科研组全力以赴突击提取分离 100 多克青蒿素备用。1973 年，科研组携此青蒿素单体胶囊再赴海南岛昌江疟区进行临床疗效验证，结果证明青蒿素即为青蒿抗疟的有效成分。

(二) 青蒿素的安全性研究和临床抗疟疗效的确定

1973 年为争取时间观察临床疗效，进行了急性毒性试验并就动物心、肝、脾、肺、肾、脑等主要脏器作病理组织检查观察，又经科研人员自身试服，力争在当时条件下确保用药安全。

1. 急性毒性试验

用昆明种系小白鼠，体重 12～22g，雌雄各半。实验前小鼠断食 20h 左右，随机分组，每组 10 只青蒿素混悬于 1%吐温生理盐水中，按等比分为 5 个剂量组灌胃给药。给药后 30min 开始观察，观察一周，记录中毒及其之死亡情况，计算出 LD_{50}。

结果见表 1-3-10。

表 1-3-10　急性毒性试验结果

剂量/(mg/kg)	对数剂量	死亡数/只	死亡率/%	概率单位/g
10000	4.000	10	100	7.40
7000	3.8451	8	80	5.84
4900	3.6902	4	60	5.85
3430	3.5353	3	30	4.48
2401	3.3804	0	0	2.60

按简化概率单位法计算，灌胃给药的 LD_{50} 为 4721.6mg/kg（详见第六章青蒿素的毒理学研究）。

2. 对心脏的影响

(1) 对小鼠心脏的影响　健康小鼠，不麻醉，观察青蒿素与氯喹对感染及不感染小鼠心电图的影响。感染组于给药前 1 天腹腔接种疟原虫 1×10^7。给药前描记心电图，经口给药，给药后描记心电图 2h。结果表明，青蒿素对感染及不感染小鼠的影响，给药后较给药前为慢，随着剂量增大，心率减慢的显著性增加，感染鼠在剂量达到 2g/kg 时统计处理方有显著差异。

(2) 对猫心脏的影响　健康猫 10 只，7 只于不麻醉状态下灌胃给予青蒿素，分别给以

100mg/kg（3 只）、500mg/kg（3 只）、1600mg/kg（1 只），给药后测量血压、描记心电图 2～3h，与给药前相比较；3 只用乌拉坦麻醉，给予青蒿素 800mg/kg，记录给药后血压、心电图 4h，与给药前及麻醉前相比较。结果表明，不论麻醉猫或不麻醉猫，任一剂量组，除随着剂量增大，心率减慢逐渐明显外，余无显著影响。

3. 对肝脏的影响

观察对小鼠肝功能的影响。灌胃给青蒿素，连服 3 天，于给药后第 1 天、第 4 天、第 8 天、第 15 天、第 22 天分别测定血清谷丙转氨酶的活力，并与对照组及本组第一次测定值比较。

结果：800mg/kg×3 天组在给药后第 4 天、第 8 天出现转氨酶一过性升高，其他各组均未见明显影响（表 1-3-11）。

表 1-3-11 青蒿素对小鼠肝功能的影响（GPT 活力）

组别	剂量/(mg/kg)×3 天	给药后第 1 天	给药后第 4 天	给药后第 8 天	给药后第 15 天	给药后第 22 天
对照组		20.4±1.3	17.0±2.1	28.3±3.7		27.9±5.4
给药组	100	17.9±1.4	14.2±1.7	27.7±3.5	17.3±0.4	36.3±9.3
	200	28.4±2.3	16.8±2.5	30.8±8.2	16.0±3.9	23.0±3.6
	400	25.5±1.3	32.3±7.5	23.8±3.3	19.5±1.4	29.1±5.1
	800	21.7±1.6	36.9±7.6	34.6±3.7		23.3±2.8

4. 病理组织学的检查

实验用前述观察青蒿素对血清谷丙转氨酶活力影响的小鼠，给药 3 天，1 个月后处死，取心脏、肝脏、脾脏、肺脏、肾脏、脑等组织，观察病理组织学变化。另一批实验小鼠，于给药后第 3 天或第 6 天，立即处死，做组织切片。结果表明，从 200mg/kg×3 天剂量组开始出现对脏器组织的影响，主要表现为肝细胞浊肿及脑出血点，结果见表 1-3-12。随着剂量增大，产生变化的动物数亦增加。其他脏器无明显变化。

表 1-3-12 青蒿素的不同剂量与小鼠肝细胞浊肿和脑出血的关系

药物剂量数	动物数/只	肝细胞浊肿		脑 出 血	
		动物数/只	百分率/%	动物数/只	百分率/%
800mg/kg×3 天	10	10	100.0	5	50.0
400mg/kg×3 天	9	7	77.8	0	0
200mg/kg×3 天	10	2	20.0	1	10.0
100mg/kg×3 天	10	0	0	0	0
对照组	10	0	0	0	0

5. 人体试服观察毒副作用

在以上动物实验基础上，科研人员又自身试服，以确保病人用药的安全。

共 3 人试服青蒿素，每天口服 1 次，连服 3 天。3 人的总剂量分别为 3.5g、5g、5g。经心电图、脑电图、肝功能、肾功能、胸透和血常规、尿常规等项检查，均无明显变化。其中 1 人出现四肢发麻感，12h 后消失；1 人心跳加速（112 次/min），30min 后恢复正常。

经上述动物毒性试验及人体试服观察证明，青蒿素对动物及人体主要脏器的影响，除对少数动物及个别人血清谷丙转氨活力有轻度或一过性影响外，对其他脏器均无明显影响，说明青蒿素毒副作用小。

1973 年 9～10 月以李传杰、刘菊福等组成的中医研究院医疗队再次赴海南昌江疟区进行临床验证，先用青蒿素片剂（当时尚处文革时期，剂型室未恢复业务工作，由他们送外单位压制）。初试 5 例病人，虽有 3 例有效，但疗效不够理想。经及时追究，发现是片剂崩解度有问题，旋即将青蒿素原粉装入胶囊，由业务副所长章国镇亲赴海南昌江现场观察疗效，以青蒿素胶囊剂 3～3.5g 治疗 3 例，全部有效。疟原虫被迅速杀灭，达到平均原虫转阴时间为 18.5h，平均退热时间为 30h 的疗效，证实青蒿素即为青蒿抗疟的有效成分。连续累积至 1978 年青蒿素鉴定会中药所共临床验证 529 例。

1973 年 10 月结束首次青蒿素临床工作，即向“523”办汇报结果。“523”办即于 1973 年 11 月 2 日致函中医研究院（图 1-3-3），通知召开全国疟疾防治药物（包括化学合成）研究专业会议，讨论有关“中西医结合寻找新药问题”，特别提出“青蒿是重点药物，请把有关资料整理带往交流”。屠呦呦按要求再次作了全面系统汇报。1974 年 1 月 10～17 日又在北京召开各地区“523”办负责同志座谈会，指定有关青蒿素的研究工作由中国中医研究院组织云南、山东等地一起协调下一步工作。1974 年“523”办又下文委托中医研究院主持召开青蒿素协作会议，中国中医研究院服从安排，当年 2 月 28 日到 3 月 1 日在院里召开“青蒿专题研究座谈会”，并首次公开中药研究所青蒿素研究的各实验室，作详细介绍并实地参观，从而形成全国大协作局面。四川、广西、广东等不断参与——据 1978 年青蒿素鉴定会资料，参加单位多达 40 余个，临床验证 6555 例。

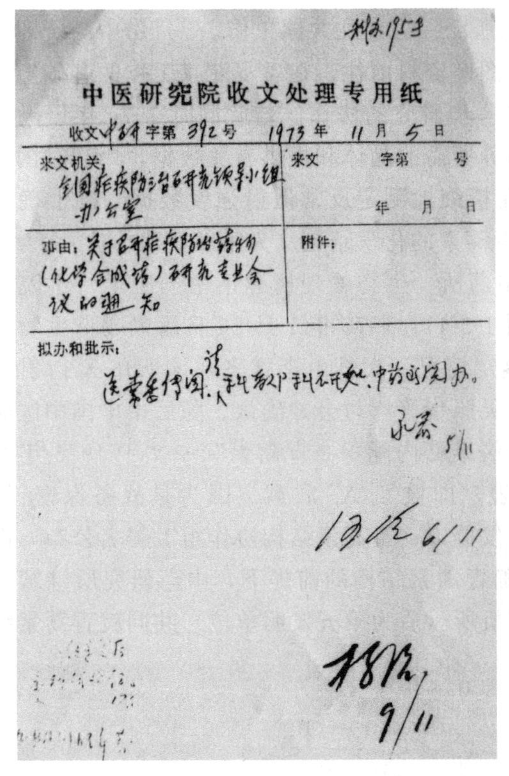

中医研究院收文处理专用纸

收文中药字第 392 号　1973 年 11 月 5 日

来文机关 全国疟疾防治药物研究领导小组办公室	来文　字第　号　年　月　日
事由：关于召开疟疾防治药物（化学合成药）研究专业会议的通知	附件：

拟办和批示：

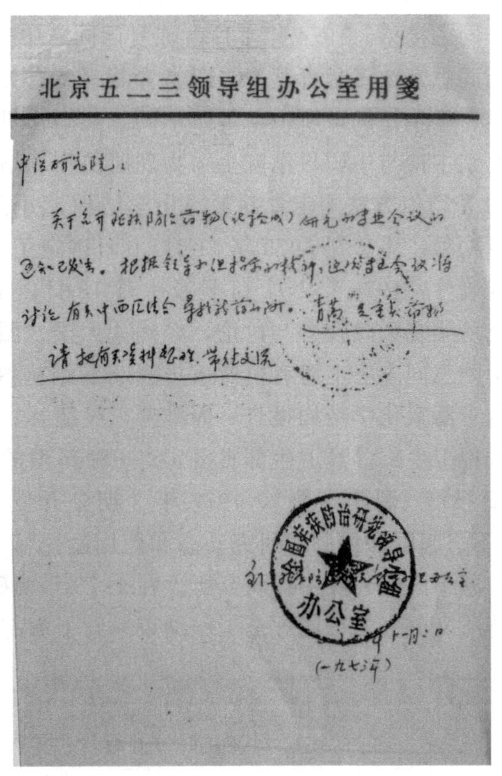

北京五二三领导组办公室用笺

中医研究院：

关于召开疟疾防治药物（化学合成）研究专业会议的通知已发出。根据领导小组指示的精神，这次专业会议将讨论有关中西医结合寻找新药问题。“青蒿”是重点药物，请把有关资料整理带往交流。

全国疟疾防治研究领导小组办公室

十一月二日

（一九七三年）

图 1-3-3　全国疟疾防治药物研究专业会议信函（1973 年 11 月 2 日）

中药研究所则按新药审批要求，完成全面工作，于 1986 年获得我国新药审批办法实施以来的第一个《新药证书》（86）卫药证字 X-01 号。

（三）青蒿素化学结构的鉴定

1972 年 11 月 8 日中国中医研究院中药研究所抗疟科研组从抗疟有效的中性部分中分离得到抗疟有效单体——青蒿素后，即着手青蒿素的化学结构鉴定研究。

青蒿素为白色针晶，熔点为 156～157℃，旋光 $[\alpha]_D^{17}=+66.3$（$c=1.64$，氯仿），经化学反应确证无氮元素，无双键，元素分析为（C 63.72%、H 7.86%），又结合四大光谱数据，明确其分子式为 $C_{15}H_{22}O_5$，相对分子质量为 282，经林启寿教授（北京医学院药学系）指导分析，确定青蒿素为倍半萜内酯类化合物，属新结构类型抗疟药。

1973 年进行衍生物研究，以确定其官能基团，为确定 C_{12} 羰基的存在，屠呦呦及其研究组发现青蒿素经硼氢化钠还原后，羰基峰消失，印证了分子中羰基的存在，首次制成衍生物——双氢青蒿素，确定分子式为 $C_{15}H_{24}O_5$，相对分子质量为 284，进一步又做了双氢青蒿素的乙酰化等衍生物。由于在青蒿素结构中引进了羟基，由此制备了多种衍生物，为着手研究青蒿素的构效关系创造了条件。1975 年在河南召开的“523”全国会议上，中药研究所作了该构效关系规律的报告，促使国内于 1976 年和 1977 年开始从事这一青蒿素衍生物研究领域的工作。

中药所在 1973 年确定青蒿素为倍半萜内酯类化合物后，为急军工任务之所急，力争尽快确定这一新抗疟药的化学结构，考虑找有关单位协作。从文献得知上海有机所刘铸晋教授从事倍半萜类化合物研究有较多经验，为此屠呦呦携有关资料去有机所联系，由陈毓群同志接待。1974 年 1 月由陈复函同意中药所派一人前往共同工作。2 月份中药所即派倪慕云同志，携多量青蒿素、双氢青蒿素及有关图谱资料前往，在重复北京工作的基础上，与周维善任主任的该所一室吴照华同志共同作进一步研究的协作。与此同时 1974 年屠呦呦又在北京主持与中国科学院生物物理所协作，培养所需的晶体和提供有关数据，用当时国内先进的 X 衍射方法测定青蒿素的化学结构，并在精细地测定反常散射强度数据基础上确定其绝对构型，终于在 1975 年 11 月 30 日确定了青蒿素的化学结构（为第四发明单位）。为保证其准确性，1976 年 1 月 14 日及 1 月 18 日，中药所、生物物理所邀请中国医学科学院药物研究所梁晓天教授参与讨论，经确认无误（图 1-3-4）。1976 年 1 月 26 日屠呦呦偕生物物理所李鹏飞同志去上海有机所通报青蒿素结构鉴定情况。次日由李鹏飞在该所作 X 衍射方法确定青蒿素化学结构报告，周维善、吴毓林、吴照华等均与会并确认。随后由中国中医研究院上报卫生部，经卫生部批复，“一种新型的倍半萜内酯——青蒿素”一文于 1976 年 2 月 20 日投稿《科学通报》，1977 年 3 期公开发表，即被 C. A. 收载。因为是战备保密任务，“为不引起国外探测我研究动态和药用途径”，发稿以“青蒿素结构协作组”署名公布，而未用中国中医研究院中药研究所。在 1975 年明确青蒿素结构的前提下，中药研究所继续（后中药所又派去两位同志至工作结束）与上海有机所（后为第五发明单位）共同就青蒿素结构

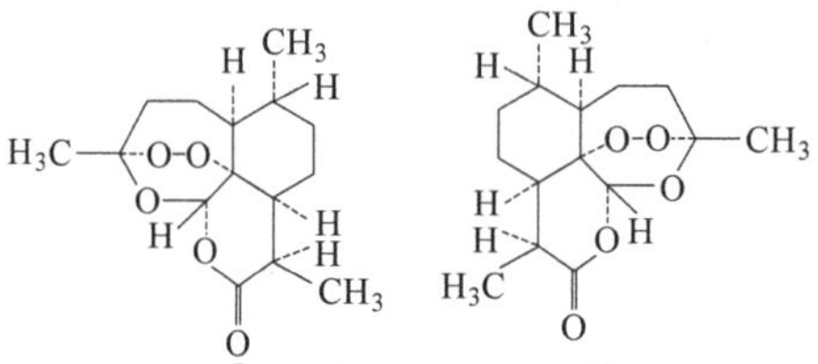

I　　I′

图 1-3-4　青蒿素的绝对构型

与反应进一步工作，于 1979 年 5 月以“青蒿素结构与反应”为题发表于《化学学报》。

附：由于原创新药青蒿素分子结构的特殊性，仅含碳、氢、氧，而碳与氧原子以何种方式相连成骨架，难以用化学手段解决。为此，20 世纪 70 年代初采用 X 射线单晶衍射方法，测定了分子结构，并利用氧原子的反常散射测定其绝对构型。为尊重中国科学院生物物理所青蒿素结构协作组同志们所作的努力和贡献，特收此文于本书。

三、首次在国内利用氧原子的反常散射测定青蒿素的绝对构型

青蒿素，$C_{15}H_{22}O_5$，是从中药青蒿（*Artemisia annua* L.）中提取的抗疟有效成分，为无色针状结晶。中医研究院中药研究所曾用化学方法和光谱分析等手段对其结构进行了研究，表明青蒿素是一种带过氧基团的新型倍半萜内酯。但是，因为青蒿素结构的特殊性，仅依靠上述诸方法难以判定其分子中的碳和氧原子究竟以何种方式相连成骨架。因而采用 X 射线单晶衍射方法，最终解决了青蒿素的结构问题。在精细地测定反常散射强度数据的基础上又确立了它的绝对构型（图 1-3-5）。

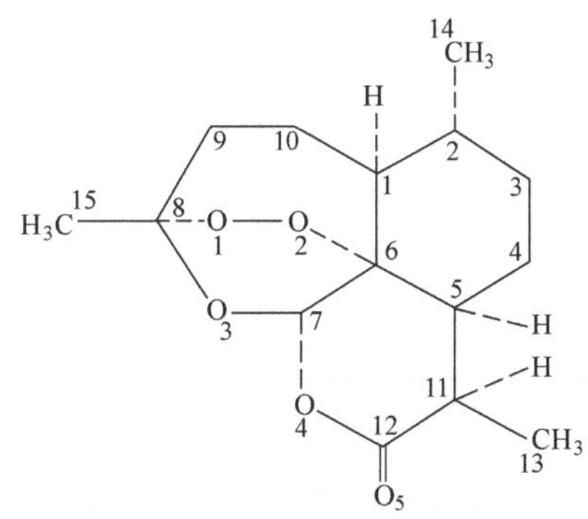

图 1-3-5　青蒿素的绝对构型

1. 实验和数据处理

应用魏森堡（Weissenberg）照相法，确定该晶体属于正交晶系，系统消光规律为 $h00$，$h=2n+1$；$0k0$，$k=2n+1$；$00l$，$l=2n+1$。从而空间群唯一确定为 $D_2^4\text{-}P2_12_12_1$。用比重液柱法测定了晶体密度。用 0.17mm×0.17mm×0.42mm 的晶体在菲利浦（Phillip）PW-1100 自动四圆衍射仪上精密测定了晶胞参数。采用石墨单色器（$2\theta_M=26.6°$）Cu$K\alpha$ 辐射（$\lambda=1.5418$Å）以 $\theta\sim2\theta$ 扫描方式，每秒 0.1°的扫描速度，并以相等时间对峰及前后背景进行扫描，收集了 θ 角从 3°～68°范围内的全部反射强度，得到的独立反射为 1553 个。其中不可观测的反射有 254 个 $[I\leqslant3\sigma(I)]$，令其 $I=\sigma(I)/2$。衍射强度的标准偏差在笔者实验条件下，按式（1-3-1）进行计算。

$$\sigma^2(I)=N_{峰}+N_{前背景}+N_{后背景}+[0.03\times(N_{峰}-N_{前背景}-N_{后背景})]^2 \quad (1\text{-}3\text{-}1)$$

这里 N 为计数管计数值。在数据收集过程中，选择了 811（$\theta=17.2°$）反射作为参考，每小时进行一次重复测量，以核查晶体的分解与可能的移动。在整个实验过程中，青蒿素单晶对 X 射线辐照是稳定的。青蒿素的结晶学和物理学参数列于表 1-3-13。

实验数据经劳伦兹（Lorentz）因子和极化因子校正。

$$L_p = \frac{1}{\sin 2\theta} \frac{\cos^2 2\theta_M + \cos^2 2\theta}{1 + \cos^2 2\theta_M} \tag{1-3-2}$$

并用威乐逊（Wilson）法求得温度因子和比例因子，对数据进行了还原，得到结构振幅观测值$|F|$及归一化结构因子模$|E|$。没有进行吸收校正。归一化结构因子模的统计平均值列于表 1-3-14。

表 1-3-13 青蒿素的结晶学和物理学参数

参数
晶系：正交晶系
空间群：D_2^4-$P2_12_12_1$
晶胞参数：$a=24.077(6)$Å　$b=9.443(3)$　$c=6.356(1)$　$V=1445.095$Å^3　$F(000)=608$
晶胞内分子数：$Z=4$
相对分子质量(M. W.)：282.1472
熔点(m. p.)：156～157℃
实验测定的密度：$d_o=1.30$g/cm^3
计算的密度：$d_c=1.296$g/cm^3
线性吸收系数(CuKα)：$\mu=8.1023$cm^{-1}
旋光度：$[\alpha]_D^{17}=+66.3°$($c=1.66$,CCl_4)

表 1-3-14 归一化结构因子模的统计性质

项目	$<\|E\|>$	$<\|E\|^2>$	$<\|\|E\|^2-1\|>$	归一化结构因子的分数		
				>1	>2	>3
对称中心理论组	0.798	1.000	0.968	0.32	0.05	0.003
非对称中心理论组	0.886	1.000	0.736	0.37	0.02	0.001
青蒿素观测值	0.867	1.025	0.823	0.36	0.03	0.001

2. 结构的测定

由于青蒿素分子不含重原子，所以选择了直接法测定它的结构。按照记号附加法，解决了相角问题。

三个规定原点的反射，一个指定对映体的反射和推导相角过程中引进的七个附加记号的反射，见表 1-3-15。

表 1-3-15 相角的起始套

h	$\|E\|$	Φ_h	
1901	3.07	$\frac{\pi}{2}$	规定原点
870	2.74	0	
045	2.23	0	
1120	2.73	$\frac{\pi}{2}$	指定对映体
210	2.89	m	$(0,\pi)$
1220	2.56	n	
2010	2.49	l	
2201	2.27	r	$(\pm\frac{\pi}{2})$
011	2.78	p	
2101	2.67	q	
342	3.22	a	

利用相角和公式和正切公式测定相角。

$$\Phi_h \sim \Phi_k + \Phi_{h-k} \tag{1-3-3}$$

式中 h，k，$h-k$——反射点指标；

Φ——反射点相角。

正切公式

$$\tan < \Phi_h > \simeq \frac{\sum_k \mid E_k E_{h-k} \mid \sin(\Phi_k + \Phi_{h-k})}{\sum_k \mid E_k E_{h-k} \mid \cos(\Phi_k + \Phi_{h-k})} \tag{1-3-4}$$

从起始套衍射点开始应用式（1-3-3）对 $|E| \geqslant 1.60$ 的 101 个独立反射进行了相角的推导，在推导过程中为了扩展相角，又引入了附加的字母记号作为 7 个反射点的相角，并且在测定相角过程的后期恰好唯一地确定了这些记号的值：$m=n=l=0$，$r=p=q=\pi/2$，$a\sim\pi/2$。借助这七个记号得到了 100 个反射相角初值 Φ（表 1-3-16）。将这套相角代入式（1-3-4），经过十七轮迭代修正后，$<\Phi_h>$收敛，其数值也列在表 1-3-16 中，并可与结构经最小二乘修正后的最终相角 Φ_c 比较。

表 1-3-16 100 个反射点的 $|E|$、Φ、$\langle\Phi_h\rangle$ 值与结构修正后的相角 Φ_c

偶偶偶型					偶偶奇型				
hkl	$\|E\|$	Φ	$\langle\Phi_h\rangle$	Φ_c	*hkl*	$\|E\|$	Φ	$\langle\Phi_h\rangle$	Φ_c
1220	2.56	0	0	0	1021	2.52	180	136	156
1060	2.46	180	180	180	2201	2.27	90	90	270
002	2.39	180	180	180	045	2.23	0	0	0
1020	2.20	180	180	180	203	2.18	90	90	90
402	2.20	0	0	0	041	2.13	180	180	180
2200	2.13	180	180	180	201	2.07	270	270	270
242	2.09	90	88	61	423	2.05	180	157	169
600	1.95	180	0	0	825	1.96	180	170	147
244	1.92	270	262	234	1643	1.86	180	170	184
644	1.88	0	345	341	1205	1.80	90	90	90
680	1.87	180	180	180	1605	1.80	270	270	270
260	1.86	0	0	0	403	1.79	90	272	90
620	1.77	0	0	0	463	1.79	180	153	116
2000	1.69	180	180	0	861	1.72	180	244	257
					245	1.70	90	164	75
					2001	1.62	270	270	270
					2203	1.60	270	270	90

偶奇偶型					偶奇奇型				
hkl	$\|E\|$	Φ	$\langle\Phi_h\rangle$	Φ_c	*hkl*	$\|E\|$	Φ	$\langle\Phi_h\rangle$	Φ_c
210	2.89	0	0	0	011	2.78	90	90	90
870	2.74	0	0	0	1031	2.68	180	197	212
212	2.53	180	166	144	1231	2.58	180	146	152
2010	2.49	0	0	0	211	2.34	0	356	41
032	2.16	90	90	90	235	2.22	180	165	169
2210	2.02	180	180	0	1033	2.03	0	22	37
1212	1.82	0	53	10	1415	1.84	90	121	79
1272	1.72	0	325	325	413	1.78	90	56	52
034	1.72	270	270	270	013	1.76	270	270	270
654	1.66	0	27	23	213	1.73	180	146	190
					1233	1.71	0	316	318
					435	1.61	180	239	231

偶奇偶型					奇偶奇型				
hkl	$\|E\|$	Φ	$\langle\Phi_h\rangle$	Φ_c	hkl	$\|E\|$	Φ	$\langle\Phi_h\rangle$	Φ_c
754	2.98	270	213	196	1901	3.07	90	90	90
534	2.22	90	128	130	2101	2.67	90	90	90
1134	2.14	270	262	276	125	2.27	90	122	125
154	1.94	90	136	145	523	2.07	90	114	122
134	1.88	270	221	205	165	2.06	270	247	238
934	1.76	270	266	293	1163	2.00	270	203	211
1354	1.75	180	198	147	705	1.99	90	90	90
952	1.72	180	199	154	701	1.97	270	270	270
932	1.70	90	96	111	961	1.96	270	270	249
570	1.68	90	270	270	1543	1.87	270	230	314
1154	1.67	90	106	82	1505	1.85	270	270	270
					1305	1.79	90	90	90
					1343	1.75	90	13	0
					525	1.75	270	16	6
					1161	1.66	90	30	315

奇偶偶型					奇奇奇型				
hkl	$\|E\|$	Φ	$\langle\Phi_h\rangle$	Φ_c	hkl	$\|E\|$	Φ	$\langle\Phi_h\rangle$	Φ_c
342	3.22	90	93	76	1711	2.60	270	287	308
1120	2.73	90	90	90	1171	2.15	270	271	259
1162	2.51	270	185	180	311	2.04	270	318	345
744	2.36	90	79	109	155	1.96	90	120	128
944	2.28	90	63	52	771	1.87	90	110	103
924	2.24	270	289	299	933	1.78	0	351	121
720	1.98	270	270	270	1911	1.70	270	243	270
1702	1.79	180	180	180	1951	1.65	90	90	85
1502	1.78	0	358	180	1313	1.62	270	289	259
544	1.70	270	218	199					
580	1.60	90	90	90					
1524	160	270	330	339					

上列 $|E|\geqslant1.60$ 的 100 个独立反射经傅里叶综合，得到 E 图。沿 C 方向的 E 图叠合图见图 1-3-6。

从 E 图上可看到有十八个独立的峰值大于 140（任意比例）的峰，考虑了化学信息，得到十七个非氢原子的坐标，分子中的其余的三个原子在 E 图上也有所反映。图 1-3-6 中以“⊗”表示伪峰。

用 E 图上得到的十七个原子，不分种类（权当作碳原子）算电子云密度函数 $\rho_1(xyz)$。$\rho_1(xyz)$ 图上不仅证实了选择的十七个独立原子是正确的，而且得到了其余三个原子的坐标。用这二十个原子又求算了第二轮电子云密度函数——$\rho_2(xyz)$，可靠性因子 R 为 0.3273。从 $\rho_2(xyz)$ 图上的峰重和峰形，并参考了化学信息，辨别出 15 个碳和 5 个氧原子。由此又作了第三轮电子云密度函数——$\rho_3(xyz)$，此时 R 因子降至 0.2202。从

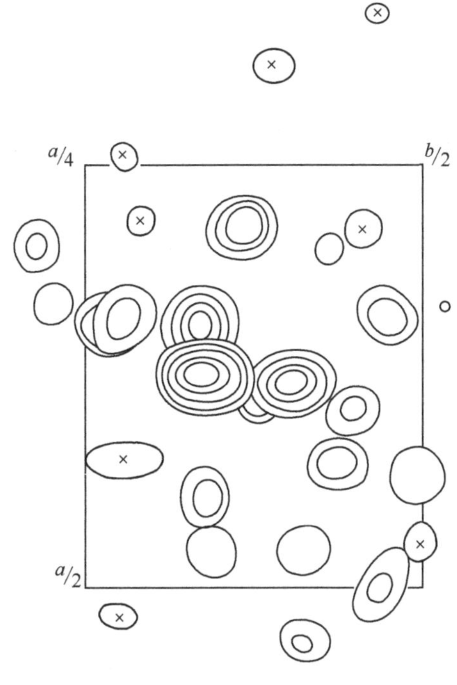

图 1-3-6　沿 C 方向的 E 图叠合图

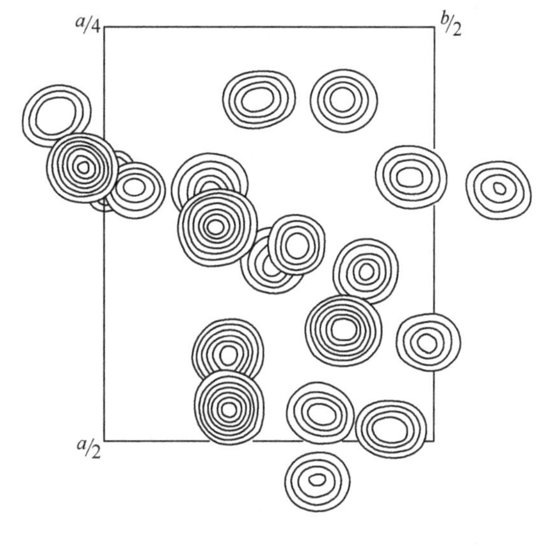

图 1-3-7　青蒿素分子沿 C 方向电子云密度叠合图

ρ_3（xyz）图上揭示了青蒿素分子的化学结构，及碳和氧原子的空间分布，青蒿素分子沿 C 方向的电子云密度叠合图见图 1-3-7。

3. 结构的修正

我们编制了全矩阵最小二乘法修正结构的计算程序，并用它对青蒿素的结构进行了修正，1553 个独立反射参加了修正。采用 Cromer 和 Waber 测定的碳和氧原子的散射因子，氢原子是利用了 Eiland 和 Pepinsky 所提供的散射因子系数的数据。

在对 20 个非氢原子坐标，比例因子和整个晶体的平均温度因子进行修正的基础上，对原子的热运动又做了进一步的修正，其中包括对各向同性和各向异性温度因子的修正，R 因子降低到 0.1129。选择了下述加权方案：当 $|F_0|>16$ 时 $W=\frac{1}{|F_0|}$；否则 $W=1$。又进行了一轮加权的全矩阵最小二乘修正后，R 因子为 0.1070。

在此基础上，计算了差值电子云密度函数。图 1-3-8 展现了差值电子云密度的叠合图。从差值图上，并借助了结构化学知识，找到了分子中全部氢原子的位置。根据碳原子四面体角、碳氢键长等结构化学知识，调整了氢原子的坐标。青蒿素分子中各个原子的坐标及热运动参数见表 1-3-17、表 1-3-18。

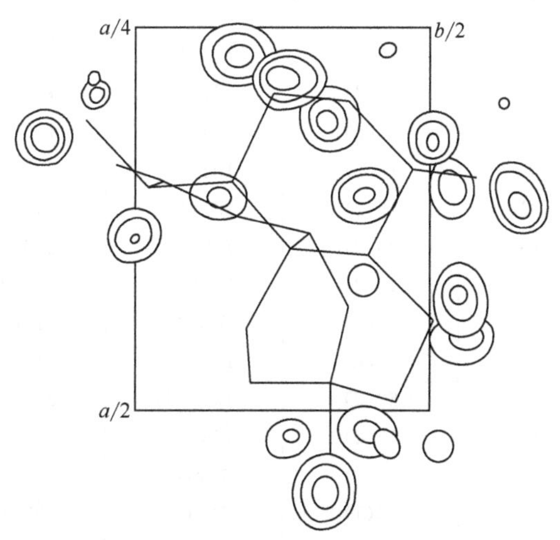

图 1-3-8　沿 C 方向差值电子云密度显示的氢原子位置叠合图

表 1-3-17 碳、氧原子坐标（$\times 10^4$）和各向同性、各向异性热运动参数

	x/a	y/b	z/c
C_1	3988(3)	3963(6)	7582(10)
C_2	3421(3)	4693(7)	7258(11)
C_3	2973(3)	3667(9)	6620(11)
C_4	2931(2)	2371(8)	8054(11)
C_5	3498(2)	1608(6)	8096(9)
C_6	3951(2)	2618(6)	8881(8)
C_7	3864(2)	2933(7)	1218(9)
C_8	4840(2)	3294(7)	1165(11)
C_9	4956(3)	4355(7)	9405(12)
C_{10}	4417(3)	5032(7)	8492(11)
C_{11}	3514(3)	222(7)	9393(9)
C_{12}	3508(2)	508(7)	1729(8)
C_{13}	1938(3)	849(8)	3779(13)
C_{14}	1529(4)	4104(8)	646(15)
C_{15}	277(3)	1695(8)	7079(13)
O_1	4823(2)	1892(4)	437(8)
O_2	4469(2)	1857(4)	8539(8)
O_3	4317(2)	3587(5)	2165(6)
O_4	3732(2)	1701(5)	2487(7)
O_5	1649(2)	335(6)	807(8)

	β_{11}	β_{22}	β_{33}	β_{12}	β_{23}	β_{13}
C_1	17(2)	24(11)	185(24)	19(10)	−34(33)	−6(14)
C_2	18(2)	120(14)	201(28)	−2(12)	−6(40)	7(15)
C_3	18(2)	165(15)	264(3)	0(12)	−86(44)	17(17)
C_4	15(2)	181(16)	254(30)	−11(12)	−144(42)	13(25)
C_5	12(2)	114(13)	128(21)	1(10)	−41(35)	21(13)
C_6	13(2)	108(12)	105(20)	−2(9)	18(31)	−9(12)
C_7	16(2)	153(14)	118(22)	−23(10)	−60(34)	6(13)
C_8	16(2)	101(13)	236(28)	4(11)	1(40)	−17(15)
C_9	16(2)	131(13)	340(34)	−2(10)	−57(45)	−19(16)
C_{10}	26(2)	149(14)	266(30)	−38(12)	−16(42)	−25(16)
C_{11}	15(2)	144(14)	172(26)	5(11)	−91(39)	9(15)
C_{12}	11(2)	94(12)	115(24)	21(10)	58(37)	−8(13)
C_{13}	22(2)	127(16)	215(35)	10(13)	23(48)	22(19)
C_{14}	32(2)	150(16)	369(40)	−6(15)	−126(52)	−9(22)
C_{15}	18(2)	173(18)	425(42)	21(13)	−209(54)	−15(19)
O_1	15(1)	107(8)	258(20)	12(7)	−32(27)	−14(10)
O_2	13(1)	122(9)	193(16)	2(7)	−33(24)	−16(9)
O_3	19(1)	117(8)	146(15)	−7(7)	27(23)	−16(9)
O_4	20(2)	139(11)	96(15)	−2(9)	14(26)	21(9)
O_5	27(2)	170(12)	292(23)	10(9)	−77(34)	35(13)

表 1-3-18　氢原子的坐标（$\times 10^4$）

	x/a	y/b	z/c
H_1	4142	3681	6056
H_2	1704	4844	3593
H_3	3143	3280	5171
H'_3	2567	4090	6415
H_4	2841	2771	9596
H'_4	2656	1718	7593
H_5	3610	1450	6473
H_7	3570	3775	1275
H_9	149	1195	1900
H'_9	4800	200	4995
H_{10}	469	4375	2281
H'_{10}	770	4400	4631
H_{11}	1080	222	3980
H_{13}	2100	550	2240
H'_{13}	1750	1718	3750
H''_{13}	2266	781	4700
H_{14}	1500	4600	9150
H'_{14}	1900	3500	625
H''_{14}	1205	3400	1100
H_{15}	650	1800	7954
H'_{15}	234	750	6250
H''_{15}	200	2600	6200

假定与成环碳相连的氢原子其热运动参数为经最小二乘修正后的晶体全部非氢原子的各向同性热参数的均值 3.56$\mathring{A}^2$，而甲基上的氢原子的热参数为三个甲基碳原子的各向同性热参数的均值 5.20$\mathring{A}^2$。以此计算了青蒿素的结构因子，最后的结果 $R=0.085$，$R_{可观测}=0.0745$。

4．绝对构型的测定

在青蒿素晶体结构修正的基础上，又测定了它的绝对构型。

直接测量指示对映体灵敏的 Bijvoet 点对强度的方法，根据式（1-3-5）和式（1-3-6）：

$$B=\frac{Q_H-1}{\frac{1}{2}(Q_H+1)} \tag{1-3-5}$$

$$Q_H=|F_{hkl}|/|F_{\bar{h}\bar{k}\bar{l}}| \tag{1-3-6}$$

计算了 $B_{实验}$和依据青蒿素分子的结构参数和碳及氧原子反常散射的 $\Delta f'$ 与 $\Delta f''$值，计算了 $B_{理论}$，比较 $B_{实验}$和 $B_{理论}$的符号，若符号一致，则表示绝对构型就是根据电子云密度函数所提出的分子的结构模型，若符号相反，则指示该绝对构型实际上是结构模型的镜像。

由于轻原子的反常散射效应较小，吸收的影响是必须考虑的。在主要测量的 Bijvoet 点对邻近选择了一对吸收邻对作吸收效应的相对校正。以 BA 表示经吸收校正后的 Bijvoet 比值［式（1-3-7）］：

$$BA=\frac{\frac{Q_{H_1}}{Q_{H_2}}-1}{\frac{1}{2}\left(\frac{Q_{H_1}}{Q_{H_2}}+1\right)} \tag{1-3-7}$$

式中 Q_{H_1}——主要 Bijvoet 点对的 $|F|$ 值之比；

Q_{H_2}——吸收邻对的 $|F|$ 值之比。

我们从所有 Bijvoet 点对中挑选出 $B_{理论}\geqslant 0.006$ 且有适宜强度和吸收邻对的 15 个 Bijvoet 点对，收集高精度的反射强度数据，收集数据时采用交替反复测量 hkl 和 $\overline{hkl}$ 反射，并使峰值累计计数达到一定要求，即计数涨落的相对误差为 0.8%出现的概率是 90%，因而可按式（1-3-8）估算累计计数值 N：

$$0.008(N_{峰}-N_{背景})\sim\pm 1.655\sqrt{N_{峰}+N_{背景}} \tag{1-3-8}$$

收集强度时的实验条件为：扫描方式 $\theta\sim 2\theta$，扫描宽度 1.5°，扫描速度 0.02°/s，晶体大小为 0.33mm×0.21mm×0.66mm。

各反射强度的算术平均值及其标准偏差列于表 1-3-19。标准偏差计算公式如下［式（1-3-9）］：

$$\sigma=\left\{\sum_{i=1}^{n}(I_i-\bar{I})^2/n(n-1)\right\}^{\frac{1}{2}} \tag{1-3-9}$$

式中 $\bar{I}$——多次测量的均值；

I_i——第 i 次测量值；

n——测量次数。

各反射的 $B_{实验}$、$BA_{实验}$、$B_{理论}$ 列于表 1-3-20。从表 1-3-20 可看出在吸收校正前 15 个反射中有两个（651，251）的 $B_{实验}$ 和 $B_{理论}$ 符号相同，其余各点两者符号均相反；经吸收校正后，只有一个反射（543）$BA_{实验}$ 和 $B_{理论}$ 符号相同，其余各反射两者符号均相反。由此得出分子的绝对构型是与从电子密度图上得到的结构模型成镜像，如图 1-3-9 所示。而且可以看出吸收校正是有助于得出这个结论的。而 543 反射的错误指示是由于该反射的吸收邻对 643 强度的实验误差而造成的。从表 1-3-19 中可看到 643 这一点对是反射强度最弱的，强度的相对标准偏差也最大，超过了 1%，因此用它来校正 543 点对的吸收，就引进了大的计数误差，湮没了反常散射效应。

表 1-3-19 各反射点强度及标准偏差

hkl	$\langle I\rangle$	n	$\sigma(\bar{I})$	$\sigma(I)/\langle I\rangle$	hkl	$\langle I\rangle$	n	$\sigma(\bar{I})$	$\sigma(I)/\langle I\rangle$
621	9203	8	52.09	0.006	$\overline{841}$	18543	5	72.72	0.004
$\overline{621}$	8956	8	62.05	0.007	741	64186	4	186.8	0.003
421	107561	3	247	0.002	$\overline{741}$	63329	4	76.61	0.001
$\overline{421}$	108201	3	65.24	0.001	251	11915	6	66.25	0.006
641	6876	6	46.84	0.007	$\overline{251}$	12155	6	60.30	0.005
$\overline{641}$	7256	6	45.30	0.006	151	16615	5	65.11	0.004
541	52159	2	157	0.003	$\overline{151}$	17147	5	52.87	0.003
$\overline{541}$	52908	2	243	0.005	651	3809	18	26.26	0.007
841	18391	5	45.67	0.002	$\overline{651}$	3883	18	18.40	0.005

续表

hkl	<I>	n	σ(Ī)	σ(I)/<I>	hkl	<I>	n	σ(Ī)	σ(I)/<I>
751	5265	12	31.68	0.006	$\overline{943}$	14909	4	48.07	0.003
$\overline{751}$	5459	12	28.56	0.005	653	4168	12	28.49	0.007
113	11378	5	79.90	0.007	$\overline{653}$	4304	12	24.63	0.006
$\overline{113}$	11741	5	39.19	0.003	553	2938	12	22.76	0.008
013	149948	3	326	0.002	$\overline{553}$	2963	12	21.81	0.007
$\overline{013}$	152380	3	296	0.002	514	11519	4	104.2	0.009
813	17317	4	98.19	0.006	$\overline{514}$	11702	4	91.52	0.008
$\overline{813}$	17637	4	51.72	0.003	414	16836	5	73.99	0.004
913	14483	3	119.8	0.008	$\overline{414}$	16993	5	74.26	0.004
$\overline{913}$	14420	3	73.30	0.005	424	8733	6	45.60	0.005
1223	6764	10	28.38	0.004	$\overline{424}$	9159	6	39.48	0.004
$\overline{1223}$	6871	10	42.66	0.006	224	15016	7	67.07	0.004
1323	17378	3	88.15	0.005	$\overline{224}$	14858	7	73.65	0.005
$\overline{1323}$	17418	3	57.59	0.003	234	19296	3	162.8	0.008
543	8373	8	30.80	0.004	$\overline{234}$	19706	3	34.35	0.002
$\overline{543}$	8683	8	50.85	0.006	034	27222	3	72.88	0.003
643	1201	12	15.33	0.013	$\overline{034}$	27306	3	193.7	0.007
$\overline{643}$	1385	12	16.20	0.012	634	3709	8	22.64	0.006
1043	8348	6	45.99	0.006	$\overline{634}$	3836	8	15.22	0.004
$\overline{1043}$	8490	6	37.96	0.005	534	36357	5	120.3	0.003
943	14827	4	92.09	0.006	$\overline{534}$	36701	5	61.22	0.002

表 1-3-20　各反射点的 $B_{实验}$、$BA_{实验}$、$B_{理论}$

hkl	$B_{实验}$	$BA_{实验}$	$B_{理论}$	hkl	$B_{实验}$	$BA_{实验}$	$B_{理论}$
621	0.014	0.016	−0.006	543	−0.018	0.053	0.008
641	−0.027	−0.020	0.016	1043	−0.008	−0.006	0.008
841	−0.004	−0.011	0.008	653	−0.016	−0.012	0.009
251	−0.010	0.006	−0.006	514	−0.008	−0.003	0.009
651	−0.010	0.008	−0.011	424	−0.024	−0.029	0.011
113	−0.016	−0.008	0.016	234	−0.011	−0.009	0.008
813	−0.009	−0.011	0.007	634	−0.017	−0.012	0.011
1223	−0.008	−0.007	0.010				

讨　论

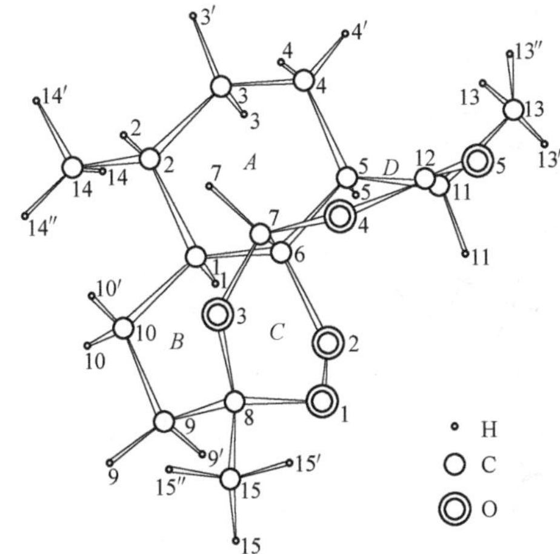

图 1-3-9　青蒿素分子的透视图

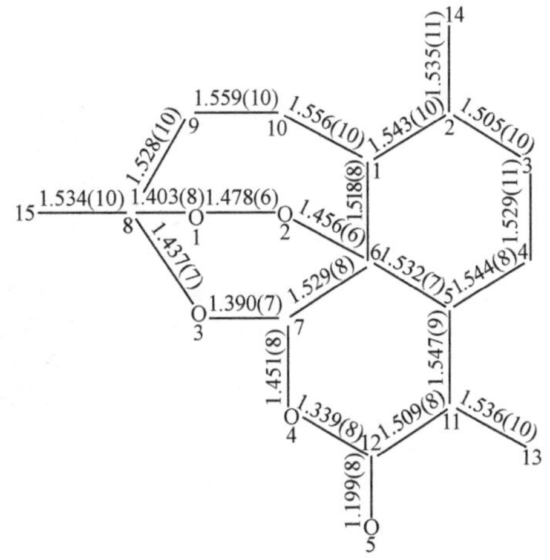
图 1-3-10　青蒿素分子碳氧原子间键长

图 1-3-9 表明青蒿素分子中十二个碳原子和五个氧原子形成互相交连的四个环：A，B（C_6，C_7，O_3，C_8，C_9，C_{10}，C_1），C（C_6，C_7，O_2，C_8，O_1，O_2）和 D 环。A 环是一个椅型环己烷，D 环是一个 δ-内酯，是扭曲的椅型，B、C 两环都是饱和的氧杂环。根据 X 射线衍射测定的结构参数，肯定了 A/D、A/B、C/D 均是顺式结合，唯独 D 与 B 环成反式结合。分子内和分子间皆无氢键。

青蒿素分子的键长、键角和分子在晶体中的堆积情况示于图 1-3-10、图 1-3-11 和图 1-3-12。与氢原子有关的键长、键角列于表 1-3-21、表 1-3-22。

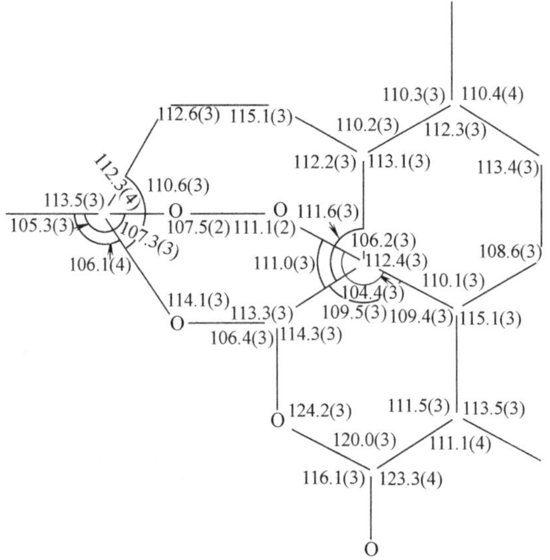

图 1-3-11 青蒿素分子中碳氧原子间键角

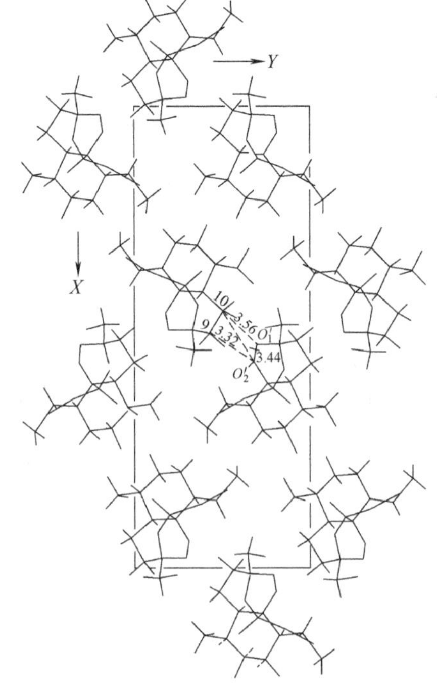

图 1-3-12 青蒿素分子在晶体中的堆积图

表 1-3-21 与氢原子有关的键长

键	键长/Å	键	键长/Å
$C_1—H_1$	1.08	$C_{10}—H'_{10}$	1.01
$C_2—H_2$	1.01	$C_{11}—H_{11}$	1.10
$C_3—H_3$	1.08	$C_{13}—H_{13}$	1.10
$C_3—H'_3$	1.06	$C_{13}—H'_{13}$	1.02
$C_4—H_4$	1.08	$C_{13}—H''_{13}$	0.99
$C_4—H'_4$	0.95	$C_{14}—H_{14}$	1.07
$C_5—H_5$	1.08	$C_{14}—H'_{14}$	1.06
$C_7—H_7$	1.07	$C_{14}—H''_{14}$	1.07
$C_9—H_9$	1.09	$C_{15}—H_{15}$	1.06
$C_9—H'_9$	1.06	$C_{15}—H'_{15}$	1.04
$C_{10}—H_{10}$	1.00	$C_{15}—H''_{15}$	1.04

表 1-3-22 与氢原子有关的键角

键 角	度数/(°)	键 角	度数/(°)
$H_1C_1C_2$	107.4	$H_{10}C_{10}C_1$	104.9
$H_1C_1C_6$	108.4	$H_{10}C_{10}C_9$	107.4
$H_1C_1C_{10}$	105.8	$H_{10}C_{10}H'_{10}$	112.8
$H_2C_2C_1$	110.5	$H'_{10}C_{10}C_1$	108.7
$H_2C_2C_3$	107.5	$H'_{10}C_{10}C_9$	108.7
$H_2C_2C_{14}$	105.9	$H_{11}C_{11}C_5$	102.7
$H_3C_3C_2$	100.6	$H_{11}C_{11}C_{12}$	108.6
$H_3C_3C_4$	105.8	$H_{11}C_{11}C_{13}$	108.7
$H_3C_3H_3$	110.8	$H_{13}C_{13}H_{11}$	108.5
$H'_3C_3C_2$	116.8	$H_{13}C_{13}H'_{13}$	110.5
$H'_3C_3C_4$	108.5	$H_{13}C_{13}H''_{13}$	103.9
$H_4C_4C_3$	106.6	$H'_{13}C_{13}H''_{13}$	115.5
$H_4C_4C_5$	109.5	$H'_{13}C_{13}C_{11}$	106.8
$H_4C_4H'_4$	110.8	$H''_{13}C_{13}C_{11}$	112.7
$H'_4C_4C_3$	112.5	$H_{14}C_{14}C_2$	106.6
$H'_4C_4C_5$	108.7	$H_{14}C_{14}H'_{14}$	110.6
$H_5C_5C_4$	105.7	$H_{14}C_{14}H''_{14}$	118.4
$H_5C_5C_6$	102.9	$H'_{14}C_{14}C_2$	106.9
$H_5C_5C_{11}$	113.4	$H''_{14}C_{14}C_2$	109.7
$H_7C_7C_6$	105.7	$H'_{14}C_{14}H''_{14}$	105.6
$H_7C_7C_3$	100.4	$H_{15}C_{15}H'_{15}$	115.7
$H_7C_7C_4$	115.8	$H_{15}C_{15}C_8$	101.5
$H_9C_9C_8$	109.6	$H'_{15}C_{15}C_8$	108.4
$H_9C_9C_{10}$	105.6	$H_{15}C_{15}H''_{15}$	111.4
$H_9C_9H'_9$	113.7	$H''_{15}C_{15}C_8$	105.7
$H'_9C_9C_8$	109.4	$H'_{15}C_{15}H''_{15}$	114.5
$H_9C_9C_{10}$	106.8		

从图 1-3-10 看到有两个 C—C 单键（$C_1—C_{10}$，$C_{10}—C_9$），键长略大于正常值，从晶体结构可看到这里是分子间距离最近的地方（图 1-3-12），可能由于晶体中邻近分子的作用，而使键长有所变化。

青蒿素分子结构含有氧桥和过氧桥组成的六元环 C，这种结构是比较少见的。仅在 3-*iso*-propyl-6，6-dimethyl-5-（1-naphthylamino)-1,2,4-trioxan 中有类似的六元环。

我们参照了一些含有过氧基团或氧桥的一些杂环化合物，对其键长、键角作了一些比较，见

表 1-3-23。

表 1-3-23 部分化合物键长、键角比较

化 合 物	O—O 键长/Å
青蒿素	1.478(6)
dimeric cyclohexanone peroxide	1.482(2)
dimeric cycloheptanone peroxide	1.472(3)
dimeric cyclooctanone peroxide	1.474(2)
trimeric acetone peroxide	1.483(2)
1,1-dihydroperoxy cyclohexanyl-peroxide-1,1	1.477(4)
1,1′-dihydroperoxy cyclododecanyl-peroxide-1,1′	1.474(3)
1,1-dihydroperoxy cyclododecane	1.462
	1.467
ABP	1.445

前五个过氧键成环，而后四个过氧键均不成环。由此可见，青蒿素 O—O 键是处于正常值范围之内。而且青蒿素中 $C_6—O_2—O_1$ 和 $C_8—O_1—O_2$ 的键角分别为 111.1°和 107.5°，这与过氧三聚丙酮类化合物的键角相似。但值得提出的是，青蒿素中 C—O—O—C 的双面角是−47.4°（其绝对构型的双面角是 47.4°），小于一般的过氧杂环的双面角。这可能由于过氧桥是加在整个分子环状骨架的两个叔碳原子 C_6 和 C_8 上成一个六元环所致。

在 C 环上的 C—O 单键有两种类型：一种是与氧桥形成的；另一种是与过氧桥形成的。但这四个 C—O 单键不论是哪种类型，其均值为 1.423Å，这与饱和杂环 C—O 单键键长(1.426±0.005) Å 相符合，此现象在 Phragmalin 的结构中也可看到。但是，青蒿素分子中五个氧原子都集中在分子的一侧，且从 O_5 起有一条类似于“醚链”的碳氧链 $O_5—C_{12}O_4—C_7—O_3—C_8—O_1—O_2—C_6$，其中碳氧键长自 $C_{12}—O_4$ 起顺序以短、长、短、长、短的方式连接起来，而都介于正常单键和具有部分双键键长之间。由于每个氧原子上都有孤对电子，可能每个氧原子上的孤对电子已不局限于氧原子上，而发生了键型的变异。这有助于使整个分子趋于稳定，这与青蒿素分子或晶体表现出对热和光照的稳定性相吻合。这一条类似于“醚链”的碳氧链，可能就是青蒿素分子有着特定效能的部位。

第四章　中药青蒿化学成分研究进展

20 世纪 70 年代初，中国中医研究院中药研究所屠呦呦科研组首次对中药青蒿（*Artemisia annua* L.）进行了系统的化学成分研究，从中分离得到包括青蒿素在内的 17 个化合物（化学结构见本篇第 2 章图 1-2-42）（不包括对挥发油的气相色谱分析），其中 6 个为自然界较为少见的结构独特的含氧倍半萜类的新化合物[1~8]。由于青蒿素新颖的结构和卓著的疗效，引发国内外对中药青蒿化学成分的极大兴趣。迄今已从中分离得到 170 余个化合物，同时，应用气相色谱的手段对青蒿挥发性成分的研究也时有报道。现将中药青蒿中的化学成分做一综述。

一、萜类化合物

萜类化合物（terpenoids）是一类骨架多样、数量庞大、生物活性广泛的重要的天然药物化学成分，是中草药生理活性成分中的一大类别，广泛分布于自然界。从化学结构看，其骨架一般以五个碳为基本单位，多为异戊二烯的聚合体或衍生物，萜类化合物常常根据分子结构中异戊二烯单位的数目进行分类，如单萜、倍半萜、二萜等，同时再根据各萜类分子结构中碳环的有无和数目的多少，进一步分为链萜、单环萜、双环萜、三环萜、四环萜等，例如链状二萜、单环二萜、双环二萜、三环二萜、四环二萜。萜类多数是含氧衍生物，所以萜类化合物又可分为醇、醛、酮、羧酸、酯及苷等。

中药青蒿中以青蒿素为代表的萜类化合物备受科研界的关注，现已从中分离得到大约 84 个萜类化合物，包括单萜、倍半萜、二萜和三萜等类型。

（一）倍半萜类化合物

以青蒿素为代表的倍半萜类化合物是中药青蒿中最具活力的领域，国内外学者对其不同部位的该类化合物进行了深入广泛的研究，迄今从中得到的倍半萜类化合物约 61 个（表 1-4-1，图 1-4-1）。

表 1-4-1　中药青蒿中分离得到的倍半萜类化合物

序号	化　合　物	植物部位	参考文献
1	8[7→6]-abeoamorphane, 3α-hydroxy-4α, 5α-epoxy-7-oxo	种子	10
2	abscisic acid	地上部分	11
3	abscisic acid methyl ester	地上部分	11
4	amorphan-12-oic acid, 4α, 5α-epoxy-6α-hydroxy	种子	10
5	amorphan-12-ol, 4α, 5α-epoxy-6α-hydroxy	种子	10
6	annuic acid, nor	地上部分	12
7	annuic acid formyl ester, nor	种子	10
8	annulide	地上部分	13
9	annulide, iso	叶	13
10	arteannuic acid(artemisinic acid)青蒿酸	叶	4,5

续表

序号	化 合 物	植物部位	参考文献
11	arteanuic acid,6,7-dehydro	叶	14
12	arteanuic acid,11(*R*)-dihydro	花	15
13	arteanuic acid,epoxy	全草	16
14	arteanuic acid,epoxy-dihydro	种子	10
15	arteanuic acid methyl ester	全草	17
16	arteannuic alcohol	根	11
17	arteannuin A(青蒿甲素)	叶	3,5
18	arteannuin B(青蒿乙素)	叶	1,3,5,9,18
19	arteannuin B,deoxy	全草	18
20	arteannuin B,dihydro-deoxy	全草	18
21	arteannuin B,epi-deoxy	全草	19
22	arteannuin B,dihydro	叶	20
23	arteannuin B,dihydro-epi-deoxy	地上部分	21
24	arteannuin C	地上部分	22
25	arteannuin D(青蒿丁素)	叶	5,6
26	arteannuin E(青蒿戊素)	叶	5,6
27	arteannuin F(artemisilactone)	地上部分	23
28	arteannuin G	叶	24
29	arteannuin H	叶	20
30	arteannuin I	叶	20
31	arteannuin J	叶	20
32	arteannuin K	叶	20,25
33	arteannuin L	叶	20,25
34	arteannuin M	叶	20,25
35	arteannuin N	叶	20
36	arteannuin O	叶	25
37	artemisia dihydroxycadinolide	地上部分	26
38	artemisin	全草	11
39	artemisinin(Qinghaosu,青蒿素)	叶	1,2,5
40	artemisinin,dehydro(artemisitene)	地上部分	27
41	artemisinin,deoxy(hydroartemisinin,青蒿丙素)	叶	3,5
42	artemisinol	全草	17
43	cadina-4-en-11-ol,3-iso-butyryl	地上部分	28
44	cadina-4-ene,3α,7α-dihydroxy	叶	29
45	cadina-4-ene,3α,7α-dihydroxy,3-acetate(amorpha-4-ene,3α,7α-dihydroxy,3-acetate)	种子	10
46	cadina-4(15),11-dien-9-one	地上部分	28
47	cadina-4(7),11-dien-12-al	地上部分	28
48	cedrane,3α,15-dihydroxy	种子	10
49	cyclohexane,1α-aldehyde-2β-[3-butanone]-3α-methyl-6β-[2-propenoic acid](artemisia secocadinane)	地上部分	26
50	cyclohexane,1α-aldehyde-2β-[3-butanone]-3α-methyl-6β-[2-propanoic acid]	种子	10
51	cyclohexane,1-oxo-2β-[3-butanone]-3α-methyl-6β-[2-propanol formyl ester]	种子	10
52	cyclohexane,1-oxo-2β-[3-butanone]-3α-methyl-6β-[2-propanoic acid]	种子	10
53	eudesma-4(15),11-diene	种子	10
54	eudesma-4(15),11-diene,5α-hydroperoxy	种子	10
55	eudesma-4(15),11-diene,5α-hydroxy	叶	28
56	eudesma-4(15),5(6)-diene,1β-hydroxy	种子	10
57	eudesma-4(15),7(8)-diene,1β-hydroxy	种子	10
58	eudesma-4(15)-ene,1β,6α-dihydroxy	种子	10
59	germacrane-4(15),5*E*,10(14)-triene,1β-hydroxy	种子	10
60	(+)-nortaylorione	全草	30
61	oplopan-4-oic acid,15-nor-10-hydroxy	种子	10

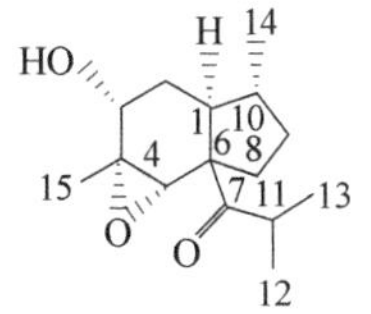

8[7→6]-abeoamorphane,3α-hydroxy-4α,5α-epoxy-7-oxo

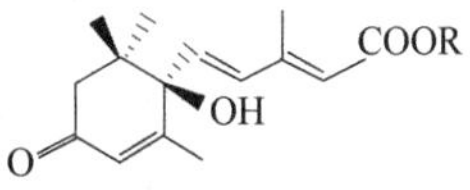

abscisic acid　R=H

abscisic acid methyl ester　R=CH_3

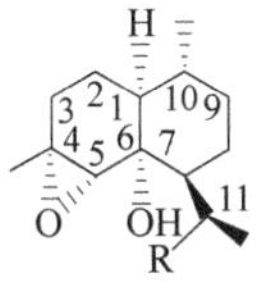

amorphan-12-oic acid,4α,5α-epoxy-6α-hydroxy　R=COOH

amorphan-12-ol,4α,5α-epoxy-6α-hydroxy　R=CH_2OH

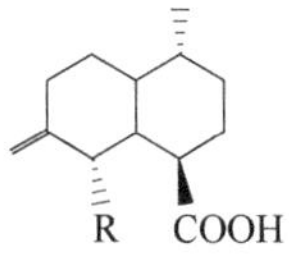

annuic acid,nor R=OH

annuic acid formyl ester,nor　R=OOCH

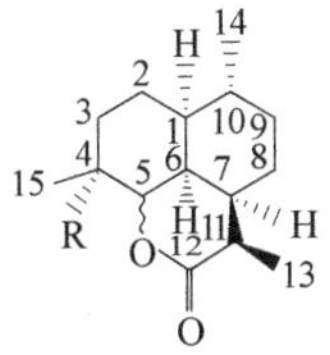

annulide

5α-*O*,4(15),11(13)-diene　R=H

annulide,iso

5α-*O*,3(4),11(13)-diene　R=H

arteannuin E

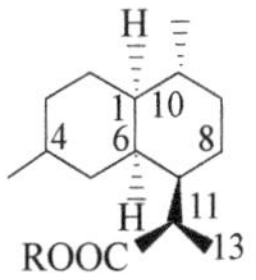

arteannuic acid(artemisinic acid)

4(5),11(13)-diene　R=H

arteannuic acid,6,7-dehydro

4(5),6(7),11(13)-triene　R=H

arteannuic acid,11(*R*)-dihydro

4(5)-ene　R=H

arteannuic acid ,epoxy

4,5α-epoxy,11(13)-ene　R=H

arteannuic acid,epoxy-dihydro

4,5α-epoxy　R=H

arteannuic acid methyl ester

4(5),11(13)-diene　R=CH_3

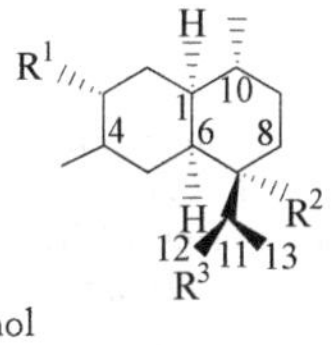

arteannuic alcohol

4(5),11(13)-diene　R^1,R^2=H,R^3=CH_2OH

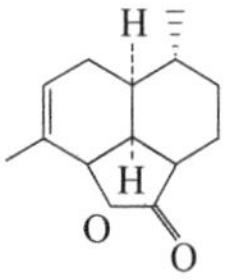

arteannuin A

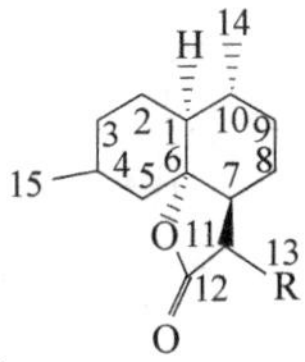

arteannuin B

4,5α-epoxy　R=CH_2

arteannuin B,deoxy

4(5)-ene　R=CH_2

arteannuin B,dihydro-deoxy

4(5)-ene　R=CH_3

arteannuin B,dihydro

4,5α-epoxy　R=CH_3

arteannuin C

4,5β-epoxy　R=CH_2

artemisia dihydroxycadinolide

4-OH,5-OH　R=CH_2

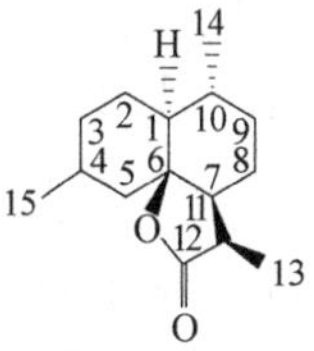

arteannuin B,epi-deoxy

4(5),11(13)-diene

arteannuin B,dihydro-epi-deoxy

4(5)-ene

arteannuin D
R=OH,*n*=1

arteannuin E
5*β*-*O*,11(13)-ene R=OH
arteannuin F(artemisilactone)
5*α*-*O*,11(13)-ene R=OH

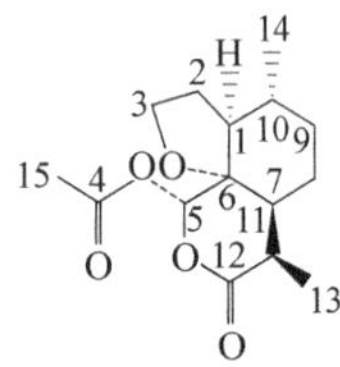

arteannuin G

arteannuin H

arteannuin I
5*α*-*O*,4(15)-ene R=H
arteannuin J
5*α*-*O*,3(4)-ene R=H

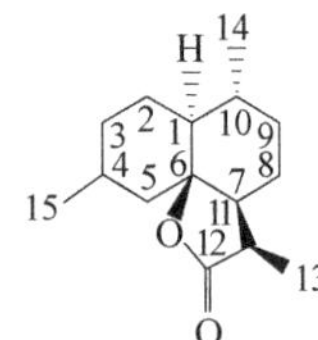

arteannuin K
5*α*-OH,3(4)-ene
arteannuin L
5*α*-OH,4(15)-ene
arteannuin M
5*α*-OH,4*α*-OH
arteannuin O
5*α*-OH,4*β*-OH

arteannuin N

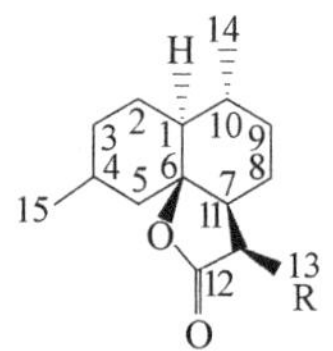

artemisia dihydroxycadinolide
4-OH,5-OH R=CH_2

artemisin

artemisinol
4(5)-diene R[1],R[2]=H,
R[3]=CH_2OH

artemisinin (Qinghaosu)
R=H,*n*=2
artemisinin,dehydro(artemisitene)
R=H,*n*=2,11(13)-ene
artemisinin,deoxy
R=H,*n*=1

cadia-4-en-11-ol,3-iso-butyryl

cadina-4(15),11-dien-9-one

cadina-4-ene,3*α*-7-*α*-dihydroxy
4(5)-ene R[1]=OH,R[2]=OH,R[3]=CH_3
cadina-4-ene,3*α*,7*α*-dihydroxy, 3-acetate
(amorpha-4-ene,3*α*,7*α*-dihydroxy,3-acetate)
4(5)-ene R[1]=CH_3COO,R[2]=OH,R[3]=CH_3
cadina-4(5),7(11)-dien-12-al
4(5),7(11)-diene R[1],R[2]=H,R[3]=CHO

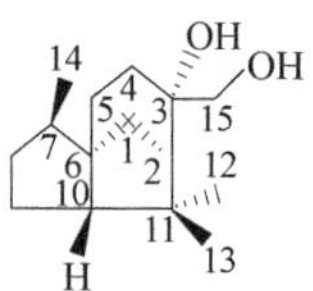

cedrane,3*α*,15-dihydroxy

cyclohexane, 1α-aldehyde-2β-[3-butanone]-3α-methyl-6β-[2-propenoic acid] (artemisia secocadinane)　R=CH_2

cyclohexane, 1α-aldehyde-2β-[3-butanone]-3α-methyl-6β-[2-propanoic acid]　R=CH_3

cyclohexane, 1-oxo-2β-[3-butanone]-3α-methyl-6β-[2-propanol formyl ester]　R=CH_2OOCH

cyclohexane, 1-oxo-2β-[3-butanone]-3α-methyl-6β-[2-propanoic aicd]　R=COOH

eudesma-4(15), 11-diene, 5α-hydroxy

4(15), 11(12)-diene, 5α-OH

eudesma-4(15), 5(6)-diene, 1β-hydroxy

4(15), 5(6)-diene, 1β-OH

eudesma-4(15), 7(8)-diene, 1β-hydroxy

4(15), 7(8)-diene, 1β-OH

eudesma-4(15)-ene, 1β, 6α-dihydroxy

4(15)-ene, 1β-OH, 61α-OH

eudesma-4(15), 11-diene

4(15), 11(12)-diene, 5α-H

eudesma-4(15), 11-diene, 5α-hydroperoxy

4(15), 11(12)-diene, 5α-OOH

germacrane-4(15), 5E, 10(14)-triene, 1β-hydroxy

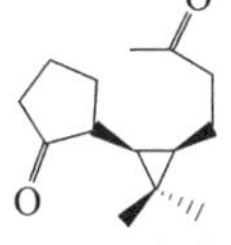

(+)-nortaylorione

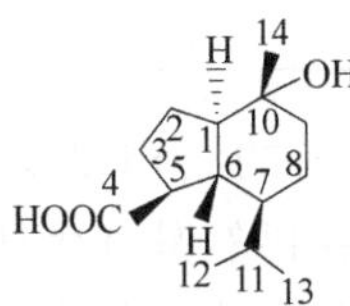

oplopan-4-oic acid, 15-nor-10-hydroxy

图 1-4-1　中药青蒿中分离得到的倍半萜类化合物结构示意图

(二) 其他萜类化合物

中药青蒿的挥发油得率在 0.2%～0.8%，其中主要为单萜类化合物，迄今，通过提取分离的手段从青蒿中得到的单萜与二萜类化合物约为 13 个（表 1-4-2，图 1-4-2）。

表 1-4-2 中药青蒿中分离得到的单萜与二萜类化合物

序号	化 合 物	植物部位	参考文献
1	fenchone	地上部分	22
2	α-myrcene hydroperoxide	地上部分	33
3	1,10-oxy-α-myrcene hydroxide	种子	10
4	β-mycerene hydroperoxide	全草	33
5	1,10-oxy-β-myrcene hydroxide	种子	10
6	4-hydroxy-2-isopropenyl-5-methylene-hexan-1-ol	种子	10
7	5-hydroxy-2-isopropenyl-5-methylhex-3-en-1-ol,trans	全草	18
8	tricyclene	地上部分	22
9	phytene,1,2-dihydroxy	地上部分	34
10	phytene,1-hydroxy-2-hydroperoxy	种子	10
11	trans-phytol	地上部分	34
12	hentriacontan-1-ol-triacontanoate	全草	34
13	trans-5-hydroxy-2-isopropenyl-5-methylhex-3-en-1-ol	全草	18

三萜及其苷类分布广泛，在菌类、蕨类、单子叶植物、双子叶植物、动物及海洋生物中均有分布，尤以双子叶植物中分布最多。中药人参、黄芪、甘草、三七、桔梗、远志、柴胡等都含有大量的三萜类化合物。该类化合物生理活性多种多样。中药青蒿中三萜类化合物为数不多，目前报道共分离得到约 10 个化合物（表 1-4-3）。

表 1-4-3 中药青蒿中分离得到的三萜类化合物

序号	化 合 物	植物部位	参考文献
1	α-amyrenone	地上部分	28
2	α-amyrin	地上部分	28
3	β-amyrin	地上部分	28
4	β-amyrin,acetate	地上部分	31
5	baurenol	地上部分	28
6	β-friedelan-3-ol	叶	32
7	friedelin	叶	32
8	oleanoli acid	地上部分	28
9	taraxasterone	地上部分	28
10	taraxerol acetate	根	11

由于中药青蒿中的萜类化合物独特的结构以及进一步探讨青蒿素的生源合成途径的需要，对于中药青蒿中萜类化合物的研究仍然是许多研究组探究的对象。有较多研究组通过组织培养、微生物代谢等手段来获取青蒿中萜类化合物进行研究。

二、其他类化合物

中药青蒿中除以抗疟有效成分青蒿素为代表的萜类化合物外，尚有多种化学成分，经分离鉴定的化合物还有香豆素类、黄酮类、二肽类、嘌呤类、甾体类、烯炔化合物等多个类别的化合物。下面做一概要介绍。

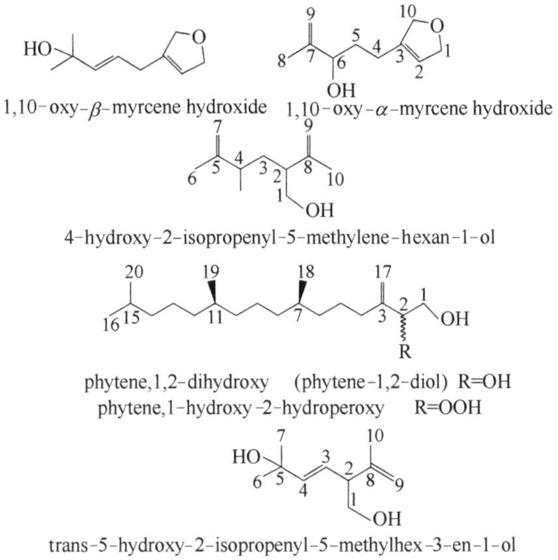

1,10-oxy-β-myrcene hydroxide　1,10-oxy-α-myrcene hydroxide

4-hydroxy-2-isopropenyl-5-methylene-hexan-1-ol

phytene,1,2-dihydroxy　(phytene-1,2-diol) R=OH
phytene,1-hydroxy-2-hydroperoxy　R=OOH

trans-5-hydroxy-2-isopropenyl-5-methylhex-3-en-1-ol

图 1-4-2　中药青蒿中分离得到的单萜与二萜类化合物结构示意图

(一) 香豆素类

中药青蒿中分离得到的香豆素类化合物见表 1-4-4。

表 1-4-4　中药青蒿中分离得到的香豆素类化合物

序号	化　合　物	植物部位	参考文献
1	coumarin	叶	7
2	6,7-dihydroxycoumarin(esculetin)	地上部分	11
3	6,7-dimethoxycoumarin(scoparone)	全草	35
4	7-hydroxy-6-methoxycoumarin(scopoletin)	叶	3、36
5	5-hydroxy-6,7-dimethoxycoumarin(tomentin)	叶	37
6	7-hydroxy-5,6-dimethoxycoumarin	叶	38
7	7-hydroxy-6,8-dimethoxycoumarin(isofraxidin)	地上部分	36
8	7-hydroxy-6,8-dimethoxycoumarin,7-*O*-α-D-glucopyranoside(eleutheroside B_1)	叶	11

(二) 黄酮类

中药青蒿中分离得到的黄酮类化合物见表 1-4-5。

表 1-4-5　中药青蒿中分离得到的黄酮类化合物

序号	化　合　物	植物部位	参考文献
1	4′,5,7-trihydroxyflavone(apigenin)	叶	37
2	4′,5-dihydroxy-6,7-dimethoxyflavone(cirsimaritin)	叶	38
3	3,4′,5-trihydroxy-7-methoxyflavone(rhamnocitrin)	叶	38
4	3′,4′,5-trihydroxy-7-methoxyflavone	叶	37
5	4′,5,7-trihydroxy-3-methoxyflavone(isokaempferide)	叶	37
6	4′,5,7-trihydroxy-3′-methoxyflavone(chrysoeriol)	叶	38
7	3,3′,4′,7-tetrahydroxyflavone(fisetin)	地上部分	11
8	3,4′,5,7-tetrahydroxyflavone(kaempferol)	地上部分	39
9	3′,4′,5,7-tetrahydroxyflavone(luteoiln)	地上部分	39
10	5-hydroxy-3,3′,4′,7-tetramethoxyflavone(retusin)	叶	29
11	5-hydroxy-3,4′,6,7-tetramethoxyflavone	叶	7
12	3′,5-dihydroxy-4′,6,7-trimethoxyflavone(eupatorin)	叶	38

续表

序号	化 合 物	植物部位	参考文献
13	4′,5-dihydroxy-3,3′,7-trimethoxyflavone(pachypodol)	叶	29
14	4′,5-dihydroxy-3,6,7-trimethoxyflavone(penduletin)	叶	38
15	4′,5-dihydroxy-3′,6,7-trimethoxyflavone(cirsilineol)	叶	38
16	3′,4′,5-trihydroxy-6,7-dimethoxyflavone(cirsiliol)	叶	38
17	3,3′,4′,5-tetrahydroxy-7-methoxyflavone(rhamnentin)	叶	38
18	3,3′,5,7-tetrahydroxy-4′-methoxyflavone(tamarixetin)	叶	38
19	3′,4′,5,7-tetrahydroxy-3-methoxyflavone	叶	38
20	3,3′,4′,5,7-pentahydroxyflavone(quercetin)	叶	37
21	5-hydroxy-3,3′,4′,6,7-pentamethoxyflavone(artemetin)	叶	7
22	3,5-dihydroxy-3′,4′,6,7-tetramethoxyflavone	叶	3
23	3′,5-dihydroxy-3,4′6,7-tetramethoxyflavone(casticin)	叶	38
24	4′,5-dihydroxy-3,3′,6,7-tetramethoxyflavone(chrysosplenetin)	地上部分	21
25	5,7-dihydroxy-3,3′,4′,6-tetramethoxyflavone(bonanzin)	地上部分	40
26	2′,4′,5-trihydroxy-5′,6,7-trimethoxyflavone	叶	38
27	3,3′,5-trihydroxy-4′,6,7-trimethoxyflavone	叶	36
28	3′,4′,5-trihydroxy-3,6,7-trimethoxyflavone(chrysosplenol D)	叶	6
29	3′,4′,5,7-tetrahydroxy-3,6-dimethoxyflavone(axillarin)	叶	38
30	3,5,6,7-tetrahydroxy-3′,4′-dimethoxyflavone	叶	38
31	3′,5,7,8-tetrahydroxy-3,4′-dimethoxyflavone	叶	38
32	3,3′,4′,5,7-pentahydroxy-6-methoxyflavone(patuletin)	地上部分	39
33	3,3′,5,6,7-pentahydroxy-4′-methoxyflavone	叶	37
34	3,4′,5,7-tetrahydroxyflavone,3-*O*-*β*-D-glucopyranoside(astragalin)	地上部分	39
35	3′,4′5,7-tetrahydroxyflavone,7-*O*-*β*-D-glucopyranoside(cynaroside)	叶	37
36	3,3′,4′,5,7-pentahydroxyflavone,3-*O*-*β*-D-glucopyranoside(isoquercitrin)	地上部分	39
37	3,3′,4′,5,7-pentahydroxyflavone,3′-*O*-*β*-D-glucopyranoside	叶	37
38	3,3′,4′,5,7-pentahydroxyflavone,7-*O*-*β*-D-glucopyranoside(ouercimeritrin)	叶	37
39	3,3′,4′,5,7-pentahydroxy-6-methoxyflavone,3-*O*-*β*-D-glucopyranoside	地上部分	39
40	3,3′,4′,5,7-pentahydroxyflavone,3-*O*-*β*-D-rutinoside(rutin)	地上部分	39
41	3,3′,4′,5,7-pentahydroxy-6-methoxyflavone,3,7-di-*O*-*α*-L-rhamnopyranoside(patuletin-3,7-dirhamnoside)	地上部分	11

(三) 脂肪族和烯炔化合物

中药青蒿中分离得到的脂肪族及烯炔化合物见表 1-4-6，烯炔化合物结构图见图 1-4-3。

表 1-4-6 中药青蒿中分离得到的脂肪族及烯炔化合物

序号	化 合 物	植物部位	参考文献
1	annuadiepoxide	叶	41
2	docosan-2-one	地上部分	31
3	hentriaconatayl-triacontanolate	地上部分	42
4	hexacosan-1-ol	地上部分	31
5	hexadecanoic acid(palmitic acid)	全草	17
6	nonacosan-1-ol	叶	42
7	*n*-nonacosane	地上部分	31
8	ocatacosan-1-ol	全草	8
9	*n*-pentacosane	地上部分	31
10	ponticaepoxide	叶	41
11	triacontane,2,29-dimethyl	叶	42
12	tracosan-8-one-23-ol,2-methyl	叶	42
13	*n*-tetratriacontane	地上部分	43

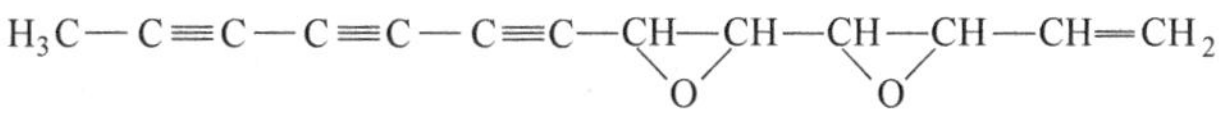

$H_3C—C≡C—C≡C—C≡C—CH—CH—CH—CH—CH═CH_2$ (3,4 与 5,6 位各为环氧 O 桥)

annuadiepoxide $C_{13}H_{10}O_2$
(3,4:5,6-diepoxy-1-tridecene-7,9,11-triyne)

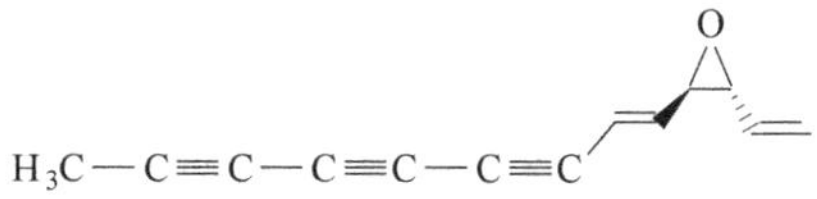

$H_3C—C≡C—C≡C—C≡C$ (接环氧烯结构)

ponticaepoxide $C_{13}H_{10}O$

图 1-4-3 中药青蒿中分离得到的烯炔化合物结构示意图

(四) 其他化合物

中药青蒿中分离得到的其他化合物见表 1-4-7、图 1-4-4。

表 1-4-7 中药青蒿中分离得到的其他化合物

序号	化合物	植物部位	参考文献
1	acetophenone,2,4-dihydroxy-6-methoxy	地上部分	21
2	annphenone	地上部分	44
3	aurantinamide acetate	叶	7
4	balanophonin	组织培养	45
5	chromene,2,2,6-trihydroxy	叶	37
6	chromene,2,2-dihydroxy-6-methoxy	叶	37
7	cinnamaldehyde,4-methoxy	组织培养	45
8	coniferaldehyde	组织培养	45
9	coniferaldehyde,(2-glyceryl)-*O*-	组织培养	45
10	coniferaldehyde,(2-propenal)-*O*-	组织培养	45
11	coumaric acid	地上部分	21
12	phthalate,bis-(hydroxy-2-methyl-propyl)	地上部分	11
13	purine	地上部分	46
14	resorcinol	地上部分	21
15	*β*-sitosterol	叶	7
16	stigmasterol	全草	47
17	vanillin	组织培养	45
18	xanthoxylin	地上部分	21
19	zeatin	地上部分	46
20	zenatin	地上部分	46

此外，也有报道从青蒿中分离得到*β*-半乳糖苷酶、*β*-葡萄糖苷酶等蛋白质类化合物以及萘并呋喃酮衍生物。

迄今，仍有科研人员继续研究中药青蒿中的化学成分。对中药青蒿化学成分的深入研究必将为揭示中药青蒿的传统功效和开发新药作出贡献。

三、挥发油的气相分析

中药青蒿挥发油具有一定药用价值，可治疗皮肤病、慢性气管类等疾病。多年来应用气相色谱的方法对于不同产地与来源的青蒿挥发油进行了一些研究。以下作一简要概述。

钟裕蓉等[48]报道了福建厦门产青蒿经水蒸气蒸馏得挥发油的出油率为 0.2%～0.25%，所含化学成分经分离鉴定出莰烯（camphene）、*β*-蒎烯（*β*-pinene）、异蒿酮（isoartemisia

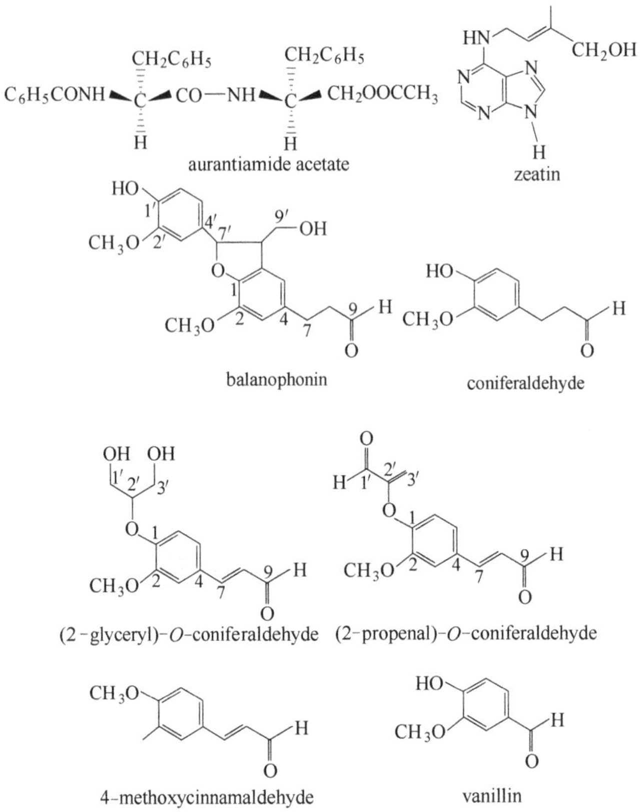

图 1-4-4 中药青蒿中分离得到的 8 个其他化合物结构示意图

ketone)，β-丁香烯（β-石竹烯）（β-caryophyllene）、左旋樟脑（L-camphor）五种成分，经气质联用仪鉴定了 α-蒎烯（α-pinene）、月桂烯（myrcene）、柠檬烯（limonene）、1,8-桉叶素（1,8-桉油精）（1,8-cineole），γ-松油烯（γ-萜品烯）（γ-terpinene）、蒿酮（artemisia ketone）、α-松油醇（α-萜品醇）（α-terpineol）、反式丁香烯（*trans*-caryophyllene）、反式-β-金合欢烯（*trans*-β-farnesene）、异戊酸龙脑酯（bornyl isovalerate）、γ-荜澄茄烯（γ-杜松烯）（γ-cadinene）、δ-荜澄茄烯（δ-cadinene）、α-榄香烯（α-elemene）、β-榄香烯（β-elemene）、γ-榄香烯（γ-elemene）、β-马榄烯（β-maaliene）、γ-衣兰油烯（γ-muurolene）、顺式香芹醇（*cis*-carveol）、胡椒烯（玷玔烯）（copaene）、乙酸龙脑酯（bornyl acetate）等 20 种成分。

梁华清等[49]对青蒿油精的挥发油部分进行抗真菌化学成分研究，经气质联用仪鉴定了 13 种化学成分：左旋樟脑（L-camphor）、1,8-桉叶素（1,8-cineole）、α-蒎烯（α-pinene）、乙酸龙脑酯（bornyl acetate）、龙脑（borneol）、水杨酸（salicylic acid）、β-松油烯（β-萜品烯）（β-terpinene）、α-侧柏烯（α-thujene）、2-蒈烯（2-carene）、乙酸异龙脑酯（isobornyl acetate）、乙酸芳樟醇酯（linalyl acetate）等。

彭洪等[50]对四川青蒿共水蒸馏得挥发油，得率为 0.29%。鉴定了樟脑（camphor）、龙脑（borneol）、对伞花烃（para-cymene）、4-萜品醇（4-terpineol）、α-萜品醇（α-terpineol）、桃金娘烯醇（myrtenol）、薄荷酮（piperitone）、顺茉莉酮（*cis*-jasmone）、α-蛇麻烯（α-humulene）、γ-芹子烯（γ-selinene）、β-芹子烯（β-selinene）、匙叶桉油烯醇（spathulenol）、石竹烯氧化物（caryophyllene oxide）、杜松醇（cadinol）、青蒿丙素（qinghaosu Ⅲ）等 26 种化学成分。

陈飞龙等[51]应用水蒸气蒸馏与 CO_2 超临界萃取两种提取方法对市售青蒿挥发油进行了研究，鉴定了 β-丁香烯（β-caryophyllene）、石竹烯氧化物（caryophyllene oxide）、樟脑（camphor）、反式-β-金合欢烯（*trans*-β-farnesene）、青蒿酸（qinghao acid）、棕榈酸（hexadecanoic acid）、亚油酸（linoleic acid）、亚油酸乙酯（linoleic acid ethyl ester）、脱氧青蒿素（deoxyqinghaosu）等 114 种单萜类、倍半萜类、长链脂肪族类化学成分，其中二联苯甲烷（diphenylene-methane）、苯基-1-萘胺（phenyl-1-naphthylamine）等多种成分为首次在该植物中发现。

董岩等[52]用毛细管气相色谱法与质谱联用技术研究了山东德州郊区青蒿挥发油中的化学成分，鉴定了蒿酮（artemisia ketone）、樟脑（camphor）、异石竹烯（isocaryophyllene）、大根香叶烯 D（germacrene D）、桉叶 4(14),11-二烯［eudesma-4(14),11-diene］等 65 种组分。

邱琴等[53]对山东济南所产青蒿以水蒸气蒸馏法提取挥发油（收油率为 0.8%），采用毛细管气相色谱技术进行分析，共分离出 55 个峰，以归一化法计算了各个峰的相对含量，用气相色谱-质谱法从中共鉴定了 49 个成分，占挥发油总组分的 89%以上。主要化合物为：杜松烯（cadinene）、樟脑（camphor）、α-芹子烯（α-selinene）、α-愈创木烯（α-guaiene）［1(5),11-guaiadiene］等倍半萜烯类、萜醇类、萜酮类、酯类以及少量醛、酸、烷烃及苯系物类化合物。

刘立鼎等[54]对陕西省周至县秦岭北坡 9 月份收集的青蒿植物中部以上的茎、叶和花经水蒸气蒸馏所得精油研究分析，主要化学成分有 β-蒎烯（β-pinene）、莰烯（camphene）、β-月桂烯（β-myrcene）、1,8-桉叶素（1,8-桉油精）（1,8-cinoole）、左旋樟脑（L-camphor）、长叶烯（longifolene）、乙酸苯酯（phenyl acetate）等 57 种。

荷兰产青蒿挥发油主要成分为蒿酮（artemisia ketone）(63.9%)、蒿醇（artemisia alcohol）(7.5%)、α-愈创木烯（α-guaiene）［1(5),11-guaiadiene］(4.7%）等[55]。

H. J. Woerdenbag 等[56]报道了越南产青蒿挥发油中的 20 种化学成分，其中樟脑（camphor）、大根香叶烯 D（germacrene D）、β-丁香烯（β-caryophyllene）、1,8-桉叶素（1,8-桉油精）（1,8-cineole）、对伞花烯（para-cymene）、反式-β-金合欢烯（*trans*-β-farnesene）等含量较高，并且对一年中 6～11 月青蒿挥发油中这 20 种成分的含量变化进行了研究。

A. Ahmad 和 L. N. Misra[28]的报道分析青蒿挥发油化学成分主要为蒿醇（artemisia alcohol）、水合莰烯（camphene hydrate）、石竹烯氧化物（caryophyllene oxide）、菊酮（2-pinen-6-one）（chrysanthenone）、α-胡椒烯（α-可巴烯）（α-copaene）、β-毕澄茄烯（β-cubebene）、葑醇（fenchol）、α-蛇麻烯（α-humulene）、桃金娘烯醛（myrtenal）、桃金娘烯醇（myrtenol）、α-蒎烯（α-pinene）、松香芹酮（pinocarvone）、香松烯（sabinene）、α-松油烯（α-萜品烯）（α-terpinene）、γ-松油烯（γ-萜品烯）（γ-terpinene）、α-侧柏烯（α-thujene）等（图 1-4-5）。

F. F. Perazzo 等[57]对巴西产青蒿的挥发油进行了中枢神经系统的活性研究，分析其中的化学成分主要为 α-蒎烯（α-pinene）、β-蒎烯（β-pinene）、香桧烯（sabinene）、对伞花烯（*p*-cymene）、1,8-桉叶素（1,8-桉油精）（1,8-cineole）、α-松油烯（α-萜品烯）（α-terpinene）、里哪醇（沉香醇）（linalool）、樟脑（camphor）、α-松油醇（α-萜品醇）（α-terpineol）、反式丁香烯（*trans*-caryophyllene）、金合欢烯（farnesene）、大根香叶烯 D（germacrene D）等 15 种成分。

F. Juteau 等[58]对法国产青蒿挥发油进行研究，挥发油显示抗菌和抗氧化活性，分析成

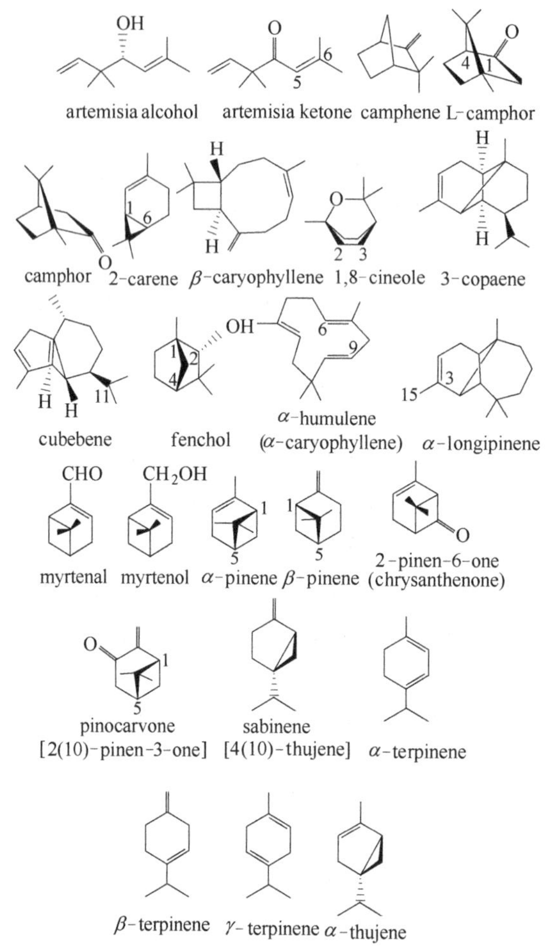

图 1-4-5 中药青蒿挥发油所含化合物结构示意图

分主要为樟脑（camphor）（44%）、大根香叶烯 D（germacrene D）（16%）、反式松香芹醇（*trans*-pinocarveol）（11%）、β-芹子烯（β-selinene）（9%）、β-丁香烯（β-石竹烯）（β-caryophyllene）以及蒿酮（artemisia ketone）（3%）。

印度学者 R. S. Bhakuni 等[11]对青蒿挥发油成分经文献研究，发表了 72 种以单萜与倍半萜为主的挥发油成分。

由于产地、采收以及提取和分析方法等因素差异，青蒿的挥发油化学成分分析差异较大，其中以β-莰烯、异蒿酮、樟脑、龙脑、蒿酮、丁香烯、1,8-桉叶素（1,8-桉油精）等成分含量较高也普遍存在。蒿酮的含量变化较大，含量较高的有保加利亚产（80.9%）、荷兰产（63.9%）、美国产（63.1%）等[11]。挥发油得率在 0.2%～0.8%，成分类型以倍半萜和单萜居多。

参 考 文 献

[1] 中国中医研究院中药研究所. 青蒿抗疟研究专辑 1971～1978. 中药研究资料，1978. 3

[2] 青蒿素结构研究协作组（中国中医研究院中药研究所与中国科学院生物物理所）. 一种新型的倍半萜内酯——青蒿素. 科学通报，1977，22（3）：142

[3] 屠呦呦，倪慕云，钟裕蓉等. 中药青蒿化学成分的研究Ⅰ. 药学学报，1981，16（5）：366～370

[4] 屠呦呦，倪慕云，钟裕蓉等. 中药青蒿的化学成分和青蒿素衍生物的研究（简报）. 中药通报，1981，6（2）：31

[5] China cooperative research group on Qinghaosu and its derivatives as antimalarials. Chemical studies on Qinghaosu (Artemisinine). Journal of Traditional Chinese Medicine，1982，2（1）：3～8

[6] Tu Y Y，Ni M Y，Zhong Y R，et al. Studies on the constituents of *Artemisia annua*：part Ⅱ. Planta Medica，1982，44（3）：143～145

[7] 屠呦呦，尹建平，吉力等. 中药青蒿化学成分的研究（Ⅲ）. 中草药，1985，16（5）：200～201

[8] 屠呦呦，朱启聪，沈星. 中药青蒿幼株的化学成分研究. 中药通报，1985，10（9）：419～420，402

[9] Jeremi D，Jol A，Behbud A，et al. A new type of sesquiterpene lactone isolated from *Artemisia annua* L. arteannuin B. Tetrahedron letters，1973，14（32）：3039～3042

[10] Brown G D，Liang G Y，Sy L K. Terpenoids from the seeds of *Artemisia annua*. Phytochemistry，2003，64（1）：303～323

[11] Bhakuni R S，Jain D C，Sharma R P，et al. Secondary metabolites of *Artemisia annua* and their biological activity. Current science，2001，80（1）：35～48

[12] Misra L N，Ahmad A，Thakur R S，et al. Bisnor-cadinanes form *Artemisia annua* and definitive ^{13}C NMR assignments of β-arteether. Phytochemistry，1993，33（6）：1461～1464

[13] Brown G D. Annulide，a sesquiterpene lactone from *Artemisia annua*. Phytochemistry，1993，32（2）：391～393

[14] El-Feraly F S，Al-Meshal I A，Khalifa S I. Epi-deoxyarteannuin B and 6,7-dehydroartemisinic acid from *Artemisia annua*. J. Nat. Prod.，1989，52（1）：196～198

[15] 黄敬坚，夏志强，吴莲芬. 青蒿化学成分的研究Ⅰ. 11*R*-(－)-双氢青蒿酸的分离和结构鉴定. 化学学报，1987，45（6）：609～612

[16] 吴照华，王燕燕. 青蒿素及其一类物结构和合成的研究Ⅺ. 环氧青蒿酸的分离和鉴定. 化学学报，1984，42（6）：596～598

[17] 朱大元，张顺贵，刘柏年等. 青蒿抗菌有效成分的研究. 中草药，1982，13（2）：54

[18] Sy L K，Brown G D. Deoxyarteannuin B，dihydro-deoxyarteannuin B and trans-5-hydroxy-2-isopropenyl-5-methylhex-3-en-1-ol from *Artemisia anuua*. Phytochemistry，2001，58（8）：1159～1166

[19] Roth R J，Acton N. Isolation of epi-deoxyarteannuin B from *Artemisia annua*. Plant. Med.，1987，53（6）：576

[20] Sy L K，Brown G D，Haynes R. A novel endoperoxide and related sesquiterpenes from *Artemisia annua* which are possibly derived from allylic hydroperoxides. Tetrahedron，1998，54（17）：4345～4346

[21] Brown G D. Two new compounds from *Artemisia annua*. J. Nat. Prod.，1992，55（12）：1756～1760

[22] Misra L N. Arteannuic-C，a sesquiterpene lactone from *Artemisia annua*. Phytochemistry，1986，25（12）：2892～2893

[23] 朱大元，邓安定，张顺贵等. 青蒿内酯的结构. 化学学报，1984，42（9）：937～939

[24] Wei Z X，Pan J P，Li Y. Artemisia G：a sesquiterpene form *Artemisia annua*. Plant. Med.，1992，58（3）：300

[25] Sy L K，Cheung K K，Zhu N Y，et al. Structure elucidation of arteannuin O，a novel cadinane diol from *Artemisia annua*，and the synthesis of arteannuins K，L，M and O. Tetrahedron，2001，57（40）：8481～8493

[26] Brown G D. Cadinanes from *Artemisia annua* that may be intermediates in the biosynthesis of artemisinin. Phytochemistry，1994，36（3）：637～641

[27] Acton N，Klayman D L. Artemisitene，a new sesquiterpene lactone endoperoxide from *Artemisia annua*. Planta Medica，1985，51（5）：441～442

[28] Ahmad A，Misra L N. Terpenoids from *Artemisia annua* and constituents of its essential oil. Phytochemistry，1994，37（1）：183～186

[29] Sy L K，Brown G D. Three sesquiterpenes from *Artemisia annua*. Phytochemistry，1998，48（7）：1207～1211

[30] de Oliveira C M，Ferracini V L，Foglio M A，et al. Detection，synthesis and absolute configuration of (＋)-nortaylorione，a new terpene from *Artemisia annua*. Tetrahedron：Asymmetry，1997，8（11）：1833～1839

[31] Ulubelen A，Halfon B. Phytochemical investigation of the herba of *Artemisia annua*. Plant. Med.，1976，29（3）：258～260

[32] Zheng G Q. Cytotoxic terpenoids and flavonoids from *Artemisia annua*. Plant. Med.，1994，60（1）：54～57

[33] Rücker G，Mayer R，Manns D. α-and β-Myrcene hydroperoxide from *Artemisia annua*. J. Nat. Prod.，1987，50（2）：287～289

[34] Brown G D. Phytene-1,2-diol from *Artemisia annua*. Phytochemistry，1994，36 (6)：1553～1554

[35] 陈有根，余伯阳，董磊等．青蒿素及其前体化合物的提取分离与鉴定．中草药，2001，32 (4)：302～303

[36] 刘鸿鸣，李国林，吴慧章．青蒿成分的化学研究．药学通报，1980，15 (10)：471

[37] Yang S L，Roberts M F，O' Neill M J，et al. Flavonoids and chromenes from *Artemisia annua*. Phytochemistry，1995，38 (1)：255～257

[38] Yang S L，Roberts M F，Phillipson J D. Methoxylated flavones and coumarins from *Artemisia annua*. Phytochemistry，1989，28 (5)：1509～1511

[39] Marco J A，Sanz J F，Bea J F，et al. Phenolic constituents from *Artemisia annua*. Die Pharmazie，1990，45 (5)：382～383

[40] Tang H Q，Hu J，Yang L，et al. Terpenoids and flavonoids from *Artemisia species*. Planta medica，2000，66 (4)：391～393

[41] Manns D，Hartmann R. Annuadiepoxide，a new polyacetylene from the aerial parts of *Artemisia annua*. J. Nat. Prod.，1992，55 (1)：29～32

[42] Bhakuni R S，Jain D C，Shukla Y N，et al. Lipid constituents from *Artemisia annua*. J. Indian Chem. Soc.，1990，67 (12)：1004～1005

[43] Khan M，Jain D C，Bhakuni R S，et al. Occurenece of some antiviral sterols in *Artemisia annua*. Plant Sci.，1991，75 (2)：161～165

[44] Sing A K，Pathak V，Agrawal P K. Annphenone，a phenolic acetophenone from *Artemisia annua*. Phytochemistry，1997，44 (3)：555～557

[45] Sy L K，Brown G D. Coniferaldehyde derivatives from tissue culture of *Artemisia annua* and Tanacetum parthenium. Phytochemistry，1990，50 (5)：781～785

[46] Shukla A，Abad Farooqi A H，Shukla Y N. A new adenine derivatives from *Artemisia annua*. J. Indian Chem. Soc.，1997，74 (1)：59

[47] 田樱，魏振兴，吴照华．中药青蒿化学成分的研究．中草药，1982，13 (6)：249～251

[48] 钟裕蓉，崔淑莲．青蒿挥发油化学成分的研究．中药通报，1983，8 (6)：31～32

[49] 梁华清，廖时萱，娄达军等．黄花油精抗真菌化学成分研究．中国中药杂志，1990，15 (12)：734～736

[50] 彭洪，郭振德，张镜澄等．黄花蒿挥发油成分研究．中药材，1996，19 (9)：458～459

[51] 陈飞龙，贺丰，李吉来等．不同方法提取的青蒿挥发油成分的 GC-MS 分析．中药材，2001，24 (3)：176～178

[52] 董岩，刘洪玲．青蒿与黄花蒿挥发油化学成分对比研究．中药材，2004，27 (8)：568～571

[53] 邱琴，崔兆杰，刘廷礼等．青蒿挥发油化学成分的 GC/MS 研究．中成药，2001，23 (4)：278～280

[54] 刘立鼎，顾静文，陈京达等．黄花蒿和青蒿精油的化学成分．江西科学，1996，14 (4)：234～238

[55] 赵兵，王玉春，欧阳藩．青蒿药用成分提取分离技术现状，中草药，1998，29 (11)：784～786

[56] Woerdenbag H J，Pras N，Chan N G，et al. Artemisinin，related sesquiterpenes，and essential oil in *Artemisia annua* during a vegetation period in Vietnam. Planta Medica，1994，60 (3)：272～275

[57] Perazzo F F，Carvalho J C T，Carvalho J E，et al. Central properties of the essential oil and the crude ethanol extract from aerial parts of *Aremisia annua* L.. Pharmacological research，2003，48 (5)：497～502

[58] Juteau F，Masotti V，Bessiere J M，et al. Antibacterial and antioxidant activities of *Artemisia annua* essential oil. Fitoterapia，2002，73 (6)：532～535

第五章　中药青蒿质量标准研究

笔者在对全国不同地区商品青蒿药材调查中发现，由于采收期和储存时间不同，药材在外观及内含成分上均有所区别。2005 年版《药典》中青蒿项下只有青蒿素的薄层鉴别方法，为了完善青蒿药材的质量控制标准，笔者对其中的活性成分——青蒿素和东莨菪内酯进行了薄层鉴别及含量测定，用所建立的方法对全国不同地区的 10 批药材进行测定。

一、青蒿素

(一) 青蒿素的鉴别

取 10 个批次青蒿药材粉末，每批各 2g，分别加石油醚（60～90℃）20mL，超声提取 30min，滤过，滤液减压蒸干，残渣加 1mL 乙酸乙酯溶解，作为供试品溶液。取青蒿素对照品，加乙酸乙酯制成每 1mL 含 1mg 的溶液，作为对照品溶液。照薄层色谱法（《药典》附录Ⅵ B）试验，吸取上述两种溶液各 5μL，分别点于同一硅胶 G 薄层板上，以正己烷-乙酸乙酯(4∶1) 为展开剂，展开，取出，晾干，喷以 2%香草醛硫酸乙醇溶液，热风吹至斑点显色清晰。供试品色谱中，在与对照品色谱相应的位置上，显示相同颜色的斑点 (图 1-5-1)。

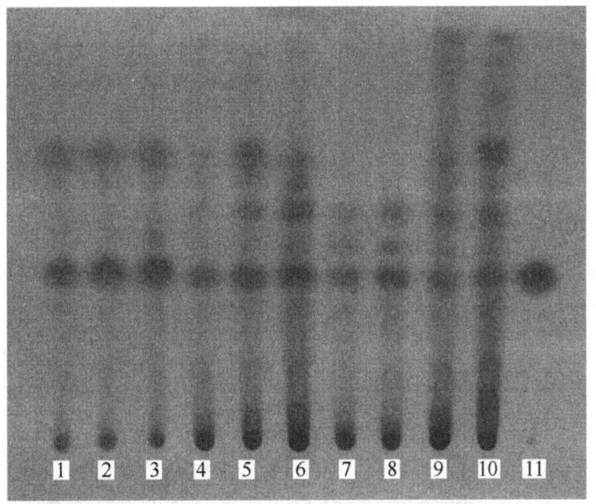

图 1-5-1　青蒿药材中青蒿素的鉴别
1—湖南张家界；2—湖南吉首；3—重庆酉阳；4—山西太原；5—广西南宁；6—浙江长兴；7—北京香山；8—辽宁沈阳；9—安徽合肥；10—江苏武进；11—青蒿素

(二) 青蒿素含量测定[1]

1. 药材、仪器与试药

(1) 药材样品　青蒿药材采集或购自全国各地，经中国中医研究院青蒿和青蒿素研究中心屠呦呦研究员鉴定均为青蒿 *Artemisia annua* L. 干燥地上部分。

(2) 仪器与试药　美国 HP1100 高效液相色谱仪，G1311A 四元泵，G1313A 自动进样器，G1316A 柱温箱，G1315A 二极管矩阵检测器，HPCHEM 色谱工作站。日本 YAMATO RE-46 型旋转蒸发仪；针筒式微孔滤膜过滤器（0.45μm，天津市腾达过滤器件厂）。对照品：青蒿素（arteannuin）(100202-200402)，由中国药品生物制品检定所提供，纯度为

96%以上。甲醇为一级色谱纯（天津四友生物医学技术有限责任公司），水为离子交换后重蒸水，石油醚为分析纯（北京化工厂），磷酸氢二钠、磷酸二氢钠为分析纯（北京红星化工厂）。

2. 色谱条件

色谱柱为 ZORBAX RX-C_{18}（4.6mm×250mm，5μm）；流动相为 0.01mol/L 磷酸二氢钠-磷酸氢二钠缓冲溶液（水：甲醇=55：45），检测波长 260nm，流速 1.0mL/min，柱温 30℃，理论板数按青蒿素峰计算应不低于 3000。

3. 线性关系考察

取干燥至恒重的青蒿素对照品适量，精密称定，加乙醇制成每 1mL 含 0.412mg 的溶液。分别精密吸取 0.1mL、0.2mL、0.4mL、0.8mL、1.0mL 置 10mL 量瓶中，补充乙醇至 1mL，加 0.2%氢氧化钠溶液 4.0mL，摇匀，于 45℃水浴中反应 30min，取出，立即冷却至室温，加入 0.02mol/L 醋酸溶液至刻度，摇匀。分别精密吸取 10μL，注入液相色谱仪，连续进样 2 次，测定峰面积，以对照品进样量为横坐标（X），峰面积为纵坐标（Y），绘制标准曲线（图 1-5-2），并计算回归方程为：$Y=1632.6X-3.9289$，$r=0.9993$。结果表明，青蒿素在 0.0412～0.412μg 范围内进样量与峰面积呈良好线性关系，且截距很小，采用外标一点法定量。

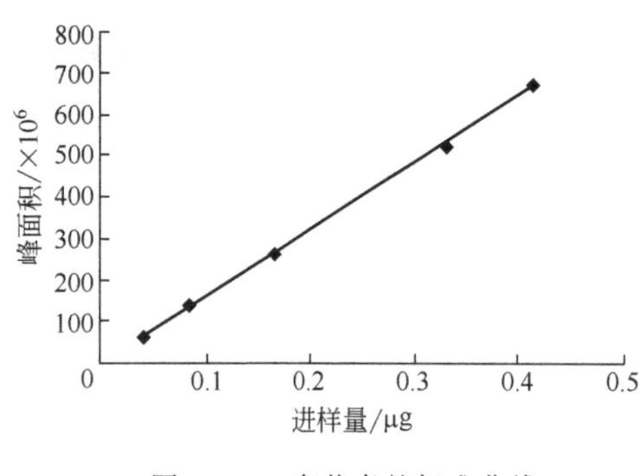

图 1-5-2 青蒿素的标准曲线

4. 提取条件优化

精密称定 3 份药材粉末，每份 1g，加石油醚 40mL，分别在 40℃超声提取 40min、60min、80min，其他操作同“样品测定”项下方法，制备供试品溶液，测定并计算青蒿素的含量，结果如表 1-5-1 所示。结果表明超声提取 60min 效果较好，故以此条件作为样品提取的优化条件。

表 1-5-1 不同提取时间对青蒿中青蒿素含量的影响

超声提取时间/min	青蒿素含量/%
40	0.16
60	0.24
80	0.24

5. 精密度实验

取同一份供试品溶液，连续进样 3 次，每次 10μL，测得青蒿素峰面积积分值，相对标准偏差为 0.91%，表明精密度良好。

6. 稳定性实验

取同一份供试品溶液，分别于 0、4h、8h、12h、24h 进样，测得峰面积积分值，相对标准偏差为 1.48%，表明供试品溶液在 24h 内稳定。

7. 重现性实验

取广西青蒿药材粉末 5 份，每份为 1g，精密称定，制备供试品溶液，测定并计算青蒿素含量，5 次测定值的相对标准偏差为 2.74%，重现性良好。

8. 回收率实验

采用加样回收法，取已知含量的同一批样品 5 份，每份 0.5g，精密称定，分别精密加入适量青蒿素，按“样品测定”项下方法制备供试品溶液，测定并计算青蒿素的含量，结果见表 1-5-2，回收率符合要求。

表 1-5-2　青蒿素加样回收测定结果

样品中含量/mg	加样量/mg	实测值/mg	回收率/%	平均值/%	相对标准偏差/%
1.41024	1.56	2.9200	96.78	98.01	1.96
1.33008	1.49	2.8043	98.94		
1.28136	1.46	2.6721	95.25		
1.30368	1.52	2.8124	99.26		
1.30128	1.45	2.7483	99.80		

9. 样品测定

（1）对照品溶液的制备　精密称取青蒿素对照品适量，加乙醇制成每 1mL 含 0.824mg 的溶液。精密吸取 0.5mL 置于 10mL 量瓶中，加 0.2%氢氧化钠溶液 4.0mL，摇匀，于 45℃水浴中反应 30min，取出，立即冷却至室温，加入 0.02mol/L 醋酸溶液至刻度，摇匀，即得。

（2）供试品溶液的制备　取各地青蒿药材各 1g，精密称定，置具塞锥形瓶中，精密加入石油醚（60～90℃）50mL，密塞，称定重量，超声处理（功率 250W，频率 20kHz）60min，放冷，再称定重量，用石油醚（60～90℃）补足减失的重量，摇匀，滤过，取续滤液 25mL，蒸干，残渣加乙醇使溶解，转移至 5mL 量瓶中，加乙醇稀释至刻度，摇匀。精密吸取 1mL，置于 10mL 量瓶中，加 0.2%氢氧化钠溶液 4.0mL，摇匀，于 45℃水浴中水解 30min，取出，立即冷却至室温，加入 0.02mol/L 醋酸溶液至刻度，摇匀。即用微孔滤膜（0.45μm）滤过，即得。分别精密吸取对照品溶液 5μL 与供试品溶液 5～50μL，注入液相色谱仪，按外标法计算供试品中青蒿素的含量。测定结果见表 1-5-3、图 1-5-3。

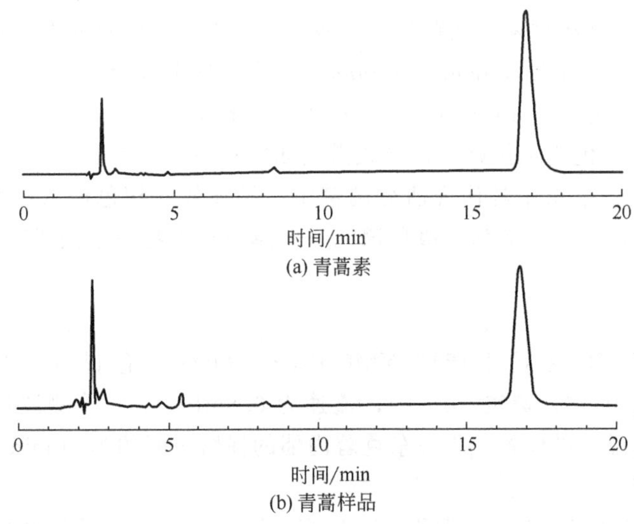

图 1-5-3　青蒿素和青蒿样品的高效液相色谱图

表 1-5-3 青蒿药材中青蒿素的含量测定结果

采 购 地	青蒿素含量/%	采 购 地	青蒿素含量/%
湖南张家界	0.35	浙江长兴	<0.01
湖南吉首	0.43	北京香山	0.15
重庆酉阳	0.42	辽宁沈阳	0.02
山西太原	0.02	安徽合肥	0.025
广西南宁	0.24	江苏武进	<0.01

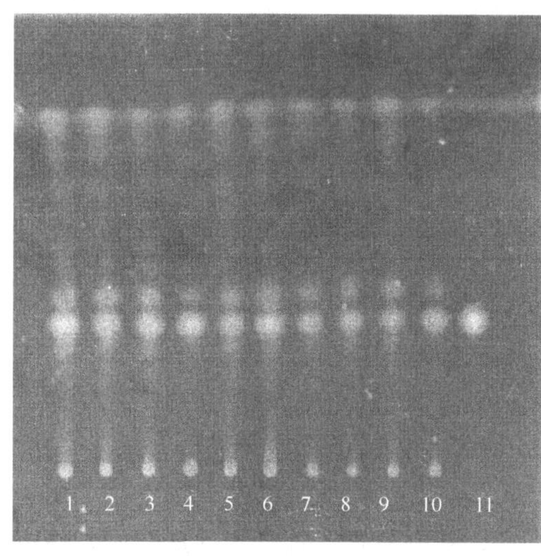

图 1-5-4 青蒿药材中东莨菪内酯的鉴别
1—湖南张家界；2—湖南吉首；3—重庆酉阳；4—山西太原；5—广西南宁；6—浙江长兴；7—北京香山；8—辽宁沈阳；9—安徽合肥；10—江苏武进；11—东莨菪内酯

二、东莨菪内酯

（一）东莨菪内酯的鉴别

取 10 批不同采购地的青蒿药材粉末各 0.5g，分别加甲醇 10mL，超声提取 30min，滤过，滤液减压蒸干，残渣加 1mL 甲醇溶解，作为供试品溶液。另取东莨菪内酯对照品，加甲醇制成每 1mL 含 0.25mg 的溶液，作为对照品溶液。照薄层色谱法（《药典》附录ⅥB）试验，吸取上述两种溶液各 3μL，分别点于同一硅胶 G 薄层板上，以正己烷-乙酸乙酯-甲酸（4∶6∶0.2）为展开剂，展开，取出，晾干，置紫外灯（365nm）下检视。供试品色谱中，在与对照品色谱相应的位置上，显示相同的亮蓝色荧光斑点（图 1-5-4）。

（二）东莨菪内酯的含量测定

1. 药材、仪器与试药

（1）药材样品 青蒿药材采集或购自全国各地，经中国中医研究院青蒿和青蒿素研究中心屠呦呦研究员鉴定均为青蒿 *Artemisia annua* L. 干燥地上部分。

（2）仪器与试药 美国 Waters 201 型高效液相色谱仪；美国 Waters 481 型可变波长紫外检测器；美国 Anstar 色谱工作站；针筒式微孔滤膜过滤器（0.45μm，天津市腾达过滤器件厂）；对照品东莨菪内酯由中药研究所分离鉴定，经高效液相色谱（HPLC）面积归一化法检测，纯度在 99%以上。甲醇为一级色谱纯（天津四友生物医学技术有限责任公司），水为离子变换后重蒸水。

2. 色谱条件

色谱柱为日本 YMC 公司生产的 YMC-Pack ODS-A 色谱柱（4.6mm×250mm，5μm）；流动相为甲醇-0.08%磷酸（4∶6）；流速为 0.8mL/min；检测波长 349nm；灵敏度 0.5AUFS；柱温为室温；进样量 5μL，东莨菪内酯的保留时间约为 10min。

3. 线性关系考察

取东莨菪内酯对照品 5.31mg，溶于 10mL 容量瓶中，加甲醇溶解并稀释至刻度，精密量取 1mL 置于 25mL 容量瓶中，加甲醇稀释至刻度，制成 0.021mg/mL 的对照品溶液。分别精密吸取对照品溶液 1μL、3μL、5μL、10μL、15μL、20μL 注入液相色谱仪，测定峰面积，以进样量为横坐标（X），峰面积为纵坐标（Y），绘制标准曲线（图 1-5-5），并计算回归方程为：$Y=4660505X-5429$，$r=0.9999$。表明对照品进样量在 0.021～0.42μg，进样量与峰面积呈良好线性关系，且截距很小，采用外标一点法定量。

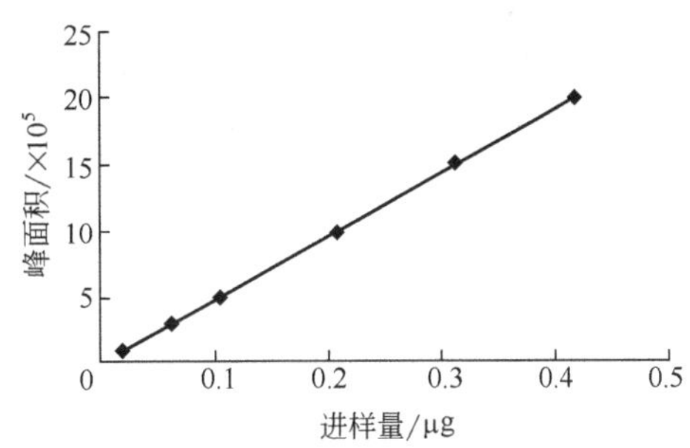

图 1-5-5　东莨菪内酯的标准曲线

4. 提取条件优化

精密称定 3 份药材粉末，每份约 0.25g，加甲醇 10mL，分别超声提取 20min、30min、40min，其他操作同“样品测定”项下方法，制备供试品溶液，测定并计算东莨菪内酯的含量，结果如表 1-5-4 所示。结果表明超声提取 30min 效果较好，故以此条件作为样品提取的优化条件。

表 1-5-4　不同提取时间对青蒿中东莨菪内酯含量的影响

超声提取时间/min	东莨菪内酯含量/%
20	0.13
30	0.15
40	0.15

根据上述试验结果，确定东莨菪内酯的含量测定供试品溶液的制备方法为：取青蒿药材粉末各 0.25g，精密称定，置具塞锥形瓶中，精密加甲醇 10mL，密塞，称定重量，超声处理 30min，再称定重量，用甲醇补足减失的重量，摇匀，滤过，取续滤液，即得。

5. 精密度实验

取对照品溶液，连续进样 5 次，每次 5μL，测得东莨菪内酯峰面积积分值，相对标准偏差为 0.73%，表明精密度良好。

6. 稳定性试验

取同一份供试品溶液，分别于 0、4h、8h、12h、24h 进样，测得峰面积积分平均值为 642261，相对标准偏差为 1.65%，表明供试品溶液在 24h 内稳定。

7. 重现性实验

取同一批青蒿药材粉末 5 份，每份约为 0.25g，精密称定，制备供试品溶液，测定并计算东莨菪内酯含量，5 次测定值的相对标准偏差为 1.54%，重现性良好。

8. 回收率实验

采用加样回收法，取已知含量的同一批样品 5 份，每份 0.12g，精密称定，分别精密加入适量东莨菪内酯，按“样品测定”项下方法制备供试品溶液，测定并计算东莨菪内酯的含量，结果见表 1-5-5，回收率符合要求。

表 1-5-5　东莨菪内酯加样回收测定结果

药材中含量/mg	加入量/mg	实测值/mg	回收率/%	平均值/%	相对标准偏差/%
0.1586	0.1593	0.3117	96.11	99.34	2.0
0.1570	0.1593	0.3183	101.2		
0.1574	0.1593	0.3175	100.5		
0.1562	0.1593	0.3137	98.90		
0.1572	0.1593	0.3166	100.0		

9. 样品测定

分别精密吸取对照品溶液与供试品溶液各 5μL，注入液相色谱仪，按外标法计算供试品中东莨菪内酯的含量。测定结果见图 1-5-6、表 1-5-6。

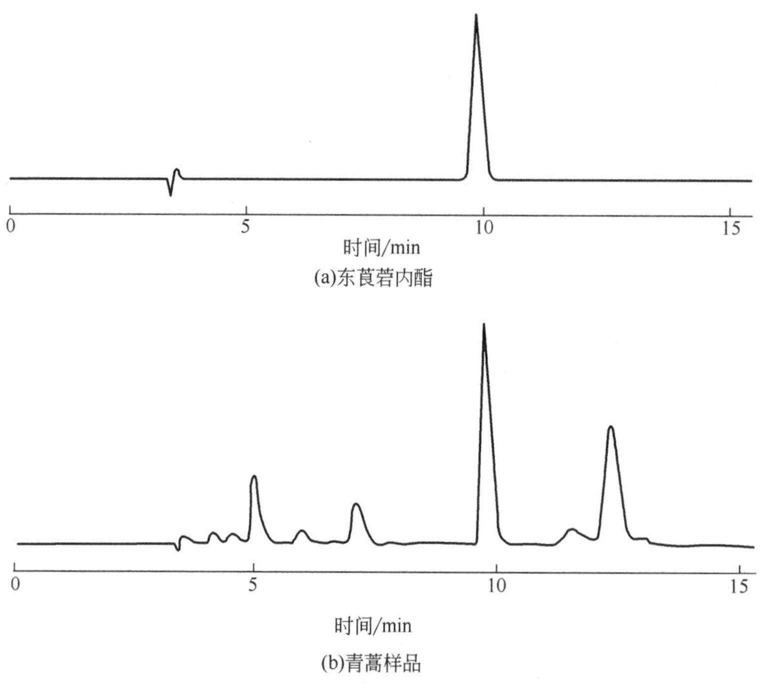

图 1-5-6 东莨菪内酯和青蒿样品的高效液相色谱图

表 1-5-6 青蒿药材中东莨菪内酯的含量测定结果

采购地	东莨菪内酯含量/%	采购地	东莨菪内酯含量/%
湖南张家界	0.15	浙江长兴	0.097
湖南吉首	0.12	北京香山	0.14
重庆酉阳	0.13	辽宁沈阳	0.052
山西太原	0.092	安徽合肥	0.037
广西南宁	0.066	江苏武进	0.03

参考文献

赵世善，曾美怡．高效液相色谱法测定青蒿植物中的青蒿素．药物分析杂志，1986，6（1）：3～4

第六章　中药青蒿的其他药理研究

青蒿为常用中药，性味苦寒，归肝、胆、肾经，具有清热、祛暑、除蒸、截疟等功效，为传统清热解暑药。临床用于治疗阴虚发热、暑热外感、疟疾、湿热黄疸诸证，其功用在历代本草中均有记载。《本草图经》称“青蒿治骨蒸劳热为最，古方单用之”。《本经》“主恶疮”，《唐本草》“生桵敷金疮，大止血，生肉，止疼痛”。又《太平圣惠方》及《济急仙方》用于“治聤耳，脓血出不止”及“牙齿肿痛”等。近代对其功效开展了不少药理作用的探讨。本章就青蒿抗疟以外的药理研究作一概述。

一、青蒿的解热、耐高温、抗炎、镇痛、抑菌作用研究[1]

青蒿的近代实验与临床研究中或单用[2~6]或用复方[7~13]，在治疗虚热、高热、暑热以及不明原因热患的过程中均显示较好疗效。可治疗感冒、急性扁桃体炎、类风湿关节炎、急性胆囊炎、泌尿系感染、功能性低热等多种发热性疾病，临床提示青蒿退热的适用范围广泛，其解热不仅是解表透邪，而且还与清热降火、凉血解毒、化湿利胆、透络消肿等功能有关。为此进行解热、耐高温、抗炎、镇痛和抑菌方面实验研究，并就叶、茎不同药用部位及不同采收季节批次进行比较。

【实验材料】

中药青蒿 *Artemisia annua* L. 采自北京，部分药品购自北京药材公司。

青蒿水提物为青蒿水煎浓缩物，药效实验用300%的水溶液（1mL 相当 3g 生药），急性毒性实验用500%的水溶液（1mL 相当 5g 生药）；乙酸乙酯提取物为青蒿水提物的乙酸乙酯提取部分；正丁醇提取物为继乙酸乙酯后之正丁醇提取部分；残水部分为水提物经乙酸乙酯及正丁醇提取后之残液。

抑菌实验所提供样品分别为青蒿生药水煎液及青蒿生药乙醚提取物及乙醇提取物。

动物：昆明种小鼠，体重17～26g，每批实验小鼠体重相差4g以内。大鼠体重为160～230g，每批实验大鼠体重相差不超过60g。大鼠均用雄性，小鼠除镇痛实验热板法用雌性外，其他实验雌雄兼用。

试验菌样：金黄色葡萄球菌、大肠杆菌及乙型溶血性链球菌各50株，均为北京医科大学第一附属医院临床分离物。肺炎球菌10株来自中日友好医院等几家医院。各菌株均由本实验室在胰酶消化大豆胨琼脂（TSA）斜面上传代保存。用于乙型链球菌及肺炎球菌的培养基为补充以5%兔血的TSA。

培养基：实验所用TSA为英国OXOID公司产品；TSA血平板是以TSA为基础，补充以5%脱纤维兔血制成。

【方法与结果】

解热实验设对大鼠鲜酵母人工发热的影响及对正常大鼠体温的影响2个指标；解暑功效

则观察耐高温实验；抗炎以小鼠、大鼠酵母性关节炎，小鼠蛋清性关节肿及对二甲苯诱发小鼠耳部炎症的影响3种为实验指标；镇痛实验则以对小鼠甩尾反应痛阈及对醋酸所致小鼠扭体反应的影响为指标。

（一）水提取部分

1. 解热实验

（1）对大鼠鲜酵母人工发热的影响　于注射鲜酵母液前测量每只大鼠的肛温2次（2次间隔1h），取平均值为正常肛温。用无菌生理盐水配成15%鲜酵母混悬液，分别注射于大鼠颈背部皮下，2.0mL/100g体重。于注射酵母后第4个小时开始灌胃给药，测量给药后1h、2h、3h及4h的肛温变化。以正常肛温和给药后不同时间的肛温差值表示。表1-6-1结果表明，青蒿水提物一次灌胃给药（1/3～1/2 LD_{50}剂量组）对鲜酵母人工发热的大鼠有极明显的退热作用，其作用可维持4h左右。

① 不同采收季节生药样品的比较　取大鼠，于注射鲜酵母后第5个小时开始口服灌胃给药［方法详见本文解热实验（1）项下］，分别测量给药后1h、2h、3h、4h的肛温。表1-6-2结果表明，第一批青蒿水提物（花前期）的解热作用明显优于第二批青蒿水提物（花蕾期），通过对两者1/3 LD_{50}等毒剂量相互比较（t测验），发现在给药后3h和4h有明显差异（t值分别为2.15和2.29，$P<0.05$）。

② 不同药用部位（叶和茎）解热作用比较　实验用北京市售青蒿（花前期），分别将生药叶、茎选出，制备所需浓度水提物样品，用1/3 LD_{50}剂量给大鼠一次灌胃给药后1h，按本文解热实验方法进行实验。表1-6-3结果表明，青蒿叶与茎对鲜酵母人工致热的大鼠，均有明显的退热作用。其作用时间和作用强度近似。

（2）对正常大鼠体温的影响　取大鼠测肛温2次，求平均值为正常药前体温。灌胃给药2天，上、下午各一次。分别于末次给药后1h、2h及3h各测肛温一次。以给药前后肛温差值表示。表1-6-4结果表明，青蒿水提物（1/6 LD_{50}，27.0g/kg组），对正常大鼠体温有明显降温影响。

表1-6-1　青蒿水提物对大鼠鲜酵母致热的退热作用

药　物	剂量/(g/kg)	鼠数/只	正常体温/℃	致热后第4h体温/℃	给药后不同时间体温变化/℃($\bar{X}\pm SE$)			
					1h	2h	3h	4h
对照(蒸馏水)		6	37.50±0.24	38.20±0.27	1.10±0.39	1.40±0.28	1.20±0.82	1.10±0.68
青蒿水提物	27.0×1	6	37.10±0.22	38.10±0.24	1.20±0.63	1.50±0.64	1.60±0.74	1.40±0.79
	54.0×1	6	37.60±0.09	38.40±0.15①	0.40±0.52②	0.20±0.95	0.40±0.79	0.30±0.62①
	81.0×1	5	37.60±0.17	38.60±0.17		−1.20±0.31②	−0.60±0.62②	−0.30±0.60②

① 与对照组比较$P<0.05$。
② 与对照组比较$P<0.01$。

表1-6-2　不同采收季节青蒿水提物对鲜酵母人工致热大鼠的解热作用比较

样　品	剂量/(g/kg)	鼠数/只	正常体温/℃	注射酵母第5h体温/℃	给药后不同时间体温变化/℃($\bar{X}\pm SE$)			
					1h	2h	3h	4h
对照(蒸馏水)		7	37.90±0.10	39.00±0.09	0.20±0.07	0.00±0.16	0.10±0.14	0.10±0.10
第一批样品	1/6 LD_{50} 19.6	7	37.60±0.14	39.40±0.24	−0.50±0.16③	−1.10±0.29②	−0.70±0.27⑤	−0.50±0.52
(花前期)	1/3 LD_{50} 39.2	7	38.00±0.15	39.50±0.23	−1.30±0.46②	−1.10±0.26②	−1.20±0.32②	−1.00±0.36①
	1/2 LD_{50} 58.8	5	38.00±0.10	39.20±0.13	−1.90±0.48②	−1.20±0.47②	−0.80±0.19②	−0.40±0.15
第一批样品	1/6 LD_{50} 20.2	7	38.00±0.22	39.00±0.28	−0.15±0.23	−0.20±0.34	−0.40±0.10	−0.30±0.29
(花蕾期)	1/3 LD_{50} 40.4	7	37.60±0.13	39.00±0.20	−0.50±0.36①	−0.50±0.18	−0.10±0.35	−0.14±0.18
	1/2 LD_{50} 60.7	6④	38.20±0.11	39.30±0.13	−0.90±0.35②	−0.60±0.31⑤	−0.60±0.31	−0.40±0.41

① 与对照组比较$P<0.05$。
② 与对照组比较$P<0.01$。
③ $P<0.001$。
④ 示有动物死亡。
⑤ $P\approx0.05$。

表 1-6-3　不同药用部位对鲜酵母人工致热的解热作用比较

药用部位	剂量/(g/kg)	鼠数/只	正常体温/℃	致热后第5h体温/℃	给药后不同时间体温变化/℃($\overline{X}\pm SE$)			
					1h	2h	3h	4h
对照(蒸馏水)		10	37.10±0.22	38.90±0.16	0.60±0.28	0.20±0.14	−0.50±0.14	0.90±0.17
叶水提物	1/3 LD_{50} 39.2	9	37.20±0.09	39.40±0.13	−0.40±0.23②	−0.70±0.26①	−1.10±0.18①	−1.40±0.24
茎水提物	1/3 LD_{50} 39.2	9	37.20±0.11	39.30±0.08	−0.20±0.17②	−0.30±0.18①	−0.60±0.23	−0.90±0.19

① 与对照组比较 $P<0.05$。

② 与对照组比较 $P<0.01$。

表 1-6-4　青蒿水提物对大鼠正常体温的影响

药　　物	剂量/(g/kg)	鼠数/只	正常体温/℃	给药后不同时间体温变化/℃($\overline{X}\pm SE$)		
				1h	2h	3h
对照(蒸馏水)		10	38.80±0.13	−0.40±0.45	−0.30±0.42	−0.60±0.49
青蒿水提物	27.0×4	10	38.90±0.15	−1.20±0.70①	−1.00±0.58①	−0.90±0.51
	54.0×4	10	38.70±0.14	−0.60±0.65	−0.40±0.45	−0.40±0.63

① 与对照组比较 $P<0.01$。

2. 耐高温实验

取小鼠随机分组后，分别测量给药前正常腋下皮肤温度2次，求平均值为药前体温。口服灌胃给药3天，每天2次。末次给药后1h，入温箱前测量烤前体温。将小鼠放串笼内(每小格一小鼠)，分批放温箱（45℃±0.5℃）内烤20min后，立即取出测量各鼠的皮肤温度。分别计算烤后与烤前、烤后与药前皮肤温度差值，并进行 t 测验。表1-6-5结果表明，青蒿水提物（30.0g/kg组、60.0g/kg组）有极明显的耐高温作用（给药组小鼠烤后皮肤温度明显低于对照组小鼠）。

表 1-6-5　青蒿水提物对高温环境小鼠体温的影响

药　　物	剂量/(g/kg)	鼠数/只	体温变化情况/℃($\overline{X}\pm SE$)			
			药前体温	烤20min后体温	烤后与烤前差值	烤后与药前差值
对照(蒸馏水)		11	36.30±0.23	37.70±0.07	1.80±0.21	1.30±0.22
青蒿水提物	15.0×6	10	36.10±0.16	37.50±0.21	2.10±0.25	1.40±0.36
	30.0×6	10	36.50±0.17	36.80±0.08	1.10±0.82	0.26±0.16②
	60.0×6	10	36.50±0.10	36.80±0.13	1.22±0.45①	0.40±0.19②

① 与对照组比较 $P<0.05$。

② 与对照组比较 $P<0.01$。

3. 抗炎实验

（1）对小鼠、大鼠酵母性关节肿的影响　取健康小鼠或大鼠分批灌胃给药4次，末次灌胃给药后1h，分别于小鼠或大鼠右踝关节皮下注射10%的药用酵母粉上清液0.05mL或0.1mL，用足趾容积测量仪，测量致炎后1h、2h、3h、4h及5h足跖及踝关节的容积差，为关节肿胀程度的指标。实验结果进行 t 测验。表1-6-6、表1-6-7结果表明，青蒿水提物对小鼠和大鼠的酵母性关节炎均有极明显的抑制作用。

（2）对小鼠蛋清性关节肿的影响　取小鼠灌胃给药6次，末次给药后1h，将新鲜蛋清0.05mL皮下注于小鼠踝关节处。按上述酵母性关节肿方法实验。表1-6-8结果表明，青蒿水提物对小鼠蛋清性关节炎有极明显的抑制作用，两批实验结果相似。

（3）对二甲苯诱发小鼠耳部炎症的影响　小鼠一次灌胃给药1h后，将二甲苯0.05mL涂于小鼠左耳。15min后用直径0.8cm的圆形不锈钢冲子将左右耳廓冲下，分别称重，以左右耳片重量之差作为肿胀程度的指标。表1-6-9结果表明，青蒿水提物大剂量组（100g/kg）对二甲苯致炎小鼠耳部炎症有明显的抑制作用。

表 1-6-6 青蒿水提物对小鼠酵母性足肿胀的影响

实验批次	药物	剂量/(g/kg)	鼠数/只	注射致炎物后不同时间足肿胀程度/mL ($\overline{X}\pm SE$)				
				1h	2h	3h	4h	5h
第一批	对照(蒸馏水)		10	0.16±0.01	0.15±0.01	0.12±0.01	0.12±0.01	0.13±0.01
	青蒿水提物	30.0×4	12	0.05±0.01③	0.06±0.01③	0.06±0.01③	0.05±0.01③	0.07±0.01②
		60.0×4	11	0.09±0.01③	0.10±0.01①	0.11±0.01	0.08±0.01	0.10±0.01
第二批	对照(蒸馏水)		10	0.02±0.01	0.049±0.000	0.071±0.010	0.054±0.020	0.02±0.01
	青蒿水提物	15.0×4	10	0.07±0.01	0.07±0.01③	0.07±0.01①	0.066±0.010	0.078±0.010
		30.0×4	10	0.04±0.01	0.015±0.010②	0.042±0.010①	0.027±0.010	0.028±0.013
		60.0×4	10	0.04±0.01	0.052±0.010	0.057±0.010	0.051±0.010	0.036±0.010

① 与对照组比较 $P<0.05$。

② 与对照组比较 $P<0.01$。

③ $P<0.001$。

表 1-6-7 青蒿水提物对大鼠酵母性足肿胀的影响

药物	剂量/(g/kg)	鼠数/只	注射致炎物后不同时间足肿胀程度/mL ($\overline{X}\pm SE$)				
			1h	2h	3h	4h	5h
对照(蒸馏水)		6	0.86±0.09	0.71±0.09	0.54±0.08	0.37±0.07	0.34±0.09
青蒿水提物	30.0×4	6	0.38±0.06②	0.36±0.08①	0.21±0.06②	0.26±0.09	0.21±0.05
	60.0×4	6	0.61±0.06	0.69±0.05	0.48±0.03	0.33±0.04	0.29±0.03

① 与对照组比较 $P<0.05$。

② 与对照组比较 $P<0.01$。

表 1-6-8 青蒿水提物对小鼠蛋清性足肿胀的影响

实验批次	药物	剂量/(mg/kg)	鼠数/只	注射致炎物后不同时间足肿胀的影响/mL($\overline{X}+SE$)				
				1h	2h	3h	4h	5h
第一批	对照(蒸馏水)		10	0.06±0.01	0.04±0.01	0.03±0.00	0.01±0.01	−0.01±0.00
	青蒿水提物	15.0×6	9	0.05±0.01	0.07±0.00	0.03±0.00	0.01±0.00	0.00±0.00
		30.0×6	11	0.06±0.01	0.03±0.00	0.02±0.00	0.00±0.00	0.00±0.00
		60.0×6	11	0.04±0.00	0.01±0.00②	0.00±0.00①	0.00±0.00	0.00±0.00
	泼尼松	0.1×1	10	0.03±0.00①	0.00±0.01②	0.00±0.00②	0.00±0.01	0.01±0.00
第二批	对照(蒸馏水)		8	0.15±0.02	0.06±0.01	0.08±0.01	0.05±0.01	0.03±0.00
	青蒿(水提物)	15.0×6	7	0.10±0.01	0.11±0.01	0.05±0.01	0.02±0.01	0.03±0.01
		30.0×6	8	0.07±0.02②	0.12±0.02	0.07±0.01	0.03±0.00	0.01±0.00
		60.0×6	8	0.05±0.00③	0.05±0.00	0.03±0.01①	0.01±0.01①	0.00±0.00②
	泼尼松	0.1×1	8	0.09±0.00①	0.04±0.00	0.00±0.00③	0.00±0.00③	0.00±0.01②

表 1-6-9 青蒿水提物对二甲苯诱发小鼠耳朵炎症的影响

实验批次	药物	剂量/(g/kg)	鼠数/只	耳朵环片重/mg ($\overline{X}\pm SE$)	抑制率/%
第一批	对照(蒸馏水)		12	25.80±3.56	
	青蒿水提物	25.0	12	20.00±2.22	22.5
		50.0	12	24.50±3.49	5.0
		100.0	12	16.80±2.01①	53.5
第二批	对照(蒸馏水)		10	20.20±1.63	
	青蒿水提物	100.0	8	14.00±2.53	29.7

① 与对照组比较 $P<0.05$。

4. 镇痛实验

(1) 对小鼠甩尾反应痛阈的影响　按常用方法(水浴温度49℃±0.5℃)对小鼠进行预先筛选，剔除在3s内甩尾和30s内不见甩尾者，选出合格小鼠分批进行实验，分别于末次灌胃给药后1h测定给药后不同时间痛阈变化(尾进入水浴开始时间到甩尾发生的时间为其痛阈)。结果见表1-6-10。两批实验结果表明，青蒿水提物能明显延长小鼠的痛阈反应时间，具有一定的镇痛作用。

表 1-6-10　青蒿水提物对小鼠甩尾反应的影响

实验批次	药　物	剂量/(mg/kg)	鼠数/只	痛阈值/s　($\overline{X}$±SE)				
				药前	药后 1h	药后 2h	药后 3h	药后 4h
第一批	对照(蒸馏水)		15	9.90±0.96	1.40±1.73	−0.40±2.01	−3.00±1.04	−2.81±1.31
	青蒿水提物	19.6×3	14	10.70±0.87	4.70±2.41	7.60±1.33②	1.80±2.34	1.60±1.94①
		39.2×3	12	11.80±1.15	9.10±2.58①	1.20±1.86	2.70±2.14①	−4.80±1.59
		58.8×3	13	9.90±1.04	6.20±2.71	4.10±2.11	3.50±1.54②	5.10±1.43
	强痛定	0.1×1①	13	11.20±1.78	15.20±4.08②	4.40±3.04	−0.10±1.52	0.80±3.09
第二批	对照(蒸馏水)		14	12.80±1.13	0.00±1.76	−2.80±0.89	7.30±2.58	2.10±1.24
	青蒿水提物	13.1×3	14	13.50±1.38	9.10±3.03②	3.30±1.46②	1.00±2.51	−0.26±2.47
		19.6×3	15	12.30±0.96	15.00±3.45②	0.10±1.78	0.20±2.17	5.90±3.36
		39.2×3	12	10.90±1.26	4.70±3.22	−3.60±1.23	1.90±4.73	12.80±3.61②

① 与对照组比较 $P<0.05$。

② 与对照组比较 $P<0.01$。

注：强痛定组为皮下给药。

(2) 对乙酸所致小鼠扭体反应的影响　取小鼠末次灌胃给药 1h 后，腹腔注射 1%醋酸生理盐水，临用前新鲜配制 0.1mL/只，观察注射醋酸后 30min 内小鼠扭体次数。表 1-6-11 结果表明，青蒿水提物小剂量组 13.1g/kg 有明显减少小鼠扭体次数的作用（镇痛抑制率为 58.3%，$P<0.02$）。

表 1-6-11　青蒿水提物对小鼠扭体反应的影响

实验批次	药　物	剂量/(g/kg)	鼠数/只	扭体反应次数/次 ($\overline{X}$±SE)	抑制率/%
第一批	对照(蒸馏水)		11	30.70±5.46	
	青蒿水提物	13.1×3	10	12.80±2.66①	58.3
		19.6×3	11	22.10±2.14	28.0
		39.2×3	11	17.90±4.16	41.7
	哌替啶(杜冷丁)	0.05×1	11	0.00±0.00②	100.0
第二批	对照(蒸馏水)		9	47.50±6.99	
	青蒿水提物	19.6×3	10	30.00±4.90③	36.8
		39.2×3	6	33.80±8.01	28.8

① 与对照组比较 $P<0.05$。

② 与对照组比较 $P<0.01$。

③ $t=2.09$ ($P<0.05$，$t=2.12$)。

(二) 溶剂提取部分

1. 解热实验

在青蒿水提物有明显解热作用的基础上，以乙酸乙酯、正丁醇提取物及残水部分分别灌胃给药后 1h，按前对鲜酵母人工致热大鼠体温的影响进行实验。表 1-6-12 结果表明青蒿水提部分、乙酸乙酯及正丁醇提取物均有明显退热作用，残水部分则无效。

表 1-6-12　青蒿分部提取物对鲜酵母人工致热大鼠体温的影响

药　物	剂量/(g/kg)	鼠数/只	正常体温/℃	致热后第 5h 体温/℃	给药后不同时间体温变化/℃　($\overline{X}$±SE)			
					1h	2h	3h	4h
对照(蒸馏水)		10	37.10±0.22	38.90±0.16	0.60±0.28	0.20±0.14	0.50±0.14	0.90±0.17
乙酸乙酯提取物	2.0	10	37.20±0.19	39.20±0.19	−0.80±0.43②	−0.40±0.23①	−0.70±0.26	−1.40±0.16③
正丁醇提取物	4.0	10	37.30±0.07	39.20±0.21	−0.20±0.28①	−0.20±0.21	−0.50±0.22	−0.90±0.27

① 与对照组比较 $P<0.05$。

② 与对照组比较 $P<0.01$。

③ 接近有效 $t=1.94$，$t=2.10$　$P<0.05$。

2. 耐高温实验

在青蒿水提物具耐高温作用基础上，以其乙酸乙酯、正丁醇提取物并残水部分分别进行实验，表 1-6-13 结果表明乙酸乙酯及正丁醇提取物均有耐高温作用，尤以正丁醇提取物为强（烤后和烤前皮肤温度差值显著），残水液则无效。

3. 抗炎实验

在青蒿水提物抗炎实验极明显的基础上，经分部提取，其乙酸乙酯、正丁醇及残水部分均呈明显抗炎作用（表 1-6-14）。

表 1-6-13 青蒿分部提取物对高温环境小鼠体温的影响

药　物	剂量/(g/kg)	鼠数/只	体温变化情况/℃ ($\overline{X}\pm SE$)			
			药前体温	烤 20min 后体温	烤后与烤前差值	烤后与药前差值
对照(蒸馏水)		8	35.60±0.68	41.60±0.31	5.90±0.27	6.00±0.24
全草水提取物	100.0×4	8	35.80±0.12	39.50±0.24	3.90±0.43①	3.70±0.30②
乙酸乙酯提取物	1.0×4	8	36.10±0.08	40.30±0.29	5.50±0.28②	4.10±0.27②
正丁醇提取物	2.0×4	7	35.80±0.13	38.80±0.34	2.80±0.88	3.00±0.46②
提取后水液	100.0×4	8	35.60±0.08	41.70±0.19	6.20±0.27	6.00±0.25

① 与对照组比较 $P<0.01$。

② $P<0.001$。

表 1-6-14 青蒿分部提取物对小鼠酵母性足肿胀的影响

药　物	剂量/(g/kg)	鼠数/只	注射致炎物后不同时间足肿胀程度/mL ($\overline{X}\pm SE$)				
			1h	2h	3h	4h	5h
对照(蒸馏水)		10	0.10±0.01	0.08±0.01	0.05±0.00	0.03±0.01	0.03±0.01
全草水提取物	100.0×3	10	0.02±0.01②	0.02±0.01②	0.02±0.01	0.03±0.01	0.00±0.01①
乙酸乙酯提取物	2.0×3	10	0.06±0.01①	0.03±0.01②	0.02±0.01②	0.01±0.01①	0.01±0.01①
正丁醇提取物	4.0×3	10	0.06±0.01①	0.04±0.01①	0.03±0.01	0.02±0.01	0.02±0.01
提取后水液	200.0×3	10	0.05±0.01①	0.03±0.01②	0.02±0.01②	0.02±0.01	0.03±0.01

① 与对照组比较 $P<0.05$。

② 与对照组比较 $P<0.01$。

（三）莨菪亭的抗炎试验

在青蒿提取物抗炎作用十分明显的情况下，以青蒿中分离鉴定的莨菪亭进一步做对小鼠酵母性足肿胀的抗炎实验，表 1-6-15 结果表明莨菪亭有明显抗炎作用，为青蒿抗炎作用的有效成分之一。

表 1-6-15 莨菪亭对小鼠酵母性足肿胀的影响

实验批次	药　物	剂量/(mg/kg)	鼠数/只	注射致炎物后不同时间足肿胀程度/mL ($\overline{X}\pm SE$)				
				1h	2h	3h	4h	5h
第一批	对照(蒸馏水)		15	0.04±0.01	0.03±0.01	0.04±0.01	0.02±0.00	0.01±0.00
	莨菪亭	120.0	15	0.03±0.01	0.01±0.01②	0.02±0.00②	0.02±0.01	0.00±0.00
		60.0	15	0.04±0.01	0.02±0.01	0.02±0.01②	0.02±0.01②	0.00±0.00
		30.0	15	0.03±0.01	0.01±0.00②	0.01±0.01③	0.01±0.01①	0.00±0.00②
第二批	对照(蒸馏水)		10	0.10±0.01	0.07±0.01	0.05±0.00	0.03±0.01	0.03±0.01
	莨菪亭	120.0	10	0.05±0.01③	0.03±0.01②	0.01±0.01③	0.02±0.01	0.00±0.01②

① 与对照组比较 $P<0.05$。

② 与对照组比较 $P<0.01$。

③ $P<0.001$。

（四）抑菌实验

1. 方法

实验采用琼脂稀释法：在融化的 TSA（或 TSA 平板）培养基中加入不同浓度的青蒿制

剂，倾注成含不同药物浓度的平板，置37℃培养箱中过夜做无菌检查。由24h实验菌斜面培养物上刮取少许菌落，置于2mL 0.05%酵母粉水中制成悬液，比浊至麦氏比浊管1#管的1/2，再用酵母粉水进一步稀释备用。各菌稀释倍数不同：金黄色葡萄球菌50倍，大肠杆菌40倍，乙型链球菌20倍，肺炎球菌不做进一步稀释。稀释后每10μL悬液中含菌数在$6\times10^4\sim6\times10^5$PFU。稀释后用微量加液器取菌液10μL分别点种于不同药物浓度的平板培养基上，同时接种不含药平板作为对照。接种后将平板置于37℃培养箱中培养24h，观察并记录不同药物浓度下细菌生长被抑制的情况，计算不同浓度抑菌百分率和半数抑菌浓度（IC_{50}）。

2. 结果

（1）溶剂分部提取部分（A、B分别为青蒿乙醚和乙醇提取物）　青蒿粗提物对金黄色葡萄球菌等四种细菌在体外抑制生长的情况见表1-6-16～表1-6-19。由实验结果可以看出，在四种细菌中，青蒿提取物以对金黄色葡萄球菌抑制力最强。

表1-6-16　青蒿粗提物对金黄色葡萄球菌生长的抑制作用

青蒿粗提物	不同浓度下被抑制菌株数					
	200mg/mL	100mg/mL	50mg/mL	25mg/mL	12.5mg/mL	0(对照)
青蒿水煎剂	50/50	50/50	50/50	50/50	0/50	0/50
青蒿A	50/50	50/50	38/50	0/50	0/50	
青蒿B	50/50	50/50	50/50	7/50	0/50	

表1-6-17　青蒿粗提物对大肠杆菌生长的抑制作用

青蒿粗提物	不同浓度下被抑制菌株数				
	200mg/mL	100mg/mL	50mg/mL	25mg/mL	0(对照)
青蒿水煎剂	50/50	5/50	0/50	0/50	0/50
青蒿A	5/50	0/50	0/50	0/50	
青蒿B	50/50	25/50	5/50	0/50	

表1-6-18　青蒿粗提物对乙型链球菌生长的抑制作用

青蒿粗提物	不同浓度下被抑制菌株数			
	200mg/mL	100mg/mL	50mg/mL	0(对照)
青蒿水煎剂	5/50	0/50	0/50	0/50
青蒿A	50/50	0/50	0/50	
青蒿B	50/50	50/50	0/50	

表1-6-19　青蒿粗提物对肺炎球菌生长的抑制作用

青蒿粗提物	不同浓度下被抑制菌株数			
	200mg/mL	100mg/mL	50mg/mL	0(对照)
青蒿水煎剂	0/10	0/10	0/10	0/10
青蒿A	10/10	6/10	0/10	
青蒿B	10/10	4/10	0/10	

从半数抑菌浓度（IC_{50}）的比较来看（表1-6-20）青蒿粗提物对金黄色葡萄球菌的抑菌力最强，各制剂分别比较也如此。就几种粗提物相互比较，青蒿B的抑菌力要强些，但各菌的反应也不尽相同，尚未见共同的规律。

（2）青蒿酸的抑菌作用　本实验采用琼脂稀释法，测定了青蒿酸（乳剂）对金黄色葡萄球菌等十几种细菌生长的抑制作用（结果以最低抑菌浓度表示），结果见表1-6-21。

表 1-6-20 青蒿各粗提物对细菌生长的抑制作用比较

实验细菌	IC_{50}/(mg/mL)		
	青蒿水煎剂	青蒿 A	青蒿 B
金黄色葡萄球菌	17.6	41.7	32.1
大肠杆菌	131.9	263.9	93.3
乙型链球菌	263.9	141.4	70.7
肺炎球菌	>200.0	93.3	107.1

表 1-6-21 青蒿酸对金黄色葡萄球菌等十几种细菌生长的抑制作用

试验细菌		无药对照	青蒿酸浓度/(mg/mL)				最低抑菌浓度/(mg/mL)
			2.0	1.0	0.5	0.25	
革兰阳性	金黄色葡萄球菌	+	−	−	+	+	1.0
	白色葡萄球菌	+	−	−	+	+	1.0
	肠球菌	+	+	+	+	+	>2.0
	枯草杆菌	+	−	−	−	+	0.5
革兰阴性	大肠杆菌	+	+	+	+	+	>2.0
	变形杆菌	+	+	+	+	+	>2.0
	铜绿假单胞菌	+	+	+	+	+	>2.0
	伤寒杆菌	+	+	+	+	+	>2.0
	福氏痢疾杆菌	+	+	+	+	+	>2.0
	宋内痢疾杆菌	+	+	+	+	+	>2.0

注：＋表示细菌生长；－表示细菌生长被抑制。

青蒿酸对某些革兰阳性细菌如枯草杆菌、金黄色葡萄球菌、白色葡萄球菌有一定抑制作用，最低抑菌浓度在 0.5～1.0mg/mL。

(五) 急性毒性实验

取小鼠（雄雌各半），按简化概率单位法分别求出青蒿（自采）水提物一次灌胃给药的半数致死量（LD_{50}）和可信限（$P=0.95$）为（161.3±4.8)g 生药/kg。北京市售青蒿（花前期），第一批购入样品的水提物急性毒性剂量为（117.2±26.5)g 生药/kg。北京市售青蒿（花蕾期），第二批购入样品的水提物急性毒性剂量为（121.3±12.5)g 生药/kg。

【讨论】

(1) 动物实验证明，青蒿提取物有明显的解热、耐高温、抗炎及镇痛作用。体外抑菌实验表明有一定的抑菌作用，为青蒿传统功效提供了科学依据。其抗炎、抑菌活性物质通过实验明确的有莨菪亭和青蒿酸，其他尚待深入。

(2) 关于药用部分，在抗疟研究中，主要有效部分为叶片，茎、秆无效，而从解热指标看，茎、叶均有效，而花前叶茂期效高于花期，为此药用部分仍应定为地上部分，但采收季节应以花前叶茂期为宜。

二、青蒿挥发油的药理作用研究

多年来对青蒿药材挥发油的研究表明，青蒿挥发油具有药用价值，可治疗皮肤病、慢性气管炎等多种疾病[14～16]。青蒿中含有的青蒿精油具有明显的抗真菌作用，对石膏样毛发癣菌、红色毛癣菌、絮状表皮癣菌、断发毛癣菌等均有明显作用[17]。现简要介绍青蒿挥发油的药理作用研究。

(一) 祛痰、镇咳、平喘等药效作用实验

1. 祛痰作用

用小鼠酚红法进行祛痰试验，结果表明挥发油具有明显的祛痰作用（表 1-6-22)。

表 1-6-22　青蒿挥发油的祛痰作用

组　别	剂量/(mL/kg)	动物数/只	酚红浓度/(mg/mL)($\overline{X}\pm SE$)	作用强度/%
对照组		10	0.37±0.02	100
青蒿组	0.24	12	0.75±0.09	202.7
青蒿组	0.48	13	0.84±0.11	227.6
青蒿组	0.96	14	0.97±0.09	262.2

2. 镇咳作用

用小鼠浓氨熏蒸法实验，结果表明青蒿挥发油具有较好的镇咳作用（表 1-6-23)。

表 1-6-23　青蒿挥发油的镇咳作用

组　别	剂量/(mL/kg)	动物数/只	咳嗽次数($\overline{X}$)	镇咳百分率/%
对照组		32	6.50	0
可待因组	50①	30	4.13	36.5
青蒿组	0.24	18	2.94	54.8
青蒿组	0.12	30	4.80	26.2

① 50mg/kg 腹腔注射。

3. 平喘作用

用整体豚鼠恒压组胺-乙酰胆碱喷雾法进行平喘实验，青蒿挥发油 0.24mL/kg（小鼠 1/10 LD_{50}）一次灌胃给药，能明显降低组胺四级反应动物数，说明有一定的平喘作用（表 1-6-24)。

表 1-6-24　青蒿挥发油的平喘作用

组　别	剂量/(mL/kg)	动物数/只	组胺四级反应动物数/只	反应率/%	显著性(P 值)
对照组		21	18	85.71	
青蒿组	0.24	22	12	54.54	<0.05

(二) 青蒿挥发油的毒性实验

1. 急性毒性实验

用概率单位绘图求得小鼠半数致死量（LD_{50}）为（2.34±0.09)mL/kg。

2. 亚急性毒性实验

分别以 0.3mL/kg（1/8 LD_{50})、0.15mL/kg（1/16 LD_{50}）的青蒿挥发油乳剂灌胃连续给药 30 天，进行小鼠亚急性毒性实验，给药期各组动物全部存活。给药 30 天，对各主要脏器组织形态学观察，未见明显中毒性改变。

3. 青蒿挥发油灌胃对血清谷丙转氨酶含量的影响

分小鼠组和兔子组研究青蒿挥发油对血清谷丙转氨酶含量的影响。

(1) 小鼠组 整个实验延续一个月，给药途径是灌胃，一共设两个剂量组。

取30只（同窝小鼠，每窝8只）健康小鼠，体重14～19g，根据体重及窝别随机分成3组，每鼠给水或药0.2mL/10g，对照组给自来水，小剂量组给青蒿挥发油相当于1/16 LD_{50}的量，大剂量组给青蒿挥发油相当于1/8 LD_{50}的量。连续给药一个月，在给药前、给药14天及30天，3次从小鼠眶后静脉丛用毛细管取血，之后按照血清谷丙转氨酶超微量测定的方法，将每份血清用微量注射器吸取10μL于小试管中，测定血清中谷丙转氨酶的含量。

(2) 兔子组 实验过程同小鼠，但只设一个剂量组。

取10只灰兔，体重1.9～2.9kg，按体重大小随机分成两组，用灌胃法每兔给水或药30mL/kg，对照组给水，给药组给1/20 LD_{50}量的青蒿挥发油。连续给药一个月，在给药前、中、后3次从兔子耳正中动脉放血，用毛细管吸取，测定血清谷丙转氨酶，测定方法同小鼠。

【结论】

经统计处理，小鼠大剂量组给药14天与给药前比较，$P<0.05$，两者有显著差别；但给药30天与给药前比较$P>0.05$，没有显著差别。兔子给药组也有这种情况，只是由于数量较少，不好做统计处理，因此，从以上结果看，青蒿挥发油大剂量组（小鼠1/8 LD_{50}的剂量，兔子1/20 LD_{50}的剂量）对血清谷丙转氨酶似有一过性升高作用。

(三) 制剂研究

根据以上研究，表明青蒿挥发油具有治疗慢性气管炎的应用价值，特制成油胶丸供用，其生产工艺如下。

1. 处方

青蒿油	20g
食用植物油	60g
制成	1000丸

2. 制法

(1) 取青蒿油加精炼食用植物油（在0℃左右脱去固体脂肪酸）溶解，调整成适当浓度。

(2) 取药用明胶和适量药用甘油在70℃的蒸馏水中溶解、过滤，制成适当浓度的明胶溶液。

(3) 将调整好浓度的青蒿油与明胶溶液置滴丸机中，滴制成胶丸。

(4) 制成的胶丸经定型、干燥、洗涤、消毒、选粒后，包装即得。

制青蒿油胶丸的工艺流程如图1-6-1所示。

(5) 规格：每丸含青蒿油20mg。

(6) 用法：口服，一次1～2粒，一日3次。

(7) 储藏：避光，置阴凉处密封保存。

(四) 临床研究

经总结气管炎病人1357例，连续治疗两个疗程（或以上），平均总有效率为92.56%，

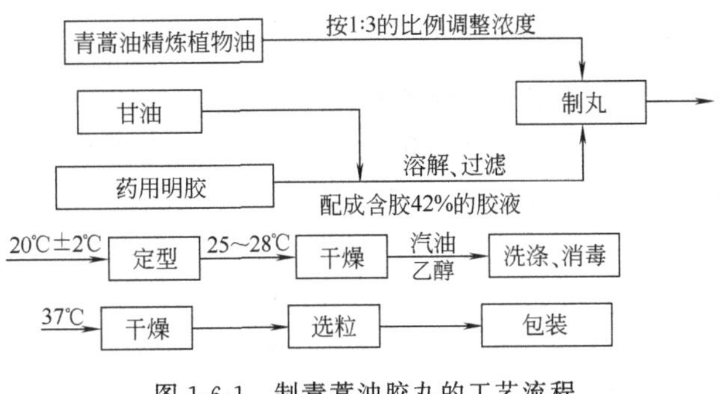

图 1-6-1 制青蒿油胶丸的工艺流程

显效以上占 57.26%，对咳喘都有较满意的疗效，据对部分病例进行连续随访观察，停药 10 个月后，疗效稳定率为 76%～78%，说明本药尚有一定的远期疗效。

根据临床观察及实验室检查的结果提示，青蒿挥发油治疗慢性气管炎的疗效机制主要有以下几个方面。

(1) 消炎作用 治疗后黏脓性痰明显减少；反映炎症程度的痰中 DNA 含量明显降低，反映机体体液免疫的痰溶菌酶明显提高。白细胞总数超过 10000/mm^3，中性白细胞高于 5% 者，治疗后有恢复正常的趋势；黄腻舌苔治疗后绝大部分转变为薄白苔，舌质红、偏红转变为淡红舌，数脉、滑脉改变为缓脉。从舌苔脉象的改变，提示本品具有清热、化痰、祛湿、蠲饮之功效。

(2) 调节自主神经功能 患者经过治疗，交感神经及副交感神经功能多由不平衡逐渐趋于平衡。提示青蒿油有调节副交感神经功能偏亢和交感神经张力不足的作用。

(3) 抑制支气管黏膜腺体异常分泌 表现在痰量的明显减少。可能系由于青蒿油能控制感染性炎症或变态反应，而使腺体分泌减少，或由于药物直接或间接地通过调节交感神经兴奋性而起到抑制腺体分泌的结果。

(4) 调节内分泌功能 表现在尿 17-羟皮质类固醇含量的增加。说明下丘脑-脑下垂体-肾上腺皮质系统的功能得到改善。

(5) 改善通气功能 通过进行肺功能检查，安徽医学院附院观察到部分病例治疗后肺通气功能得到改善。说明青蒿油胶丸有改善气道阻塞的作用。

(6) 改善右心负荷 本文部分病例治疗后，心电图肺性 P 波消失，ST-T 改变恢复，安徽医学院附院也观察到这种现象。这可能与右心负荷得到改善有关。

本品副作用轻微，常用剂量下仅少数病例出现口干、嗳气和胃部不适等，一般在几天内可自行消失，无需特殊处理，亦不影响继续治疗。经心电图、肝肾功能及血尿常规等项检查均未发现药物对心、肝、肾及造血功能有明显影响，说明目前所用剂量系在安全范围之内。

三、青蒿的药理作用研究与临床应用进展

青蒿除有抗疟功效外，青蒿尚有调节免疫、抗血吸虫病、祛痰、镇咳、平喘、抑制病毒、抗菌等作用。临床上对于盘性红斑狼疮、气管炎、血吸虫病、腹泻及退热等方面亦有报道。下面就此作一简述。

（一）调节免疫功能[18～20]

青蒿干燥全草经石油醚、乙醚、乙酸乙酯、乙醇和水顺次提取，分得石油醚提取物、乙醚提取物、乙酸乙酯提取物、乙醇提取物和水提取物，并就这些提取物对人体补体、T淋巴细胞增殖和酵母聚糖刺激中性粒细胞化学发光的影响进行了研究。结果所有提取物在免疫分析试验中，呈现明显的抑制作用，并有剂量依赖性。经补体经典途径以乙酸乙酯、乙醇提取物所显示的活性最强。在化学发光分析试验中，乙醚、乙酸乙酯提取物均呈现明显的抑制活性。在T淋巴细胞增殖试验中，乙醚提取物呈现最强的抑制活性。

用小鼠足垫试验、淋巴细胞转化试验、免疫特异玫瑰花试验和溶血空斑试验四项免疫指标观察青蒿素的免疫作用，发现青蒿素对体液免疫有明显抑制作用，对细胞免疫有促进作用，具免疫调节作用。Noori Shokoofeh 等[20]研究发现青蒿素对于迟发型超敏反应有免疫抑制活性。

（二）抗血吸虫活性[21～23]

青蒿素有抗血吸虫作用，在整个服药阶段对幼虫期的血吸虫有杀灭作用。其抗血吸虫活性基团可能是结构中的过氧桥，作用机制可能在于影响虫体的糖代谢。

（三）抗病毒作用

钱瑞生等[18]在鸡胚感染实验中发现青蒿素有抗流感病毒作用，作用性质为抑制而非杀灭。2005 年 M. R. Romero 等[24]报道了青蒿素抗乙肝病毒的作用。

实验室发现青蒿水提物在体外具有抗单纯疱疹病毒和乙型肝炎病毒活性，利用活性追踪的方法，发现其抗病毒活性成分为缩合鞣质。青蒿水提物中分离得到一种缩合鞣质（CTA），在体外进行了抗 HSV-2 和 HBV 活性研究。结果表明，CTA 具有显著抗 HSV-2 活性，与阳性对照药物阿昔洛韦（ACV）比较，CC_{50}分别为 6.84mg/mL 和 3.69mg/mL，IC_{50}分别为 0.162mg/mL 和 0.138mg/mL，表明 CTA 的细胞毒性比阿昔洛韦小，最低抗病毒活性浓度相当。用含 CTA 的培养基培养 HepG2.2.1.5 细胞，结果表明在浓度为 2.5mg/mL 时有轻微细胞毒性，在浓度为 0.156～2.5mg/mL 时对 HepG2.2.1.5 细胞表达的 HBeAg 具有显著的抑制作用，0.625mg/mL 浓度档培养第 12 天对 HBeAg 抑制率达到 90.45%，提示 CTA 具有潜在的抗 HBV 活性[25]。

（四）抗菌作用

F. Juteau 等[26]对法国产青蒿挥发油进行研究，挥发油显示抗菌和抗氧化活性，分析成分主要为樟脑（camphor）（44%）、大根香叶烯 D（germacrene D）（16%）、反式松香芹醇（*trans*-pinocarveol）（11%）、β-芹子烯（β-selinene）（9%）、β-丁香烯（β-石竹烯）（β-caryophyllene）以及蒿酮（artemisia ketone）（3%）。

实验研究发现：青蒿酸与青蒿乙素都具有抗多种细菌以及真菌的活性[27,28]。

研究结果[29]显示以含 1250mg/L 青蒿膏的药液对金黄色葡萄球菌和大肠杆菌作用 1min，对白色念珠菌作用 3min，平均杀灭率均达 99.90%以上。随着青蒿膏浓度的下降，其杀菌效果降低。菌悬液中含 10%小牛血清时，对其杀菌效果有明显影响；温度升高，其杀菌效果增强。将青蒿液密封存放于 37℃恒温水浴箱中 3 个月，杀菌效果无明显下降。青蒿膏对细菌繁殖体有较好的杀灭作用，有机物对其杀菌效果有明显影响。

（五）抗内毒素作用

青蒿提取物具有抗内毒素作用，实验显示青蒿提取物、青蒿素可降低大鼠肝线粒体脂质过氧化物（LPO）、溶酶体酸性磷酸酶（ACP）、内毒素、肿瘤坏死因子（TNF-α）、肝微粒体 P450 浓度，升高肝线粒体超氧化物歧化酶（SOD）活性，降低内毒素休克小鼠的死亡率，延长小鼠的平均生存时间，对肝、肺组织形态也有一定的保护作用[30]。

严重创伤、失血性休克、大面积烧伤、胰腺炎、缺血再灌注损伤可导致肠黏膜屏障功能、机体免疫力下降致肠道内细菌、内毒素移位，形成肠源性内毒素血症，革兰阴性细菌感染同样可造成内毒素血症，内毒素可诱导机体过度的炎症反应与多器官功能失常综合征、多脏器衰竭密切相关。近年来研究表明，NO 是此炎症反应中炎性介质瀑布样连锁反应的最终共同介质之一，也是导致感染性休克的关键介质。青蒿对内毒素血症小鼠血清 NO 浓度升高具有明显的抑制作用，对于防治由内毒素血症引起的多器官功能综合征、多脏器衰竭具有一定意义[31]。

（六）青蒿方剂药理作用

青蒿鳖甲汤是治疗温病后期阴虚发热的代表方，陈英杰通过对相关文献的整理，认为凡对“热自阴来”的临床发热病证，用青蒿鳖甲汤均取得良好疗效[32]。

张双春自拟青蒿石膏汤，经临床治疗观察 200 例，对温热毒邪、邪热亢盛、正气不衰者，退热疗效迅速、有效[33]。

鼻衄为临床上常见病、多发病，夏季多见，尤以儿童为多见。以清热解暑、益气生津、凉血止血为治则。用青蒿 15g，冰糖 50g，每天 1 剂，水煎服，7 天为 1 疗程。有较好疗效[34]。

李晓东等[35]探讨了青蒿知母汤对于恶性肿瘤长期发热的治疗，疗效较好。

（七）害虫拒食性活性

文献报道[36]，以青蒿为原料进行水浸提，经生物活性测定，结果表明青蒿粗提物对供试的 6 种害虫均具有拒食性。其中对黑翅土白蚁［*Odontotermes formosanus*（Shiraki)］、赤拟谷盗［*Tribolium castaneum*（Herbst)］、谷蠹［*Rhizopertha dominica*（Fabricius)］拒食性极强，对棉蚜（*Aphis gossypii* Glover）、二斑叶螨（*Tetranychus urticae* Koch）及豇豆荚螟（*Etiella zinckenella* Treitschke）也具有较强的拒食性。使用青蒿粗提物时，以稀释 500 倍和 800 倍效果最好，处理与对照之间有显著差异。

阿根廷 M. E. Maggi，研究组[37]报道了青蒿提取物及青蒿素对南瓜秧苗抗虫害研究结果，青蒿提取物及青蒿素均显示抗虫害活性。

（八）其他生物活性与临床应用

青蒿丙酮浸膏涂于皮肤，对蚊虫有驱避作用，可持续 2h 以上。F. F. Perazzo 等[38]对巴西产青蒿的挥发油研究发现青蒿挥发油有中枢神经系统的活性。文献[39,40]报道青蒿提取物及青蒿素类化合物具有杀虫及自主生长调节作用。P. C. Allen 等[41]研究了青蒿对于小鸡球虫病的治疗作用。

刘志功[42]用鲜青蒿水煎液洗敷，治疗病毒性、流行性结膜炎，有较好的疗效。黄水疮多为暑湿热毒蕴遏肌肤而发病。青蒿性寒，味苦，解暑清热。水煎液外洗，可疏通毛孔汗腺，调理气机而祛邪。药理实验证明，青蒿水煎液对表皮葡萄球菌、卡他球菌、金黄色葡萄球菌、铜绿假单胞菌等细菌有较强的抑制作用。王三涛等应用青蒿水煎液治疗黄水疮取得理想疗效[43]。

近年来越来越多的研究组投入到青蒿素类化合物的抗肿瘤研究中，取得了一些新进展[44～46]。

参考文献

[1] 黄黎，刘菊福，刘林祥等．中药青蒿的解热抗炎作用研究．中国中药杂志，1993，18（1）：44～48

[2] 李开国，钱瑞生，李柱良．青蒿煎剂治疗登革热疗效观察．中草药，1985，16（6）：256～258

[3] 林凌，蔡树杰，林汉梅．青蒿退热的临床应用经验．上海中医药杂志，2003，37（2）：17～18

[4] 唐瑞，张文彩．青蒿在温热病治疗中的运用．四川中医，2004，22（7）：27

[5] 江明全．应用青蒿治疗发热的临床心得．四川中医，2002，20（4）：25

[6] 李沧海，赵一，林启云．青蒿解热成分研究概况．广西中医药，1997，20（5）：269～270

[7] 侯林．荆蒿柴白汤治疗高热症．河北中医，1985，7（4）：28

[8] 周学池．青蒿、银柴胡为主治疗感冒高热．实用中医内科杂志，1988，2（3）：131

[9] 彭启灿，肖邦榕，湛晓勤等．青银注射液治疗急性上呼吸道感染的疗效观察．泸州医学院学报，1989，12（2）：109～112

[10] 冯文宇，彭启灿，钱永龄等．青银注射液的制备及临床应用研究．泸州医学院学报，1989，12（3）：161～165

[11] 钱永龄，肖顺汉，董志．青银注射液解热及毒理实验研究．泸州医学院学报，1989，12（3）：171～175

[12] 彭启灿，卢文赛，王鸿程等．青银注射液对急性高热退热作用的疗效观察．泸州医学院学报，1989，12（4）：259～262

[13] 杨东育，姚改英，陈万和．青蒿在暑湿热证中的配伍运用．河南中医药学刊，1999，14（1）：48～49

[14] 厦门市医药研究所．青蒿挥发油治疗慢性支气管炎的研究．厦门医药，1980，（3）：1～4

[15] 冯文宇，邱华荣，郑久安等．青蒿油搽剂的研制及临床应用．泸州医学院学报，1989，12（1）：1～3

[16] 陈飞龙，贺丰，李吉来等．不同方法提取的青蒿挥发油成分的GC-MS分析．中药材，2001，24（3）：176～178

[17] 路洪顺．黄花蒿的开发利用价值与栽培技术．中国林副特产，2002，（1）：6～7

[18] 钱瑞生，李柱良，余建良等．青蒿素的免疫作用和抗病毒作用．中医杂志，1981，22（6）：463～466

[19] 藏其中，郑振源，齐尚斌等．青蒿素对免疫功能的调节作用．核技术，1984，（2）：55～57

[20] Noori S，Naderi G A，Hassan Z M，et al. Immunosuppressive activity of a molecule isolated from *Artemisia annua* on DTH responses compared with cyclosporin A. International Immunopharmacology，2004，4（10～11）：1301～1306

[21] 乐文菊，王根法，尤纪青等．青蒿素衍生物治疗动物血吸虫病的实验研究．药学通报，1980，15（4）：38

[22] 中国中医科学院中药研究所．常用中药材品种整理与质量研究——青蒿，1990. 6～7

[23] Xiao S H. Development of antischistosomal drugs in China，with particular consideration to praziquantel and the artemisinins. Acta Tropica.，2005，96（2～3）：153～167

[24] Romero M R，Efferth T，Serrano M A，et al. Effect of artemisinin/artesunate as inhibitors of hepatitis B virus production in an "in vitro" replicative system. Antiviral Research，2005，68（2）：75～83

[25] 张军峰，谭健，蒲蔷等．青蒿鞣质抗病毒活性研究．天然产物研究与开发，2004，16（4）：307～311

[26] Juteau F，Masotti V，Bessiere J M，et al. Antibacterial and antioxidant activities of *Artemisia annua* essential oil. Fitoterapia，2002，73（6）：532～535

[27] Bhakuni R S，Jain D C，Sharma R P，et al. Secondary metabolites of *Artemisia annua* and their biological activity. Current Science，2001，80（1）：35～48

[28] Dhingra V，Pakki S R，Narasu M L. Antimicrobial activity of artemisinin and its precursors. Current Science，2000，78（6）：709～713

[29] 王海清，田光群，刘琼珍等. 青蒿液杀菌效果及影响因素的研究. 中国消毒学杂志，2004，21 (2)：112～113

[30] 谭余庆，赵一，林启云. 青蒿提取物抗内毒素实验研究. 中国中药杂志，1999，24 (3)：166～171

[31] 王巨存，赵迪. 青蒿对内毒素血症小鼠血清一氧化氮浓度的影响. 中国医学杂志，2000，35 (7)：469

[32] 陈英杰. 青蒿鳖甲汤的临床研究进展. 中医药研究，2002，18 (5)：51～53

[33] 张双春. 青蒿石膏汤治疗外感高热 200 例. 北京中医，1999，(2)：27

[34] 段建萍. 青蒿冰糖汤治疗鼻衄. 新中医，2005，37 (2)：31

[35] 李晓东，孙静，栾祖鹏. 青蒿知母汤治疗恶性肿瘤长期发热 34 例. 中医研究，2005，18 (6)：46～47

[36] 朱芬，雷朝亮，王健. 黄花蒿粗提物对几种害虫拒食性的初步研究. 昆虫天敌，2003，25 (1)：16～19

[37] Maggi M E，Mangeaud A，Carpinella M C，et al. Laboratory evaluation of *Artemisia annua* L. extracts and artemisinin activity against Epilachna paenulata and Spodoptera eridania. Journal of Chemical Ecololgy，2005，31 (7)：1527～1536

[38] Perazzo F F，Carvalho J C T，Carvalho J E，et al. Central properties of the essential oil and the crude ethanol extract from aerial parts of *Aremisia annua* L. Pharamacological Research，2003，48 (5)：497～502

[39] Bagchi G D，Jain D C，Kumar S. Arteether：a potent plant growth inhibitor from *Artemisia annua*. Phytochemistry，1997，45 (6)：1131～1133

[40] Dayan F E，Hemandez A，Allen S N，et al . Comparative phytotoxicity of artemisinin and several sesquiterpene analogues. Phytochemistry，1999，50 (4)：607～614

[41] Allen P C，Lydon J，Danforth H D. Effects of components of *Artemisia annua* on coccidia infections in chickens. Poultry Science，1997，76 (8)：1156～1163

[42] 刘志功. 青蒿外洗治疗流行性结膜炎. 新中医，2003，35 (1)：8

[43] 王三涛，许自修. 黄蒿治疗黄水疮 28 例. 中国民间疗法，2000，8 (10)：7

[44] Zheng G Q. Cytotoxic terpenoids and flavonoids from *Artemisia annua*. Planta Med，1994，60 (1)：54～57

[45] Singh N P，Lai H. Selective toxicity of dihydroartemisinin and holotransferrin toward human breast cancer cells. Life Sciences，2001，70 (1)：49～56

[46] Lai H，Singh N P. Oral artemisinin prevents and delays the development of 7,12-dimethylbenz [α] anthracene (DMBA)-induced breast cancer in the rat. Cancer Letters，2006，231 (1)：43～48

第七章　中药青蒿的代谢工程

目前世界上青蒿素的唯一来源是从青蒿植株中提取。虽然天然青蒿分布很广，但仍然未能解决资源问题。其原因是：(1) 天然青蒿中青蒿素含量过低；(2) 青蒿素生物合成高峰期在植株花蕾形成之际，主要含于青蒿的叶片中，故人们急于在开花结实之前采收青蒿，这就进一步造成天然资源的日趋贫乏；(3) 青蒿通常具有自交不亲和性，故人工栽培很难得到遗传稳定的高产群体。

此外，还存在一个突出的问题，即疟疾的高发区是热带和亚热带地区，而恰恰这些地区大多是贫穷落后的国家，如非洲、亚洲及拉丁美洲的一些国家。因此药品的价格定位成为能否实现为大多数贫困人民治病的关键问题。除政府的行为因素外，努力降低成本是商家寻找的最重要的解决途径。为此，许多发达国家如美国、加拿大、韩国、法国、瑞士、荷兰、比利时及瑞典等国的科学家都投入极大的关注。科学家们致力于青蒿素生物合成途径及其分子水平调控的研究，试图通过青蒿素生物合成的基因调控，以大幅度提高青蒿中青蒿素的含量。

本章重点介绍中国科学院植物研究所，次生代谢及代谢工程研究组在青蒿代谢工程方面所取得的研究成果。

一、青蒿素生物合成分子调控研究进展

青蒿素（artemisinin）是我国学者在深入研究抗疟中草药的基础上从中药青蒿（*Artemisia annua* L.）中分离得到的抗疟有效单体，是一种含有过氧桥结构的新型倍半萜内酯，为白色针状晶体，熔点 156～157℃，分子式为 $C_{15}H_{22}O_5$，相对分子质量为 282[1]。青蒿素是一个新的化合物，也是一个与过去抗疟药作用方式完全不同的新结构类型药物，是所有抗疟药中起效最快、疗效最好、毒性最低的化合物，特别是对脑型疟疾和抗氯喹恶性疟疾疗效更为突出[2]。由于青蒿素能够解决抗氯喹恶性疟疾的难题，所以青蒿素一被发现即得到国内外有关方面，特别是世界卫生组织（WHO）的重视，被 WHO 推荐为目前世界上最有效的疟疾治疗药物。

中药青蒿（*Artemisia annua* L.），在分类学上属于菊科（*Compositae*）蒿属（*Artemisia*），为一年生草本植物。目前药用青蒿素的原料基本上是从青蒿植株的叶片中直接提取，提取环节多、费时费力，且各地青蒿品质差异较大，使青蒿素的生产成本高，产量低，难以满足市场需求[3]。青蒿素虽已能化学合成，但因成本高、毒性大、产量低而未能投入商业化生产[4]。因此，世界各国科学家都在研究青蒿素生物合成的调控，探索提高青蒿素产量的途径。近年来，随着分子生物学技术的迅速发展和对青蒿素生物合成途径知识的积累，青蒿素生物合成途径的一些关键酶基因已被克隆，使得通过基因工程方法提高青蒿素产量成为该研究领域新的热点。本节结合本实验室的有关工作，就该领域国内外的最新研究进展进行

简要综述。

(一) 青蒿素的生物合成途径

1. 从乙酰辅酶 A 到法呢基焦磷酸(FPP)

青蒿素是一种新型的倍半萜内酯,其生物合成途径属于植物类异戊二烯代谢途径。近年来的研究表明,植物类异戊二烯的生物合成至少存在两条途径,即甲羟戊酸途径和丙酮酸/磷酸甘油醛途径。青蒿素等倍半萜类的生物合成途径属于甲羟戊酸途径,该途径在细胞质中进行。首先,由 3 个乙酰辅酶 A 通过分子之间的双缩合作用(先进行 Claisen 型缩合,再进行醛醇缩合),导致连续的产生乙酰乙酰辅酶 A 和 3-羟基-3-甲基戊二酰辅酶 A(HMG-CoA),这一反应是在乙酰乙酰辅酶 A 硫解酶和 3-羟基-3-甲基戊二酰辅酶 A 合酶(HMGS)的催化下完成的[5]。随后,在 HMG-CoA 还原酶(HMGR)的作用下,通过以半硫代乙缩醛为中间产物的两步还原作用,产生甲羟戊酸(MVA)。以后在甲羟戊酸激酶的作用下,MVA 被磷酸化产生 MVA-5-磷酸,再经 MVA-5-磷酸激酶催化形成 MVA-5-焦磷酸。然后在甲羟戊酸-5-焦磷酸脱羧酶的催化下,形成 C_5 的异戊烯基焦磷酸(IPP)。在这个过程中,由于甲羟戊酸的形成是一个不可逆的过程,因此,HMGR 被认为是该途径中的第一个限速酶[6~8]。然后 IPP 在异戊烯基焦磷酸异构酶的作用下通过异构化形成二甲烯丙基焦磷酸(DMAPP),接着这两种“活化”的异戊二烯单元在法呢基焦磷酸合酶的催化下,通过亲电反应机制形成牻牛儿基焦磷酸(GPP),进而形成法呢基焦磷酸(FPP)。法呢基焦磷酸是合成各种倍半萜类化合物的共同前体,在不同倍半萜合酶的催化下,可以形成不同的倍半萜类中间产物。从乙酰辅酶 A 到 FPP 的形成过程如图 1-7-1 所示。

2. 从法呢基焦磷酸到青蒿素

从 FPP 到青蒿素的整个代谢过程现在还不是很清楚,近年来,随着青蒿素生物合成下游酶基因的克隆及合成途径中一些重要中间产物的分离,从 FPP 到二氢青蒿酸的酶促反应步骤也逐渐清晰。

Akhila 等[9]通过放射性同位素示踪法研究了青蒿素的生物合成途径,提出青蒿素生物合成的框架为:法呢基焦磷酸(FPP)⟶青蒿酸⟶二氢青蒿酸⟶青蒿素。在此过程中,首先由 FPP 经过酶促反应形成一种未知的倍半萜类中间产物,该步反应被认为是青蒿素形成过程的重要限速步骤。从青蒿中分离、鉴定倍半萜类中间产物的工作已进行了多年,直到近年来才取得重要进展。1999 年,Bouwmeester 等首次从青蒿叶片中分离到青蒿素生物合成途径的重要倍半萜类中间产物——紫穗槐二烯(amorpha-4,11-diene),并进一步分离了催化紫穗槐二烯形成的酶——紫穗槐二烯合酶,该酶催化 FPP 发生自身环化生成紫穗槐二烯,是青蒿素生物合成的关键酶之一[10]。

1999 年,Wallaart 等首次从青蒿中分离到二氢青蒿酸(dihydroartemisinic acid)和二氢青蒿酸氢过氧化物(dihydroartemisinic acid hydroperoxide),含量分别为干重的 0.17%和 0.14%,他们在体外模拟植物体内存在的光化学反应,将二氢青蒿酸转变成青蒿素,反应的中间产物是二氢青蒿酸氢过氧化物[11,12]。二氢青蒿酸和二氢青蒿酸氢过氧化物的分离及体外转化反应为青蒿体内由二氢青蒿酸到青蒿素的非酶促光化学反应提供了有力的证据。

2005 年,Bertea 等通过对青蒿叶片和腺毛中萜类化合物的分析,首次发现青蒿中存在青蒿醇、二氢青蒿醇、青蒿醛、二氢青蒿醛等化合物,同时发现在腺毛和叶片中存在紫穗槐

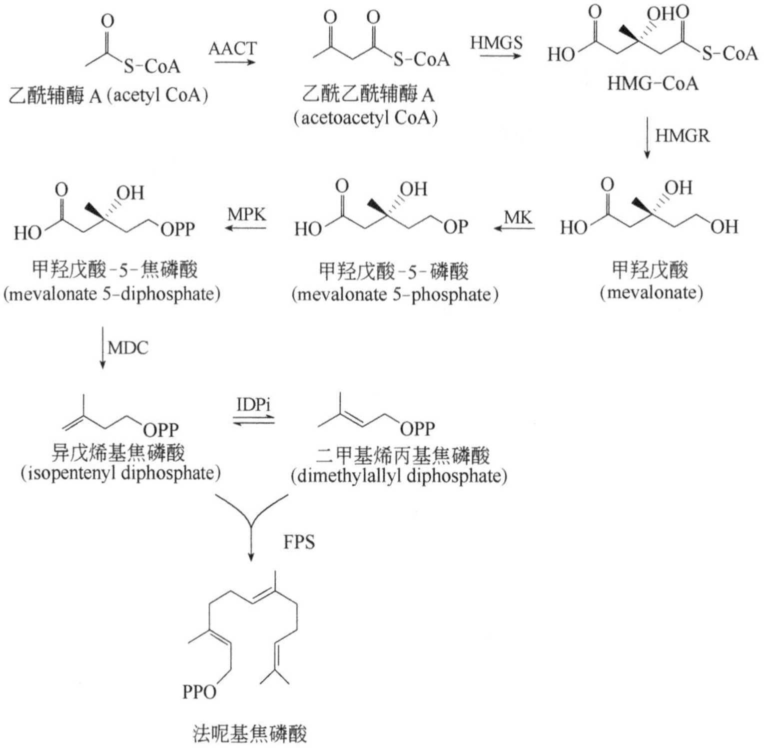

乙酰辅酶A (acetyl CoA) —AACT→ 乙酰乙酰辅酶A (acetoacetyl CoA) —HMGS→ HMG-CoA —HMGR→ 甲羟戊酸 (mevalonate) —MK→ 甲羟戊酸-5-磷酸 (mevalonate 5-phosphate) —MPK→ 甲羟戊酸-5-焦磷酸 (mevalonate 5-diphosphate) —MDC→ 异戊烯基焦磷酸 (isopentenyl diphosphate) ⇌(IDPi) 二甲基烯丙基焦磷酸 (dimethylallyl diphosphate) —FPS→ 法呢基焦磷酸

图 1-7-1 类异戊二烯甲羟戊酸途径

AACT 为乙酰乙酰辅酶 A 硫解酶（acetoacetyl-Coenzyme A thiolase）；HMGS 为 3-羟基-3-甲基戊二酰辅酶 A 合酶（3-hydroxy-3-methylglutaryl-CoA synthase）；HMGR 为 3-羟基-3-甲基戊二酰辅酶 A 还原酶（3-hydroxy-3-methylglutaryl-CoA reductase）；MK 为甲羟戊酸激酶（mevalonate kinase）；MPK 为甲羟戊酸-5-磷酸激酶（mevalonate 5-phosphate kinase）；MDC 为甲羟戊酸-5-磷酸脱羧酶（mevalonate 5-diphosphate decarboxylase）；IDPi 为异戊烯基焦磷酸异构酶（isopentenyl diphosphate isomerase）；FPS 为法呢基焦磷酸合酶（farnesyl diphosphate synthase）

二烯合酶、青蒿醇和二氢青蒿醛脱氢酶等酶活性。由此他们推测青蒿素的生物合成途径包括紫穗槐二烯羟化产生青蒿醇，随后氧化成青蒿醛，然后 C_{11}～C_{13} 间双键还原成二氢青蒿醛以及氧化成二氢青蒿酸等过程[13]。

2006 年，Keat 等首次克隆到了紫穗槐二烯单加氧酶基因 CYP71AV1，该基因为腺毛特异表达基因，编码 488 个氨基酸，催化紫穗槐二烯形成青蒿醇，进一步能够催化青蒿醇形成青蒿醛、青蒿酸[14]。

综上所述，青蒿素生物合成途径可以概括为图 1-7-2。

（二）青蒿素生物合成的相关酶

青蒿素生物合成途径属于植物类异戊二烯代谢的甲羟戊酸途径，该途径中与青蒿素生物合成相关的酶主要有四种：3-羟基-3-甲基戊二酰 CoA 还原酶（HMGR）、法呢基焦磷酸合酶（FPS）、倍半萜合酶（环化酶）和紫穗槐二烯羟化酶（细胞色素 P450），下面就介绍青蒿素生物途径中这几种酶的研究进展。

1. 3-羟基-3-甲基戊二酰 CoA 还原酶（HMGR）

HMRG 催化 HMG-CoA 形成甲羟戊酸（MVA），由于 MVA 的形成是一个不可逆过

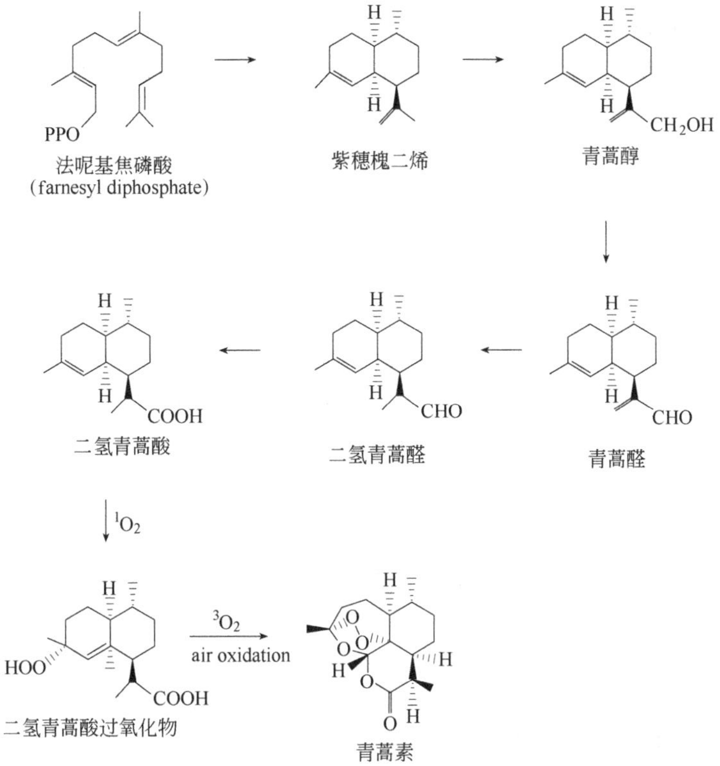

图 1-7-2 推测的从 FPP 到青蒿素的合成途径[13]

程，因此，HMGR 被认为是动物、植物、真菌可能也是昆虫类异戊二烯代谢途径的一个限速酶[15]。许多研究表明，HMGR 基因的表达量（包括转录水平和翻译水平）或酶活性与类异戊二烯产物的量呈正相关[8,16,17]。Chappell 和 Nable（1987）报道，在烟草悬浮细胞培养物中加入真菌诱导子会导致培养液中倍半萜类物质 capsidiol 的积累，同时也检测到 HMGR 瞬时峰值的出现[18]。1995 年，Chappell 等将仓鼠的 HMGR 基因置于 CaMV35S 启动子下转入烟草。结果表明：转基因烟草的 HMGR 活性增加了 3～6 倍，同时，总固醇类物质的积累也增加了 3～10 倍。但固醇类终产物如：谷甾醇（sitosterol）、菜油固醇（campesterol）和豆固醇（stigmasterol）的含量仅增加了 2 倍，而固醇类生物合成的中间产物环阿屯醇（cycloartenol）的含量却增加了 100 多倍。这些结果进一步说明，总的固醇类含量受 HMGR 活性控制，一个或多个固醇类生物合成后期的酶类参与了控制固醇类终产物的相对含量[15]。

以后的进一步研究表明，与 HMGR 相关存在着一类基因家族[8,16]，在这个基因家族中，不同同源基因的表达，可能控制着细胞质中甲羟戊酸代谢途径中“碳流”的流向。对一些模式植物（如马铃薯）的研究结果表明，HMGR 是甲羟戊酸代谢途径中起“宏观”调控作用的关键酶，该代谢的分支分别受到 HMGR 基因家族的特定成员调控，其中 HMGR Ⅱ 亚基因家族的成员表达与倍半萜类植保素的合成密切相关[16]。HMGR 作为甲羟戊酸代谢途径的早期酶类，它决定“碳流”的流向，而各支路中最终产物的合成却受到各支路中其他关键酶的控制，如鲨烯合酶、倍半萜合酶等。

青蒿中的 HMGR 基因业已被克隆（Kang，et al. genbank accession No. U14624 和 U14625)，笔者实验室也克隆了青蒿的一个 HMGR 基因（陈大华，叶和春等 . genbank accession No. AF142473)，功能分析和遗传转化的工作还未见报道。

2. 法呢基焦磷酸合酶（FPS）

法呢基焦磷酸合酶（farnesyl diphosphate synthase，FPS）是一种 1,4-异戊二烯基转移酶，它催化 IPP 和 DMAPP 通过缩合作用形成 GPP、GPP 和 IPP 缩合形成 FPP。其反应机制是 DMAPP（GPP）由于其头部焦磷酸基团的存在，失去少量电子而形成正离子化的碳离子（即 C_1 与焦磷酸基团形成的离子对)。而 IPP 的 C_4 由于共轭双键的存在形成富电子的碳原子，在法呢基焦磷酸合酶的作用下，DMAPP（GPP）的 C_1 亲电子攻击 IPP 的 C_4，从而发生亲电聚合反应。近年来，多种植物的异戊烯基转移酶的 cDNA 已被克隆，包括拟南芥[19]、白羽扁豆[20]、银胶菊[21]、青蒿[22]、水稻[23]、棉花[24]、西红柿[25]和玉米（genbank accession No. L39789）等。

FPP 位于类异戊二烯代谢途径的多分支位点，普遍认为 FPP 的合成是严格调控的，因此 FPS 可能在类异戊二烯生物合成途径中起调控作用。用激发子处理后，胡椒果皮[26]或棉花悬浮细胞培养物[27]中倍半萜类植保素的积累水平与 FPS 的 RNA 水平、蛋白表达量、酶活性成正比。

1996 年，Matsuchita 等克隆了青蒿的 FPS cDNA，它编码 343 个氨基酸，推测编码蛋白的分子量为 39.42kDa，其氨基酸序列与拟南芥、白羽扁豆和玉米的同源性分别为 76%、84%和 72%；与鼠、人类的同源性分别为 46%和 45%，在多聚异戊二烯转移酶中普遍存在的两个保守区域也存在于青蒿的 FPS 中[28,29]。在大肠杆菌中表达后，在体外能检测到 FPS 活性[22]。2003 年，Hemmerlin 等从蒿属植物 *Artemisia tridentata* 中克隆得到两个 FPS 基因——FDS-1 和 FDS-2，两者全长 cDNA 序列的同源性为 83%，其中 FDS-1 和 matsushita 等从青蒿中克隆的 FPS cDNA 序列的同源性为 97%。他们的研究结果表明 FDS-1 很可能参与倍半萜类植保素的生物合成[30]。

笔者实验室于 1998 年克隆了青蒿中两个法呢基焦磷酸合酶的 cDNA：FPS1 和 FPS2（陈大华，叶和春等. genbank accession No. AF136602 和 AF112881）与 matsushita 等克隆的青蒿 FPS cDNA 序列的同源性大于 98%。功能分析的结果表明，其中 FPS1 具有 FPP 合酶活性[31]。随后笔者又进一步研究了过量表达内源 FPS 基因对青蒿素生物合成的调控，结果表明，过量表达内源 FPS 基因的转基因青蒿中 FPS 酶活性比对照提高 2～3 倍，转基因青蒿中的青蒿素含量比对照提高 30%左右，说明 FPS 基因对青蒿素的生物合成有一定的调控作用[32]。

3. 倍半萜合酶（环化酶）

在参与青蒿素生物合成途径的相关酶中，研究最多的是倍半萜合酶（环化酶)。倍半萜合酶（环化酶）催化法呢基焦磷酸通过分子内部环化以及各种氧化-还原修饰，最后形成倍半萜类化合物。除青蒿素外，青蒿中还含有其他的倍半萜类化合物，如大根香叶烯 D（germacrene D)、β-法呢烯（β-farnesene)、β-石竹烯（β-caryophyllene)、α-古巴烯（α-copaene)、青蒿酸等。同时青蒿中也存在一系列的倍半萜合酶（倍半萜合酶基因家族)，因为倍半萜合酶对底物的立体专一性要求很高，立体结构不同的倍半萜类化合物是由不同的倍半萜合酶催化形成的。

现在已从青蒿中克隆到多种不同的倍半萜环化酶：表雪松醇合酶（*epi*-cedrolsynthase)[33,34]；紫穗槐二烯合酶（amorpha-4，11-diene synthase)[35,37]；β-石竹烯合酶（β-caryophyllene synthase)[38]；(*E*)-β-法呢烯合酶［(*E*)-β-farnesene synthase］[39]；大根香叶

烯 A 合酶（germacrene A synthase）[40]；另外还有一种新的功能未知的倍半萜合酶（sesquiterpene synthase）（genbank accession No. AF304444）[41]。在上述倍半萜合酶中，只有紫穗槐二烯合酶催化 FPP 形成的紫穗槐二烯作为青蒿素的前体直接参与了青蒿素的生物合成，其他的倍半萜合酶均与紫穗槐二烯合酶竞争共同底物 FPP。2003 年，笔者实验室从青蒿中克隆了鲨烯合酶（squalene synthase）[42]，该酶催化两个分子的法呢基焦磷酸生成鲨烯[43]，与紫穗槐二烯合酶竞争相同底物。

(1) 紫穗槐二烯合酶的分离、纯化　1999 年，Bouwmeester 等首次从青蒿中分离到青蒿的紫穗槐二烯合酶，该酶催化 FPP 形成青蒿素生物合成的倍半萜中间产物紫穗槐二烯。部分纯化后该酶具有典型的倍半萜合酶的特性，如较宽的 pH 范围（最适 pH 为 6.5～7.0），分子量为 56kDa，K_m 为 0.6μmol/L[10]。

(2) 紫穗槐二烯合酶基因的克隆、功能分析及异源表达　最近，瑞典的 Mercke 等[35]、朝鲜的 Chang 等[36]和荷兰的 Wallaart 等[37]先后报道了青蒿中紫穗槐二烯合酶基因的克隆、表达和功能分析。青蒿的紫穗槐二烯合酶 cDNA 全长约 2100bp，编码区为 1641bp，推测约编码 546 个氨基酸，编码蛋白分子量为 63.9kDa，略高于已纯化的青蒿紫穗槐二烯合酶（56kDa）。推测 pI 为 5.6 左右。青蒿的紫穗槐二烯合酶的 pI 和分子量与已报道的其他植物的倍半萜合酶相近[44~47]。在大肠杆菌中表达后，能催化 FPP 形成紫穗槐二烯。该酶定位于细胞质中，因为它缺少质体定位的靶序列，这与倍半萜类物质在细胞质中合成是一致的[48,49]。

1999 年，笔者实验室也克隆了青蒿的紫穗槐二烯合酶（刘彦，叶和春等. genbank accession No. AF327526）。功能分析的结果表明，该酶能将 FPP 环化形成紫穗槐二烯。现在已将该基因构建成植物表达载体，对青蒿进行了转化，并已得到了抗性植株，正在进行分子检测及青蒿素含量测定。

Wallaart 等（2001 年）还将青蒿的紫穗槐二烯合酶基因转入烟草（烟草不含内源紫穗槐二烯合酶）。结果表明，在烟草中能检测到该酶的表达活性，转紫穗槐二烯合酶烟草叶片中紫穗槐二烯的水平为 0.2～1.7ng/g（FW）[37]。

4. 紫穗槐二烯羟化酶（细胞色素 P450）

细胞色素 P450（cytochrome P450）是广泛存在于生物体内的一类含血红素和硫羟基的蛋白，其蛋白质结构、催化底物及反应类型具有多态性，是一个古老的基因超家族的产物[50]，在植物次生代谢物的生物合成中发挥着重要的作用，细胞色素 P450 参与合成的植物次生代谢产物一般与植物的抗虫性和抗逆性有关。P450 蛋白的分子量为 45～62kDa，根据其氨基酸序列的同源性将氨基酸序列同源性大于 40%的归为同一个家族，氨基酸序列同源性超过 55%的归为同一个亚族。2005 年，Bertea 等[13]首先发现了青蒿中存在青蒿醇、青蒿醛、二氢青蒿醇、二氢青蒿醛等化合物，同时发现在腺毛和叶片中存在紫穗槐二烯合酶、青蒿醇脱氢酶和二氢青蒿醛脱氢酶等酶活性。2006 年，Keat 等首次克隆了青蒿的紫穗槐二烯单加氧酶基因 CYP71AV1，该基因为腺毛特异表达基因，编码 488 个氨基酸，催化紫穗槐二烯形成青蒿醇，进一步能够催化青蒿醇形成青蒿醛、青蒿酸[14]。紫穗槐二烯羟化酶的克隆在青蒿素代谢途径研究中具有重要的意义。

(三) 青蒿素生物合成的基因调控

青蒿素生物合成的调控主要包括离体培养条件下青蒿素生物合成的调控，整体植株中青蒿素生物合成的调控及青蒿素生物合成的基因调控等方面，其中青蒿素生物合成的基因调控是近年来研究的热点。自 20 世纪 80 年代起，人们开始探索通过植物组织和细胞培养技术实现青蒿素工业化生产的途径。人们利用植物生物技术对青蒿的愈伤组织、不定芽和发根等不同组织进行了多方面的尝试，但均未能大幅度提高培养材料中的青蒿素含量。随着植物次生代谢基因工程的兴起，人们将发根农杆菌中的 Ri 质粒和根癌农杆菌中的 Ti 质粒这两个理想的植物基因工程载体应用于青蒿素生物合成调控的研究中，先后建立了 Ti 质粒介导的青蒿发根离体培养系统和 Ri 质粒介导的青蒿不定芽离体培养系统。青蒿的发根离体培养系统和不定芽离体培养系统的建立，为进一步通过基因工程技术研究青蒿素生物合成调控奠定了基础。

目前国外关于青蒿素生物合成调控的研究主要集中在青蒿素生物合成关键酶基因的克隆，青蒿遗传转化方面的工作未见报道。近年来，笔者实验室在青蒿素生物合成的基因调控方面进行了大量工作，取得了许多有意义的结果。主要工作包括：棉花杜松烯合酶（Cad）基因对青蒿发根中青蒿素生物合成的调控[51]，棉花 FPS 基因对青蒿发根和植株中青蒿素生物合成的调控[52,53]；根癌农杆菌细胞分裂素合成酶（ipt）基因对青蒿的遗传转化及青蒿生理生化特性的影响[54]；拟南芥 FPF1，CO 基因对青蒿开花时间的影响及开花与青蒿素生物合成的相关性[55]；青蒿内源 FPS 基因过表达对青蒿中青蒿素生物合成的调控[32]；紫穗槐二烯合酶基因过量表达对青蒿中青蒿素生物合成的调控；通过反义技术抑制青蒿鲨烯合酶基因对青蒿中青蒿素生物合成的调控等。有关以上工作的具体内容将在以后的章节中详细介绍。

（四）总结和展望

青蒿素作为治疗疟疾的特效药，在国际市场上供不应求。自从青蒿素被发现以来，各国科学家便通过各种努力试图提高青蒿素的产量。青蒿素虽能化学合成，但由于成本高、产量低、毒性大未能投入生产。通过传统育种和筛选高产株系，均未能得到理想的稳定高产品种。自 20 世纪 80 年代以来，青蒿的离体培养成为该领域研究的热点。通过调整培养基、培养条件、植物激素配比等方面的努力，都没有大幅度地提高青蒿素的含量。这也反映了人们对离体培养条件下植物次生代谢调控的了解还不够。90 年代以后，Ri 质粒和 Ti 质粒被应用到青蒿素生物合成调控的研究中，野生型 Ri 质粒转化的青蒿发根和 Ti 质粒转化的青蒿丛生芽中青蒿素的含量依然很低且不稳定，但 Ti 质粒和 Ri 质粒为青蒿遗传转化提供了很好的基因载体。

近年来，随着分子生物学技术的迅速发展，人们试图通过基因工程途径来提高青蒿中青蒿素的含量，近来已取得了一些可喜的进展。青蒿素生物合成途径的一些重要中间产物如紫穗槐二烯、青蒿醇、青蒿醛、二氢青蒿醇、二氢青蒿醛等已被发现，合成途径中的一些重要酶类的基因如紫穗槐二烯合酶基因、紫穗槐二烯羟化酶基因等已被克隆，这将有助于进一步阐明青蒿素的生物合成途径，为进一步通过代谢工程途径生产青蒿素或其前体物质奠定了基础，最近，在这方面已取得了突破性进展。2006 年 4 月，美国加利福尼亚大学伯克利分校的科学家已将青蒿素生物合成途径中的一些重要基因如紫穗槐二烯合酶基因、紫穗槐二烯羟化酶基因等转入工程酵母中成功合成了青蒿素的前体物质——青蒿酸[56]。尽管目前这一方法还不能付诸实用，但这项新成果为大幅度提高青蒿素产量、降低青蒿素生产成本开辟了新的道路。

另外，青蒿中的鲨烯合酶基因和其他一些以 FPP 为底物的倍半萜合酶的基因如表雪松醇合酶基因、石竹烯合酶基因、(*E*)-*β*-法呢烯合酶基因、大根香叶烯 A 合酶基因也已经被克隆，这些酶虽然不直接参与青蒿素的生物生成，但它们与紫穗槐二烯合酶竞争共同底物 FPP。从代谢工程调节代谢流量的角度出发，通过反义技术或 RNAi 抑制与青蒿素生物合成竞争底物的酶的基因表达，可以间接促进青蒿素的生物合成，达到提高青蒿素含量的目的。

二、青蒿遗传转化系统的建立

(一) Ri 质粒介导的青蒿遗传转化

Ri 质粒（root inducing plasmid）是发根农杆菌（*agrobacterium rhizogenes*）中位于染色体 DNA 之外的独立基因组，为双链共价闭合环状 DNA，其大小在 18～250Kb。发根农杆菌感染受伤的双子叶植物时，Ri 质粒上的 T-DNA 可以进入植物细胞，并整合到植物核基因组中使植物细胞发生转化。Ri 质粒诱导发根基因表达的结果是在感染部位形成发根 (hairy root)。

近年来，通过 Ri 质粒遗传转化的发根培养生产植物有用次生代谢物质，受到人们的广泛重视。与细胞大规模培养相比，发根的培养具有许多优越性：首先，发根增殖速度快，分枝多，具有很弱的向地性；其次，发根本身处于器官分化水平，次生代谢物质的合成与遗传背景较为稳定；此外，发根起源于单个细胞，不存在嵌合体，因此有利于高产发根系的筛选。在某些植物中，经 Ri 质粒转化的转化体更易于再生。同时，Ri 质粒还是一个理想的基因载体，因此，人们试图通过优化影响发根农杆菌转化的一些重要参数，建立一个高效的、发根农杆菌介导的青蒿转基因系统。

笔者对影响 Ri 质粒介导青蒿遗传转化系统的主要参数进行了较为详细的研究。

1. 含双元载体的不同农杆菌对发根诱导率和发根形态的影响

试验采用了不同发根农杆菌株系 ATCC15834、R1000 及 A4，植物表达载体为 pB1121。以 001 叶片为外植体做统计。试验结果表明，采用含植物表达载体的不同发根农杆菌感染青蒿，其发根的诱导率存在较大的差异，其中以 ATCC15834 株系的诱导率为最高，达 71.8%；A4 株系次之，R1000 株系最低。此外不同农杆菌诱导的青蒿发根在形态上存在很大的差异，15834 诱导的发根粗壮，分枝多，且根毛极其茂密，与正常根形态区别大，呈典型发根形态。由于此类发根生长迅速，世代间特征较为稳定，因而有利于发根的筛选。而 A4 和 R1000 诱导的发根则大多数与正常根形态上无明显的差异，根毛较少，此类发根生长通常较慢。

2. 青蒿基因型对发根诱导率和发根形态的影响

试验采用了产于四川的高产株系 001 和 025 的无菌苗。发根农杆菌为 15834。其结果显示，供试材料的基因型不同，其发根诱导率存在较大差异，001 的发根诱导率约为 025 的两倍。从根的形态来看，起源于 001 株系诱导的发根更为粗壮，且发根的根毛浓密，分枝更多。显然，上述两种因素的试验结果综合表明，发根诱导率的高低主要由发根农杆菌的种类和植物材料所决定，诱导率实际上是两者相互作用的结果。发根诱导率不仅由发根农杆菌的致病能力所决定，可能也受到植物本身的基因所控制。

3. 无菌苗的苗龄及供试外植体种类对发根诱导率的影响

试验采用 001 株系 5～50 天苗龄的无菌苗，发根农杆菌株系为 15834（下同）。结果表明，取材 5～20 天苗龄的无菌苗，其发根诱导率差异不明显（60.02%～67.5%），而 30 天以后的供试无菌苗，其发根诱导率明显下降（43.9%～55.3%）。鉴于 15～20 天的供试无菌苗生物量较大，故以 15～20 天的无菌苗作为试材较为理想。

此外，还采用了不同种类的外植体，如完整叶片、叶圆片、茎切断及主茎进行发根诱导率的对比试验。结果表明，供试外植体不同，其发根诱导率存在较大的差异，其中以完整叶片和叶圆片的发根诱导率最高，分别为 57.1%和 57.4%，茎切断的发根诱导率较低，仅有 5.1%，而以无菌苗主茎基部为供试材料，其发根的诱导率可高达 80%，但取材受到限制。从发根形态上考察，完整叶片和叶圆片两种外植体诱导的发根存在明显差异，完整叶片基部形成的发根粗壮且生长快，而叶圆片受伤部位形成的发根，其生长态势较弱。综上所述，从发根诱导率、发根的形态和取材量几个因素考虑，完整叶片作为供试外植体最为理想。

4. 预培养时间、发根农杆菌发育时期及浓度对发根诱导率的影响

预培养时间对发根诱导率影响不大，以叶片为外植体，有无预培养条件其发根的诱导率均为 70%左右，但经过预培养 2 天的外植体，发根启动时间为 7 天，而未经预培养的发根启动时间为 12～14 天。可见通过预培养可以使发根诱导启动时间提前。

发根农杆菌的发育时期对青蒿发根诱导率有显著影响，当 $D_{660nm}=0.75$ 时发根诱导率最高（94.2%）。可见，适宜的发根农杆菌发育时期对提高转化率是至关重要的。

对发根农杆菌菌液浓度的试验表明，将 $D_{660nm}=0.75$ 的 ATCC15834 菌液稀释 5～20 倍，对发根诱导率影响不大，但稀释过高或过低会使发根诱导率下降。

5. 酚类物质对发根诱导率的影响

在菌液中加入不同酚类物质如乙酰丁香酮（acetosyringone）、马铃薯提取液、二硝基苯酚（dinitrophenol）及二氯苯酚（dichlophenol）测定其对青蒿发根诱导率的影响，结果表明，其诱导率分别为 86.4%、90.5%、87.1%及 86.3%，而对照的诱导率可达到 96.3%，因此，乙酰丁香酮等酚类物质的使用应视具体供试材料而定，可以认为这类物质不适用于青蒿发根的诱导。

（二）Ti 质粒介导的青蒿遗传转化

外源基因向植物细胞中的转移频率和离体培养条件下植株再生频率是建立高效植物遗传转化系统的两个最关键的限制因素。对于一些遗传转化难度较大的植物，人们一方面在寻求建立高效的组织培养系统和提高植株再生频率的同时，另一方面致力于转基因方法的改进和新型转基因方法的发明。至今而言，农杆菌转化法仍然是植物基因工程中应用最为广泛和有效的方法之一。外源基因从农杆菌向植物细胞的转移能力和植物材料具有高效的芽分化频率是建立农杆菌转基因系统的两个关键因素。外植体接受外源基因的能力不仅与农杆菌针对具体植物材料的致病能力有关，而且也与植物材料自身的"感受"状态（competent state）相关。

笔者对影响青蒿遗传转化效率的重要因子进行了详细的研究。

试验采用的青蒿（*Artemisia annua* L.）001 株系和农家苗（NJ）的种子分别来自中国四川省和湖南省，根癌农杆菌 LBA4404 和 EHA105 作为青蒿转化的工程菌。试验结果表明，农杆菌类型和青蒿基因型对转化率起决定作用。对青蒿的基因转化而言，EHA105 明显优于 LBA4404，001 株系优于农家苗。染色体背景和 Vir 区基因的活化能力是影响农杆菌侵染能力的重要内在因素。EHA105 属农杆碱型（Agr）根癌农杆菌，染色体背景 A136；LBA4404 属章鱼碱型（Oct）根癌农杆菌，染色体背景 Ach5；两者 Vir 区基因的活化能力也不同。因此对青蒿 001 株系和农家苗而言，EHA105 侵染能力均强于 LBA4404。农杆菌的侵染性因植物种类而不同，有的甚至局限于某种植物的某一基因型。一般认为，基因型的特异性与细胞的生理状态有关，具体来说与细胞受伤后的生理反应、细胞内源激素水平、细胞壁的结构等有关。可能正是这些原因，使 EHA105 对青蒿 001 株系的侵染性明显强于农家苗。由于青蒿 001 株系具有转化率较高、青蒿素含量较高、具有较高的丛生芽诱导率、叶片小容易操作等特点，因此在笔者实验室的转化实验中，植物材料均采用 001 株系。

青蒿转化时所用的最佳受体为带有叶柄的叶片。在根段、茎段、叶片中，叶片丛生芽的诱导率最高，而且农杆菌对叶片的侵染能力最强。用青蒿幼苗（8 天）的子叶、下胚轴作为转化受体，转化率极低，用青蒿种子作为转化受体，转化的种子发芽后不能生根，最终得不到转基因植株。

1. 预培养时间对青蒿转化效率的影响

预培养对青蒿转化而言并不是一个必要过程，相反，过长时间预培养不利于抗性丛生芽的诱导。其原因可能是青蒿丛生芽的诱导发生在早期，预培养时间过长，再加上共培养的 2～3 天，很可能使叶片受伤部位的细胞错过了最佳的丛生芽诱导时期。当预培养 4 天及共培养 3 天后，在以后的丛生芽诱导筛选培养基上，甚至有个别叶片叶柄处生根。

2. 侵染液的组成对青蒿转化率的影响

农杆菌在 LB 培养基中的生长比 MS 培养基好，但是用 LB 培养基作侵染液不利于抗性丛生芽的诱导。其原因可能是其中的某些成分如胰化蛋白胨、酵母提取物或 NaCl 抑制了丛生芽的诱导。

3. 共培养方式和时间对青蒿转化效率的影响

共培养是植物基因转化中最重要的步骤之一，在此过程中 T-DNA 整合进入植物基因组 DNA 中。

在笔者的实验中，经液体共培养的叶片在以后的丛生芽诱导及筛选过程中，001 株系抗性丛生芽的诱导率为 24.4%（$n=41$），而对照 CK2 为 32.4%（$n=37$）。在 CK2 中青蒿叶片只是在 MS 液体培养基中培养了两天，并没有经过农杆菌侵染。所以可以得到如下结论：液体共培养后会导致大量假阳性丛生芽的产生。液体 MS 培养基处理后，使青蒿对 Kan 的敏感性降低，这一现象值得探讨。

有文献报道，在共培养培养基中添加激素，会促进外植体细胞分裂，保持细胞活力，有利于转化后细胞的生长，从而提高转化率。但是笔者的结果表明，在共培养培养基中添加激素，会产生假阳性结果。在共培养培养基中加入激素，在以后的筛选诱导过程中，001 株系抗性丛生芽的诱导率为 13.5%（$n=150$），而对照 CK2 为 35%（$n=20$）。产生假阳性结果的原因可能是因为青蒿丛生芽的诱导发生在早期，而且短期内即可启动，所以在共培养基中添加激素，可能启动了丛生芽诱导过程，因此在以后的筛选诱导培养基中丛生芽继续生长，形成假阳性结果。

作为 Ti 质粒 Vir 区基因的诱导物，As 对某些植物的转化率影响很大，特别是对于那些自身不能产生对 Vir 区基因具有高效诱导的酚类化合物的植物，如单子叶植物及少数双子叶植物。表 1-7-1 的结果表明，对青蒿而言在共培养培养基中添加 10mg/L As，对转化率的提高作用不大。

表 1-7-1 共培养时乙酰丁香酮（As）对青蒿 001 株系抗性丛生芽诱导率的影响

品 种	共培养培养基的组成	
	+As	-As
青蒿 001 株系	19.5%(n=113)	17.5%(n=137)

共培养的时间影响转化率，农杆菌附着在外植体伤口处后不能立即转化，只有在创伤部位生存 16h 之后的菌株才能诱导肿瘤，所以共培养时间过短不利于转化，而共培养时间过长，会导致农杆菌过度生长，毒害植物细胞。表 1-7-2 的结果表明，共培养时间对青蒿转化率的影响较大，2～3 天转化率最高。此时的农杆菌在培养基上刚刚形成菌落，农杆菌的生长很快，4 天后即在青蒿叶片周围连成片，影响植物细胞生长。

表 1-7-2 共培养时间对青蒿 001 株系抗性丛生芽诱导率的影响

品 种	共培养时间对抗性丛生芽诱导率的影响			
	1 天	2 天	3 天	4 天
青蒿 001 株系	0(n=66)	12.8%(n=78)	19.4%(n=67)	2.8%(n=71)

根据以上结果，在以后的转化中，共培养采用固体 MS 培养基，共培养时间为2～3 天。

三、异源相关基因对青蒿的转化及其对青蒿素合成的影响

（一）青蒿转棉花 Cad 基因发根的培养及青蒿素含量分析

青蒿素和棉毒素生物合成同属于类异戊二烯代谢途径，青蒿素的重要前体为青蒿酸，青蒿酸具有典型的杜松烯骨架，已有文献报道青蒿植株的提取物中存在杜松烯及其类似物。这些结果表明青蒿素生物合成与棉毒素的生物合成可能具有相似的途径。鉴于此，为进一步探索提高青蒿中青蒿素及其前体含量的有效途径，笔者通过已建立的发根农杆菌介导的转基因系统，将棉花杜松烯合酶 cDNA（由中国科学院上海生命科学院陈晓亚院士提供）置于 CaMV35S 启动子之下，并插入到植物表达载体 pBIC14 中［由下述质粒重组：质粒 pBI121 含 NPTII 和 GUS 基因，为双元表达载体；pC14SK（mod）含杜松烯合酶基因 cDNA，抗性标记为 Amp^r］，通过发根农杆菌 ATCC15834（含 pRi15834 质粒，野生型无抗性标记）介导转入青蒿。农杆菌 ATCC15834 感染青蒿叶片，其诱导的发根在附加羧苄青霉素的 MS 培养基上表现出发根粗壮，分枝很多且带有浓密的根毛（图 1-7-3）。

PCR 分析和 Southern 印迹分析表明外源基因已整合到青蒿的核基因组中；RT-PCR 分析证明外源基因在转录水平已有表达；对外源基因转录水平上表达的 C-37 系进行了青蒿素 HPLC 检测，结果与未转基因的对照相比，转基因发根的青蒿素产物有一定的提高（图 1-7-4）。

（二）青蒿转棉花 FPS 基因发根的培养及青蒿素含量分析

在类异戊二烯代谢途径中法呢基焦磷酸合酶（FPS）是一种 1′,4-异戊烯基转移酶，它催化 IPP 和 DMAPP 缩合生成 GPP，后者再和 IPP 缩合生成 FPP。其反应机制是 DMAPP（GPP）由于其头部焦磷酸基团的存在，C_1 失去少量电子而形成正离子化的碳原子；而 IPP

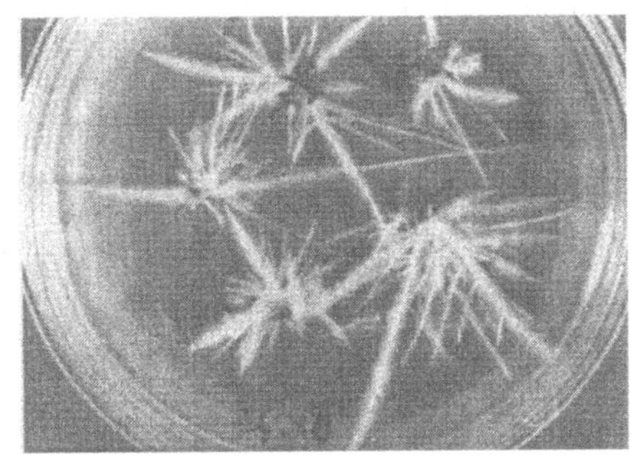

图 1-7-3　含 Cad 基因载体的发根农杆菌 ATCC15834 诱导的发根

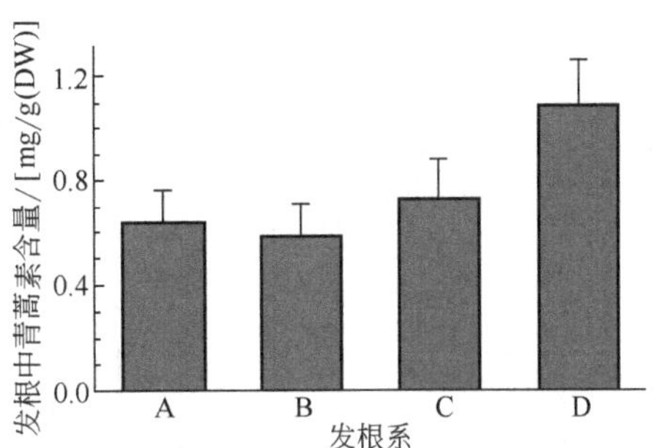

图 1-7-4　转基因发根 HPLC 检测的青蒿素含量和未转基因发根的比较

A，B，C—未转基因发根；D—转基因发根 C-37

的 C_4 由于共轭双键的存在形成富电子的碳原子，在 FPS 的作用下，DMAPP（GPP）的 C_1 攻击 IPP 的 C_4，从而发生亲电聚合反应。

法呢基焦磷酸（FPP）位于类异戊二烯代谢途径的多分支位点，普遍认为 FPP 的合成是严格调控的，因此 FPS 可能在类异戊二烯生物合成途径中起调控作用。而青蒿素生物合成的重要中间产物正是 FPP。目前已知 FPP 在紫穗槐二烯合酶（AMS）的环化作用下，形成的第一个环状化合物为紫穗槐二烯（AMD）。FPP 在青蒿体内的含量将直接影响青蒿素的产量，为此，笔者实验室首先将棉花的法呢基焦磷酸合酶 cDNA 置于 CaMV35S 启动子之下，并插入到植物表达载体中，通过发根农杆菌 ATCC15834 介导转入青蒿。PCR 分析和 Southern 印迹分析表明，外源基因已整合到青蒿的基因组中；Northern 印迹分析证明外源基因至少在 3 种转基因发根系中在转录水平亦已表达；生长特性研究表明，与对照相比，转基因发根的生长量明显高于对照（图 1-7-5）；青蒿素 HPLC 检测表明，转基因发根青蒿素含量为 2.0～3.0mg/g（DW），与对照相比，青蒿素含量提高 3～4 倍（图 1-7-6）。

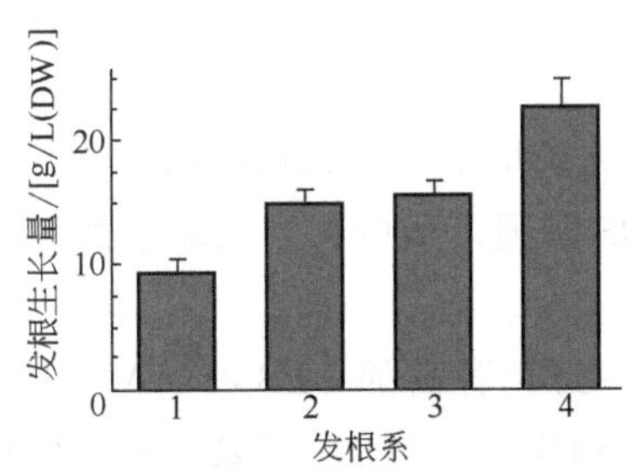

图 1-7-5　转基因发根系生长量与对照的比较

1—对照发根；2—转基因发根 F-1 系；3—转基因发根 F-24 系；4—转基因发根 F-26 系

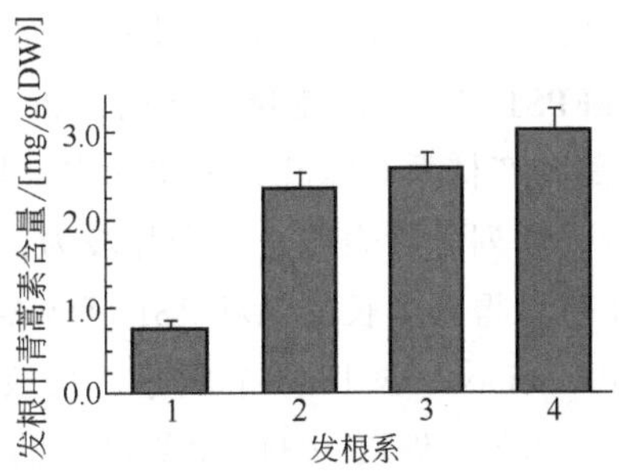

图 1-7-6　转基因发根系 HPLC 检测的青蒿素含量与对照的比较

1—对照发根；2—转基因发根 F-1 系；3—转基因发根 F-24 系；4—转基因发根 F-26 系

（三）Ti 质粒介导的青蒿重组 FPS 基因的转化及青蒿素含量分析

近年来，如何提高青蒿素的产量一直是研究的热点问题。鉴于化学合成青蒿素，过程复杂、产率低、毒性大，到目前为止尚不具备商业可行性；组织培养方法也不能有效提高青蒿素的产量。随着人们对青蒿素生物合成途径的不断深入研究，通过植物基因工程获得转基因高产株系被认为是提高青蒿素产量的最有效途径之一。

笔者实验室首先通过根癌农杆菌LBA4404介导，将棉花的法呢基焦磷酸合酶cDNA转入青蒿，PCR分析和Southern印迹分析表明外源基因已整合到青蒿的基因组中；Northern印迹分析证明外源基因至少在5种转基因芽系中在转录水平亦已表达；青蒿素HPLC检测结果表明，转基因植株的青蒿素含量约为10mg/g（DW），与对照相比，转基因植株的青蒿素含量提高2～3倍（图1-7-7）。

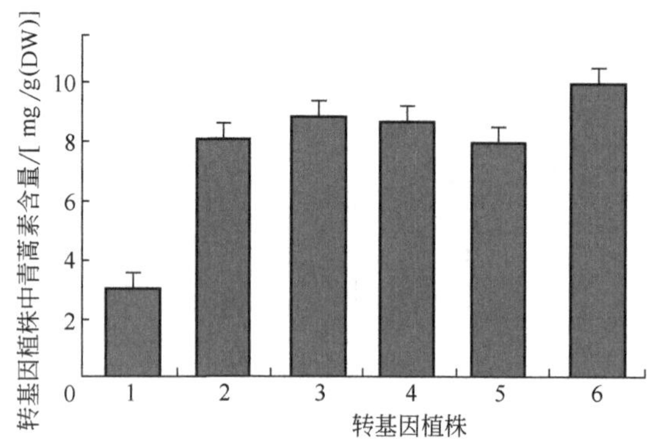

图1-7-7 转基因植株HPLC测定青蒿素含量与对照的比较

1—未转基因对照；2—转基因植株F-1系；3—转基因植株F-4系；4—转基因植株F-61系；5—转基因植株F-62系；6—转基因植株F-73系

四、青蒿素生物合成相关基因的克隆及特性分析

（一）青蒿FPS基因的克隆和酶学分析

在前文（三、异源相关基因对青蒿的转化及其对青蒿素合成的影响）中已介绍了笔者实验室关于异源FPS基因对青蒿遗传转化的研究，结果表明：转基因植株青蒿素含量显著地大于野生型对照，尽管如此，其含量提高的幅度还达不到预想的结果。为此笔者试图从青蒿cDNA文库中克隆内源FPS基因，通过高效表达载体的构建，实现对青蒿的遗传转化，看是否能达到进一步调控与提高青蒿素生物合成的目的。

1. AaFPS1 cDNA的克隆和序列分析

从青蒿高产株系025 cDNA文库中，用分段克隆法先扩增出一个850bp和一个800bp的DNA片段。序列分析表明这两个片段为部分重叠的FPS基因。然后根据二端序列设计引物进行PCR扩增得到全长的AaFPS1 cDNA。

AaFPS1 cDNA含1333个碱基，其核苷酸序列与一野生青蒿的FPS cDNA（图1-7-8）的同源性为96%，编码一343个氨基酸的蛋白，分子量约为39022Da。其氨基酸序列与报道的向日葵、人类及野生青蒿的同源性分别为93%、45%、98%。氢基酸序列与所有已知的FPS一样有5个明显的保守域。这5个保守域的氨基酸位置分别为46～52、88～105、61～65、91～92、226～265（方框部分）。与野生青蒿的FPS cDNA比较后发现在编码区发生了由核苷酸突变导致的氨基酸残基的变化（阴影部分），它们是4-T(ACC)→I(ATC)、113-P(CCC)→L(CTC)、212-V(GTG)→M(ATG)、268-P(CCC)→A(GCC)、275-T(ACC)→V(GTC)、322-H(CAC)→R(CGC)。

这些变化可能揭示与青蒿不同生态型相联系的DNA的多态性。

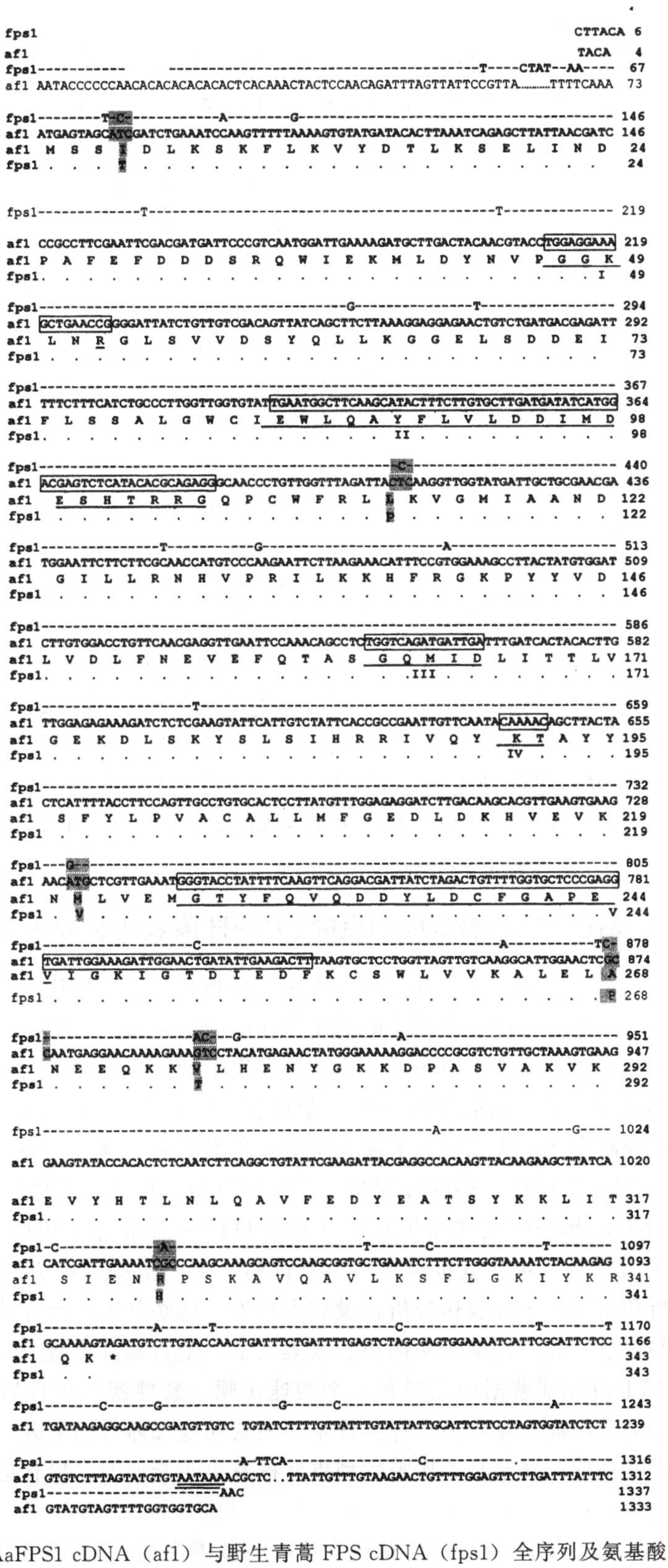

```
fps1                                                                      CTTACA 6
af1                                                                         TACA 4
fps1-----------      -----------------------------------------T----CTAT--AA----  67
af1 AATACCCCCCAACACACACACACACTCACAAACTACTCCAACAGATTTAGTTATTCCGTTA.......TTTTCAAA  73

fps1--------T-C-----------A--------G----------------------------------------- 146
af1 ATGAGTAGCATCGATCTGAAATCCAAGTTTTTAAAAGTGTATGATACACTTAAATCAGAGCTTATTAACGATC 146
af1 M  S  S  I  D  L  K  S  K  F  L  K  V  Y  D  T  L  K  S  E  L  I  N  D  24
fps1.  .  .  T  .  .  .  .  .  .  .  .  .  .  .  .  .  .  .  .  .  .  .  .  24

fps1------------T----------------------------------------T-------------------- 219

af1 CCGCCTTCGAATTCGACGATGATTCCCGTCAATGGATTGAAAAGATGCTTGACTACAACGTACCTGGAGGAAA 219
af1 P  A  F  E  F  D  D  D  S  R  Q  W  I  E  K  M  L  D  Y  N  V  P  G  G  K 49
fps1.  .  .  .  .  .  .  .  .  .  .  .  .  .  .  .  .  .  .  .  .  .  .  I    49

fps1-------------------------------------G---------------T------------------- 294
af1 GCTGAACCGGGGATTATCTGTTGTCGACAGTTATCAGCTTCTTAAAGGAGGAGAACTGTCTGATGACGAGATT 292
af1 L  N  R  G  L  S  V  V  D  S  Y  Q  L  L  K  G  G  E  L  S  D  D  E  I  73
fps1.  .  .  .  .  .  .  .  .  .  .  .  .  .  .  .  .  .  .  .  .  .  .  .  73

fps1------------------------------------------------------------------------- 367
af1 TTTCTTTCATCTGCCCTTGGTTGGTGTATTGAATGGCTTCAAGCATACTTTCTTGTGCTTGATGATATCATGG 364
af1 F  L  S  S  A  L  G  W  C  I  E  W  L  Q  A  Y  F  L  V  L  D  D  I  M  D 98
fps1.  .  .  .  .  .  .  .  .  .  .  .  .  .  .  II .  .  .  .  .  .  .  .  .  98

fps1-----------------------------------------C------------------------------- 440
af1 ACGAGTCTCATACACGCAGAGGGCAACCCTGTTGGTTTAGATTACTCAAGGTTGGTATGATTGCTGCGAACGA 436
af1  E  S  H  T  R  R  G  Q  P  C  W  F  R  L  L  K  V  G  M  I  A  A  N  D 122
fps1 .  .  .  .  .  .  .  .  .  .  .  .  .  .  P  .  .  .  .  .  .  .  .  .  122

fps1---------------T----------G----------------------A----------------------- 513
af1 TGGAATTCTTCTTCGCAACCATGTCCCAAGAATTCTTAAGAAACATTTCCGTGGAAAGCCTTACTATGTGGAT 509
af1  G  I  L  L  R  N  H  V  P  R  I  L  K  K  H  F  R  G  K  P  Y  Y  V  D 146
fps1 .  .  .  .  .  .  .  .  .  .  .  .  .  .  .  .  .  .  .  .  .  .  .  .  146

fps1------------------------------------------------------------------------- 586
af1 CTTGTGGACCTGTTCAACGAGGTTGAATTCCAAACAGCCTCTGGTCAGATGATTGATTTGATCACTACACTTG 582
af1 L  V  D  L  F  N  E  V  E  F  Q  T  A  S  G  Q  M  I  D  L  I  T  T  L V 171
fps1.  .  .  .  .  .  .  .  .  .  .  .  .  .  .  .III .  .  .  .  .  .  .  .  171

fps1-----------------T------------------------------------------------------- 659
af1 TTGGAGAGAAAGATCTCTCGAAGTATTCATTGTCTATTCACCGCCGAATTGTTCAATACAAAACAGCTTACTA 655
af1  G  E  K  D  L  S  K  Y  S  L  S  I  H  R  R  I  V  Q  Y  K  T  A  Y  Y 195
fps1 .  .  .  .  .  .  .  .  .  .  .  .  .  .  .  .  .  .  .  IV .  .  .  .  195

fps1------------------------------------------------------------------------- 732
af1 CTCATTTTACCTTCCAGTTGCCTGTGCACTCCTTATGTTTGGAGAGGATCTTGACAAGCACGTTGAAGTGAAG 728
af1  S  F  Y  L  P  V  A  C  A  L  L  M  F  G  E  D  L  D  K  H  V  E  V  K 219
fps1 .  .  .  .  .  .  .  .  .  .  .  .  .  .  .  .  .  .  .  .  .  .  .  .  219

fps1---G--------------------------------------------------------------------- 805
af1 AACATGCTCGTTGAAATGGGTACCTATTTTCAAGTTCAGGACGATTATCTAGACTGTTTTGGTGCTCCCGAGG 781
af1 N  M  L  V  E  M  G  T  Y  F  Q  V  Q  D  D  Y  L  D  C  F  G  A  P  E  244
fps1.  V  .  .  .  .  .  .  .  .  .  .  .  .  .  .  .  .  .  .  .  .  .  V 244

fps1------------------C---------------------------------------A----------TC- 878
af1 TGATTGGAAAGATTGGAACTGATATTGAAGACTTTAAGTGCTCCTGGTTAGTTGTCAAGGCATTGGAACTCGC 874
af1 V  I  G  K  I  G  T  D  I  E  D  F  K  C  S  W  L  V  V  K  A  L  E  L  A 268
fps1.  .  .  .  .  .  .  .  .  .  .  .  .  .  .  .  .  .  .  .  .  .  .  .  P 268

fps1-------------------AC---G-------------------A---------------------------- 951
af1 CAATGAGGAACAAAAGAAAGTCCTACATGAGAACTATGGAAAAAGGACCCCGCGTCTGTTGCTAAAGTGAAG 947
af1 N  E  E  Q  K  K  V  L  H  E  N  Y  G  K  K  D  P  A  S  V  A  K  V  K  292
fps1.  .  .  .  .  .  T  .  .  .  .  .  .  .  .  .  .  .  .  .  .  .  .  .  292

fps1----------------------------------------------------A----------------G---- 1024

af1 GAAGTATACCACACTCTCAATCTTCAGGCTGTATTCGAAGATTACGAGGCCACAAGTTACAAGAAGCTTATCA 1020

af1 E  V  Y  H  T  L  N  L  Q  A  V  F  E  D  Y  E  A  T  S  Y  K  K  L  I  T 317
fps1.  .  .  .  .  .  .  .  .  .  .  .  .  .  .  .  .  .  .  .  .  .  .  .  .  317

fps1-C-------------A-----------------------T------C-------------T--------- 1097
af1 CATCGATTGAAAATCGCCCAAGCAAAGCAGTCCAAGCGGTGCTGAAATCTTTCTTGGGTAAAATCTACAAGAG 1093
af1  S  I  E  N  R  P  S  K  A  V  Q  A  V  L  K  S  F  L  G  K  I  Y  K  R 341
fps1 .  .  .  .  H  .  .  .  .  .  .  .  .  .  .  .  .  .  .  .  .  .  .  .  341

fps1-------------A------T--------------------C------------------T---------T 1170
af1 GCAAAAGTAGATGTCTTGTACCAACTGATTTCTGATTTTGAGTCTAGCGAGTGGAAAATCATTCGCATTCTCC 1166
af1  Q  K  *                                                                343
fps1 .  .                                                                   343

fps1-------C------G-------------G-----C---------------------------A-------- 1243
af1 TGATAAGAGGCAAGCCGATGTTGTC TGTATCTTTTGTTATTTGTATTATTGCATTCTTCCTAGTGGTATCTCT 1239

fps1------------------------A-TTCA------------------C-----------.------------- 1316
af1 GTGTCTTTAGTATGTGTAATAAAACGCTC..TTATTGTTTGTAAGAACTGTTTTGGAGTTCTTGATTTATTTC 1312
fps1-----------------------AAC                                              1337
af1 GTATGTAGTTTTGGTGGTGCA                                                    1333
```

图 1-7-8　AaFPS1 cDNA（af1）与野生青蒿 FPS cDNA（fps1）全序列及氨基酸序列的比较

★表示终止密码子；●表示相同的氨基酸残基；双画线示加尾信号；▭示 5 个保守区域；▬示氨基酸残基变化

2. AaFPS1 的表达和鉴定

用转化并经过诱导的细菌细胞提取物进行体外酶促反应，结果表明：转化的大肠杆菌 BL21 的细胞提取物有明显的可测到的 FPS 活性，而不含插入片段的 BL21 细胞和虽有插入片段但未诱导的 BL21 的细胞提取物几乎未能测到 FPS 催化活性。催化活性依赖于反应混合物中 GPP（gerenyl pyrophosphate）或 DMAPP（dimethylallyl diphosphate）的加入，因为不加 GPP 的混合物几乎测不到活性。进一步分析表明，含有 FPS 基因的 BL21 的细胞提取物在 Mn^{2+} 的存在下没有催化 FPP 和 IPP（isopentanyl diphosphate）形成 GGPP（geranyl-geranyl diphosphate）的活性。因此可以证明由这一 cDNA 编码的蛋白具有 FPS 活性而不是 GGPPS（GGPP synthase），即该基因编码青蒿 FPS。

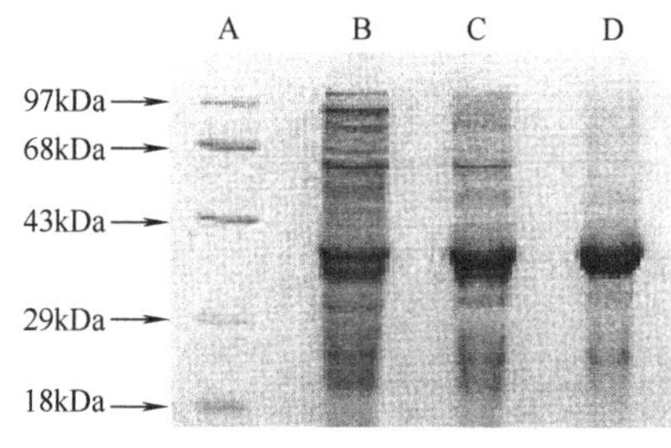

图 1-7-9 AaFPS1 纯化后的 SDS/PAGE
A—分子量标准；B—细胞全蛋白；
C—硫酸铵分级沉淀；D—Q-Sepharose

3. 动力学研究

图 1-7-9 表明一个典型的纯化结果图。总共 1μg 纯化蛋白用于 100μL 的总反应缓冲液中。

通过酸变性法进行动力学研究测定 $4\text{-}^{14}C$-IPP 和 GPP 形成 $4\text{-}^{14}C$-FPP 的速度。对该酶的基本动力学指标进行了评价。GPP 和 IPP 的时间初速度曲线表明，反应速度只有在反应的初始阶段保持恒定，并随时间的延长而衰减，该曲线的最佳拟合函数为指数衰减函数（exponential decay function）。相关系数为 0.99。

不同 GPP 和 IPP 浓度的初速度通过解浓度-速度函数的斜率求得。IPP 和 GPP 的底物-速度曲线符合米氏方程。相关系数为 0.99。根据底物-速度曲线算得 IPP 和 GPP 的 K_m 值分别为 29.4μmol/L 和 17.2μmol/L。

（二）青蒿紫穗槐二烯合酶基因的克隆、大肠杆菌表达和分子分析

青蒿素是一种倍半萜类化合物，其生物合成属于植物类异戊二烯代谢途径。据推测，在类异戊二烯生物合成途径中，由倍半萜合酶催化前体法呢基焦磷酸（FPP）形成高度特异的烯类倍半萜骨架是一个限速反应。Bouwmeester 等报道了紫穗槐二烯可能是青蒿素生物合成途径中的烯类倍半萜中间体，同时分离纯化了紫穗槐二烯合酶（amorpha-4，11-diene synthase，AMS）。在青蒿中紫穗槐二烯的丰度非常低，但紫穗槐二烯合酶的活性却相对较高，这表明由 FPP 环化形成紫穗槐二烯的过程是一个限速反应。因此，克隆紫穗槐二烯合酶基因并在青蒿中大量表达此基因便成为提高青蒿素含量的一条最有希望的途径。在 2000～2001 年，国际上有几个研究组相继报道了青蒿紫穗槐二烯合酶基因的克隆与鉴定，但是相应的基因结构分析和组织特异性表达分析还没有人报道。这些分析将给青蒿素生物合成的分子调控提供有用的信息。此外，笔者从四川省收集到了一个青蒿高产株系 001，由于紫穗槐二烯合酶催化的 FPP 环化成紫穗槐二烯是一个限速步骤，紫穗槐二烯合酶的活性可能直接与青蒿素的含量相关。因此，克隆高产青蒿株系中的紫穗槐二烯合酶基因，在大肠杆菌中过量表达该酶，鉴定其功能，确定是否比野生型青蒿株系中的紫穗槐二烯有更高的活性，具有重要的意义。

本研究根据 Per Mercke 等克隆的紫穗槐二烯合酶基因序列，用 RT-PCR 的方法从来自四川的青蒿高产系 001 中克隆了紫穗槐二烯合酶基因（AMS gene），在大肠杆菌中过量表达

了此基因，并对紫穗槐二烯合酶基因及其在青蒿中的表达进行了分析。

1. 青蒿紫穗槐二烯合酶 cDNA 的克隆

根据已报道的紫穗槐二烯合酶 cDNA 序列设计引物，以青蒿单链 cDNA 为模板进行 PCR 扩增。PCR 产物经 1%琼脂糖凝胶电泳鉴定，可得到一条长 2067bp 的 DNA 扩增产物。

```
1    GTTTTGAAAATCATGTCACTTACAGAAGAAAAACCTATTCGCCCCATTGCCAACTTTCCTCCAAGCATTTGGGGAGATCAGTTTCTCATC
1                  M  S  L  T  E  E  K  P  I  R  P  I  A  N  F  P  P  S  I  W  G  D  Q  F  L  I
91   TATGAAAAGCAAGTAGAGCAAGGGGTGGAACAGATAGTGAATGATTTAAAAAAAGAAGTGCGGCAACTACTAAAAGAAGCTTTGGATATT
27    Y  E  K  Q  V  E  Q  G  V  E  Q  I  V  N  D  L  K  K  E  V  R  Q  L  L  K  E  A  L  D  I
181  CCTATGAAACATGCCAATTTGTTGAAGCTGATTGATGAAATCCAACGCCTTGGAATACCGTATCACTTTGAACAGGAGATTGATCATGCA
57    P  M  K  H  A  N  L  L  K  L  I  D  E  I  Q  R  L  G  I  P  Y  H  F  E [Q] E  I  D  H  A
271  TTGCAATGTATTTATGAAACATATGGTGATAACTGGGATGGTGACCGCTCTTCCTTATGGTTCCGTCTTATGCGAAAGCAAGGATATTAT
87    L  Q  C  I  Y  E  T  Y  G  D  N  W [D] G  D  R  S  S  L  W  F  R  L  M  R  K  Q  G  Y  Y
361  GTTACATGTGATGTTTTCAATAACTATAAAGACAAAGATGGAGCGTTCAAGCAATCGTTAGCTAATGATGTTGAAGGTTTGCTTGAGTTG
117   V  T  C  D  V  F  N  N  Y  K  D  K [D] G  A  F  K  Q  S  L  A  N  D  V  E  G  L  L  E  L
451  TACGAAGCAACTTCTATGAGGGTACCTGGGGAGATTATGTTAGAAGATGCTCTTGGTTTTACACGATCTCGTCTTAGCATTATGACAAAA
147   Y  E  A  T  S  M  R  V  P  G  E  I [M] L  E  D  A  L  G  F  T  R  S  R  L  S  I  M  T  K
541  GATGCTTTTTCTACAAACCCCGCTCTTTTTACCGAAATACAACGGGCACTAAAGCAACCCCTTTGGAAAAGGTTGCCAAGAATAGAGGCG
177   D  A  F  S  T  N  P  A  L  F  T  E  I  Q  R  A  L  K  Q  P  L  W  K  R  L  P  R  I  E  A
631  GCGCAGTACATTCCTTTCTATCAACAACAAGATTCTCATAACAAGACTTTACTTAAACTTGCTAAGTTAGAGTTCAATTTGCTTCAGTCA
207   A  Q  Y  I  P  F  Y  Q  Q  Q  D  S  H  N  K  T  L  L  K  L  A  K  L  E  F  N  L  L  Q  S
721  TTGCACAAGGAAGAGCTCAGCCATGTGTGCAAGTGGTGGAAAGCTTTCGATATCAAGAAGAACGCACCTTGTTTAAGAGATAGAATTGTT
237   L  H  K  E  E  L  S  H  V  C  K  W  W  K  A  F  D  I  K  K  N  A  P  C  L  R  D  R  I  V
811  GAATGCTACTTTTGGGGACTAGGTTCAGGCTTTGAGCCACAGTATTCCCGGGCTAGAGTTTTCTTCACAAAAGCTGTTGCTGTTATAACT
267   E  C  Y  F  W  G  L  G  S  G [F] E  P  Q  Y  S  R  A  R  V  F  F  T  K  A  V  A  V  I  T
901  CTTATAGATGACACTTATGATGCGTATGGTACTTATGAAGAACTTAAGATCTTTACTGAAGCTGTTGAAAGGTGGTCAATTACATGCTTA
297   L  I  D  D  T  Y  D  A  Y  G  T  Y  E  E  L  K  I  F  T  E  A  V  E  R  W  S  I  T  C  L
991  GACACACTTCCAGAATACATGAAACCGATATACAAATTATTCATGGATACATACACAGAAATGGAAGAATTTCTTGCAAAGGAGGGAAGA
327   D  T  L  P  E  Y  M  K  P  I  Y  K  L  F  M  D  T  Y  T  E  M  E  E  F  L  A  K  E  G  R
1081 ACAGATCTATTTAACTGCGGCAAAGAATTTGTGAAAGAGTTTGTTAGAAACCTGATGGTTGAAGCAAAATGGGCAAATGAGGGACACATA
357   T  D  L  F  N  C  G  K  E  F  V  K  E  F  V  R  N  L  M  V  E  A  K  W  A  N  E  G  H  I
1171 CCAACCACTGAAGAGCATGATCCAGTTGTAATCATTACTGGCGGTGCTAACCTGCTTACAACAACTTGTTATCTTGGCATGAGTGATATA
387   P  T  T  E  E  H  D  P  V  V  I  I  T  G  G  A  N  L  L  T  T  T  C  Y  L  G  M  S  D  I
1261 TTCACAAAAGAGTCTGTCGAATGGGCTGTCTCTGCACCTCCTCTTTTTAGATACTCAGGTATACTTGGTCGACGCCTAAATGATCTCATG
417   F  T  K  E  S  V  E  W  A  V  S  A  P  P  L  F  R  Y  S  G  I  L  G  R  R  L  N  D  L  M
1351 ACCCACAAGGCCGAGCAAGAAAGAAAACATAGTTCATCGAGCCTTGAAAGTTATATGAAGGAATACAATGTCAATGAGGAGTATGCCCAA
447   T  H  K  A  E  Q  E  R  K  H  S  S  S  S  L  E  S  Y  M  K  E  Y  N  V  N  E  E  Y  A  Q
1441 ACCTTGATTTACAAGGAAGTAGAAGATGTGTGGAAAGATATAAACCGAGAGTACCTCACAACTAAAAACATTCCAAGGCCGTTATTGATG
477   T  L  I  Y  K  E  V  E  D  V  W  K  D  I  N  R  E  Y  L  T  T  K  N  I  P  R  P  L  L  M
1531 GCTGTGATCTATTTGTGCCAGTTTCTTGAAGTTCAATATGCAGGAAAGGATAACTTCACACGTATGGGAGACGAATACAAACATCTCATA
507   A  V  I  Y  L  C  Q  F  L  E  V  Q  Y  A  G  K  D  N  F  T  R  M  G  D  E  Y  K  H  L  I
1621 AAGTCTCTACTCGTTTATCCTATGAGTATATGACTACCAATCCTTCGTGCATAGCCTATCAATTATATTGAAAGGGTTAACTATGCATGT
537   K  S  L  L  V  Y  P  M  S  I  *
1711 CTCTATGAAGAGAATTTCTCAAGCTATTTGGTGTTTCTTGCTGGCAATAATAAATCAGACGCATAAAATTGTATTGAACTATATGCCGAT
1801 AGCTATTTAAAGTTATTATACAACTAAAATATTCATAAATGGTATTATACTTTTACTTTGTACAAAAGCAAAAGTACACTACTGTTATGT
1891 AACATTTTAGTTCTATGATACTTTAGTTACGAATCGGCTTATATACATTGATACACTTTTATGCAGAAAACCCTACTAAATAAAAAGTCG
1981 ATATCTTGTACTACACATATCGCACGAATTTCCGTTTGCCGTTTGTATTTTTGATATGTTATTTAATGAATATGTTTCATGTGGTTG
```

图 1-7-10　紫穗槐二烯合酶 cDNA 序列和编码的氨基酸序列

□ 表示与已报道的一个紫穗槐二烯合酶不同的氨基酸残基

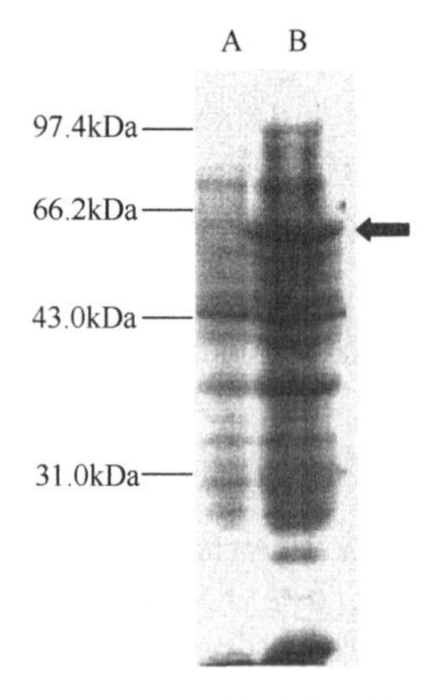

图 1-7-11 紫穗槐二烯合酶基因在大肠杆菌BL21（DE3）中过量表达的SDS-PAGE电泳图谱

A—pET3d/BL21（DE3）；B—pET-AMS/BL21（DE3）；⬅ 过量表达的紫穗槐二烯合酶蛋白

经测序后，在 genbank 注册，注册号 AF327526。其中 5′非编码区长 12bp，3′编码区长 414bp，编码区长 1641bp（含一个 TGA 终止密码子），推测编码 546 个氨基酸（图 1-7-10）。与 Merche 等克隆的青蒿紫穗槐二烯合酶 cDNA 相比，同源性为 97.99%，有 21 处不同，其中有 8 个出现在编码区，造成 5 个氨基酸的差异，编码的蛋白质的氨基酸序列同源性为 99%。

2. 紫穗槐二烯合酶基因在大肠杆菌中的表达

将紫穗槐二烯合酶 cDNA 的编码区序列插入原核表达载体 pET3d，重组质粒转化大肠杆菌 BL21（DE3），大肠杆菌培养至指数生长期（OD_{600} 约为 0.5）时加入 1mmol/L 的 IPTG 诱导表达。从 SDS-PAGE 的结果（图 1-7-11）可以看到，诱导后的样品有明显的表达条带，分子量约为 63.8kDa。

3. 青蒿紫穗槐二烯合酶基因组 DNA 的克隆

以青蒿总 DNA 为模板，用克隆紫穗槐二烯合酶 cDNA 的一对引物进行 PCR 扩增，得到一条 4392bp 的扩增产物，包括从 5′非翻译区至 3′多聚腺苷酸尾的一段序列。紫穗槐二烯合酶基因组 DNA（gAMS1）与紫穗槐二烯合酶 cDNA 编码区序列比较表明，gAMS1 包括 6 个内含子，最小的内含子为 97bp，最大的内含子为 1698bp；包括 7 个外显子，最小的外显子为 87bp，最大的外显子为 382bp（相对应于 29 个氨基酸和 127 个氨基酸）（图 1-7-12）。gAMS1 的 3′非翻译区与紫穗槐二烯合酶 cDNA 的 3′非翻译区序列是一致的，表明紫穗槐二烯合酶基因组 DNA 相应于一个表达基因。

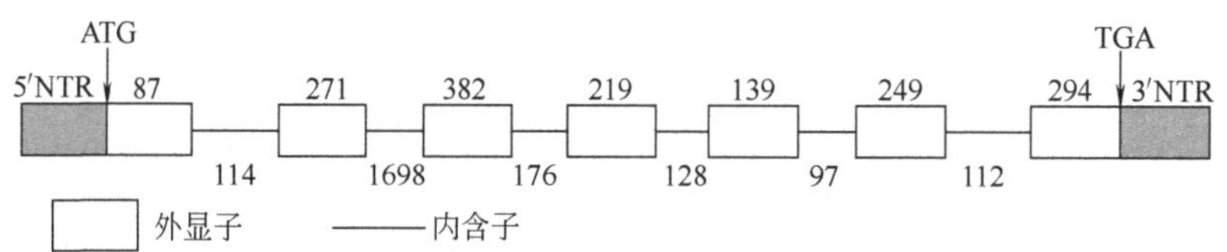

图 1-7-12 紫穗槐二烯合酶基因组 DNA 的结构

图中标明内含子和外显子以及 5′和 3′非翻译区的位置。在外显子上方的数字标明外显子的碱基对数；在内含子下方的数字标明内含子的碱基对数

4. 紫穗槐二烯合酶基因的 Southern 印迹分析

测序结果表明紫穗槐二烯合酶基因组 DNA 和 cDNA 中没有 *Nco* Ⅰ和 *EcoR* Ⅰ酶切位点。分别取 20μg 青蒿总 DNA，用 *Nco* Ⅰ和 *EcoR* Ⅰ酶切、电泳后用毛细法转移至尼龙膜上，以［α-^{32}P］dATP 标记的紫穗槐二烯合酶全长 cDNA 为探针，进行 Southern 杂交。从结果可以看出，经 *Nco* Ⅰ酶切的青蒿总 DNA 有 2 条杂交带，经 *EcoR* Ⅰ酶切的青蒿总 DNA 有 3 条杂交带，初步表明紫穗槐二烯合酶基因是一个多拷贝基因且至少以 3 个拷贝以上形式存在于青蒿基因组中（图 1-7-13）。

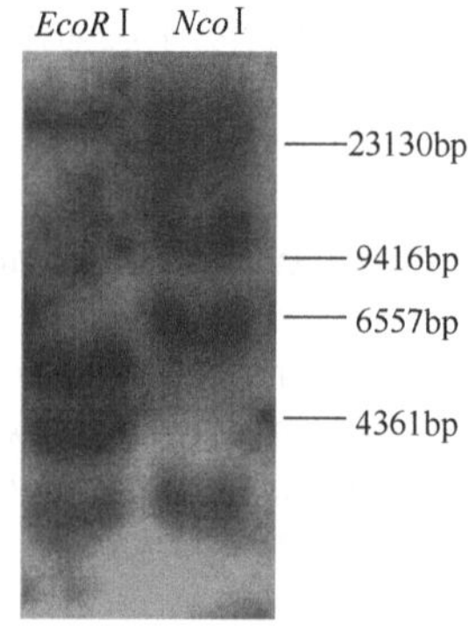

图 1-7-13 gAMS1 在青蒿基因组中的 Southern 印迹分析

5. 紫穗槐二烯合酶基因在青蒿不同组织中表达的 RT-PCR 分析

从青蒿根、茎、叶片和花序中提取总 RNA，逆转录合成

第一链 cDNA，PCR 分析紫穗槐二烯合酶基因在不同组织中的表达情况。图 1-7-14 表明，紫穗槐二烯合酶基因在叶片、茎和花序中表达，但在根中没有检测到紫穗槐二烯合酶表达。

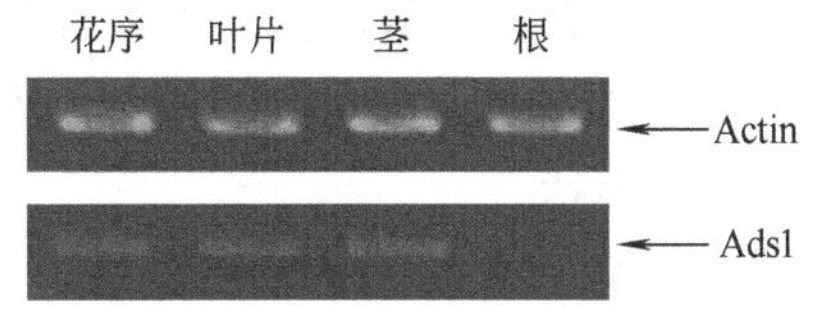

图 1-7-14　紫穗槐二烯合酶的组织特异性表达分析

（三）青蒿 SQS 基因的克隆、大肠杆菌表达及基因结构分析

在类异戊二烯生物合成途径中倍半萜合酶和鲨烯合酶是处于分支点的关键酶，分别负责合成倍半萜植保素和甾体/甾体生物碱。Vogeli 等报道当真菌诱导子加入到烟草悬浮培养物中时，鲨烯合酶的活性被抑制了，而倍半萜植保素的生物合成却被诱导。Kudakasseril 等报道，用甾体生物合成抑制剂咪康唑（miconazole）、AMO 1618、CCC 和 MER 29 处理青蒿的无细胞提取物和芽培养物可以促进 ^{14}C-IPP 加入到青蒿素并增加青蒿素的含量。因此，克隆青蒿鲨烯合酶基因并反义转化青蒿，阻断甾体生物合成，有可能使甾体生物合成的碳流转

```
-23                                                                        GGATTTGGATCTTGAAGAAGAA
1    ATGAGTAGTTTGAAAGCAGTATTGAAACACCCAGATGACTTTTATCCATTATTGAAGTTGAAAATGGCTGCAAAGAAAGCCGAAAA
1     M  S  S  L  K  A  V  L  K  H  P  D  D  F  Y  P  L  L  K  L  K  M  A  A  K  K  A  E  K
88   CAGATCCCATCACAACCTCACTGGGCTTTCTCTTATTCCATGCTTCATAAAGTTTCTAGAAGTTTCGCTCTTGTTATTCAACAACT
30    Q  I  P  S  Q  P  H  W  A  F  S  Y  S  M  L  H  K  V  S  R  S  F  A  L  V  I  Q  Q  L
175  AATCCCCAGCTTCGTGATGCTGTCTGCATCTTTTATTTGGTTCTTCGCGCTCTTGATACTGTTGAGGATGATACAAGCATAGCTGC
59    N  P  Q  L  R  D  A  V  C  I  F  Y  L  V  L  R  A  L  D  T  V  E  D  D  T  S  I  A  A
262  GATATCAAAGTACCCATTCTGATCGCCTTTCATAAGCATATCTACAATCGTGATTGGCACTTTGCATGTGGTACAAAGGAATACAA
88    D  I  K  V  P  I  L  I  A  F  H  K  H  I  Y  N  R  D  W  H  F  A  C  G  T  K  E  Y  K
349  GTTCTCATGGACCAGTTCCACCATGTTTCTACTGCCTTTCTGGAACTTAAGAGAGGTTATCAGGAGGCAATTGGGGATATAACCAT
117   V  L  M  D  Q  F  H  H  V  S  T  A  F  L  E  L  K  R  G  Y  Q  E  A  I  G  D  I  T  M
436  AGAATGAGCGCTGGGATGGCAAAATTTATATGTAAAGAGGTTGAGACAGTTGATGATTATGATGAGTTTTGTCATTATGTTGCGGG
146   R  M  S  A  G  M  A  K  F  I  C  K  E  V  E  T  V  D  D  Y  D  E  F  C  H  Y  V  A  G
523  CTTGTTGGAATAGGGTTGTCAAAGCTCTTCCATTCTTCAGGCACGGAAATTTTGTTTTCTGATTCTATCTCCAATTCGATGGGTTT
175   L  V  G  I  G  L  S  K  L  F  H  S  S  G  T  E  I  L  F  S  D  S  I  S  N  S  M  G  L
610  TTTCTTCAGAAGACAAATATCATTAGAGATTATCTCGAGGATATTAATGAGATACCTAAGTCACGCATGTTTTGGCCTCGTGAGAT
204   F  L  Q  K  T  N  I  I  R  D  Y  L  E  D  I  N  E  I  P  K  S  R  M  F  W  P  R  E  I
697  CGGAGTAAATATGTTAATAAGCTTGAGGACCTGAAATATGAAGAGGACTCTGAGAAAGCCGTTCAGTGCTTAAATGATATGGTGAC
233   R  S  K  Y  V  N  K  L  E  D  L  K  Y  E  E  D  S  E  K  A  V  Q  C  L  N  D  M  V  T
784  AATGCTTTGATACACATTGAAGACTGCTTAAAGTATATGTCTCAGTTGAAAGATCCAGCCATCTTCAGGTTTTGTGCAATACCACA
262   N  A  L  I  H  I  E  D  C  L  K  Y  M  S  Q  L  K  D  P  A  I  F  R  F  C  A  I  P  Q
871  ATCATGGCAATTGGAACACTTGCTTTATGCTACAATAACATTGAGGTTTTCAGGGGTGTAGTCAAATTGAGACGTGGTCTAACTGC
291   I  M  A  I  G  T  L  A  L  C  Y  N  N  I  E  V  F  R  G  V  V  K  L  R  R  G  L  T  A
958  AAAGTAATTGATCGGACTAAAACAATGGCTGATGTGTACCAGGCTTTTTCTGATTTTTCTGACATGCTTAAGTCCAAGGTTGACAT
320   K  V  I  D  R  T  K  T  M  A  D  V  Y  Q  A  F  S  D  F  S  D  M  L  K  S  K  V  D  M
1045 CATGATCCCAATGCCCAAACGACCATCACTAGGTTAGAAGCAGCTCAGAAAATTTGCAAAGACTCTGGCACCCTTAGCAACAGGAA
349   H  D  P  N  A  Q  T  T  I  T  R  L  E  A  A  Q  K  I  C  K  D  S  G  T  L  S  N  R  K
1132 TCTTACATAGTTAAGAGAGAGTCAAGCTACAGTGCAGCTTTGCTTGCTCTGCTTTTCACTATACTGGCTATTCTTTATGCTTATCT
378   S  Y  I  V  K  R  E  S  S  Y  S  A  A  L  L  A  L  L  F  T  I  L  A  I  L  Y  A  Y  L
1219 TCTGCTAATCGACCCAATAAAATCAAATTCACTTTGTAAGAATCTCGCGGTGATACGTAAGCAAAGAAGATCCAGTCTTGAAATGT
407   S  A  N  R  P  N  K  I  K  F  T  L  *
```

图 1-7-15　青蒿鲨烯合酶 cDNA 序列和编码的氨基酸序列

向青蒿素生物合成，从而提高青蒿素含量。从青蒿素代谢工程的角度出发，本研究首次从一个青蒿高产株系 001 中克隆了一个鲨烯合酶（squalene synthase，ASQS）cDNA，并在大肠杆菌中过量表达。

1. 青蒿鲨烯合酶 cDNA 的克隆

用 RACE 方法克隆了一个全长的青蒿鲨烯合酶 cDNA。用总 RNA 逆转录第一链 cDNA 作为模板，通过序列比较找出高保守区，设计两个套式的简并引物与 adapter 引物分别做 PCR 扩增得到 3′末端的序列（3′RACE）。用类似的 RACE 方法获得了 cDNA 5′末端的序列，与 3′RACE 不同的是，用一个特异的引物来作为逆转录引物和用 TdT 在逆转录得到的第一链 cDNA 的末端加上了一个多聚腺苷酸尾。在得到 5′cDNA 和 3′cDNA 的序列后，可以拼接得到一个全长 1539bp 的青蒿鲨烯合酶 cDNA 序列（图 1-7-15）。该 cDNA 包括 1257 个碱基的开放读码框架（open reading frame，ORF），23 个碱基的 5′非翻译区（nontranslated region，NTR），229 个碱基的 3′非翻译区和 30 个碱基的多聚腺苷酸尾。在cDNA的 3′非翻译区没有找到经典的多聚腺苷酸加尾信号（AATAAA），但在 cDNA 的第 1257 个碱基处找到一段 AATAAAA 序列。该 cDNA 推测编码一个 418 个氨基酸的多肽链。克隆的青蒿鲨烯合酶推测分子量为 47.7kDa，推测 pI 为 8.45。

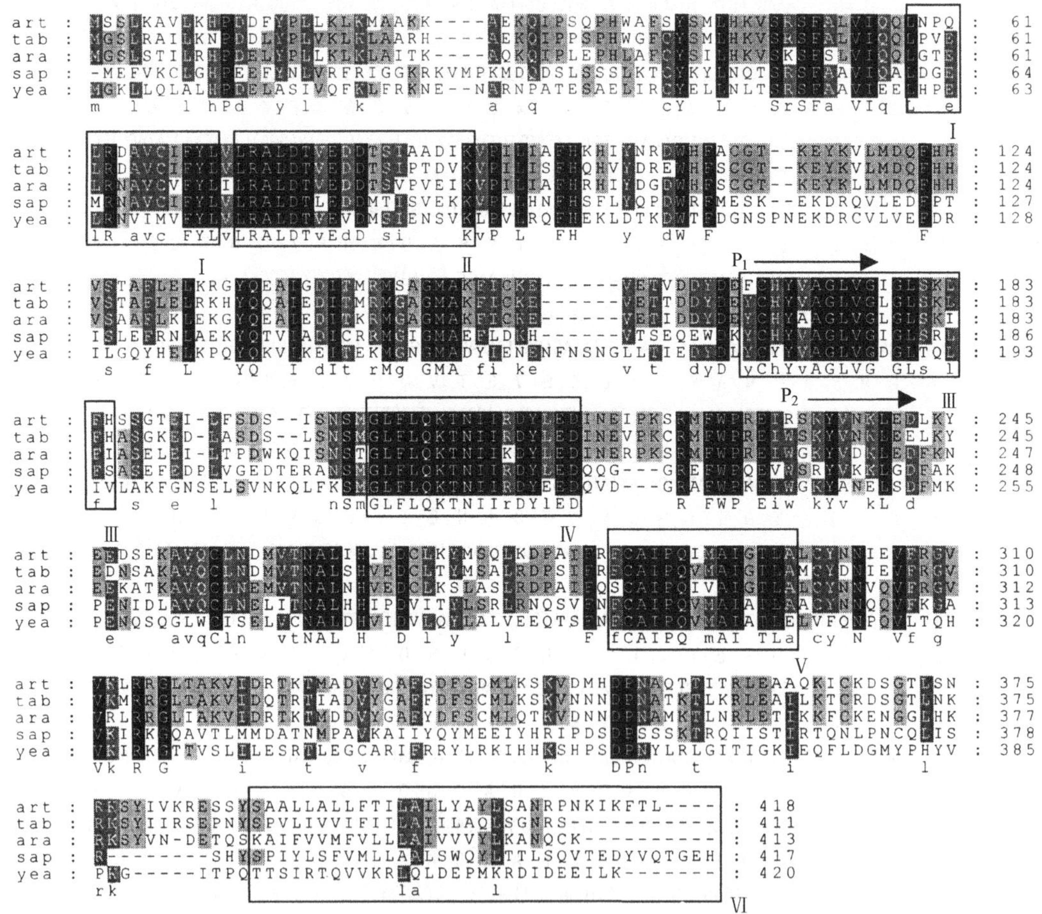

图 1-7-16 5 个鲨烯合酶氨基酸序列的排列

art 为本研究克隆的青蒿鲨烯合酶；tab 为烟草鲨烯合酶；ara 为拟南芥鲨烯合酶；sap 为人肝鲨烯合酶；yea 为酵母鲨烯合酶；氨基酸残基上方的箭头标示两个用来设计套式简并引物做 3′ RACE 的区域。robinson 等鉴定的 6 个保守区用方框框起并在方框下方用数字标示。氨基酸残基的背景色表示相似性的程度：黑色，100%相似性；灰黑色，≥80%相似性；浅灰色，≥60%相似性

2. 鲨烯合酶和其他物种的鲨烯合酶氨基酸序列的比较

用序列分析软件 Clustal W 排列鲨烯合酶和几个已克隆的其他物种鲨烯合酶氨基酸序列，结果表明它们之间存在高度的同源性（图 1-7-16）。青蒿鲨烯合酶与来自拟南芥、烟草、人和酵母的一致性分别为 70%、77%、44%和 39%。Robinson 等在鲨烯合酶中鉴定了 6 个保守区，在青蒿鲨烯合酶中也能找到这 6 个保守区。6 个保守区中的 3 个（Ⅲ，Ⅳ，Ⅴ）是高度保守的，而保守区Ⅰ和Ⅱ的保守性略低。所有的鲨烯合酶的保守区Ⅵ的一致性都相对较低，但是在这个区域里的氨基酸绝大多数均为疏水氨基酸。保守区Ⅵ被认为是鲨烯合酶的一个生物膜的锚定信号。

3. 青蒿鲨烯合酶基因组 DNA 的克隆

用 PCR 的方法分离到一个鲨烯合酶基因组 DNA 克隆 gASQS。gASQS 序列从 mRNA 起始位点到多聚腺苷酸尾长 3852bp。gASQS 的 3′非翻译区与鲨烯合酶 cDNA 的 3′非翻译区

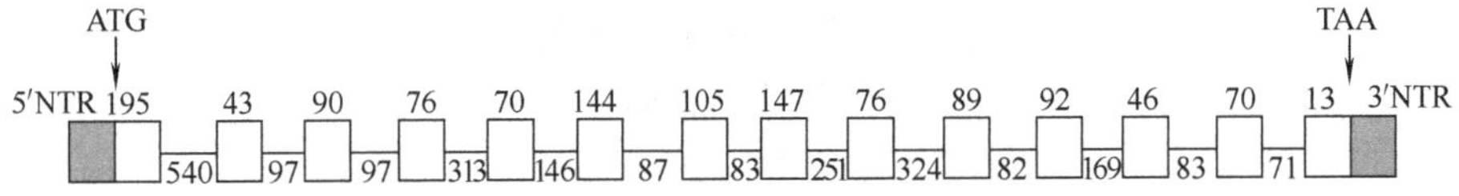

图 1-7-17 鲨烯合酶基因组 DNA 的结构

图中标明内含子和外显子以及 5′和 3′非翻译区的位置。在外显子上方的数字标明外显子的碱基对数；在内含子下方的数字标明内含子的碱基对数

序列是一致的，表明鲨烯合酶基因组 DNA 相应于一个表达基因。鲨烯合酶基因组 DNA（gASQS）与鲨烯合酶 cDNA 编码区序列比较显示青蒿鲨烯合酶基因组 DNA 有一个复杂的内含子、外显子的组织结构：gASQS 包括 14 个外显子，最大的外显子为 195bp，最小的外显子为 11bp（相对应于 65 个氨基酸和 4 个氨基酸）；13 个长度为 71～540 个核苷酸的内含子分隔开这些外显子（图 1-7-17）。青蒿鲨烯合酶复杂的内含子、外显子的组织结构与烟草鲨烯合酶的基因结构非常相似。

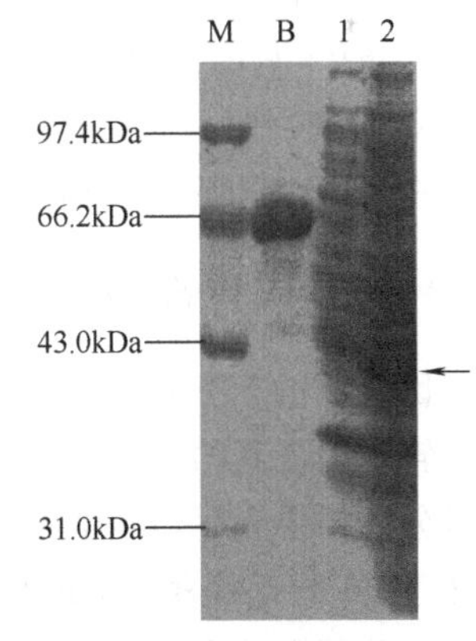

图 1-7-18 C 末端截短相应于 30 个氨基酸的重组青蒿鲨烯合酶在大肠杆菌中表达的 SDS-PAGE 电泳图谱

带 1—pET30a/BL21（DE3）诱导表达的总蛋白，在加入 1mmol/L IPTG 诱导表达 3h 后收集菌液；带 2—pETASQS1.1/BL21（DE3）诱导表达的总蛋白；M—蛋白质分子量标准；B—牛血清白蛋白标准；←表示过量表达的重组蛋白

4. 青蒿鲨烯合酶在大肠杆菌中的过量表达

将鲨烯合酶 cDNA 的整个编码区序列或 C 末端截短相应于 30 个氨基酸的编码区序列插入原核表达载体 pET30a，重组质粒 pETASQS 或 pETASQS1.1 转化大肠杆菌 BL21（DE3），大肠杆菌 37℃培养至指数生长期（OD_{600} 约为 0.5）时加入终浓度为 1mmol/L 的 IPTG 诱导表达，诱导时间为 37℃ 3h。收集 1mL 菌体进行 SDS-PAGE 电泳检测。含有全长的鲨烯合

酶 cDNA 的大肠杆菌中并没有检测到蛋白特异表达条带。重复实验多次，仍然没有特异表达条带。将重组质粒送出测序，结果表明读码框和核苷酸序列是正确的。从 SDS-PAGE 电泳图（图 1-7-18）可观察到含有 C 末端截短相应于 30 个氨基酸的大肠杆菌中表达出一个分子量大约为 44.5kDa 的过量表达蛋白条带。

五、青蒿内源 FPS 的过表达对青蒿素含量的影响

青蒿素是通过类异戊二烯代谢途径中的甲羟戊酸途径（MVA）合成的，该途径在细胞质中进行。类异戊二烯代谢的调控机制非常复杂，法呢基焦磷酸合酶（FPS）是该途径的调控酶之一。FPS 属于异戊烯基转移酶，催化 IPP 和 DMAPP 反应，生成 GPP；进一步催化 GPP 和 IPP 反应，生成 FPP。由于 FPP 处于代谢分支位点，因此 FPS 被认为是类异戊二烯代谢途径的调控酶。有间接证据表明，FPS 在倍半萜类植保素生物合成代谢中起调控作用。用激发子处理后，植物体内植保素的积累水平与 FPS 的转录水平、蛋白表达量、酶活性呈正比。关于 FPS 在类异戊二烯生物合成代谢中的调控作用，也有一些直接证据。在烟草中过量表达酵母 FPS 基因，结果转基因烟草中 FPS 的酶活性增加 12 倍，甾醇的含量提高 4 倍。在青蒿 025 株系［青蒿素含量约为 0.3%（DW）］中过量表达棉花 FPS 基因的结果表明，转基因青蒿中青蒿素含量较对照提高 1～2 倍。下面主要介绍在青蒿高产株系 001［青蒿素含量约为 0.6%（DW）］中过量表达内源 FPS 基因对青蒿素含量的影响，目的是获得高产转基因青蒿，同时进一步探讨青蒿素生物合成的调控机制。

（一）重组植物表达载体及转基因植株的分子检测

本实验所用的植物材料为笔者实验室保存的青蒿高产株系 001。重组质粒 pBIFPS 1 含有青蒿内源 FPS 基因。对转基因植株的 Southern 检测结果表明，外源 FPS 基因已经整合到转基因青蒿的基因组 DNA 中。转基因青蒿的 RNA 印迹杂交和蛋白印迹杂交结果表明，转基因青蒿中 FPS 基因在转录和翻译的水平上均为过量表达。

（二）转基因青蒿的 FPS 酶活性及青蒿素含量分析

转基因青蒿的 FPS 酶活性分析结果见图 1-7-19，从图 1-7-19 中可以看出，转基因青蒿的酶活性是非转基因青蒿的 2～3 倍，其中转基因株系 F6 的 FPS 酶活性最高。对转基因青蒿中青蒿素的含量分析结果表明，转基因青蒿中青蒿素的含量比非转基因青蒿高 24.2%～34.4%，其中转基因株系 F6 的青蒿素含量最高，约为 0.9%（DW）（图 1-7-20）。综合图 1-7-19 和图 1-7-20 可以看出，转基因株系（F6）中 FPS 酶活性提高的幅度与青蒿素含量提高的水平相一致。

（三）过表达内源 FPS 基因对青蒿素生物合成的调控

FPP 位于类异戊二烯代谢途径的多分支位点，普遍认为 FPP 的合成是严格调控的，因此 FPS 可能在类异戊二烯生物合成途径中起调控作用。用激发子处理后，胡椒果皮或棉花悬浮细胞培养物中倍半萜类植保素的积累水平与 FPS 的转录水平、蛋白表达量、酶活性呈正比。在烟草中过量表达酵母 FPS 基因，结果转基因烟草中 FPS 的酶活性增加 12 倍，甾醇的含量提高 4 倍。笔者通过基因工程将青蒿的 FPS 基因在青蒿高产株系中过量表达，结果转基因青蒿的青蒿素含量最高值约为 0.9%（DW），比非转基因青蒿高 34.4%。这表明 FPS

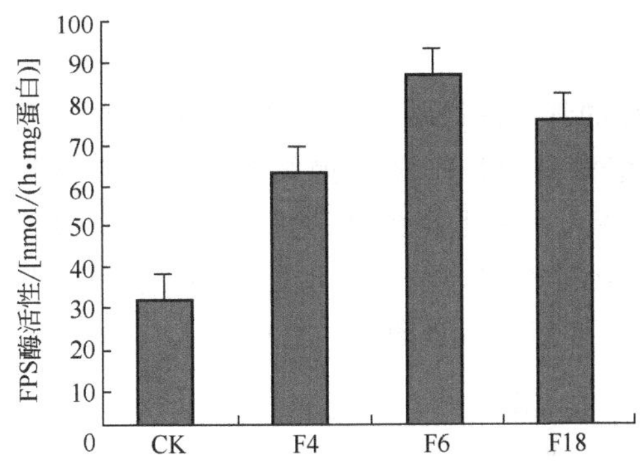

图 1-7-19 转基因青蒿的 FPS 酶活性分析

F4、F6、F18 为转基因青蒿，CK 为非转基因青蒿；用单位质量的总可溶性蛋白在单位时间内催化生成产物的量来表示酶活性

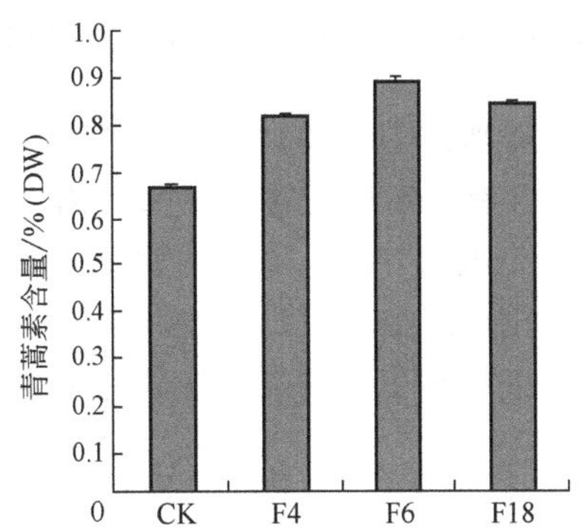

图 1-7-20 转基因青蒿的青蒿素含量

F4、F6、F18 为转基因青蒿，CK 为非转基因青蒿；每个样品设三个重复

在青蒿素生物合成途径中可以起到调控作用。

将异源（棉花）FPS 基因和内源 FPS 基因过表达对青蒿素含量影响的结果相比较，会发现一个很有趣的现象。当棉花的 FPS 基因在青蒿低产株系 025［青蒿素含量约为 0.30%(DW)］中过量表达时，转基因青蒿中青蒿素的含量比非转基因青蒿提高了 1～2 倍，转基因青蒿的青蒿素含量最高可达 1.0%（DW)；当内源 FPS 基因在青蒿高产株系 001［青蒿素含量约为 0.60%（DW)］中过量表达时，转基因青蒿中青蒿素的含量比非转基因青蒿提高 24.2%～34.4%，转基因青蒿的青蒿素含量最高可达 0.9%（DW)。尽管转异源（棉花）FPS 基因青蒿中青蒿素含量提高的幅度远高于转内源 FPS 基因青蒿，但是两者青蒿素含量的绝对值相差不大（1.0%∶0.9%)。从以上结果可以看出，尽管过量表达 FPS 基因可以提高青蒿素的含量，但是当青蒿中青蒿素的本底值比较高时，FPS 的调控作用减弱。分析其原因可能有两方面，一是由于青蒿素对植物有毒性，一定浓度的青蒿素会抑制植物根的生长和细胞分裂。有实验结果初步表明，当通过基因工程使那些对植物细胞有较大毒性的次生代谢产物在植物中大量积累时，这些次生代谢产物的内在毒性会成为提高产量的限制因子。所以，尽管青蒿中的青蒿素主要储存在腺毛中，青蒿素在青蒿中的含量可能也存在上限。另外一个可能的原因是青蒿素的生物合成是一个复杂的酶促反应过程，除 FPS 合酶外还存在其他的调控酶，其中一个酶活性的提高，对青蒿素含量的调控幅度有限。今后的研究应从青蒿素生物合成的调控机制和青蒿素在青蒿中的合成部位、运输和储存等方面入手。

六、青蒿内源 SQS 的反义表达对青蒿素含量的影响

鲨烯合酶是一种结合在内质网上的膜结合酶。鲨烯合酶处于类异戊二烯代谢途径中由 FPP 形成甾醇和三萜类化合物的分支点，是甾醇和三萜类化合物生物合成途径中的关键酶。同时，鲨烯合酶催化的底物也是倍半萜化合物生物合成的前体物。研究发现，在烟草细胞培养物中加入真菌诱导子，甾醇的生物合成和积累受到抑制，SQS 的酶活性迅速降低，同时，倍半萜类植保素的生物合成提高；向培养基中加入鲨烯环氧酶抑制剂（niatifine）之后，青蒿细胞培养物中青蒿素的含量提高。下面主要研究通过反义 RNA 技术抑制鲨烯合酶的表达对转基因青蒿中青蒿素以及鲨烯生物合成的影响。

(一) 转基因青蒿中鲨烯含量的变化

本实验所用的植物材料为笔者实验室继代保存的青蒿高产株系 001 的无菌苗，重组质粒 pBIASQ 含有青蒿反义鲨烯合酶基因。对转基因植株的 RT-PCR 检测结果表明，部分转基因株系（ASQ_3、ASQ_5）中的鲨烯合酶基因在 mRNA 水平上得到部分抑制，分别提取转基因株系 ASQ_3、ASQ_5 以及对照 001 株系鲨烯进行含量检测，结果显示，在 ASQ_3 和 ASQ_5 两个转基因株系中，鲨烯的含量分别降低了 19.4%和 21.6%（图 1-7-21）。

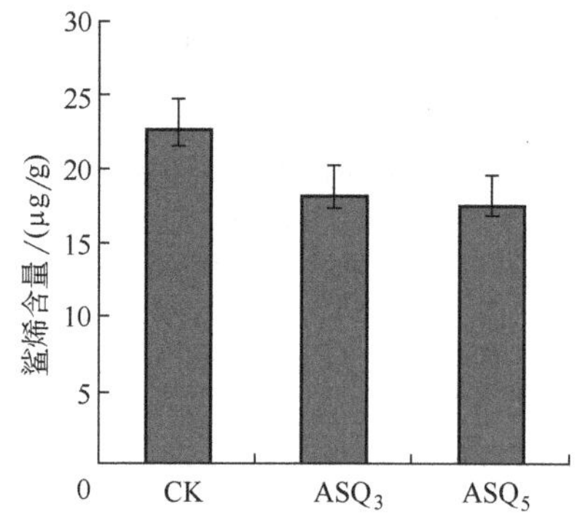

图 1-7-21 转基因青蒿中鲨烯含量的检测

CK 为对照 001 株系；ASQ_3、ASQ_5 为青蒿转基因株系

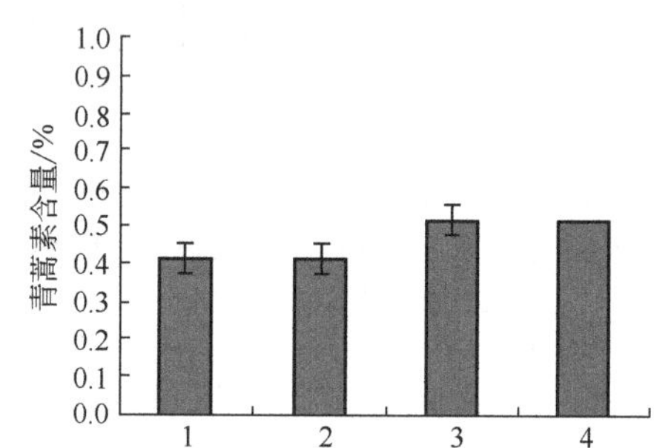

图 1-7-22 转基因青蒿试管苗青蒿素含量检测

1—对照 001 株系；2—转基因株系 AQS_2；3—转基因株系 ASQ_3；4—转基因株系 SAQ_5

(二) 转基因青蒿中青蒿素含量的变化

用高压液相法检测转基因青蒿试管苗中青蒿素的含量（图 1-7-22），结果显示，在转基因株系 ASQ_3 和 ASQ_5 中青蒿素的含量分别比对照提高了 23.2%和 21.5%，而 ASQ_2 株系中青蒿素的含量变化不大，与对照 001 株系含量相当。

(三) 反义抑制鲨烯合酶基因表达对青蒿素生物合成的调控

鲨烯合酶基因是类异戊二烯途径中的关键酶之一，其下游产物为植物甾醇和三萜类化合物，同时，鲨烯合酶的催化底物 FPP 也是青蒿素生物合成途径中的重要前体物。2002 年，Wentzinger 等利用鲨烯合酶专一性抑制剂 squalestatin 处理烟草的悬浮细胞，发现 50nmol/L squalestatin 处理悬浮培养 3 天的烟草悬浮细胞系，能够使鲨烯合酶活性降低 80%左右，甾醇的合成受到抑制，法呢基焦磷酸含量提高，同时还发现，鲨烯合酶的抑制，能够反馈调控 HMGR 的活性，500nmol/L 的 squalestatin 处理烟草的悬浮细胞，能够使 HMGR 转录水平提高 5 倍左右。由于青蒿素的生物合成属于甲羟戊酸途径，与鲨烯生物合成共用前体物 FPP，因此，通过抑制鲨烯合酶基因的活性成为提高青蒿素生物合成的有效途径之一。

笔者实验室利用反义 RNA 技术抑制青蒿鲨烯合酶基因的表达以研究其对青蒿素生物合成的影响。通过根癌农杆菌介导的青蒿遗传转化体系，笔者得到了反义鲨烯合酶基因的青蒿转化株系。经过对转基因青蒿 RT-PCR 检测发现，反义鲨烯合酶基因能够部分抑制鲨烯合酶的活性。转基因青蒿中鲨烯含量比对照降低了 20%左右，从表型上观察，转基因青蒿的生长与对照 001 株系无明显差异，与在烟草中得到的结果一致。在转基因株系 ASQ_3 和 ASQ_5 试管苗中青蒿素的含量分别增长了 23.2%和 21.5%。

通过试验可以看出，尽管利用反义 RNA 技术抑制鲨烯合酶基因的表达能够促进青蒿素的生物合成，但青蒿素含量提高仍然有限。最近，国内外对青蒿素生物合成代谢相关酶的研究进展比较快，青蒿素生物合成相关酶基因陆续被克隆，对青蒿素生物合成相关的多基因同时调控逐渐成为可能，同时，在其他植物或微生物中建立青蒿素生物合成的酶促反应体系也成为青蒿素研究的新热点。

七、ipt 基因对青蒿的遗传转化及对青蒿生理生化特性的影响

细胞分裂素是一类天然的植物激素，在植物生长及发育的多个方面都具有调控作用，如促进细胞分裂和扩大、诱导芽分化、促进侧芽生长、解除顶端优势、抑制叶绿素降解、延缓老化及促进营养物质运输等。异戊烯基转移酶（isopentenyl transferase，ipt）是 Akiyoshi 等从根癌农杆菌中分离的，该酶是细胞分裂素生物合成步骤中的一个关键限速酶。对异戊烯基转移酶基因转化的茄科等双子叶植物的研究较多，尤其是对转基因烟草的研究较多，ipt 基因可以起到延缓叶片衰老的作用，可改善烟草的品质和提高产量。许多报道表明，ipt 基因的过表达是提高转基因植物中细胞分裂素水平的可能途径。

研究表明，分布于青蒿叶片表面的头状腺体可能是青蒿素储存和/或合成的主要部位，头状腺体中特化的叶绿体可能在青蒿素的生物合成中起重要作用。为了研究细胞分裂素在青蒿生长、发育及青蒿素生物合成等方面的作用，来源于根癌农杆菌的 ipt 基因在 CaMV35S 启动子控制下转入青蒿，并进一步研究了转基因植物中细胞分裂素、叶绿素及青蒿素含量之间的关系。

（一）转 ipt 基因青蒿表型和生理生化的变化

本实验所用的植物材料为笔者实验室保存的青蒿高产株系 025。对转基因青蒿的 PCR 和 Southern 检测结果表明，ipt 基因已整合到青蒿基因组中，对转基因青蒿的 RT-PCR 和 Northern 印迹检测表明，外源 ipt 基因在转录水平上已经表达。转 ipt 基因青蒿的一个重要表型特征是丧失顶端优势，侧芽的生长明显快于对照，这也是转 ipt 基因植物的一个共同特征。同时，转基因青蒿中细胞分裂素水平的升高还导致了根的生长受阻，根的生物量明显低于对照。以前的研究结果表明，当 ipt 基因在 CaMV35S 启动子控制下转入烟草和黄瓜中，转基因植物呈现出多芽的表型，而根表现为发育不良，本实验中转 ipt 基因青蒿的表型与上述结果一致。

对转基因青蒿中细胞分裂素含量的检测结果表明，转基因植物中的细胞分裂素水平比对照提高 2～3 倍；同时转基因植物中内源细胞分裂素水平的提高促进了叶绿素的合成，转基因植物中的叶绿素含量比对照提高 20%～60%；对转基因植物中青蒿素含量的检测结果表明，转基因植物中的青蒿素含量较对照提高 30%～70%，并且细胞分裂素、叶绿素和青蒿素三者之间在含量上呈正相关（图 1-7-23）。

（二）ipt 基因过表达对细胞分裂素、叶绿素和青蒿素合成的调控

目前，对于转基因植物中细胞分裂素含量提高后对叶绿素含量影响的研究主要有两种观点。一种来自 Estruch 等的结论，在转 rolC 基因的烟草中，细胞分裂素含量的升高导致叶绿素含量的降低，原因是 rolC 基因的过量表达而引起的细胞分裂素水平的升高使叶绿体的

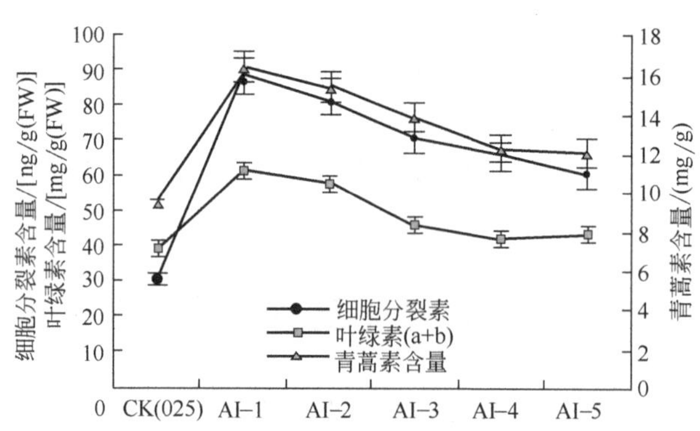

图 1-7-23 转基因植物中细胞分裂素、叶绿素和青蒿素之间的相关性

正常发育受阻。另一种观点来自 Jia 等的报道，当对黑暗中的白化的叶子或子叶施加细胞分裂素后，白化的质体转变成叶绿体，因此促进了叶绿素的生物合成。笔者实验的结果支持第二种观点，转基因青蒿中升高的内源细胞分裂素确实促进了叶绿素的合成。Simigocki 等的结果指出，转 ipt 基因烟草中，叶绿素 a/b 的含量较对照提高 1 倍。笔者实验的结果还表明，转基因植物中细胞分裂素、叶绿素和青蒿素的含量之间存在正相关性，这与青蒿素的合成需要一定程度组织分化的结果相一致。叶绿素的含量增加，表明转基因植物中的代谢被加强了，这也意味着促进了整个转基因植物的生长和发育，结果也促进了青蒿素的合成。

八、FPF1、CO 基因对青蒿开花时间的影响及开花与青蒿素生物合成的相关性

研究表明，青蒿植株中的青蒿素含量在青蒿的不同发育时期存在差异，在幼嫩的植株中含量较低，以后随着植株的生长发育，青蒿素含量逐渐升高，在植株开花前或盛花期，青蒿素的含量达到最高。那么，开花与青蒿素生物合成之间的这种联系是一种时间上的巧合，还是这两者之间确实存在某种相关性。为了研究开花与青蒿素生物合成之间是否存在相关性，来源于拟南芥的 2 个早花基因 FPF1（flowering promoting factor1）和 CO（constans）分别被置于 CaMV35S 启动子控制下，插入到植物表达载体 pBI121 中，通过根癌农杆菌 LBA4404 介导转入青蒿，研究早花基因对青蒿开花时间的影响，同时检测转基因植株的青蒿素含量与植株开花的相关性，以探讨青蒿开花与青蒿素生物合成之间可能的因果关系，为青蒿素生物合成的调控提供理论基础。

研究开花对青蒿素生物合成的影响具有非常重要的意义，这不仅有利于阐明青蒿开花与青蒿素生物合成的相关性，而且在生产上还可以为适时收获青蒿，以获得青蒿素最大产量提供理论指导。

（一）早花基因对青蒿开花时间的影响

拟南芥的 2 个早花基因 FPF1 和 CO，通过根癌农杆菌的介导分别对青蒿进行了转化，并获得了转基因植株。对转基因植物的分子检测结果表明，外源的早花基因均已整合到青蒿基因组中，并且在转录水平上已经表达。在短日照条件下，转 FPF1 基因青蒿的开花时间比对照提前 20 天左右；转 CO 基因青蒿的开花时间比对照提前 15 天左右。这些结果进一步证

实早花基因 FPF1、CO 具有促进开花的功能，这与拟南芥中的结果是一致的。

（二）开花与青蒿素合成之间不存在相关性

外源早花基因的导入，使转基因青蒿的开花时间较对照提前。笔者又进一步检测了转基因植株和对照在开花前后青蒿素含量的变化情况。将温室培养的处于营养生长的转基因植株和未转基因植株同时进行短日照处理，以同样苗龄的未进行短日照处理的转基因材料和未转基因材料为对照。在此期间，每隔一周或 10 天取一次材料，检测处于营养生长期、开花前期、开花期和开花后期等不同发育阶段青蒿的青蒿素含量。结果表明，经过 20 天左右的短日照处理后，转基因植株开始出现花蕾，对照材料出现花蕾的时间比转基因材料推迟。FPF1 转基因植株青蒿素含量的检测结果如图 1-7-24 所示。从图 1-7-24 可以看出，在开花以前，经过短日照处理和未经过短日照处理的转基因植株和对照植株都是随着营养生长的进行，青蒿素含量随着增加；在植株刚出现花蕾时，转基因植株的青蒿素含量达到最高，此时，经过短日照处理的未转基因植株中的青蒿素含量也较高，未经短日照处理的转基因植株和对照植株，虽然仍处于营养生长状态，但其青蒿素含量与经过短日照处理的材料相比，没有明显的差异。开花以后，转基因植株的青蒿素含量明显下降。而同样苗龄的未经过短日照处理的转基因植株和对照植株，仍处于营养生长状态，青蒿素含量仍保持较高水平。CO 转基因植株青蒿素含量的检测结果与 FPF1 转基因植株相似。从上述结果可以看出，外源早花基因的导入，能使青蒿提早开花，但转基因植株在提早开花的同时，其青蒿素含量与同期苗龄的未转基因对照（处于营养生长状态）相比，无明显差别，即青蒿素含量在植株开花前最高，可能不是由于开花本身引起的。

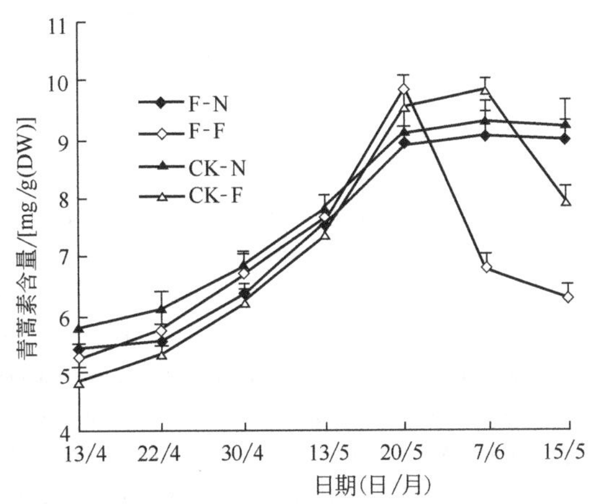

图 1-7-24 转基因植物和对照不同发育时期青蒿素含量的比较

F-N 为未经短日照处理的 FPF1 转基因植物；
F-F 为经短日照处理的 FPF1 转基因植物；
CK-N 为未经短日照处理的对照；
CK-F 为经短日照处理的对照

青蒿素作为青蒿体内的一种植保素，具有保护青蒿免受昆虫、食草动物或其他病原微生物侵袭的作用。一般认为，青蒿素是在位于叶片表面的头状腺体内合成和/或储存的。在开花以前，青蒿的营养生长达到最高峰，青蒿素的产量也达到最高。青蒿开花以后，一方面叶片逐渐衰老、枯萎，叶片的生物量迅速下降；另一方面，随着叶片的衰老，叶片表面的腺体开裂，青蒿素的含量明显下降，这两方面的原因使开花后青蒿素的产量明显下降。所以在实际生产中，为了获得最高的青蒿素产量，应该在营养生长后期到开花之前收获青蒿。

本章内容由下列同志参与编写：王红、刘本叶、颜芳、李国凤、叶和春（中国科学院植物研究所，光合作用与环境分子生理学重点实验室，北京，100093）。

参考文献

[1] 青蒿素结构协作组. 一种新型的倍半萜内酯——青蒿素. 科学通报，1977，3：142

[2] Klayman D L. Qinghaosu (artemisinin): an antimalarial drug from China. Science，1985，228：1049～1055

[3] Wallaart T E，Pras N，Beekman A C，et al. Seasonal variation of artemisinin and its biosynthtic precursors in plants

of *Artemisia annua* of different geographical origin: proof for existence of chemotypes. Planta Med, 1999, 66: 57～62

[4] Schmid G, Hofheinz W. Total synthesis of qinghaosu. J Am Chem Soc, 1983, 105: 624～625

[5] J. 曼著. 曹日强译. 次生代谢作用. 北京: 科学出版社, 1983

[6] Bach T J. Synthesis and metabolism of mevanoic acid in plants. Plant Physiol Biochem, 1987, 25: 163～178

[7] Kleining H. The role of plastid in isoprenoid biosynthesis. Annu Rev Plant Physiol Plant Mol Biol, 1989, 40: 39～59

[8] Choi D, Word B L, Bostock R M. Differential induction and suppression of potato 3-hydroxyl-3-methylglutaryl coenzyme A reductase genes in response to *Phytophores infestans* and to its elicitor arechidonic acid. Plant Cell, 1992, 4: 1333～1344

[9] Akhila A, Thakur R S, Popli S P. Biosynthesis of artemisinin in *Artemisia annua*. Phytochemistry, 1987, 16: 1927～1930

[10] Bouwmeester H J, Wallaart T E, Janssen M H A, et al. Amorpha-4,11-diene synthase catalyses the first probable step in artemisinin biosynthesis. Phytochemistry, 1999, 52: 843～854

[11] Wallaart T E, van Uden W, Lubberink H G M, et al. Isolation and identification of dihydroartemisinic acid from *Artemisia annua* and its role in the biosynthesis of artemisinin. J Nat Prod, 1999, 62: 430～433

[12] Wallaart T E, Pras N, Quax, W J. Isolation and identification of dihydroartemisinic acid hydroperoxide from *Artemisia annua*: a novel biosynthetic precursor of artemisinin. J Nat Prod, 1999, 62: 1161～1162

[13] Bertea C M, Freije J R, van der Woude H, et al. Identification of intermediates and enzymes involed in the early steps of arteisinin biosynthesis in *Artemisia annua*. Planta Med, 2005, 71: 40～47

[14] Keat H T, Devin R P, Darwin W R, et al. *Artemisia annua* L. (Asteraceae) trichome-specific cDNAs reveal CYP 71 AV1, a cytochrome P450 with a key role in the biosynthesis of the antimalarial sesquiterpene lactone artemisinin. FEBS Lett, 2006, 580: 1411～1416

[15] Chappell J, Wolf F, Proulx J, et al. Is the reaction catalyzed by 3-hydroxyl-3-methylglutaryl coenzyme A reductase a rate-limiting step for isoprenoid biosynthesis in plants?. Plant Physiol, 1995, 109: 1337～1343

[16] Yang Z B, Park H S, Lacy G H, et al. Differential activation of potato 3-hydroxy-3-methylglutaryl coenzyme a reductase genes by wounding and pathogen challenge. Plant Cell, 1991, 3: 397～405

[17] Joost O, Bianchini G, Bell A A, et al. Differential induction of 3-hydroxy-3-metylglutaryl CoA reductase in two cotton species following inoculation with *Verticillum*. Mol. Plant-Microbe Interact, 1995, 8: 880～885

[18] Chappell J, Nable R. Induction of sesquiterpenoid biosynthesis in tobacco cell suspension cultures by fungal elicitors. Plant Physiol, 1987, 85: 469～473

[19] Delourme D, Lacroute F, Karst F. Cloning of an *Arabidopsis thaliana* cDNA coding for farnesyl diphosphate synthase by functional complementation in yeast. Plant Mol Biol, 1994, 26: 1867～1873

[20] Attucci S, Aitken S M, Ibrahim R K, et al. A cDNA encoding farnesyl pyrophosphate synthase in white lupine. Plant Physiol, 1995, 108: 835～836

[21] Pan Z, Herickhoff L, Backhaus R A. Cloning, Characterization, and heterologous expression of cDNAs for farnesyl diphosphate synthase from the guayule rubber plant reveals that this prenyltransferase occurs in rubber particles. Arch Biochem Biophys, 1996, 332: 196～204

[22] Matsushita Y, Kang W, CHarlwood B V. Cloning and analysis of a cDNA encoding farnesyl diphosphate synthase from *Artemisia annua*. Gene, 1996, 172: 207～209

[23] Sanmiya K, Iwasaki T, Matsuoka M, et al. Cloning of a cDNA that encodes farnesyl diphosphate synthase and the blue-light-induced expression of the corresponding gene in the leaves of rice plants. Biochim Biophys Acta, 1997, 1350: 240～246

[24] 刘长军, 孟玉玲, 侯嵩生等. 棉花法呢基焦磷酸合酶 cDNA 克隆、序列分析及其在种子发育过程中的表达特征. 植物学报, 1998, 40: 703～710

[25] Gaffe J, Bru J P, Causse M, et al. LEFPS1, a tomato pyrophosphate gene highly expressed during early fruit development. Plant Physiol, 2000, 123: 1351～1362

[26] Hugueney P, Bouvier F, Badillo A, et al. Developmental and stress regulation of gene expression for plastid and cytosolic isoprenoid pathways in pepper fruits. Plant Physiol, 1996, 111: 619～626

[27] Liu C J, Heinstein P, Chen X Y. Expression pattern of genes encoding farnesyl diphosphate synthase and sesquiterpene cyclase in cotton suspension-cultured cells treated with fungal elicitors. Mol Plant-Microbe Interact, 1999, 12: 1095～1104

[28] Ashby M N, Edwards P A. Elucidation of deficiency in two yeast coenzyme Q mutants: characterization of the structural gene encoding hexaprenyl pyrophosphate synthetase. J Biol Chem, 1990, 265: 13157～13164

[29] Math S K, Hearst J E, Poulter C D. The crtE genein Erwinia herbicola encodes geranylgeranyl diphosphate synthase. Proc Natl Acad Sci USA, 1992, 89: 6761～6764

[30] Hemmerlin A, Rivera S B, Erickson H K, et al. Enzymes encoded by the farnesyl diphosphate synthase gene family in the big sagebrush *Artemisia tridentata ssp*. spiciformis. J Bio Chem, 2003, 278: 32132～32140

[31] Zhao Y J, Ye H C, Li G F, et al. Cloning and enzymology analysis of farnesyl pyrophosphate synthase gene from a superior strain of *Artemisia annua* L.. Chinese Sci Bull, 2003, 48: 63～67

[32] Han J L, Liu B Y, Ye H C, et al. Effects of overexpression of *Artemisia annua* farnesyl diphosphate synthase on the artemisinin content in *Artemisia annua*. Journal of Integrative Plant Biology, 2006, 48: 482～487

[33] Hua L, Matsuda S P T. The molecular cloning of 8-epi-cedrol synthase from *Artemisia annua*. Arch Biochem Biophys, 1999, 369: 208～212

[34] Mercke P, Crock J, Croteau R, et al. Cloning, expression, and characterization of *epi*-cedrol synthase, a sesquiterpene cyclase from *Artemisia annua* L.. Arch Biochem Biophys, 1999, 369: 213～222

[35] Mercke P, Bengtsson M, Bouwmeester H J, et al. Molecular cloning, expression, and characterization of amorpha-4,11-diene synthase, a key enzyme of Artemisinin biosynthesis in *Artemisia annua* L.. Arch Biochem Biophys, 2000, 381: 173～180

[36] Chang Y J, Song S H, Park S H, et al. Amorpha-4,11-diene synthase of *Artemisia annua*: cDNA isolation and bacterial expression of a terpene synthase involved in artemisinin biosynthesis. Arch Biochem Biophys, 2000, 383: 178～184

[37] Wallaart T E, Bouwmeester H J, Hille J. Amorpha-4,11-diene synthase: cloning and functional expression of a key enzyme in the biosynthetic pathway of the novel antimalarial drug artemisinin. Planta, 2001, 21: 460～465

[38] Cai Y, Jia J W, Crock J, et al. A cDNA clone for β-caryophyllene synthase from *Artemisia annua*. Phytochemistry, 2002, 61: 523～529

[39] Picaud S, Brodelius M, Brodelius P E. Expression, purification and charact erization of recombinant (*E*)-β-farnesene synthase from *Artemisia annua*. Phytochemistry, 2005, 66: 961～967

[40] Bertea C M, Voster A, Verstappen F W, et al. Isoprenoid biosynthesis in *Artemisia annua*: cloning and heterologous expression of a germacrene A synthase from a glandualr trichome cDNA library. Arch Biochem Biophys, 2006, 448: 3～12

[41] Liu Y, Ye H C, Li G F. Cloning, heterologous expression and molecular analysis of a novel sesquiterpene synthase gene form *Artemisia annua*. Acta Bot Sin, 2002, 44: 1450～1455

[42] Liu Y, Ye H C, Li G F. Molecular cloning, *E. coli* expression and genomic organization of squalene synthase form *Artemisia annua*. Acta Bot Sin, 2003, 45: 608～613

[43] Jennings S M, Tsay Y H, Fisch T M, et al. Molecular cloning and characterization of the yeast gene for squalene synthase. Proc Natl Acad Sci USA, 1991, 88: 6038～6042

[44] Facchini P J, Chappell J. Gene Family for an elicitor-induced sesquiterpene cyclase in tobacco. Proc Natl Acad Sci USA, 1992, 89: 11088～11092

[45] Chen X Y, chen Y, Heinstein P, et al. Cloning , expression and characterization of (+)-δ-cadinene synthase: a catalyst for cotton phytoalexin biosynthesis. Arch Biochem Biophys, 1995, 324: 255～266

[46] Crock J, wilding M, Croteau R. Isolation and bacterial expression of a sesquiterpene synthase cDNA clone from peppermint (*Mentha piperita* L.) that produces the aphid alarm pheromone (*E*)-beta-farnesene. Proc Natl Acad Sci USA, 1997, 94: 12833～12838

[47] Colby S M, Crcok J, Dowdle-Rizzo B, et al. Germacrene C synthase from Lycopersicon esculentum cv. VFNT cherry tomato: cDNA isolation, characterization, and bacterial expression of the multiple product sesquiterpene cyclase. Proc Natl Acad Sci USA, 1998, 95: 2216～2221

[48] Mc-Garvey D J, Croteau R. Terpenoid metabolism. Plant Cell, 1995, 7: 1015～1026

[49] Bohlmann J, Meyer-Gauen G, Croteau R. Plant terpenoid synthases: molecular biology and phylogenetic analysis. Proc Natl Acad Sci USA, 1998, 95: 4126～4133

[50] Porter T D, Coon M J. Cytochrome P450. Multiplicity of isoforms, substrates, calalytic and regulatory mechanisms. J Biol Chem, 1991, 266 (21): 13469～13472

[51] 陈大华，孟玉玲，叶和春等. 青蒿转杜松烯合成酶基因发根系的培养. 植物学报，1998, 40: 711～714

[52] Chen D H, Liu C J, Ye H C, et al. Ri-mediated transformation of *Artemisia annua* with a recombinant farnesyl diphosphate synthase gene for artemisinin production. Plant Cell Tiss Org Cult, 1999, 57: 157～162

[53] Chen D H, Ye H C, Li G F. Expression of a chimeric farnesyl diphosphate synthase gene in *Artemisia annua* L. transgenic plants via *Agrobacterium tumefaciens*-mediated transformation. Plant Sci, 2000, 155: 179～185

[54] Geng S, Ma M, Ye H C, et al. Effects of *ipt* gene expression on the physiological and chemical characteristics of *Artemisia annua* L.. Plant Sci, 2001, 160: 691～698

[55] Wang H, Ge L, Ye H C, et al. Studies on the effects of *fpf1* gene on *Artemisia annua* flowering time and on the linkage between flowering and artemisinin biosynthesis. Planta Med, 2004, 70: 347～352

[56] Ro D K, Paradise E M, Ouellet M, et al. Produdction of the antimalarial drug precursor artemisinic acid in engineered yeast. Nature, 2006, 440: 940～943

第八章　中药青蒿的栽培和育种研究

本章将重点介绍中国科学院植物研究所，植物次生代谢与代谢工程研究组对中药青蒿的生物学特性的应用基础研究成果，包括人工栽培、组织培养、发根培养、航天育种和丛生芽诱导等内容。该实验除应用生物技术试图实现对青蒿的改良外，笔者实验室还尝试应用航天育种的途径改良青蒿，并筛选获得青蒿高产株系 SP-18。

一、中药青蒿的生物学特性及其研究进展

（一）青蒿的人工栽培

由于青蒿素化学合成成本过高，目前田间栽培的青蒿依然是商业化青蒿素的唯一可靠来源。过去，青蒿素的主要来源是中国的野生青蒿，即使这样，我们国家还是收获了足够的原料用于东南亚新型抗疟药的临床研究[1]。由于对青蒿素的兴趣和应用越来越广，许多研究着眼于把药用青蒿驯化为一种可以栽培的作物[2~4]。因为青蒿是一种短日照植物，在热带青蒿生长不到足够的生物量就会开花，所以不适于生长在热带，尝试把青蒿作为栽培作物并取得良好结果的国家有澳大利亚[3]、比利时[5]、印度[6]、瑞士[7]、美国[2,8,9,10]和越南[11]。

尽管青蒿的无性繁殖很简单，但作为繁殖种质的青蒿植株必须生长在长日照条件下以免开花。用种子播种是商业化过程中最实用和经济的方法。青蒿种子在低温条件下至少可以保存 3 年。陈和荣等（1986 年）就我国不同的地区的青蒿种子，不同的播种期，不同的生态型，植株不同部位的样品做过较为详细的比较[12]。其中有一个地方的青蒿种质中的青蒿素含量最高，达至 0.714%（DW），2 月 14 日和 3 月 14 日播种，植株的青蒿素含量分别为 0.46%和 0.681%（DW），比其他时间播种青蒿素的含量高，可得到较高的青蒿素产量；还发现光照对青蒿素含量的影响较大，没有遮阳的植株，青蒿素的含量达到 0.947%，同一植株叶片中青蒿素的含量（0.787%）高于花（0.347%）和花序（0.122%）中的青蒿素含量。在北温带的种植研究表明（Ferreira 等，1997 年），在晚春或早夏播种可以获得生物量的高产，使青蒿素含量达到最高的关键是开花前期，这时的光周期约 13.5h。若种植较晚，整个植株会在很矮时就会开花，这样产量就会降低。也可能试行秋播越冬种植，但关于这方面的资料不多。在印度，在寒冷的十二月中旬种植获得成功，而在澳大利亚的塔斯马尼亚，十月份种植的青蒿比十一月份种植的青蒿叶片产量多一倍[4]。在美国印第安纳州，从四月份到七月份，按月连续移栽幼苗，以后每两周取样检测生长速度和芳香油的含量，发现在盛花期芳香油含量最高，并且五月份和六月份移栽的苗芳香油含量最高[2]。

施用氮肥可以促进青蒿的生长，但很少有关于施肥对青蒿素积累的报道。Srivastava 和 Sharma（1990 年）报道微量元素如硼能提高青蒿素的含量，但是使用的土壤是否缺硼、青蒿植株对硼是否利用或怎么利用都不得而知[13]。温室实验表明，土壤的 pH 在 5.5～7.4，

叶片产量基本没有变化，并且 pH 对青蒿素的含量也没有大的影响[3]。收获前水胁迫两周会使叶片青蒿素的含量大大降低[14]。Shukla 等（1992 年）报道外施生长调节物质不仅能促进青蒿长高，而且能提高青蒿素的含量，但是生长调节物质是否能有效的应用还需进一步的研究[15]。

田间种植的条件下，种植密度从每平方米 1 株到 20 株，收获原材料的干重从每公顷 2t 增加到每公顷 6.8t，而种植密度不影响青蒿素和青蒿酸的含量[4]，在印第安纳州，在每公顷施用 0、67kg、134kg 氮肥的条件下，生物量从每平方米种植 2.7 株到 11.1 株逐渐增加，在每公顷施用 67kg 氮肥的条件下生物量最大[2]。从瑞士获得的杂种青蒿在坎皮纳期（campinas）种植，间距为 0.3m×0.5m，在九月到十一月间每公顷能收获 2.15t 干叶，能提取出 6kg 青蒿素和 14.6kg 青蒿酸[5]。

1. 收获

为了降低提取过程中的成本，再加上青蒿素含量相对较低，最好在整块种植面积内青蒿中青蒿素含量最高时收获。因此生物量和最高青蒿素产量必须综合考虑来确定最佳收获时期。最近，有人利用青蒿酸来生产青蒿素，因为青蒿植株中青蒿酸的含量是青蒿素的 8～10 倍[3,16,17]，如果这种技术可行的话，确定最佳的收获期应同时考虑这两种化合物的含量。

2. 收获后处理

提取青蒿素以前，大量的植物材料需要干燥。Ferreira 等（1992 年）用 HPLC-EC 的方法比较了冷冻干燥、烘干（40℃）和室内晾干三种干燥方法，发现室内晾干这种方法最好，青蒿素含量达到 0.13%，而冷冻干燥和烘干（40℃）的材料青蒿素含量分别是 0.02% 和 0.10%[18]。室内晾干时间为 2～8 天，对青蒿素的含量没有影响。而 2min 微波处理（使用最高功率）5g 新鲜的叶片样品，发现青蒿素被全部破坏；5min 微波处理（50%功率），发现 50%的青蒿素被微波破坏[18]。然而，同样用 HPLC-EC 检测发现，用微波（50%功率）处理青蒿素标准品溶液 5min，却没发现青蒿素损失[19]。

（二）青蒿生殖生理学

青蒿的头状花呈黄绿色，直径 2～3mm，萼片覆瓦状［图 1-8-1（a）～(c)］，这些头状花松散地排列在由许多两性花组成的圆锥花序中，边缘是雌性小花，其柱头伸向位于中心的花。两性花和雌花的花冠都是筒状合瓣花，前者的花冠顶端成 5 裂，后者的花冠顶端成 2～3 裂。花托光滑，非膜质，三角形。柱头二裂，其表皮细胞变成长尖形，有助于俘获花粉，可作为花粉的接受体［图 1-8-1(f)］。菊科植物的花粉受体是活跃的类型，它可以在生长的过程中伸向花药，以便于接受随风传播的花粉[20]。5 个雄蕊都具二室花药，朝向中央的小花并且与花冠的底部相连［图 1-8-1（f)］。每个雄蕊的顶部都长有披针形附属物，与花冠的裂瓣相间排列[21]。子房基生，单室，结一枚长 1mm 的瘦果。三沟花粉粒相对光滑，是典型的风媒花粉［图 1-8-1（g)、图 1-8-1（h)］。花粉粒的外壁具柱状复合体，这个特征在菊科春黄菊族（*Anthemideae*）中是常见的特点，但在 *A. annua* 中有 2～3 层[22]。这种花粉和蒿属的其他种的花粉一样，具有极强的表面识别能力[23～25]，已有证据表明青蒿花粉外壁的表面含有表面识别蛋白[26]。从图 1-8-1（c)～(e）可以看出，青蒿整个花的花器官表面都分布着腺毛。

青蒿是利用虫媒或风媒进行传粉，这在菊科是不多见的[27]。虽然 Ferreira 等（1995 年）的实验结果发现青蒿花的头状结构非常适合自花授粉，但是，实验数据显示自花授粉稀

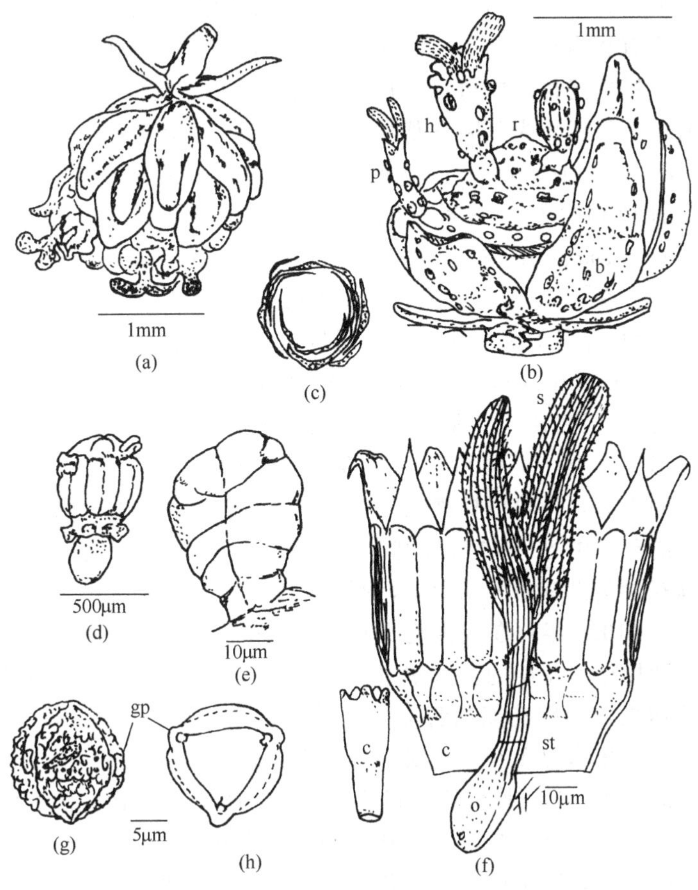

图 1-8-1　青蒿花的形态结构

(a) 头状花；(b) 开放的头状花，其中的花托（图中 r）带有覆瓦状萼片（图中 b）、边缘的雄花（图中 p）和中间的两性花（图中 h），在花托、萼片、雌雄花上发现有很多突起的腺毛；(c) 覆瓦状萼片（囊苞横切）；(d) 未开放的小花，表面生有很多腺毛；(e) 扫描电镜下观察的成熟膨胀的腺毛；(f) 两性花的详细解剖图，浅裂的花药基部和花冠（图中 c）相连，图中 s 为二裂的雄蕊，图中 st 为花柱，图中 o 为子房，此解剖图为花药刚开裂的两性花；(g) 带残翅的三浅沟花粉粒，是典型的风媒植物的特点，萌发孔（图中 gp）从凹陷的地方突起；(h) 光学显微镜观察花粉粒横切面看到的萌发孔

少且很难结实[27,28]，说明青蒿像其他菊科植物一样，存在自交不亲和性[29]。这一特征使得通过有性繁殖将高产株系的性状保存下来很困难，这也许是青蒿植株个体间青蒿素含量差异较大的原因所在。

Ferreira 等（1995 年）研究表明，青蒿是一种严格的短日照植物。未成年的植株对光周期信号很敏感，光处理两周后就会开花[10]。温室条件下，处于营养生长期的青蒿分别用光周期 8h、10h 和 12h 处理两周后都会开花，而分别用 16h、20h 和 24h 处理的青蒿则没有开花，当光周期为 13.5h，两周之内就会开花。田间实验表明，在北温带的西雅图，观察到青蒿第一次出现花蕾的时间是 9 月 4 日，光周期为 12h57min。

(三) 青蒿的生理生化特征

青蒿最显著的生化特征是它含有青蒿素及其衍生物。蒿属植物种类繁多，在其他种中是否含有青蒿素呢？胡世林等（1984 年）选择全国各地使用的青蒿药材涉及菊科蒿属 5 种植物进行分析，它们都有相当长的药用历史和地区习性，因而是寻找青蒿素的首选植物[30,31]。一般认为，具抗疟作用的药物多能清热、抗菌，而能清热、抗菌者未必有抗疟效果。因此，将他们把是否具有抗疟作用作为判断青蒿真伪的重要标志，且能提供寻找其他抗疟成分的线索。研究的结果表明：5 种来源的青蒿药材及已筛选的近 20 种蒿属植物，只有青蒿（*A. annua* L.）一种植物含有青蒿素。Klayman（1985 年）分析研究了 *A. ludoviciana*、*A. vulgaris*、*A. schidtiana*、*A. pontica*、*A. artuscula* 和 *A. dracunculus* 等几种蒿属植物，均未检测到青蒿素的存在[32]。到目前为止，至少已有 40 种挥发性的油类物质从青蒿中分离出来[19]，青蒿中还含有许多不挥发性的有使用价值的倍半萜类物质，其中包括青蒿素、青蒿酸和青蒿素 B。青蒿植株中含有青蒿素的部位有叶片，幼茎，花蕾，花和种子[10,33~38]。

我国科学工作者[39]研究青蒿发现，青蒿开花期是青蒿叶中青蒿素含量达到最高的转折点，而开花期受地形、气温、土质和施肥等的影响很大，所以在开花前叶盛期采收青蒿为宜，人工稍加施肥的青蒿，一般植株高大，青蒿素含量较野生略高，嫩叶比老叶的青蒿素含量高。在人工控制的环境中[40]只要青蒿基本生长条件得到满足，生长环境中营养物质含量和生长基质对青蒿素含量没有多大的影响，而高温（30℃）和强光照使青蒿素的含量成百倍地增长。Ferreira 等（1995 年）在严格地研究了叶片和花序中的青蒿素含量后，发现花序中青蒿素含量最高，即接近盛花期的花蕾中青蒿素含量[10]。这一研究结果进一步证实了许多温室或田间的实验结果，即盛花期的青蒿中青蒿素含量最高[9,39,41,42]。有些结果则说明青蒿植株中青蒿素最高含量出现在开花前期[3,33,35,43,44]。Woerdenbag 等（1992 年）的研究发现，在青蒿的生长周期中，5 个月生长时间的青蒿的叶产量和青蒿素含量可以达到最高，青蒿素含量可达 0.86%（干重），然后，青蒿素的含量开始下降[44]。Singh 等（1988 年）也发现不同地区栽培的青蒿，当植株生长至花开一半到完全开放时，青蒿素的含量和产量可达到最高[37]。Elhag 等（1992 年）筛选高产的青蒿植株时，发现青蒿素含量高的植株具有长的节间、茁壮的茎秆、伸展的枝条和茂密的叶[45]。Liersch 等（1986 年）把两种植物激素 Bq 生长抑制剂（daminozide）和矮壮素喷在筛选的青蒿品种 811 上，矮壮素喷过的植株中的青蒿素含量比对照高 30%[35]。从不同的科学工作者的研究结果中可见，青蒿的采收应该在青蒿营养生长末期到生殖生长期时为宜。青蒿的另一个生化特征是不同产地的青蒿可能具有独特次生代谢物，如产于中国的青蒿所含主要次生代谢物为蒿酮（artemisia ketone）[46]，而产于越南的青蒿则没有这种代谢物[11]；中国的科学工作者发现海南省产的青蒿中青蒿素的含量（0.87%）比华北地区如北京产的青蒿中青蒿素含量（0.18%）要高得多，但是北京青蒿中的青蒿乙素的含量比海南产的青蒿中的青蒿乙素含量高。如果青蒿乙素是青蒿素的前体，可以推测，北京青蒿中的青蒿素的合成，自青蒿乙素以后的生物合成代谢活性比较弱。这些实验从侧面说明环境因子对青蒿中次生代谢物的合成起着非常重要的作用。

（四）青蒿腺毛的结构及其生理生化功能

作为单萜和倍半萜的储存位点，毛状腺体在菊科植物中广泛存在[47]。Duke 等（1993 年）用扫描电镜和透射电镜观察了青蒿（*A. annua* L.）叶片表面由两列共 10 个细胞组成的腺毛形成过程[48]。在叶发育的早期即叶原基时期，已经有叶细胞向腺细胞分化。发育的早期只有一个细胞，即表皮细胞向外扩大突出叶表面。细胞扩大到足够大时，细胞进行垂周分裂形成两个细胞，接着两个细胞平周分裂形成 4 个细胞，即两个基细胞和两个顶细胞。两个顶细胞再经过一次平周分裂形成共 6 个细胞。顶端细胞再经过一次平周分裂，最后形成共 10 个细胞的腺毛结构，即由两个柄细胞（stalk cells）、两个基细胞和 6 个即 3 对顶细胞（分泌细胞）组成，从一个细胞到 4 个细胞时期，细胞液泡化很少，而且，质体仅是一些没有重叠类囊体的原质体。6 个细胞时期，所有 6 个细胞均含有具有少许折叠类囊体的叶绿体，但是，缺乏淀粉粒，正是这种特征，使腺毛细胞和叶肉细胞组织区分开来。10 个细胞时期，6 个分泌细胞液泡化比较强，6 个分泌细胞壁开始同表皮分离形成两裂片的囊，用以存放细胞内容物。10 个细胞具有不同的细胞特征。分泌细胞具有发达的内质网。两个顶细胞中的质体为变形虫状而不含有类囊体，接着顶端细胞的 4 个分泌细胞、质体也为变形虫状，但是含有类囊体。两个基细胞有时含有类囊体。两个柄细胞的叶绿体含有类囊体和淀粉粒。10 个细胞继续发育和分化，分泌细胞壁与表皮的分离一直向柄细胞延伸，直到两个基细胞形成了以 6 个分泌细胞壁和表皮构成的表皮下腔。此时，两个基细胞含有叶绿体和较大的液泡。

腺毛继续分化，两个细胞一般不含有叶绿体，而质体聚合成较大的原质体。两个顶细胞像转移细胞一样，细胞壁向内生长，从而扩大了表面积，这样便有利于代谢产物的分泌，这种细胞中叶绿体的基质和类囊体比率比叶肉细胞中基质和类囊体比率高。Duke 等（1994 年）研究证实，含腺体结构的心形腺体与青蒿素的储存密切相关[49]。因为存在于腺体中的青蒿素和青蒿酸能够被极快地利用有机溶剂进行完全提取而不损伤叶片和花的表皮细胞，而在无腺体的组织中却未发现有青蒿素及其前体存在。对于天然青蒿中不同部位、不同生长阶段以及环境因子对组织中青蒿素含量变化的研究结果，可由上述研究结果得到初步解释。青蒿素在青蒿植株中的合成是否与含有腺体结构有关，有待免疫化学组织定位等新技术的应用，才能有比较确凿的证据。就目前的研究结果看，腺体结构可能不是唯一的储存或合成青蒿素的位点，因为 Weathers 等（1994 年）和 Liu 等（1998 年）在根本就不含心形腺毛结构的发根中检测到了高含量的青蒿素存在，这也许可以为青蒿素在含有腺体结构以外组织中合成提供一些有利的证据[50,51]。

（五）遗传性状的改进

长期以来，改进青蒿遗传性状的工作进展缓慢，原因可能在于青蒿素的代谢复杂，还有许多未知的遗传机制。许多国家的科学家针对青蒿素的含量做了许多关于青蒿遗传性状的研究。Delabays 等（1993 年）培育了一株产于中国的青蒿高产系（青蒿素含量＞1%），在温室中诱导其开花，用产于意大利、南斯拉夫和西班牙的青蒿授粉[7]。发现杂交后代的青蒿素含量分别是 0.64%、0.73%和 0.95%。青蒿素这种梯度变化说明青蒿素含量是受很多附加的遗传因子控制的。Ferreira 等（1995 年）在温室和田间两种条件下对青蒿素生产的广义遗传性状进行了分析，发现青蒿素含量高低是由遗传性状决定的，并且在这两种培养条件下，未开花的青蒿在长日照条件下青蒿素含量差异很小[52]。因此，长日照的温室培养条件是筛选青蒿高产系的较理想系统。挑选的优良品系可以在短日照条件下诱导开花，进行育种实验，然后对后代性状分析可能获得青蒿素的高产系。Wallaart 等（1999 年）利用秋水仙素诱导出四倍体青蒿，发现四倍体青蒿植株中青蒿素含量要比二倍体青蒿植株中青蒿素含量高 38%，且其叶片比二倍体青蒿大得多，但是四倍体青蒿比野生型青蒿矮小，因此，四倍体青蒿的生物量较小，青蒿素产量比二倍体青蒿低 25%[53]。尽管如此，四倍体青蒿仍然是选育生长快、青蒿素含量高青蒿株系的很好材料。

对不同种青蒿研究表明，青蒿素的含量很不稳定，有时含量只有 0.01%[54]。在美国种植的青蒿中青蒿素的含量在0.05%～0.21%，个别植株在盛花期能达到0.42%[42]。而瑞士的研究者报道原产于中国的青蒿中青蒿素含量可达1.1%[7]。印度研究者针对青蒿这种特有的生化表型上的差异，利用分子标记技术对产于印度的青蒿进行分析，发现不同基因型的青蒿之间存在很高的多态性，他们用UPGMA分析系统分析RAPD结果和不同基因型青蒿植化特点的资料，发现青蒿植株之间化学物质的巨大差异根本上是源于遗传性状的多态性[55]。这说明用遗传学手段选育青蒿得到青蒿素高产系是可能的。

（六）青蒿的组织培养

由于利用传统化学合成西药的方式来合成青蒿素具有很多缺点，现在人们正试图利用组织培养技术获得青蒿素，以便使疟疾流行地区的贫困人民能够受益。利用细胞培养技术生产青蒿素有不破坏自然资源，不受自然条件限制的优点，还可能通过各种细胞及基因工程的手段获得高产青蒿素的新品系，且天然青蒿素对人体无毒副作用[56]，具有其他方法无法替代的优越性。

许多研究者已经成功地进行了青蒿愈伤组织和芽的离体培养繁殖[19,36,45,57,58,59,66,68,69]。首先进行这一尝试的是20世纪80年代初贺锡纯、李国凤等（1983年）进行的青蒿愈伤组织的诱导分化及青蒿素含量变化的研究，他们成功地进行了愈伤组织的诱导与植株的再生，并且测定了青蒿素的含量，结果表明愈伤组织中未测出青蒿素，再分化的芽及苗中均含青蒿素，且苗中青蒿素含量大，占干重的0.92%，比天然植物含量（0.52%）有明显的增加[57]。他们对青蒿素在植物体内的合成部位做了初步探讨，他们认为青蒿素主要存在于花、叶部分，其合成只有在组织分化后才能表现出来。Butcher（1977年）的研究与此相符，即通常由愈伤组织形成萜类化合物较为困难，只有当愈伤组织再分化形成有组织的结构以后才开始形成这类物质[60]。然而，Woerdenbag等（1993年）通过对MS培养基微量元素的调整，使再生芽在含0.5mg/L萘乙酸（NAA）和0.2mg/L腺嘌呤（BA）液体培养基上旋转培养，发现芽在完全无根的状态下也能合成青蒿酸[61]。Jha等（1988年）和Tawfip等（1989年）也进行了组织和芽培养，并测到了青蒿酸的存在[62,63]。

研究发现，通过组织培养获得的青蒿苗对土壤有很强的适应性，然而许多种植的组培植株表现出细胞分裂素特征异常现象，植株失去顶端优势，侧枝生长旺盛，并且这种植株若不能恢复正常，就不会开花[64]。

在培养基中附加不同浓度组合的细胞分裂素和生长素，会很容易获得愈伤组织[19,36,65,66]。但通常都是比较致密的愈伤组织[58]。使用1mg/L的BA和1mg/L的2,4-D可以获得最大产量的松散愈伤组织，但即使这样也只有10%的外植体能够产生愈伤组织[19]。很多研究证实，在未分化的愈伤组织和细胞培养物中，只有微量的青蒿素存在[19,44,58,67]或根本不含青蒿素[19,57,59,63,66]，这些研究结果显示，分化了一定程度的青蒿组织是青蒿素生物合成的先决条件[36,60,66]。细胞培养所用的培养液中大多未检测到青蒿素的存在[19,59]，但Nair等（1986年）报道在愈伤组织的培养液中检测到了低水平的青蒿素含量[58]。

在离体生长的不同青蒿组织中是否存在青蒿素，有许多不同的结果。其中一个研究结果认为具有一定分化程度的组织培养的芽上生根对青蒿素的合成起到很重要的作用[36,59,68]，而在不含根的芽中则只有微量的青蒿素存在[19,36,59,69,70]。多数实验结果说明根中不含青蒿素[19,36,59,63,65]，而Nair等（1986年）和Jha等（1988年）报道根中有微量青蒿素存在[58,62]。早在20世纪末，青蒿发根培养系统即相继建立[50,71～74]；Weathers等（1994年）

报道发根中有相对较高的青蒿素含量（0.4%）[50]，但极不稳定，而 Jaziri 等（1995 年）认为不能确定发根中有青蒿素的存在[74]。因为青蒿素对植物体有较强的毒性，可能只聚集于青蒿表面的头状腺体内[10,49]，由此推断，发根中有较高青蒿素含量的报道在理论上是无法解释的，但是，如果在发根中确实有青蒿素的存在，会对明确青蒿素的生物合成途径有深远影响。

许多研究发现，生长物质对芽培养过程中青蒿素的合成有很大的影响。用 100μg/mL 的霉康唑（miconazole）处理培养的丛生芽青蒿素含量提高了 7 倍[67]。Woerdenbag 等（1993 年）发现在 MS 培养基中附加 0.2mg/L BA 和 0.05mg/L NAA 及 1%的蔗糖后，所获得的丛生芽中青蒿素含量为 0.16%[69]。添加 10mg/L 赤霉素（GA_3）（54%）、0.5g/L 水解酪蛋白、10mg/L 或 20mg/L naftine（40%）都能不同程度地促进青蒿素的合成，而其他生长调节物质，如诱导子、纤维素酶；前体如甲瓦龙酸；基因表达调节物质如秋水仙素等对丛生芽中的青蒿素合成有负面影响或不起作用。Whipkey 等（1994 年）报道 0.1mg/L 的 BA 和 10mg/L 的激动素（KT）可以使丛生芽培养的青蒿素产量增加 30%，这种增长是通过增加生物量来实现的，而不是通过提高青蒿素的含量来实现的[68]。

组织培养曾被作为一种种质保存和筛选青蒿素高产系的系统[42]。但研究发现温室中生长的青蒿比组织培养条件下生长的青蒿中青蒿素的含量高出 40%，推测这种同一种青蒿在两种培养条件下青蒿素含量的差异可能是衰变的结果。两年后再检测组织培养条件下生长的青蒿中青蒿素的含量变化，发现青蒿素含量又降低 20%。以上结果显示，在组织培养条件下青蒿中青蒿素的含量不稳定，这可能是无性系变异等原因所致，但如前面所述，青蒿中青蒿素含量受环境因子的影响，组培的条件是否适合青蒿素的合成也值得探讨。

（七）利用生物反应器生产青蒿素

利用生物反应器生产青蒿素最成功的研究，是中国科学院化工冶金研究所（现过程工程研究所）与中国科学院植物研究所合作，利用新型雾化生物反应器培养青蒿发根和不定芽。他们为了充分利用反应器空间，减少营养液损失，降低染菌的概率，对原有的超声雾化反应器进行了改进，利用一种新型的内环流超声雾化生物反应器进行青蒿不定芽培养[75]和发根培养[71]生产青蒿素的初步研究，获得较好结果。不定芽在生物反应器中生长速率明显高于三角瓶培养，分别为固体培养和摇瓶培养的 2.4 倍和 2.1 倍，青蒿素的含量分别为固体培养和摇瓶培养的 1.5 倍和 1.8 倍，青蒿素产量分别为固体培养和摇瓶培养的 2.9 倍和 3.2 倍。由此可见，雾化反应器为青蒿不定芽生长提供了适宜的环境条件，从而促进了青蒿不定芽的快速生长和青蒿素的大量合成。

另外，Nair 等（1986 年）利用愈伤组织和细胞作为悬浮培养材料，发现愈伤组织悬浮培养无青蒿素产生，但细胞悬浮培养则有青蒿素产生[58]。Tawfiq 等（1989 年）利用青蒿细胞和组织悬浮培养未检测到青蒿素的存在[63]。Fulzele 等（1991 年）根据他们以前研究萝芙木（rauvolfia serpentina）不定芽培养的经验，推想青蒿的芽培养可能是生产有用植物次生代谢物的理想系统，于是他们在生物反应器内成功地进行了芽培养，但是青蒿素的含量没有提高[59]。

以上这些生物技术的研究与应用为工业化生产青蒿素提供了有力的理论依据，但这些技术中存在一个重要问题就是所用的青蒿材料以及生物技术培养后的材料，其青蒿素的含量仍然维持在一个相当低的水平上，这是降低生产成本的一个最大障碍。

二、中药青蒿组织培养

组织培养系统的建立是实现应用生物技术改良青蒿的必不可少的前期基础性研究。笔者实验室早在20世纪80年代初即开展了中药青蒿的愈伤组织诱导分化及青蒿素含量变化的研究。现将研究结果简介如下。

(一) 愈伤组织的诱导与植株再生

试验采用嫩叶和嫩茎作为外植体。结果表明两者均可诱导形成愈伤组织，其中叶比茎更为容易。嫩叶比老叶诱导率高，老茎则很难形成愈伤组织。接种5～10天后开始长出白色或淡黄色的愈伤组织，15～20天后为生长旺盛期。

试验选用了改良的MS、Miller、N6、B5和White五种培养基。对比结果，除White培养基外，北京和海南岛产的青蒿在其余四种培养基上均能产生愈伤组织，其中以N6培养基生长最快，愈伤组织疏松。继代培养则以改良的B5、Miller和MS培养基为宜。在B5或Miller培养基上，海南岛青蒿愈伤组织光培养较暗培养生长快。

将继代培养3～4代的愈伤组织转接在含BA的改良MS培养基上，在光照条件下，经数次转接后则愈伤组织可分化形成苗。将此再生植株移栽盆中，生长140天后进入开花期。

(二) 青蒿素含量的测定

分别对青蒿愈伤组织、分化芽的愈伤组织及再生植株提取液做薄层层析和显色反应，并用碱处理后进行紫外吸收光谱鉴定。结果表明，带分化芽的愈伤组织其层析谱和青蒿素标准品R_f值一致，将色带洗脱后测定其紫外吸收曲线，其吸收高峰也和标准品一致。而愈伤组织则不具呈色反应。试验还表明海南岛青蒿愈伤组织伴随再分化芽的形成而随之产生青蒿素，其含量约为干重的0.008%。将再分化苗长成的开花植株按上述方法测定，其青蒿素含量可达干重的0.92%，比天然植株含量（0.56%）有明显增加。上述结果表明，青蒿素的生物合成与青蒿组织器官的高度分化有关。

三、中药青蒿发根培养

由于一些次生代谢物只存在于高度分化的植物组织中，所以在离体培养的细胞中含量甚微，或根本不能合成。鉴于此，许多研究者对土壤发根农杆菌诱导的植物发根培养产生了极大的兴趣。发根的优点在于能在无激素的培养基中快速生长，遗传上稳定且处于高度分化状态。而上述这两大优点是药用植物细胞、组织和一般器官培养所不具备的。笔者实验室早在20世纪90年代初即开展中药青蒿的发根培养研究，现将部分研究结果做一简要的介绍。

(一) 青蒿发根与未转化根及愈伤组织的比较

用发根农杆菌（*agrobacterium rhizogenes*）ATCC15834转化青蒿株系025诱导发根。试验将发根、未转化根及愈伤组织在相同培养基上培养，比较其生长量。结果表明，青蒿发根生长量（干重克/瓶）显著地高于未转化根和愈伤组织，F值高达1027，愈伤组织和未转化根生长量之间没有显著差异。

在青蒿愈伤组织中没有检测到青蒿素，在青蒿未转化根中只检测到微量青蒿素，而在青蒿发根中却检测到了较高含量的青蒿素（图 1-8-2）。

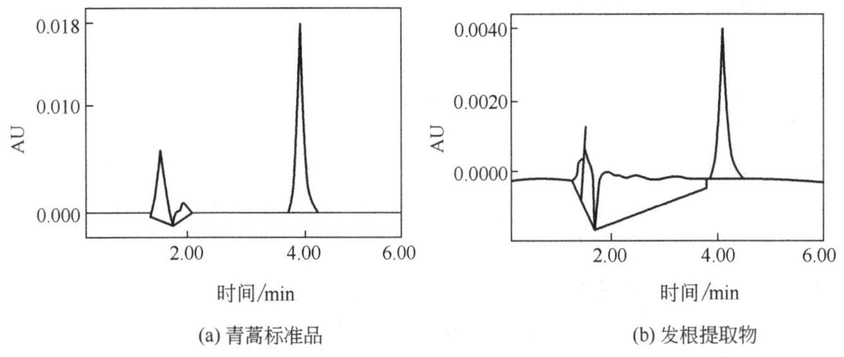

图 1-8-2 青蒿素标准品溶液和青蒿发根提取液的 HPLC 图谱

（二）青蒿发根高产系的筛选

共剪取 747 条发根进行除菌培养，从中筛选出 53 个生长较快的无菌发根系。又经过 3 代继代培养，进一步筛选出 7 个系。它们均是由发根农杆菌 ATCC15834 从青蒿株系 025 诱导出来的。这 7 个发根系在生长量和青蒿素含量上都有极显著差异，F 值分别为 30.52 和 33.01（图 1-8-3），其中发根系 HR-9 的青蒿素产率最高，达到每月 33.25mg/L。

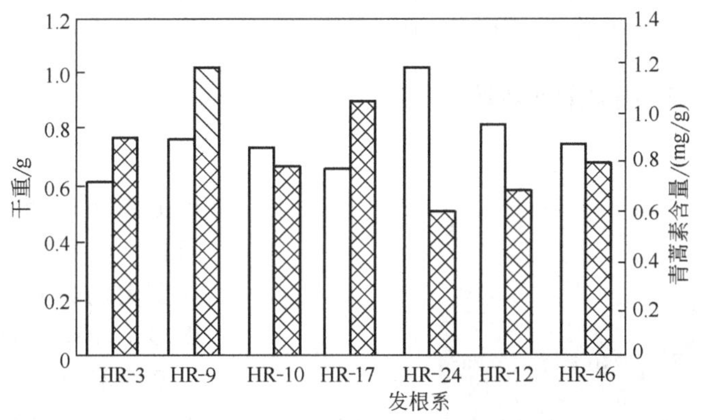

图 1-8-3 不同发根系生长量和青蒿素含量的比较

（三）青蒿发根生长与青蒿素生物合成动态

为了确定适宜的培养时间，测定了选择出的发根系 HR-9 的生长和青蒿素生物合成动态。青蒿发根中青蒿素含量呈明显的“与生长相关特性”，在指数生长期，青蒿素含量缓慢下降，生长速度减缓后，青蒿素含量上升，发根生长停止后，继续延长培养时间，青蒿素含量也不再提高（图 1-8-4）。培养 21 天时，青蒿素产率达到每月 33.25mg/L。根据青蒿发根生长和青蒿素生物合成动态特性，青蒿发根

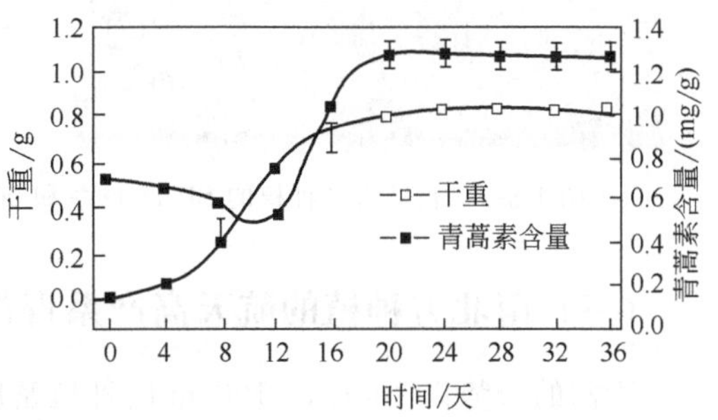

图 1-8-4 青蒿发根生长与青蒿素生物合成动态

适宜的培养时间为21天。

四、中药青蒿航天育种

航天育种是利用卫星、飞船等返回式航天器将植物种子、组织、器官或生命个体搭载到宇宙空间，在太空诱变因子作用下，使其发生性状变异，利用有益的变异选育出植物新品系的技术。自1987年中期至今，我国进行了数十次搭载试验，涉及粮、棉、油、菜、水果、药用植物等多个品种，育成一批高产、优质、早熟、多抗的植物新品系。太空诱变比常规辐射诱变损伤小，变异幅度大，有益变异多，在药用植物种质创新中起了重要作用。

航天育种青蒿是航天高科技与中药青蒿遗传育种技术相结合的产物。为了获得高产的青蒿品系，笔者于1996年在尖兵一号返回式卫星上搭载中药青蒿种子，返回后通过无性繁殖培养筛选出航天高产系SP-18。下面对分别在南北方地区种植的航天高产系的生长特征、产量和青蒿素含量的差异进行了研究。

（一）航天高产系的筛选

搭载卫星的青蒿种子萌发培育出的无菌苗共27株，分别测定其青蒿素含量，其中18号的青蒿素含量达到1.26%。经多次继代培养青蒿素含量稳定，比同一野生型的高产001株系平均含量高0.5%左右。该株系经过丛生芽诱导、壮苗、生根、炼苗阶段，移栽至温室土壤中培养，其丛生芽诱导率可以达到90%以上，壮苗和生根的速度比001株系平均少5天左右。最后确定该株系为航天高产株系SP-18。

（二）航天高产系的田间栽培

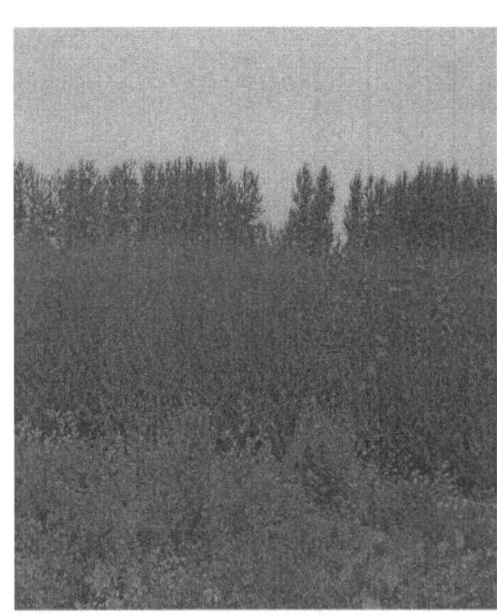

图1-8-5 北京郊区种植的SP-18株系和001株系

SP-18株系分别在温室、北京房山和四川酉阳种植，均具有节间长、茎秆粗壮、枝条伸展、叶片宽大的特点。其生长株型均为塔型，叶片成黄绿色，区别于001株系的不规则株型和青绿色叶片。生长盛期和初蕾期的SP-18株系分枝数和株高均是001株系的1倍。不同地区和不同定植时间种植的两个株系叶片平均含水量一致，且SP-18略低于001株系。时间对后期青蒿的生长特征、生长速度和生物量没有明显的影响。北京郊区种植的SP-18株系和001株系见图1-8-5。

（三）南北方种植的航天高产系青蒿素含量比较

青蒿的长势以100cm×100cm的种植密度长势最强，株高、分枝数、植株最大直径等优于其他密度。青蒿属阳性植物，生长过程中需要充足的光照，种植密度为100cm×100cm，植株光照充足，吸收土壤营养范围大，所以植株生长旺盛。尤其是 SP-18 株系为塔型株型，植株高，直径大，若定植过密，生长后期植株基部几乎得不到光照，叶片枯黄或死亡。青蒿的产量以 60cm×60cm 最高，分别计算两个株系的每亩产量，001 株系亩产仅为 111.72kg（干重）/亩，SP-18 株系亩产可达 205.73kg（干重）/亩，高出 001 株系 1 倍左右。以四川酉阳地区种植的 SP-18 生长盛期的青蒿素含量计算，SP-18 株系的青蒿素亩产量可达 1.89kg/亩，比 001 株系高 1.35kg/亩，为高产株系。而种植密度为 100cm×100cm，SP-18 株系亩产为 164kg（干重）/亩，青蒿素产量则降至 1.51kg/亩。由此可见，适度密植，有利于提高青蒿产量。

北京郊区种植的 SP-18 株系和 001 株系尽管生物量前者高于后者 1 倍左右，但青蒿素含量没有明显差异。而在四川酉阳种植的 SP-18 株系比 001 株系青蒿素含量高 0.4%左右。青蒿的生长不仅受气温度、湿度、光照等气候条件的影响，也受土质的影响。土壤成分分析表明，四川酉阳土壤中氮磷钾的比例接近 4∶1∶4，北京郊区土壤中氮磷钾的比例约为 1∶1∶4。而 MS 基本培养基中的氮磷钾比例接近 10∶1∶10，组织培养无菌苗 SP-18 株系比 001 株系的青蒿素平均含量高 0.5%。由此分析土壤中水解性氮的含量对青蒿素合成起重要作用，水解性氮的比例低会使其青蒿素的含量减少。

青蒿素含量在青蒿的不同发育时期存在较大差异。由于开花受地区、气候、土质和施肥等诸多因素的影响，因此采收期对青蒿的产量和青蒿素含量影响明显。营养生长初期和盛花期青蒿素含量较低，开花前的生长盛期和初蕾期的含量较高。表 1-8-1 中南北方种植的两个品系均在生长盛期达到最高，这个时期采收最佳。SP-18 株系在生长盛期的青蒿素含量比初蕾期高 0.13%左右。对照 001 株系生长盛期比初蕾期的青蒿素含量高 0.07%左右。

表 1-8-1　南北方种植的不同株系在不同采收期的青蒿素平均含量的对比

采收期	南北方种植的不同株系的青蒿素平均含量/%			
	北京郊区 SP-18	北京郊区 001	四川酉阳 SP-18	四川酉阳 001
生长盛期	0.65(±0.20)	0.63(±0.07)	0.92(±0.12)	0.49(±0.08)
初蕾期	0.53(±0.14)	0.55(±0.08)	0.78(±0.11)	0.43(±0.01)

植物经过空间诱变后主要有产量效应，品质效应，形态效应和刺激效应。这些效应在航天育种的青蒿 SP-18 株系都有表现。产量效应表现为其田间栽培亩产量超过 001 株系 1 倍。它的品质变化也很明显，利用无性繁殖的 SP-18 株系青蒿素含量稳定，青蒿素平均含量比 001 株系高 0.5%，田间种植的 SP-18 株系在生长盛期的青蒿素含量比 001 株系高 0.4%。形态学上也有较大的变异，具有节间长、茎秆粗壮、枝条伸展、叶片宽大等特点。由于航天诱变，其丛生芽的诱导率提高，壮苗和生根的时间缩短。由此可见，SP-18 株系具有无性繁殖速度快、遗传稳定性好、青蒿素含量和亩产量高的特点，是适合推广种植的高产青蒿新品系。

五、青蒿丛生芽诱导

鉴于青蒿植株中青蒿素含量较低，近年来人们试图通过组织培养技术来解决青蒿素的生产问题，但青蒿素的合成与青蒿植株中组织的分化密切相关，在愈伤组织和悬浮细胞中青蒿素的合成能力低，而在青蒿发根中虽有青蒿素的合成，但含量很低，甚至有报道在发根中没有青蒿素的合成。有研究发现无根的青蒿不定芽能合成青蒿素，且含量稳定。因此，青蒿丛生芽培养已逐渐受到人们的重视。下面对影响青蒿丛生芽诱导率的主要理化因子进行了研究，并初步建立了青蒿丛生芽诱导系统，以期为青蒿素的工业化生产奠定技术基础。

(一) 青蒿丛生芽诱导过程影响因素的研究

1. 诱导培养基各组分对丛生芽诱导率的影响

试验以 MS 为基本培养基，采用 6-BA、KT、ZT、2,4-D、NAA、IBA 等激素的不同组合对青蒿叶圆片、叶片、带柄叶片及茎切断等不同外植体进行丛生芽诱导。结果表明：MS 基本培养基，添加 2.0mg/L 的 6-BA 和 0.05mg/L、0.1mg/L 及 0.15mg/L NAA 的三种激素组合对叶圆片的诱导率可达到 98.7%、97% 和 96.8%，且丛生芽生长良好。不同 NAA 浓度丛生芽玻璃化率差异较大，分别为 15.4%、10.5%及 5.4%左右（图1-8-6）。因此理想的激素组合为 6-BA 2.0mg/L 和 NAA 0.15mg/L，其培养基称为诱导培养基。其余的不同激素组合也可获得丛生芽，但往往都有不同程度的愈伤化、玻璃化和褐化现象出现，从而影响丛生芽的诱导率。

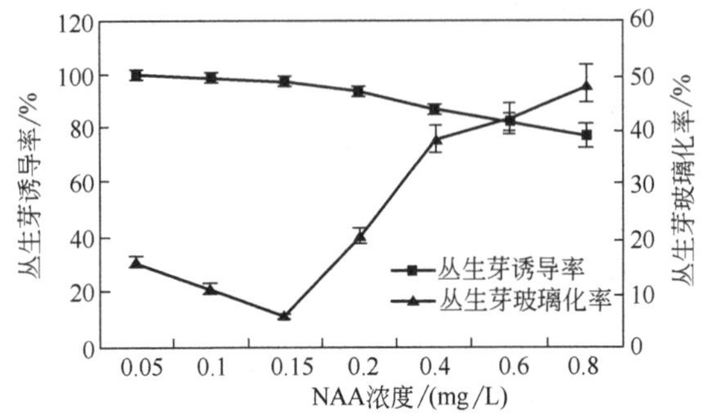

图 1-8-6 不同 NAA 浓度对青蒿丛生芽诱导率和丛生芽玻璃化率的影响（6-BA 为 2.0mg/L）

不同种类的基本培养基对植物细胞的生长和次生代谢的形成有很大的影响。利用不同基本培养基培养植物组织细胞，研究其生长状态和次生代谢产物产量的差异，比较培养基组分的不同，找出影响植物组织细胞生长和次生代谢的化学影响因子。

采用六种基本培养基（MS，Nσ，DCR，B5，WS 及 White）做对比试验。统计结果显示，MS、WS 和 White 培养基对丛生芽的诱导有不同程度的抑制作用。HPLC 分析表明，DCR 培养基中的丛生芽中青蒿素含量最高，MS 培养基次之。比较 MS 和 DCR 基本培养基的组成发现，MS 培养基中 K^+ 和氮源是 DCR 培养基的 4～5 倍，而 DCR 培养基中的 Ca^{2+} 浓度则比 MS 培养基高出近 1/3，由此认为可能 K^+ 和氮源有利于青蒿丛生芽的发生，而 Ca^{2+} 则有利于丛生芽中青蒿素的合成。

琼脂粉不仅作为培养基中常用的一种固化剂，同时它还作为一种调节培养容器中湿度的调节物质，从而影响丛生芽玻璃化的程度。0.8%琼脂含量对丛生芽的诱导和生长最有利，此浓度下的丛生芽玻璃化率很低，正常的丛生芽占 95%左右，当琼脂浓度过高时，丛生芽表现出明显缺水状态，虽然玻璃化率较低，但诱导出的丛生芽会很快枯黄。当琼脂浓度过低时，丛生芽的 FW/DW 比会超过 20，丛生芽表现出严重的涝害状态，并且玻璃化很严重。青蒿素含量检测发现，当丛生芽在琼脂浓度过高或过低时，青蒿素含量都急剧降低，当琼脂浓度在 0.8%时，青蒿素含量也最高，此时丛生芽的 FW/DW 比为 10 左右，可见，青蒿素的生物合成与丛生芽的生长状态有密切关系。

把叶圆片外植体接种于不同 pH 的诱导培养基中培养，统计诱导率后烘干。HPLC 检测青蒿素含量结果表明，pH 在 5.5～5.8 适于青蒿丛生芽的发生，pH 在 5.8 时，有利于丛生芽中青蒿素的合成。

2. 外植体苗龄和不同基因型青蒿丛生芽诱导率的差异

取苗龄分别为 1～8 周的 025 株系无菌苗的不同部位叶圆片为外植体，在相同的培养条件下诱导丛生芽，结果表明苗龄对青蒿丛生芽的诱导率没有明显的影响，其诱导率均可达到

95%以上（图 1-8-7）。

以相同苗龄不同基因型青蒿（001，014，021，025 及 032）叶圆片为外植体，相同的培养条件下，025 株系丛生芽诱导率最高，可达 98%左右（图 1-8-8）。可见，不同基因型的同种植物，对相同外源激素的反应也是不同的。因此，从丛生芽诱导率角度考虑，有效获得丛生芽，不同基因型的株系应采用不同的有效激素组合。

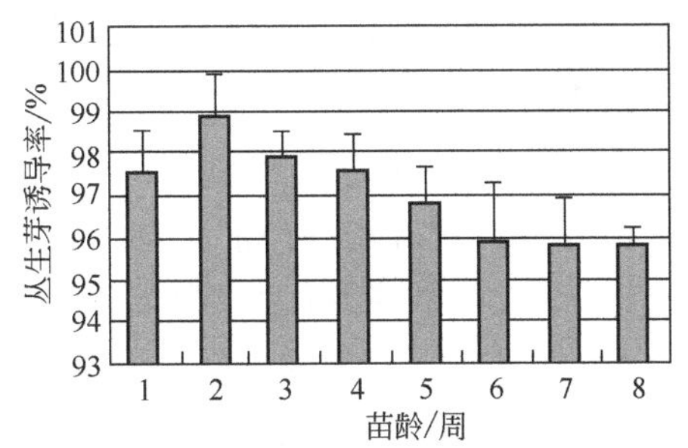

图 1-8-7　外植体苗龄对青蒿丛生芽诱导率的影响

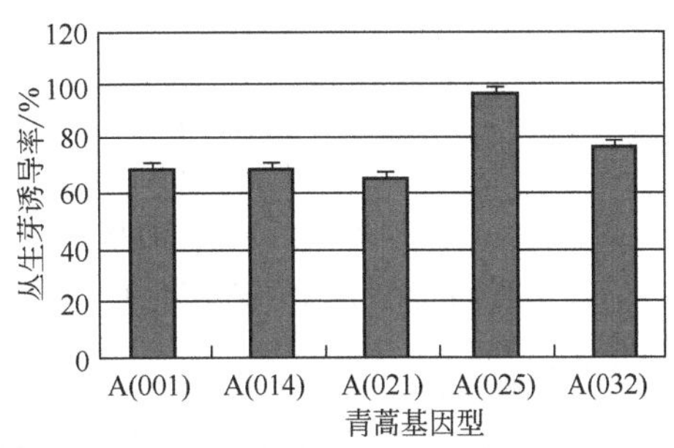

图 1-8-8　不同基因型青蒿丛生芽诱导率比较

3. 光照、温度和光周期对丛生芽发生的影响

把接种青蒿叶圆片外植体的培养皿置于 0～6000lx 光强的培养条件下，统计光照对丛生芽诱导率的影响。结果表明，青蒿丛生芽的诱导率基本不受光照条件的限制，只是当完全不接受光照时，丛生芽的诱导率比光照条件下略低，即使这样，黑暗条件下丛生芽的诱导率仍可达 80%以上。暗处诱导的丛生芽比光下诱导的丛生芽生长速度快，但与光下诱导的丛生芽相比，丛生芽细弱且每簇芽中含的小芽数量较少。不同温度（15～40℃）试验结果表明，过高或过低的温度对青蒿丛生芽的发生有很大的影响，25℃为最适温度，丛生芽诱导率可达 97%以上，且±3℃的变化对其诱导率的变化不大。

接种前，将相同温度培养的无菌苗，分别进行 8h、12h、16h、20h 及 24h 光周期处理 4 周后，取其叶圆片继续分别在上述 5 种光周期条件下培养，观察丛生芽诱导结果，连续光照几乎不产生丛生芽，即使将细胞分裂素提高到 4.0mg/L 和 8.0mg/L，仍不发生变化，而将其改为 16h 光周期，两周后，即可恢复丛生芽诱导能力。试验表明无菌苗和叶圆片均为 16h 光周期培养条件下，丛生芽诱导率最高，可达 97.6%。

（二）青蒿丛生芽生长和青蒿素生物合成的理化因子调控

1. 培养基各组分对丛生芽生长和青蒿素合成的影响

（1）无机成分　采用不同浓度的 NH_4^+ 和 NO_3^- 做单因子试验，并采用上述两种离子的不同比例试验，测得的结果表明，NH_4^+ 和 NO_3^- 均能单独地调节丛生芽生长和青蒿素合成，并且高浓度的 NH_4^+ 和 NO_3^- 对青蒿素的积累不利。但 NO_3^- 对丛生芽的生长影响较大，NO_3^- 浓度在一定的范围内其浓度与丛生芽生长系数（干重）呈明显的正相关。NH_4^+ 和 NO_3^- 对丛生芽的生长和青蒿素的合成具有协调的调节作用，NH_4^+/NO_3^- 的比值为（0.27～0.35)/1 时有利于丛生芽的生长，NH_4^+/NO_3^- 的浓度为（0.35～0.52)/1 时有利于青蒿素的合成（图 1-8-9）。不同浓度的 Mg^{2+} 试验结果表明，Mg^{2+} 浓度在 0.750×10^{-3}～6.004×10^{-3}mol/L 的范围内，对丛生芽的生长影响不大，当 Mg^{2+} 浓度为 0.188×10^{-3}mol/L 时最利于青蒿素的合成。当培养基中不加 Mg^{2+} 时严重抑制丛生芽的生长和青蒿素的合成（图 1-8-10）。当培养基中含不同浓度的 Mn^{2+} 时，发现对丛生芽的生长很少有影响，但可明显地影响青蒿素的生物合成。青蒿素含量检测表明，Mn^{2+} 浓度为 1.5×10^{-4}mol/L 时，青蒿素

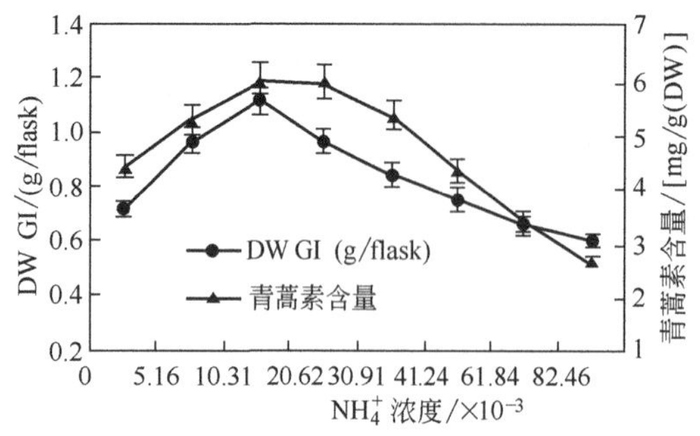

图 1-8-9 不同浓度的 NH_4^+ 对丛生芽生长和青蒿素合成的影响

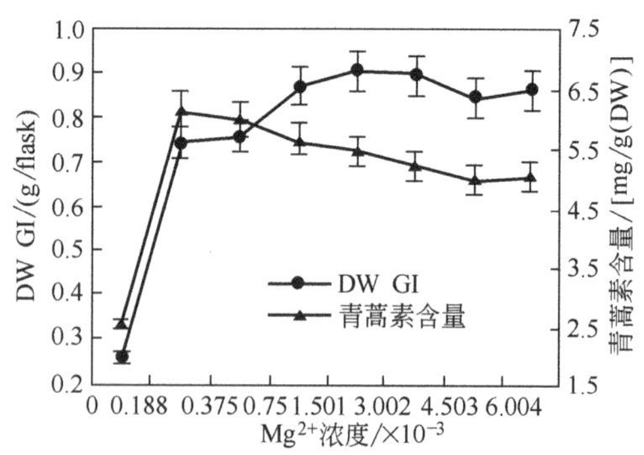

图 1-8-10 不同浓度的 Mg^{2+} 对丛生芽生长和青蒿素合成的影响

含量可达到最大值。

(2) 其他成分 当采用 MS 基本培养基附加 2.0mg/L 的 6-BA 和 0.15mg/L 的 NAA (即丛生芽诱导培养基) 作为丛生芽继代培养基时，则三代以后丛生芽会出现顶端优势，发育成小植株 (图 1-8-11)。通过不同激素组合对比试验，获得了适合丛生芽继代培养基，即 MS 培养基附加 4.0mg/L 的 6-BA 和 0.05mg/L 的 NAA。

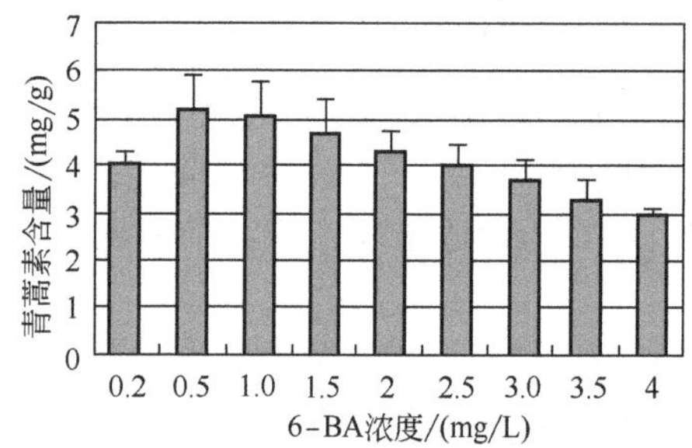

图 1-8-11 继代培养基中的 6-BA 浓度对丛生芽中青蒿素含量的影响

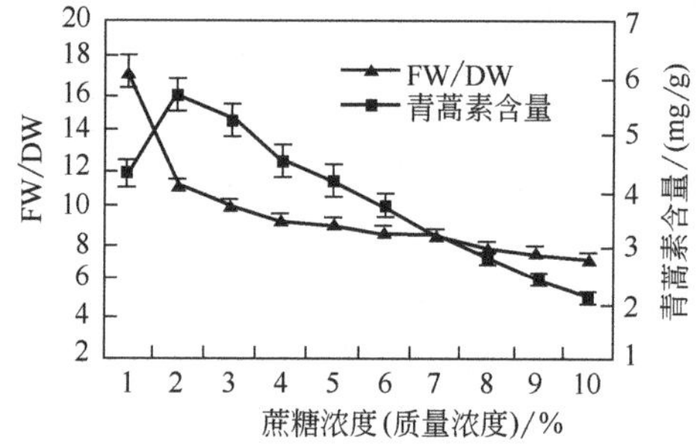

图 1-8-12 不同浓度的蔗糖对青蒿丛生芽生长及青蒿素合成的影响

不同浓度的蔗糖试验表明，2%～3%的蔗糖，对丛生芽生长最有利，FW/DW 在 10～11 (图 1-8-12)。青蒿素含量检测表明，2%的蔗糖最有利于青蒿素的合成。过多 (大于 3%) 或过低 (1%) 的蔗糖都会引起丛生芽的玻璃化。其原因可能是由于蔗糖在培养基中除了提供碳源外，还起调节培养基和植物组织之间的渗透势的作用，所以培养基中过低或过高的蔗糖浓度都会影响植物组织本身的渗透压，从而使培养的植物组织吸收过量的水分或失水，这样使培养的丛生芽表现出抗逆的生长特点，产生乙烯等有害物质，加速丛生芽的玻璃化现象。

当蔗糖作为主要碳源浓度降为 2%时，把作为培养基中重要的营养成分的肌醇、Vb1、Vb6 浓度作适当调整后，发现丛生芽生长叶片颜色更绿，且生长速度加快，青蒿素含量提高 5%左右。可见这些有机成分对青蒿丛生芽的生长及青蒿素的生物合成都有影响。当培养基中加入 10mg/L 的 GA_3、0.6g/L 的水解酪蛋白 (CH) 时有利于青蒿丛生芽的生长和青蒿素的生物合成。

2. 光照、温度和生长周期对丛生芽生长和青蒿素合成的影响

不同光强 (0～6000lx) 试验表明，高光强的培养条件对丛生芽的生长及青蒿素的生物合成都有明显的促进作用，在5000lx和6000lx光照两种培养条件下，丛生芽生长和青蒿素含量没有显著差异，这说明丛生芽对光的需求有一定的限度；弱光对丛生芽的生长和青蒿素的合成都有抑制作用，尤其是在完全黑暗的条件下，丛生芽的生长及青蒿素的合成都被强烈抑制（图1-8-13）。

最适于青蒿生长的温度为25℃，而在25～30℃丛生芽中青蒿素的含量变化不大，在30℃的培养条件下，青蒿素含量略高；在35℃、40℃的温度下培养，青蒿丛生芽生长和青蒿素合成明显被抑制，丛生芽表现为失水、枯黄以至黑死，尤其是高温对丛生芽的致死作用非常明显。在15～25℃，培养温度对丛生芽生长的促进作用比对青蒿素生物合成的促进作用明显（图1-8-14）。

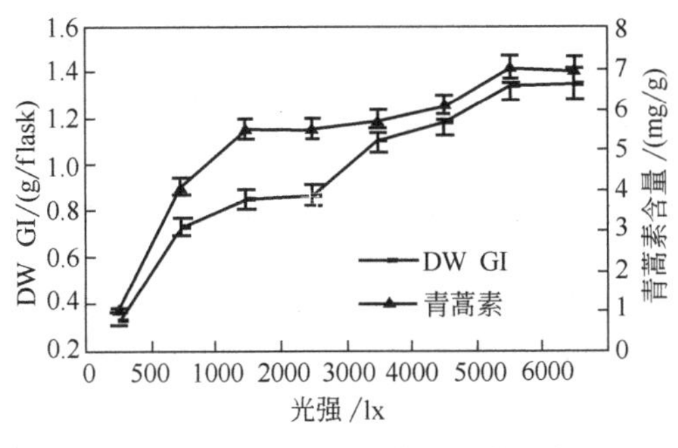

图1-8-13 光强对青蒿丛生芽生长及青蒿素合成的影响

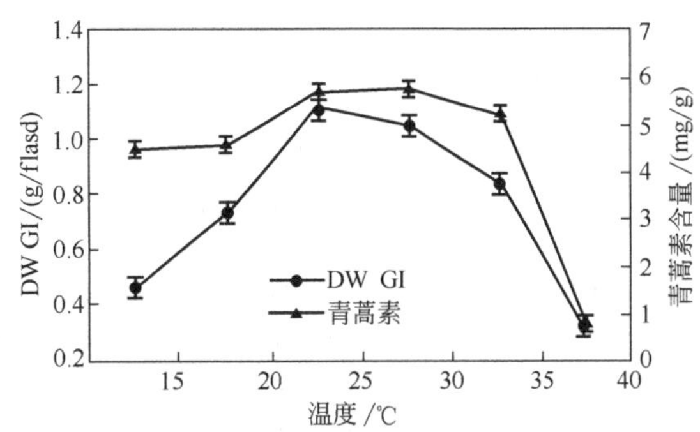

图1-8-14 温度对青蒿丛生芽生长及青蒿素合成的影响

生长曲线（图1-8-15）显示，培养20天是丛生芽生长曲线的拐点，这是丛生芽生长由迅速增加到开始变慢，且愈来愈慢的转折点，因此，对丛生芽的继代应选择在3周左右进行。此时丛生芽的生物量约是总生物量的60%。继代培养的丛生芽中青蒿素含量是随着培养时间的变化不断变化的（图1-8-16），在生长末期，青蒿丛生芽中青蒿素含量达到最高，约为6.35mg/L（DW），而在生长最旺盛时期之前青蒿素含量最低，约为3.15mg/L（DW）。由此认为青蒿丛生芽中青蒿素含量与丛生芽的生长发育阶段密切相关。

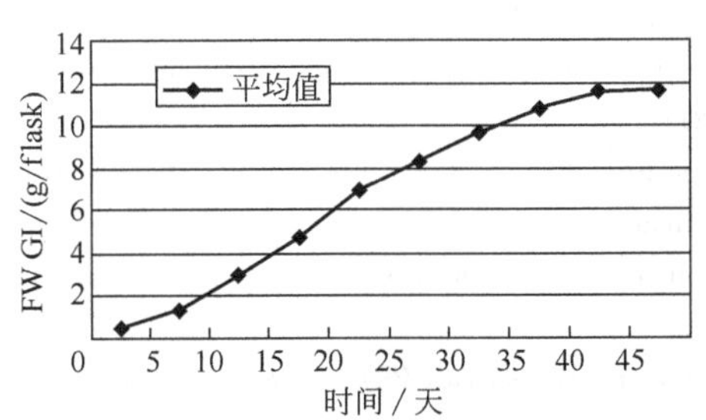

图1-8-15 丛生芽在固体培养基中的一个培养周期的生长曲线

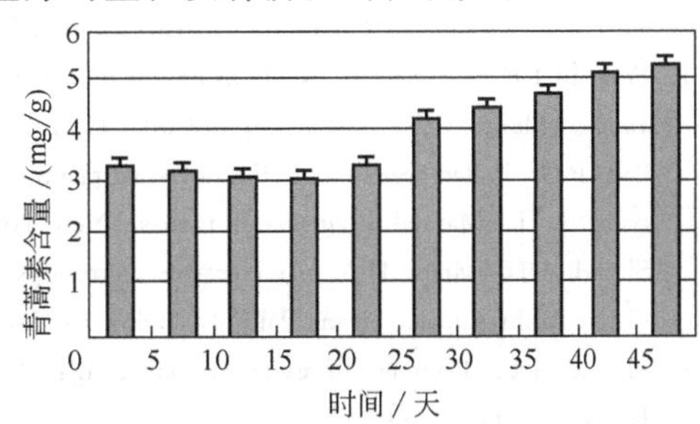

图1-8-16 丛生芽在一个固体培养生长周期中青蒿素含量变化

本章内容由下列同志参与编写：颜芳、刘本叶、王红、李国凤、叶和春（中国科学院植物研究所，光合作用与环境分子生理学重点实验室，北京，100093）。

参考文献

[1] WHO. UNDP/World Bank/WHO Special Programme for Research and Training in Tropical Diseases (1994～1995). The role of artemisinin and derivatives in the current treatment of malaria. Repory of an Informal Consultation convened by WHO in Genvea, 1993. 27～29

[2] Simon J E, Charles D, Cebert E, et al. Whipkey A. *Artemisia annua* L.: a promising aromatic and medicinal. In:

Janick J, Simon, J E, eds. Advances in new crops. Timber Press, 1990. 522～526

[3] Langhlin J C. Effect of agronomic practices on plant yield and antimalarial constituents of *Artemisia annua* L.. Acta Hort, 1993, 331: 53～61

[4] Laughlin J C. Agricultural production of artemisinin: A review. Trans. R. Soc. Trop. Med. Hyg, 1994, 88 (增刊 1): 21～22

[5] Magalhaes P M. A experimentacao agricola com plantas medicinais e aromaticas. Atualidades Cientificas, 1994, 3: 31～56

[6] Singh A, Kaul Cc K, Mahajan V P, et al. Introduction of *Artemisia annua* in India and isolation of artemisinin, a promising antimalarial drug. Indian J. Pharmaceutical Sciences, 1986, 48: 137～138

[7] Delabays N, Benakis A, Collet G. Selection and breeding for high artemisinin (qinghaosu) yielding strains of *Artemisia annua*. Acta Hort, 1992, 330: 203～207

[8] Singh A, Vishwakarma R A, Husain A. Evaluation of *Artemisia annua* strains for higher artemisinin production. Planta Med, 1988, 54 : 475～476

[9] Morales M R, Charles D J, Simon J E. Seasonal accumulation of atremisinin in *Artemisia annua* L.. Acta Hort, 1993, 334: 416～420

[10] Ferreira J F S, Janick J. Floral morphology of *Artemisia annua* with special reference to trichomes. Int J Plant Sci, 1995, 156: 807～815

[11] Woerdenbag H J, Pras N, Chan N G, et al. Artemisinin, related sesquiterpenes, and essential oil in *Artemisia annua* during a vegetation period in vietnam. Planta Med, 1994, 60: 272～275

[12] 陈和荣等. 影响青蒿有效成分的几个分子. 中药通报, 1986, 11 (7): 9～11

[13] Srivastava N K, Sharma S. Influence of micronutrient imbalance on growth and artemisinin content in *Artemisia annua*. Indian J Pharm Sci, 1990, 52: 225～227

[14] Charles D J, Simon J E, Shock C C, et al. Effect of water stress and post-harvest handling on artemisinin content in the leaves of *Artemisia annua* L.. In: janick J, Simon J E, eds. New York: New crops. Wiley, 1993. 640～642

[15] Jung M, Elsohly H N, McChesney J D. Artemisinic acid: a versatile chiral synthon and bioprecursor to natural products. Planta Med, 1990, 56: 624

[16] Ferreira J F S, Charles D, Simon J E, et al. Effect of drying methods on the recovery and yield of artemisinin form *Artemisia annua* L.. Hort Science, 1992, 27: 650

[17] Shukla A, Farooqi-Abad A H, Shukla Y N, et al. Effect of triacontanol and chlormequat on growth, plant hormones and artemisinin yield in *Artemisia annua* L.. Plant Grow. Regul, 1992, 11: 165～171

[18] Roth R J, Acton N. Isolation of arteannuic acid from *Artemisia annua*. Planta Med, 1987, 53: 501～502

[19] Ferreira J F S, Janick J. Roots as an enhancing factor for the production of artemisinin in shoot cultures of *Artemisia annua*. Plant, Cell, Tissue Organ Cult, 1996, 44: 211～217

[20] Ladd P G. Pollen presenters in the flowering plants: form and function. Bot. J. Linn. Soc, 1994, 115: 165～195

[21] Bailey L H. Manual of cultibated plants. New York: Macmillan, 1951

[22] Skvarla J J, Larson D A. An electron microscopy study of pollen morpology in the Compositae with special reference to the Ambrosiinae. Grana Palinol, 1965, 6: 210～269

[23] Mitchell J C. Contact allergy from plants. In: Runeckles V C, ed. Recent Adv Phytochem. New York: Plenum, 1975, 19: 119～139

[24] Arora N, Gangal S V. Liposomes are vehicle for allergen presentation in the immunotherapy of allergic diseases. Alleray, 1991, 46: 386～392

[25] Rantio-Lehtimaki A, Helander M L, Kaihu K. Does cutting of mugwort stands affect airborne pollen concentrations?. Allergy, 1992, 47: 388～390

[26] Park J M, Kim J W, Hong C S. Immunoelectron-microscopic localization of IgE binding site of mugwort pollen. J. Korean Med. Sci., 1993, 8: 30～33

[27] Mc Vaugh R. Flora Novo-Galiciana: a descriptive accout of the vascular plants of Western Mexico. In: Anderson W R, ed. Univ. of Michigan Press, 1984

[28] Peter-Blanc C. Developpement et biologie de la reproduction de l'*Artemisia annua* L.. Suisse: Travail de diplome. Univ. De Lausanne, 1992. 1～52

[29] North C. Plant breeding and genetics in horticulture . London: Macmillan, 1979

[30] 胡世林等. 青蒿素的植物资源研究. 中药通报，1984，9（1）：13～16

[31] 许杏详，朱杰，周维善. 青蒿素及其衍生物结构和合成的研究. 有机化学，1982，6：447～448

[32] Klayman D L. Qinghaosu（artemisinin）：an antimalarial drug from China. Science，1985，228：1049～1055

[33] Acton N，Klayman D L. Artemisitene，a new sesquiterpene lactone endoperoxide form *Artemisia annua*. Planta Med，1985，51：445～446

[34] Zhao S S，Zeng M Y. Spectrometrische Hochdruch-flussigkeits Chromatographische（HPLC）Untersuchungen zur Analytik von Qinghaosu. Planta Med，1985，51：233～237

[35] Liersch R，Soicke H，Stehr C，et al. Formation of artemisinin in *Artemisia annua* during on vegetation Period. Planta Med，1986，52：387～390

[36] Martinez B C，Staba J. The production of artemisinin in *Artemisia annua* L. tissue cultures. Adv Cell Cult，1988，6：69～87

[37] Singh A，Vishwakarma R A，Husair A. Evaluation of *Artemisia annua* strains for higher artemisinin production. Planta med，1988，54：475～476

[38] Madhusudanan K P. Mass spectral studies on artemisinin，dihydroartemisinin and arteether. Indian J Chem，1989，28B：751～754

[39] 陈福泰等. 药用青蒿植株中青蒿素合成的若干生理因子的研究. 植物生理学通讯，1987，5：26～30

[40] 四川省中药研究所药化室抗疟药小组. 中草药通讯，1979，1：5～12

[41] Pras N，Visser J F，Batterman S，et al. Laboratory selection of *Artemisia annua* L. For high artemisinin yielding types. Phytoche Anal，1991，2：80～83

[42] Ferreira J F S，Janick J. Production and detection of artemisinin from *Artemisia annua*. Acta Hort，1995，390：41～49

[43] El-Sohly H N. A large scale extraction technique of artemisinin from *Artemisia annua* L.. Nat Prod，1990，53：1560～1564

[44] Woerdenbag H J，Pras N，Van Uden W，et al. High peroxidase activity in cell cultures of *Artemisia annua* with minute artemisinin contents. Nat Prod Lett，1992，1：121～128

[45] Elhag H M，El-Domiaty M M，El-Feraly F S，et al. Selction and micropropagation of high artemisinin producing clones of *Artemisia annua* L.. Phytother Res，1992，6：20～24

[46] Charles D J，Cebert E，Simon J E. Characterization of the essential oil of *Artemisia annua* L.. J Ess oil Res，1991，3：33～39

[47] Mehrotra S，Mehrotra B N，Aswal B S，et al. Leaf surface studies of some medicinal artemisias. Int J Crude Drug Res，1990，28：103～119

[48] Duke S O，Paul R N. Development and fine structure of glandular trichomes of *Artemisia annua* L.. Int J Plant Sci，1993，154：107～118

[49] Duke M V，Paul R N，Elsohly H N，et al. Loacalization of artemisinin and artemisitene in foliar tissues of glanded and glandless biotypes of *Artemisia annua* L.. Int J Plant Sci，1994，155：365～372

[50] Weathers P J，Cheetham R D，Follansbee E，et al. Artemisinin production by transformed roots of *Artemisia annua*. Biotech Lett，1994，16：1281～1286

[51] Liu C Z，Wang Y C，Guo C，et al. Production of artemisinin by shoot cultures of *Artemisia annua* L. in a modified inner-loop mist bioreactor. Plant Science，1998，135：211～217

[52] Ferreira J F S，Janick J. Relationship of artemisinin content of tissue-cultured，greenhouse-grown，and field-grown plants of *Artemisia annua*. Planta Med，1995，61：351～355

[53] Wallaart T E，Pras N，Quax W J. Seasonal variations of Artemisinin and its biosynthetic precursors in tetraploid *Artemisia annua* plants compared with the diploid wild-type. Planta Med，1999，65（8）：723～728

[54] Tregg P I. Qinghaosu（artemisinin）as an antimalarial drug. Econ Med Plant Res，1990，3：20～25

[55] Sangwan R S，Swangwan N S，Jain D C，et al. RAPD profile based genitic characterization of Chemotypic variants of *Artemisia annua* L.. Biochem Mol Biol Int，1999，47（6）：935～944

[56] Klayman D L，Lin A J，Acton N，et al. Isolation of artemisinin（qinghaosu）from *Artemisia annua* growing in the United States. J Nat Prod，1984，47：715～717

[57] 贺锡纯，曾美怡，李国凤等. 青蒿愈伤组织的诱导分化及青蒿素含量的变化. 植物学报，1983，25（1）：87～90

[58] Nair M S R，Acton N，Klayman D L，et al. Production of artemisinin in tissue cultures of *Artemisia annua*. J Nat Prod，1986，49：504～507

[59] Fulzele D P, Sipahimalani A T, Heble M R. Tissue cultures of *Artemisia annua*: organogemesis and artemisinin production. Phytother Res, 1991, 5: 149～153

[60] Butcher D N. Plant cell Tissue and Organ Culture. Berlin: Syringer-Verlag, 1977. 688～693

[61] Woerdenbag H J, Luers J F J, van Uden W, et al. Production of the new antimalarial drug artemisinin in shoot cultures of *Artemisia annua* L. Plant Cell Tiss. Oragn Cult, 1993, 32: 247～257

[62] Jha S, Jha T B, Mahato S B. Tissue culture of *Artemisia annua* L.: a potential source of an antimalarial drug. Curr Sci, 1988, 57: 344～346

[63] Tawfiq N K, Anderson L A, Roberts M F, et al. Antiplasmodial activity of *Artemisia annua* plant cell cultures. Plant Cell Rep, 1989, 8: 425～428

[64] Ferreira J F S. Production and detection of artemisinin in *Artemisia annua* L.. Purdue Univ, West Lafayette, 1994

[65] Kim N C, Kim S U. Biosynthesis of artemisinin from 11, 12-dihydroarteannuic acid. J Korean Agr Chem Soc, 1992, 35: 106～109

[66] Brown G D. Production of anti-malarial and anti-migraine drugs in tissue culture of *Artemisia annua* and *Tanacetum parthenium*. Acta Hort, 1993, 330: 269～276

[67] Kudaksseril G J, Lam L, Staba E J. Effect of sterol inhibitors on the incorporation of^{14}C-isopentenyl pyrophosphate into artemisinin by a cell-free system from *Artemisia annua* tissue cultures and plants. Planta Med, 1987, 28: 180～284

[68] Whipkey A, Cheetham, R D, Follansbee E, et al. Artemisinin production by transformed roots of *Artemisia annua*. Biotech. Lett, 1994, 16: 1281～1286

[69] Woerdenbag H J, Moskal T A, Pras N, et al. Cytotoxicity of artemisinin-related endoperoxides to ehrich ascites tumor cells. J Nat Prod, 1993, 56A: 849～856

[70] Paniego N B, Giulietti A M. *Artemisia annua* L.: dldifferentiated and differentiated cultures. Plant Cell, Tiss. Organ Cult, 1994, 36: 163～168

[71] Liu B Y, Ye H C, Li G F, et al. Studies on Synamics of growth and Biosynthesis of Artemisinin in Hairy Roots of *Artemisia annua* L.. Chinese J Biotich, 1999, 14 (4): 249～254

[72] Cai G Q, Li G Z, Ye H C, et al. Hairy root culture of *Artemisia annua* L. by Ri palsmid transformation and biosynthesis of artemisinin. Chinese J bioctech, 1996, 11 (4): 227～235

[73] 秦明波，李国珍，云月等．发根农杆菌诱导青蒿毛状根产生及其离体培养．植物学报，1994，36（增刊）：163～170

[74] Jaziri M, Shimomura K, Yoshimatsu K, et al. Establishment of normal and transformed root cultures of *Artemisia annua* L. for artemisinin production. J Plant Physiol, 1995, 145: 175～177

[75] 刘春朝，王玉春，康学真等．利用新型雾化生物反应器培养青蒿不定芽生产青蒿素．植物学报，1999，41（5）：524～527

第二篇　青　蒿　素

第一章　青蒿素概论

1820 年法国化学家 Pelletier 从金鸡纳树皮中分离得到奎宁，其后合成了一系列的喹啉类抗疟药，其中尤以 19 世纪 40 年代开发的氯喹为首选抗疟药。20 世纪 60 年代初出现了抗氯喹恶性疟原虫株，其后迅速蔓延、传播，致使疟疾治疗面临极大的困难，国际上迫切需要寻求新结构类型抗疟药。

20 世纪 70 年代初中国科学家发明了新结构类型抗疟药物——青蒿素。

1971 年中国中医研究院中药研究所屠呦呦科研组率先从中药青蒿（*Artemisia annua* L.）中找到具有 100%疟原虫抑制率的中性有效部位，取得青蒿抗疟发掘的成功。1972 年从中分离出结构新颖的具过氧基团的倍半萜内酯化合物——青蒿素（artemisinin，Qinghaosu，QHS）。因是原创的新结构类型抗疟药，其化学性质与作用机制均不同于以往的喹啉类药物，得以解决抗性疟疾的治疗问题，被公认为是抗疟药研究史上新的突破，1978 年屠呦呦出席全国科学大会，代表她所领导的中国中医研究院中药研究所“五二三组”获全国科学大会奖状。1979 年抗疟新药青蒿素获国家发明奖。1982 年屠呦呦出席全国科学技术奖励大会领取“发明证书”，并以第一发明人获得发明奖章。青蒿素是迄今中国第一个被世界公认的原始创新药物。1981 年 10 月以联合国开发署/世界银行/世界卫生组织热带病研究疟疾化疗工作组第四次会议名义，在北京召开“青蒿素专题”国际会议，有美、英、印度等国多位外国专家与会。屠呦呦以“青蒿素的化学研究”为题作首席报告，获得高度评价，认为“这一新的发现，不仅增加新的抗疟药，更重要的意义在于发现这种化合物独特的化学结构，它将为进一步设计合成新药物指出方向”。正如所指，从青蒿素这一原创新化合物开始，进一步研制了一系列青蒿素衍生物，又研发了双氢青蒿素、蒿甲醚、蒿乙醚、青蒿琥酯等多个青蒿素类抗疟新药，原创成果的重大意义由此可见。会上还报告了青蒿素的药理、毒理、临床等方面的研究，由此青蒿素走向世界。1986 年中国中医研究院中药研究所获卫生部新药审批实施以来的第一个《新药证书》（86 卫药证字 X-01 号）。由此青蒿素作为抗疟新药成为世界卫生组织控制全球疟疾的重要措施，是当前在世界范围内救治了上亿疟疾病人的中国发明[1～21]。

青蒿素类药物以其独特的化学结构和卓著的疗效，促使众多国内外学者对其进行深入的研究，发现该类药物除抗疟外在寄生虫病治疗领域，抗肿瘤领域，免疫领域具有诱人的前景。青蒿素发现 30 多年来，有关青蒿资源以及青蒿素类化合物的研究一直为研究的热点[22～26]。国内外至今已发表 2000 多篇有关青蒿和青蒿素的论文，近几年来其数量更有上升的趋势。

涉及青蒿素的研究范围广泛，本篇就其结构与性质、含量测定方法、提取方法、合成方法、药理学、毒理学以及临床研究等方面加以阐述。

参考文献

[1] 中国中医研究院中药研究所．青蒿抗疟研究专辑 1971～1978．1978．3

[2] 青蒿素结构研究协作组（中国中医研究院中药研究所与中国科学院生物物理所）．一种新型的倍半萜内酯——青蒿素．科学通报，1977，22（3）：142

[3] Qinghaosu antimalarial coordinating research group. Antimalaria studies on qinghaosu. Chinese Medical Journal，1979，92（12）：811～816

[4] 屠呦呦．抗疟新药青蒿素．世界发明，1981，4（1）：26

[5] China cooperative research group on Qinghaosu and its derivatives as antimalarials. Chemical studies on Qinghaosu (Artemisinine). Journal of Traditional Chinese Medicine，1982，2（1）：3～8

[6] 屠呦呦．继承发扬祖国医药学为国争光．中西医结合杂志，1986，6：174～177

[7] 屠呦呦．抗疟新药——青蒿素和双氢青蒿素．北京：科学技术文献出版社，1997．10

[8] Tu Y Y. New antimalrial drug：qinghaosu and dihydroqinghaosu. Chinese Journal of Integrative Medicine，1997，3（4）：311～316

[9] 屠呦呦．青蒿、青蒿素及双氢青蒿素等研究的回顾与展望．北京：北京医科大学、中国协和医科大学联合出版社，1998，9：45～50

[10] Tu Y Y. The development of new antimalarial drugs：qinghaosu and dihydroqinghaosu. Chinese Medical Journal，1999，112（11）：976～977

[11] Tu Y Y. The development of the antimalarial drugs with new type of chemical structure——Qinghaosu and Dihydroqinghaosu. Southest Asian J Trop Med Public Health，2004，35（2）：250～251

[12] 陈敏章，贺建国．中国当代医学家荟萃．长春：吉林科学技术出版社，1988，5：506～508

[13] 丁有和主编．中国卫生四十年（1949～1989）．北京：大地出版社，1989．7

[14] 高卢麟，林声．当代中国发明．沈阳：辽宁科学技术出版社，1993，6：1509

[15] 中国科学技术协会．中国科学技术专家传略．医学篇药学卷．北京：中国科学技术出版社，1996，2：566～572

[16] 中华人民共和国卫生部．中国卫生科技成果荟萃．北京：经济日报出版社，1997，1：65～66

[17] 中国发明协会．“巾帼风采——中国女发明家”．北京：专利文献出版社．1998，11：28～34

[18] 杨继红．365 个第一次——共和国 50 年珍贵图录．北京：中国大百科全书出版社，1999，7：292

[19] 中华全国妇女联合会．新世纪巾帼发明家．北京：中国妇女杂志社，2002，4：122

[20] 钱迎倩主编．20 世纪中国学术大典（生物卷）．福建：福建教育出版社，2004，10：62～65

[21] 屠呦呦．抗疟药青蒿素的研究历程．中药研究所建所 50 周年纪念文集（1955～2005），2005

[22] Klayman D L. Qinghaosu (Artemisinin)：An antimalarial drug from China. Science，1985，228（4703）：1049～1055

[23] Hien T T，White N J. Qinghaosu. The lancet，1993，341（6）：603～608

[24] Luo X D，Shen C C. The chemistry，pharmacology，and clinical applications of qinghaosu (artemisinin) and its derivatives. Medicinal Research Reviews，1987，7（1）：29～52

[25] Dien T K，de Vries P J. Clinical pharmacology and therapeutic potential of artemisinin and its derivatives in the treatment of malaria. Drugs，1996，52（6）：818～836

[26] Dhingra V，Rao K V，Narasu M L. Current status of artemisinin and its derivatives as antimalarial drugs. Life sciences，2000，66（4）：279～300

第二章　青蒿素的结构与性质

一、青蒿素结构概述[1～5]

青蒿素是得自中药青蒿（*Artemisia annua* L.）的原创性新化合物，由中国中医研究院中药研究所发现后首先命名。青蒿素（artemisinin，Qinghaosu，QHS）的化学物质登记号是63968—64—9，其分子式为$C_{15}H_{22}O_5$，是一种新型倍半萜内酯，有一个包括过氧基团在内的1,2,4-三噁烷结构单元，自然界中十分罕见。它的分子中包括有7个手性中心，生源关系属于Amorphane类型，其特征是A、B环顺连，异丙基与桥头氢呈反式关系，青蒿素中A环碳架被一个氧原子打断。

青蒿素的英文名最初用的是汉语拼音Qinghaosu，后因与植物属名*artemisia*相关而称artemisinine，但“ine”一般为生物碱与氨基酸类等含氮化合物的后缀，而青蒿素并非含氮化合物，美国化学文摘（C. A.）推荐使用artemisinin为其英文名称。现在经常使用的是artemisinin与Qinghaosu。

青蒿素的结构如图2-2-1所示，结构编号有如下两种方式。

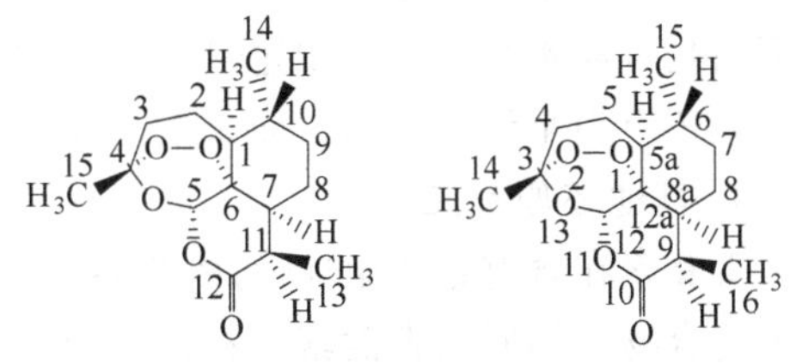

图 2-2-1　青蒿素的结构示意图

近年《中国药典》采用后一种编号方式，青蒿素的名称为（3*R*，5α*S*，6*R*，8α*S*，9*R*，12*S*，12α*R*)-八氢-3,6,9-三甲基-3,12-桥氧-12H-吡喃并[4,3-j]-1,2-苯并二塞平-10（3H）酮。

青蒿素为白色针状结晶，熔点为156～157℃，$[\alpha]_D^{17}=+66.3°(c=1.64, ccl_4)$，高分辨质谱（$m/z$ 282.1472M^+），元素分析（C 63.72%，H 7.86%），不含双键，无紫外吸收。易溶于氯仿、丙酮、乙酸乙酯和苯，可溶于乙醇、乙醚，微溶于冷石油醚，不溶于水。因其具有特殊的过氧基团，易受还原性物质的影响[5]。青蒿素在190℃以上分解。

红外光谱（溴化钾）显示具有一个六元环内酯（1745cm^{-1}）和过氧基团（831cm^{-1}，881cm^{-1}，1115cm^{-1}）。

^{1}H-NMR谱（四氯化碳，100MHz，六甲基二硅醚，δ）：0.93（双峰，3H，J=6Hz，15—CH_3）；1.06（双峰，3H，J=6Hz，16—CH_3）；1.36（单峰，3H，14—CH_3）；3.26（多重峰，1H，9—H），照射此峰，则1.06峰由双峰变为单峰；5.68（单峰，1H，12—H）。

^{13}C-NMR谱（三氯甲烷，22.63MHz）：在宽带去偶谱中出现相当于倍半萜骨架的15个碳原子的信号；在偏离共振谱中（δ）：79.5、105（单峰，两个季碳），32.5、33、45、50

及 93.5（双峰，五个叔碳），25、25.1、35.5 和 37（三重峰，四个仲碳），12、19 和 23（四重峰，三个伯碳），172（单峰，内酯羰基碳）。

不同的研究组在文献[7~12]中都报道了青蒿素的核磁共振数据及信号归属。

经 X 衍射，测得结晶学参数，青蒿素属正交晶系，空间群 D_2^4-$P2_12_12_1$，晶胞参数 a=24.077Å，b=9.443Å，c=6.356Å。实验密度 d_0=1.30g/cm³，计算密度 d_c=1.296g/cm³。晶胞中分子数 z=4。

二、青蒿素的化学性质与反应[1,4,6,13]

青蒿素分子结构中含有过氧基、缩醛、缩酮、内酯等活性基团，在不同的条件下可以发生不同的反应，主要有不同类型的还原反应以及与酸、碱发生的反应。

1. 过氧基团反应

青蒿素在三苯基磷和二甲苯溶液中通氮气回流，加甲醛及水搅拌，水洗有机层，合并水层及酸性溶液，加碱后，用无过氧化物乙醚提取，无水硫酸钠干燥，除去乙醚，测得三苯基磷重量。结果显示消耗三苯基磷摩尔数与青蒿素相近，从而可以证明青蒿素分子中含有一个过氧基片段。

2. 硼氢化物还原反应[1,2,4,6,13]

青蒿素溶于甲醇，在 0～5℃搅拌下分次慢慢加入固体硼氢化钠，加完后继续搅拌半小时，反应液用冰醋酸中和，减压除去溶剂，即得到双氢青蒿素的粗结晶产物，它是用硼氢化钠还原青蒿素而得到的半缩醛化合物。

硼氢化锂、硼氢化钾等温和还原剂也可以将青蒿素还原为双氢青蒿素。

一般内酯结构在青蒿素的反应条件（0～5℃，甲醇溶液）下不能被硼氢化物还原。目前仍不清楚青蒿素分子结构中过氧基等结构对于内酯羰基硼氢化还原的促进机制，也并不清楚为何只还原为半缩醛结构，而未进一步反应为醇。

3. 其他还原反应

青蒿素在含有钯-碳酸钙的甲醇溶液中，在常温、常压下催化氢化，过氧化物被还原成环氧化合物，即脱氧青蒿素。在此反应过程中，反应最初所得为油状物，若将其溶于少量丙酮的正己烷中，放置 4～5 天，自动变为脱氧青蒿素的晶体，得率 75%；若将其溶于含有少量对甲苯磺酸的苯中，很快全部变为晶体脱氧青蒿素，得率高至 96%；而在重氮甲烷中则甲酯化得到甲酯化合物。

双氢青蒿素用钯-碳酸钙在常温、常压下进行催化氢化，则失去过氧而得环氧化合物，即脱氧双氢青蒿素。

锌粉-乙酸还原也可将青蒿素高产率转化为脱氧青蒿素。

脱氧青蒿素用二异丁基铝氢在低温条件下可以将内酯结构还原，生成脱氧双氢青蒿素。脱氧双氢青蒿素用铬酐-吡啶氧化可以复得脱氧青蒿素（图 2-2-2）。

1997 年 L. K. Sy 和 G. D. Brown 等[14]在重新研究青蒿素的化学时，发现氢化铝锂还原青蒿素时存在图 2-2-3 中四种产物，其中图 2-2-3（a）、图 2-2-3（b）为新发现产物。

4. 与碱反应[1,4,15,16]

青蒿素加甲醇溶解，另取碳酸钾溶于水，将此碳酸钾溶液在搅拌下缓缓加入到青蒿素甲醇溶液中，使其均匀混合成澄清液体，在 20～22℃下恒温 1h，加入水，用乙醚提取两次，

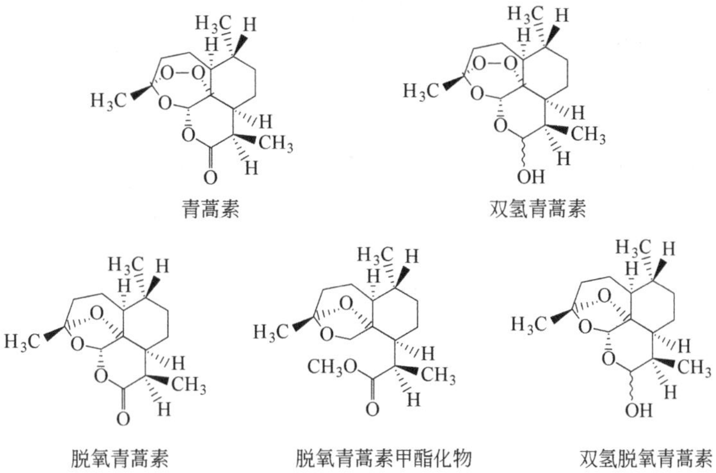

青蒿素 双氢青蒿素

脱氧青蒿素 脱氧青蒿素甲酯化物 双氢脱氧青蒿素

图 2-2-2 几种青蒿素还原反应产物结构示意图

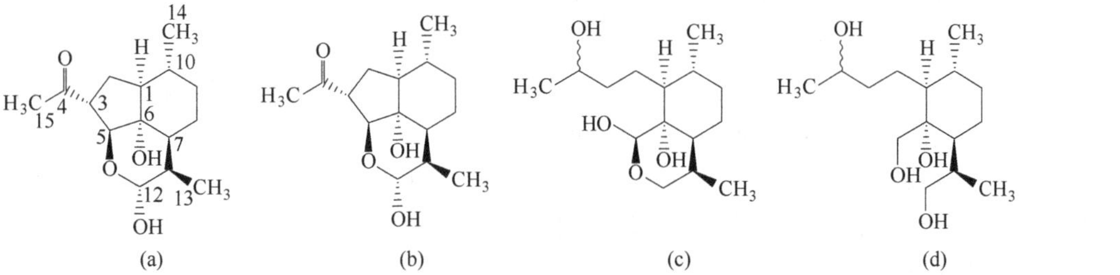

(a) (b) (c) (d)

图 2-2-3 青蒿素氢化铝锂还原产物结构示意图

醚层用少量水洗 2 次，水层用 10%盐酸酸化至 pH 为 2，再用乙醚提取 3 次，乙醚层用水洗至中性，经无水硫酸钠干燥 2～3h，乙醚层减压抽干，所得残余物放冰箱过夜，当有半固体析出时，加少许甲醇，冷却，析出针状结晶，即为图 2-2-4 中化合物 1，过滤再结晶一次，则得到更精制的结晶。

将青蒿素溶于乙醇，加入 0.2%氢氧化钠溶液，在 50℃的恒温水浴中反应半小时，可定量生成 Q292，其最大紫外吸收在 292nm，吸光系数为 1.65×10^4L/(mol·cm)。在 pH 为 5.38～6.04 的条件下，Q292 可定量的转化为化合物 Q260，其最大紫外吸收峰在 260nm 处，吸光系数为 1.12×10^4L/(mol·cm)。

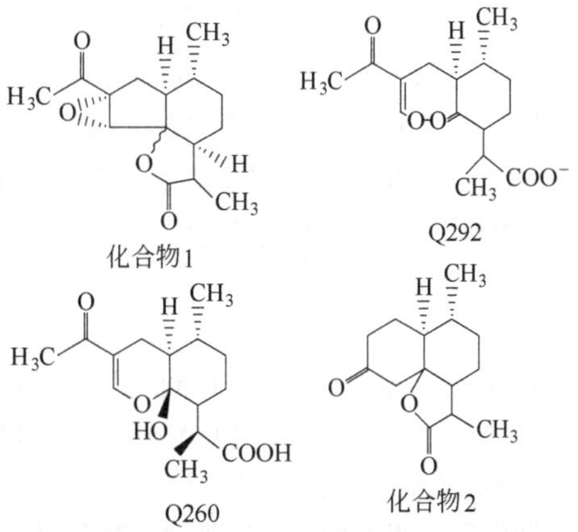

化合物1 Q292 Q260 化合物2

图 2-2-4 部分青蒿素酸碱反应产物结构示意图

5. 与酸反应[1,4,17]

青蒿素加入到冰醋酸-浓 H_2SO_4 混合液中振摇，使其溶解，25℃下放置 16～17h，溶液呈浅棕黄色，微带荧光，将反应液倒入等体积冰水中，搅匀，用氯仿提取 3 次，氯仿层用水洗至中性，无水硫酸钠干燥，减压除去有机溶剂，得粗结晶，重结晶两次，即得图 2-2-4 中化合物 2 的片状结晶，熔点 144～146℃，$[\alpha]_D^{10}=-16.2°$($c=2.1$，氯仿)。

溶于乙醇的青蒿素，加入盐酸，在55℃恒温水浴中反应5h，反应产物在254nm处有最大的吸收，核磁共振提示在酸性溶液中氧桥破坏生成具有α，β不饱和羰基结构的产物，其化学结构尚不清楚。

6. 电化学性质

陈扬等采用多种电化学方法研究了青蒿素分子中过氧基在汞电极上的还原，还原电位在0.0V(vsAg/AgCl) 附近，电极过程为不可逆还原，还原时反应电子数 $n=2$，半波电位 $E_{1/2}=0.012$V，电子转移系数 $\alpha=0.66$，表观标准电极反应速率常数 $k'_s=6.34\times10^{-6}$ cm/s，扩散系数 $D=4.3\times10^{-6}$ cm^2/s，反应产物在电极表面具有吸附性[18]。另外还用电化学方法研究了青蒿素与氯化血红素之间的相互作用。青蒿素在玻璃碳电极上于−1.08V处发生了一个2电子转移的不可逆还原[19]。K. L. Chan 等[20]用 HPLC-ECD 的方法也研究了青蒿素的电化学性质。

三、青蒿素的显色反应[1,6,21,22]

显色反应是用以定性分析鉴定青蒿素简单可行的方法，一般采用试管反应或薄层层析的方法。主要有以下几种。

(1) 对二甲氨基苯甲醛缩合反应　青蒿素约10mg，加乙醇2mL溶解，加对二甲氨基苯甲醛试剂1mL置水浴上加热，溶液呈蓝紫色。

(2) 异羟肟酸铁反应　青蒿素约10mg，溶于1mL甲醇中，加入7%的盐酸羟胺甲醇溶液4～5滴，在水浴上加热至沸，冷却后加盐酸调至酸性，再加入1%的 $FeCl_3$ 乙醇溶液1～2滴，溶液呈紫红色。

(3) 2,4-二硝基苯肼反应　青蒿素约10mg，溶于1mL氯仿，滴于薄层板上，以2,4-二硝基苯肼试液喷洒，在80℃烘箱中烘10min，产生黄色斑点。

(4) 碱性间二硝基苯反应　青蒿素约10mg，溶于2mL乙醇中，加入2%间二硝基苯的乙醇液和饱和的KOH乙醇液各数滴，水浴微热，溶液呈红色。

(5) 香草醛浓硫酸显色反应　吸取一定量样品青蒿素溶液，点样于硅胶G薄板上，采用石油醚-乙酸乙酯（8∶2）或苯-乙醚（4∶1）作展开剂，再以1%香草醛浓硫酸作显色剂，青蒿素先呈黄色斑点，继而又转为潮蓝色。

(6) 酸性碘化钾溶液反应　过氧基团的颜色反应。青蒿素和酸性碘化钾溶液反应后，加入淀粉溶液，立即呈现蓝紫色。

参考文献

[1] 中国中医研究院中药研究所．青蒿抗疟研究专辑（1971～1978）．中国中药研究资料，1978．3

[2] 青蒿素结构研究协作组（中国中医研究院中药研究所与中国科学院生物物理所）．一种新型的倍半萜内酯——青蒿素．科学通报，1977，22（3）：142

[3] Qinghaosu antimalarial coordinating research group. Antimalarial studies on Qinghaosu. Chinese Medical Journal, 1979, 92 (12): 811～816

[4] 刘静明，倪慕云，樊菊芬，屠呦呦，吴照华，吴毓林，周维善．青蒿素（Arteannuin）的结构和反应．化学学报，1979，37（2）：129～143

[5] Klayman D L. Qinghaosu (Artemisinin): An antimalarial drug from China. Science, 1985, 228 (4703): 1049～1055

[6] 王宗德，孙芳华．青蒿素理化性质及其测定方法的研究进展．江西农业大学学报，1999，21（4）：606～611

[7] Blasko G, Cordell G A, La Kin D C. Definitive ^{1}H and ^{13}C-NMR assignments of artemisnin (Qinghaosu). Journal

of Natural Products，1988，51（6）：1273～1276

[8] Wang Z S，Nakashima T T，Kopecky K R，et al. Qinghaosu：^{1}H and ^{13}C nuclear magnetic resonance spectral assignments and luminescence. Can. J. Chem.，1985，63：3070～3074

[9] Prakash Q，Roy R，Kapil R S. Two-dimentional NMR studies of arteether. Indian Journal of Chemistry，1990，29B（2）：103～107

[10] Luo X D，Yeh H J C，Brossi A，et al. Configuration of antimalarials derived from qinghaosu：dihydroqinghaosu，artemether，and artesunic acid. Helvetica Chimica Acta，1984，67：1515～1522

[11] Leppard D G，Rey M，Dreiding A S，et al. The structure of arteannuin B and its acid product. Helvetica Chimica Acta，1974，57（3）：602～615

[12] Jeremi D，Joli A，Behbud A，et al. A new type of sesquiterpene lactone isolated form *Artemisia annua* L. arteannuin B. Tetrahedron Letters，1973，14（32）：3039～3042

[13] 安银岭．植物化学．哈尔滨：东北林业大学出版社，1996．339

[14] Sy L K，Hui S M，Cheung K K，et al. A rearranged hydroperoxide from the reduction of artemisinin. Tetrahedron，1997，53（22）：7493～7500

[15] 赵世善，曾美怡．高效液相色谱法测定青蒿植物中的青蒿素．药物分析杂志．1986，6（1）：3～4

[16] Brown G D. Secondary metabolism in tissue culture of *Artemisia annua*. Journal of Natural Products，1994，57（7）：975～977

[17] 李英，虞佩琳，陈一心等．青蒿素类似物的研究．科学通报，1985，30（7）：1313～1315

[18] 陈扬，朱世民，陈洪渊等．青蒿素及其衍生物电化学性质的研究．Ⅰ．青蒿素在汞电极上的电化学还原．化学学报，1997，55（9）：925～929

[19] 陈扬，朱世民，陈洪渊等．青蒿素及其衍生物电化学性质的研究．Ⅱ．青蒿素在氯化血红素存在下的还原．化学学报，1998，56（9）：921～925

[20] Chan K L，Yuen K H，Jinadasa S，et al. A high performance liquid chromatography analysis of plasma artemismin using a glassy carbon electrode for reductive electrochemical detection. Planta Med，1997，63（1）：66～69

[21] 张继杰．中药化学．北京：人民卫生出版社，1994．168～170，319～321

[22] 阚毓铭，黄泰康．中药化学实验操作技术．北京：中国医药科技出版社，1988．193～197

第三章　青蒿素的分析测定方法研究

中国中医研究院中药研究所继1972年从中药青蒿中发现青蒿素，1975年确定其化学结构之后，进一步开展了青蒿素含量测定方法研究，建立了碘量法、紫外分光光度法等青蒿素定量分析方法[1,2]，用于青蒿药材、提取物及青蒿素原料药、制剂的含量测定。随着现代分析技术的进步，国内外学者为满足不同来源样品中青蒿素含量测定的需要，不断研究出新方法，使得青蒿素的定量分析更加准确、高效、简便。本章将简要介绍青蒿素类化合物的定量分析方法。

一、青蒿素的定量反应及其分析方法[1～4]

由于青蒿素具有在近紫外区没有吸收，只在末端（203nm）有弱吸收，没有荧光发色团，又高温下分解等特性，致直接分析测定有一定的难度，因而利用青蒿素的特性基团进行一系列定量反应，以建立相应的定量分析方法。曾美怡等[3,4]对青蒿素分析中的定量反应进行了研究和总结。见图2-3-1和图2-3-2。

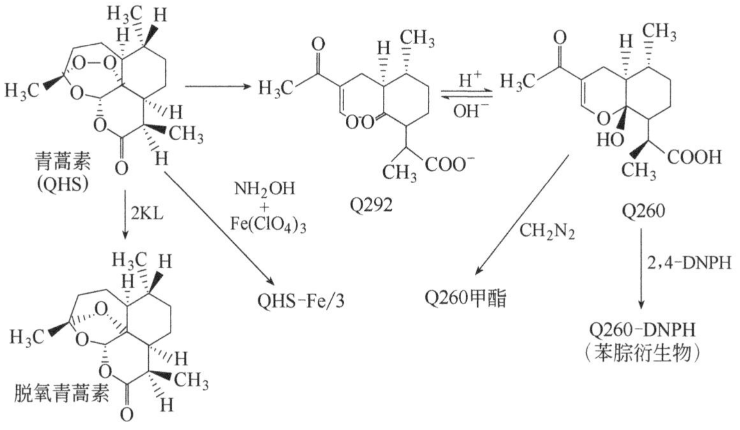

图2-3-1　青蒿素定量反应示意图

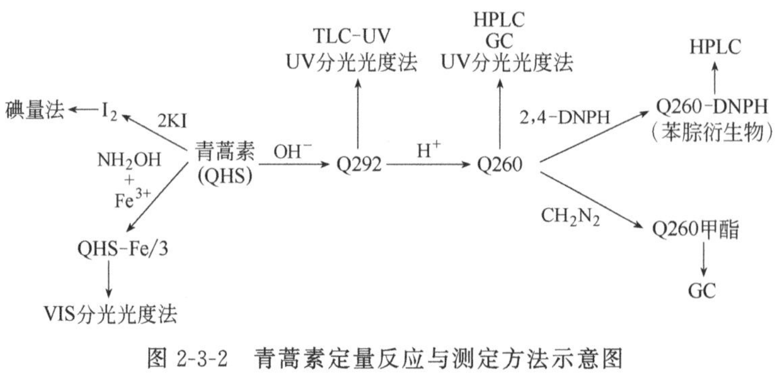

图2-3-2　青蒿素定量反应与测定方法示意图

（一）碘量法反应

碘量法用于青蒿素原料药测定。1分子青蒿素在无水乙醇-硫酸组成的酸性介质中，通过其过氧基氧化2分子碘化钾，产生1分子游离碘，青蒿素被还原成1分子脱氧青蒿素(deoxyartemisinin)，生成的游离碘用经典的碘量法测定。本方法改进之处是避免常规碘量法以极易氧化碘离子的冰醋酸为酸性介质，而是改用以2.5mol/L硫酸为酸性试剂和无水乙醇组成的酸性介质，可以减少碘离子自身氧化的发生，同时可提高反应液中碘离子的浓度，从而提高方法的准确度和反应速度。此法在42℃下恒温1h回收率较理想，可达99.9%。本方法用于青蒿素的含量测定，变异系数为0.9%。

（二）异羟肟酸铁显色反应[1~3]

青蒿素的饱和内酯基和碱性羟胺反应，生成异羟肟酸衍生物。在酸性非水体系中，该衍生物与三价铁离子生成紫红色络合物。最大吸收峰在波长520nm处。比吸光系数约为45。用分光光度法检测，吸光度-浓度曲线呈线性。直线回归方程$Y=0.084X-0.019$。相关系数为0.993。方法的检测限为2×10^{-5}g/mL。

方法：准确称取青蒿素样品，用无水乙醇制成0.00250g/mL的溶液。吸取此溶液3.0mL置于25mL磨口圆底烧瓶中，用无水乙醇补充至5.0mL。加入碱性羟胺溶液3mL(12.5%盐酸羟胺甲醇溶液和12.5%氢氧化钠甲醇溶液等量混合，过滤，用时新配)，在水浴上回流反应5min，放冷后，吸取高氯酸铁溶液（5g高氯酸铁溶于10mL水和10mL 70%高氯酸中，用无水乙醇稀释至100mL）20mL置于500mL容量瓶中，加入70%高氯酸6mL。用无水乙醇缓缓稀释至刻度，将反应液定量转移入50mL容量瓶中，并稀释至刻度。无水乙醇反应液作为空白，分光光度仪上于250nm处测定吸光度。

本方法结合硅胶柱色谱法分离，以石油醚（60～90℃）-丙酮（95∶5）为洗脱剂，可用于青蒿植物中青蒿素的含量测定。变异系数在2%以下。

（三）碱反应[1~3]

用碱处理的机制是使青蒿素转变成在292nm处有明显吸收峰的化合物进而进行测定。青蒿素在0.2%氢氧化钠溶液中，定量生成一种α，β-不饱和酮酸盐，即Q292，其最大吸收峰在波长292nm处，吸光系数为1.65×10^{4}L/(mol·cm)。紫外分光光度法检测，吸光度-浓度线性关系良好，回归方程为$Y=0.005+1.17X$，相关系数为1.00，方法的检测限在10^{-6}g/mL数量级。

沈旋坤等[5]将此反应用于青蒿素的含量测定，将方法改进为青蒿素乙醇液用0.2% NaOH溶液处理，50℃反应30min，结果较为理想，变异系数在0.7%以下。结合硅胶薄层色谱法分离，以石油醚（60～90℃）-乙醚（6∶4）为展开剂，可用于青蒿植物和愈伤组织中青蒿素的含量测定。变异系数一般在5%以下。

T. Gordi等[6]建立了一种后柱衍生化的HPLC方法，成功地应用于血浆中青蒿素的测定。实验中采用三根柱子：前柱，分析柱，后柱。其中分析柱后接一个高压泵，用于泵入0.3mol/L氢氧化钾的乙醇-水（9∶1，体积比）溶液，使得青蒿素在后柱里进行衍生化反应。前柱为ADS-V_{18}柱，用于去除血浆中的生物大分子；分析柱为反相C_{18}柱（100mm×4.6mm，3μm），流动相为水-乙腈（50∶50），流速为0.75mL/min；后柱为缠绕着的5m长的聚四氟乙烯柱，内径为 0.46mm，浸没在 70℃的水浴中，含青蒿素的流分在 0.3mol/L 氢氧化钾的乙醇-水（9：1，体积比）溶液中进行衍生化反应，生成 Q292，再通过 UV 检测，检测限为 10ng。H. N. Elsohly 等[7]曾报道用 HPLC-柱后衍生紫外检测器法来测定植物中青蒿素含量。

（四）碱反应后酸转化反应[1~3]

青蒿素经碱反应产生 Q292。在 pH 为 5.58～6.64 的条件下，Q292 可定量地转化为化合物 Q260，其最大吸收峰在波长 260nm 处。Q260 吸光系数为 1.12×10^4 L/(mol·cm)。用紫外分光光度法检测，吸光-浓度曲线呈线性。直线回归方程为 $Y=0.032X-0.003$。相关系数为 1.00。方法的检测限在 10^{-6} g/mL 数量级。

方法：准确吸取青蒿素乙醇溶液 10mL 于 50mL 容量瓶中。加入 0.2%NaOH 溶液至刻度，于 50℃水浴中反应 30min。冷却至室温后取此溶液 4.0mL 于 10mL 容量瓶中，加 0.04mol/L 醋酸溶液 5.0mL。加乙醇至刻度，摇匀。以 95%乙醇反应液加同样比例的醋酸和乙醇为空白，在紫外分光光度仪上于 260nm 处测定吸光度。

本方法可与气相色谱法、液相色谱法结合，用于分析各种青蒿素样品。

（1）高效液相色谱法　赵士善等[8~10]利用青蒿素的碱反应产物 Q292 经酸转化为 Q260，在 Lichrosorb RP-18（10μm）柱上，以 0.01mol/L 的 NaH_2PO_4-Na_2HPO_4 缓冲液-甲醇（55：45）溶液为流动相，用紫外检测器在 260nm 处检测，信号与浓度间呈线性关系。检测限为 10^{-7} g/mL 数量级。采用柱上直接富集法，检测限可达 10^{-9} g/mL 数量级。这一方法可用于青蒿植物、青蒿素制剂及生物体液样品的测定。

方法：取青蒿素提取液 2.00mL 于 25mL 容量瓶中，加 0.20%氢氧化钠溶液 10mL，于 50℃水浴中反应 30min。其后，在流水中冷却，至室温后加入 0.08mol/L 的醋酸溶液至刻度，摇匀。将此衍生化反应溶液进行 HPLC-UV 分析。色谱分析条件为：Waters 高效液相色谱仪系统，包括 Waters 510 高压泵、Waters 717 自动进样器、C_{18}反相色谱柱（4.6mm×25cm，5μm 固定相）、486 紫外检测器。流动相：Na_2HPO_4（0.9mmol/L）-NaH_2PO_4（3.6mmol/L）缓冲溶液（甲醇-水-乙腈＝45：45：10，体积比，pH＝7.76）。流速：0.5mL/min。进样量：10μL。检测波长：260nm。柱温：30℃。实验线性相关度 $r=0.9996$，相对标准偏差 1.1%，加样回收率 98.9%。

（2）气相色谱法[2,3]　青蒿素在高温下会分解成数个产物，因此不能用气相色谱法直接测定青蒿素。但青蒿素转化为 Q260 后，无需进一步衍生化，可在 5%苯基甲基硅酮交联固定相的熔融硅石毛细管柱上，以氮气作载气，采用 345℃高温汽化进样，无分流低温富集的方法进行测定。温度程序：初温 80℃，进样后立即程序升温（10℃/min），至终温 200℃（保持 15min）。Q260 出峰温度为 188℃。用氢火焰离子化检测器检测，检测限为 3×10^{-8} g。

（五）碱反应酸转化产物的甲基化反应[2,3]

Q260 用重氮甲烷甲基化，生成 Q260 甲酯衍生物。

方法：将 0.100mg/mL 的青蒿素乙醇溶液 10mL，按前面所述碱反应处理。用稀盐酸调 pH＝3 后，用乙酸乙酯提取 Q260。挥去乙酸乙酯后，残渣溶于 1.2mL 甲醇中。置－5℃冰浴中，滴加过量的重氮甲烷乙醚溶液，半小时后挥发除去溶剂。加入 100μL 甲醇溶解甲基化产物。

本反应可用于气相色谱：5%苯基甲基硅酮交联固定相的熔融硅石毛细管柱；以氮气作载气260℃无分流进样，低温富集；初温50℃（5min），尔后程序升温（10℃/min）至200℃（保持15min）。Q260甲酯衍生物出峰温度180℃。氢火焰离子化检测器检测，检测限为2×10^{-8}g。气质联用法鉴定其质谱图与气相色谱过程一致，表明该甲酯衍生物对温度稳定。

本方法用于动物血药浓度测定，小白鼠经口给药2.0g/kg，取血约1mL，血液其他成分不干扰测定。

（六）碱反应酸转化产物的2,4-二硝基苯肼（2,4-DNPH）衍生化反应[2,3]

青蒿素转化成Q260后，Q260分子中的酮基可以和2,4-二硝基苯肼在酸催化作用下，缩合产生苯腙衍生物。此苯腙衍生物的最大吸收峰在391nm。吸光系数为2.02×10^{4}L/(mol·cm)。在高效液相色谱柱（ODS，Du Pont 7μm）上，以水-甲醇（22.5∶77.5）作流动相，分离反应试剂和衍生物，用紫外检测器在347nm处测定，信号与浓度呈线性关系。相关系数为0.992。方法的检测限为2×10^{-5}g/mL。

方法：准确称取Q260，配成0.10mg/mL甲醇溶液。吸取1.0mL置于10mL容量瓶中，加0.15% 2,4-二硝基苯肼甲醇溶液（含1%醋酸）至刻度。在室温下反应24h。取此溶液在ODS柱上分离测定峰高（或峰面积）。

二、青蒿素分析方法的进展

（一）脉冲极谱法

张秀琴等[11]利用青蒿素分子中过氧基团可还原的性质，采用脉冲极谱法测定青蒿植物中青蒿素的含量。以汞电极作为工作电极，0.05mol/L硫酸铵为底液，青蒿素于0.0V（vs SCE）处出现一良好峰形，浓度在2～16μg/mL范围内，峰高与浓度呈良好线性关系，测定下限为2μg/mL，误差在2%以内。该方法具有高灵敏度和分辨率，适用于微量样品的测定。

（二）气相色谱法（GC）

A. J. Lin等[12]对青蒿素的热稳定性研究发现，青蒿素在150℃以下呈现热稳定性，当加热到180～200℃时，就会分解为数个产物，A. T. Sipahimalani等[13]建立了一种快速GC测定法，通过测定青蒿素定量产生的2个分解产物，可间接测定青蒿植物和组织培养物中青蒿素的含量，最低检测限为1μg。Woerdenbag等[14]建立了一种同时测定青蒿素、青蒿烯、青蒿乙素和青蒿酸含量的气相色谱-质谱（GC-MS）方法，并对青蒿植物不同部位中各成分含量进行测定，结果各成分的最低检测限可达到纳克（ng）数量级。

（三）薄层扫描法

罗亨明等[15]建立了青蒿素的双波长薄层层析扫描定量法，用于青蒿叶中青蒿素的含量测定，用硅胶G板，以石油醚-乙醚（6∶4）为展开剂，对二甲氨基苯甲醛为显色剂，测定波长为580nm，参比波长为750nm，测定结果显示，标准偏差在4%以内，青蒿素的加样回收率达95%以上。

陈来舜等[16]采用薄层扫描定量法，测定了血浆中双氢青蒿素、蒿甲醚和其代谢产物双氢青蒿素、青蒿琥酯和其代谢产物双氢青蒿素的含量，线性范围为 0.1～4.0μg/mL，检测限度为 0.01～0.03μg，回收率双氢青蒿素为 96%，蒿甲醚和双氢青蒿素分别为 82.8%和 92.2%，青蒿琥酯和双氢青蒿素分别为 95.5%和 89.5%。

（四）高效液相色谱法

1. HPLC-UV 直接检测法

王仲山等[17]采用内标法对青蒿素及其衍生物进行了高效液相色谱含量测定研究。色谱柱为 Silica A（无定型全孔微粒硅胶，粒径 13μm，比表面积 400m^2/g），流动相为含 1%甲醇、乙醇的异辛烷液，胆固醇为内标物，检测波长为 216.5nm，其中青蒿素的吸收系数为 6.5，实验条件下灵敏度约为 0.5μg。

2. 高效液相色谱-蒸发光散射法（HPLC-ELSD）

P. Christen 等[18]建立了同时测定青蒿素和青蒿酸的 HPLC-ELSD 法，用 C_{18} 硅胶柱，流动相为乙腈-水（60∶40），用三氟乙酸调 pH 为 3，等度洗脱，ELSD 的气体压力为 0.05MPa，流速为 6L/min，漂移管温度为 40℃，该方法可用于青蒿植物和青蒿超临界 CO_2 提取物的样品测定。张东[19]等用 HPLC-UV-ELSD 法同时测定了青蒿植物中青蒿素、青蒿乙素和青蒿酸的含量。B. A. Avery 等[20]将 HPLC-ELSD 法应用于青蒿素及其类似物的分析测定中。

3. 高效液相色谱-电化学法（HPLC-ECD）

由于青蒿素中过氧基团可进行电化学还原反应，可用电化学方法测定青蒿素。N. Acton 等[21]建立了 HPLC 联用金/汞电极电化学检测器测定植物青蒿中青蒿素的方法，该方法快速、灵敏、选择性好，但金/汞电极需要经常清洗、打磨和制备。D. J. Charles 等[22]和 K. L. Chan 等[23]用玻璃碳电极电化学检测器分别测定了植物青蒿和人血浆中青蒿素的含量，结果显示不但灵敏度高而且更稳定。D. R. Vandenberghe，等[24]建立了 HPLC-UV-ECD 方法，可同时测定青蒿植物中青蒿素及其生物合成前体，其中青蒿乙素和青蒿酸因无过氧基团采用紫外检测器在 228nm 处测定；青蒿素和青蒿烯用玻璃碳电极电化学检测器，测定电位为－1.0V。HPLC-ECD 法用于同时测定生物体液内青蒿素类药物（青蒿琥酯、蒿甲醚、蒿乙醚）及其主要代谢产物（双氢青蒿素）的研究有较多文献报道[25～28]。

HPLC-ECD 法无需衍生化即可对青蒿素进行测定，且灵敏度高、选择性好，适用于低含量样品的测定，但因其是在还原电位测定，对系统要求较高，样品溶液和流动相均需严格脱氧处理，装置复杂、操作烦琐。

4. 高效液相色谱-质谱法（HPLC-MS）

C. W. Filip 等[29]建立了 HPLC ESI Q-TOF MS/MS 方法同时测定青蒿植物中青蒿素、青蒿烯、青蒿乙素和青蒿酸的含量，结果回收率大于 97%，该方法快速、灵敏度高、选择性好。H. Naik 等[30]、C. Souppart 等[31]和 M. Rajanikanth 等[32]分别报道了 HPLC-MS 法用于生物体内青蒿琥酯、蒿甲醚和蒿乙醚及它们的代谢产物双氢青蒿素的测定。

（五）超临界流体色谱法（SFC）

近年来，超临界流体色谱也应用到青蒿素的定量分析测定中。M. Kohler 等[33]建立了一种采用 SFC-ELSD 测定青蒿素和青蒿酸的方法；色谱柱为硅胶柱或 C_{18} 硅胶柱时，流动相为含3%甲醇的二氧化碳，可以在3min内分离青蒿素和青蒿酸，此法适用于纯化合物的质量控制，但不适用于植物提取物，因为有其他物质干扰青蒿酸测定；色谱柱改用氨基键合硅胶柱，以二氧化碳/甲醇梯度洗脱时，分析过程可在8min内完成，该方法选择性好，适用于青蒿提取物测定。D. L. Mount 等[34]建立了一种超临界流体色谱联用电子捕捉检测器定量分析测定青蒿素的方法。

（六）酶联免疫分析法（ELISA）

M. Jaziri 等[35]报道了青蒿素的酶联免疫定量分析方法。Ferreira 和 Janick[36]将酶联免疫分析法用于青蒿素的测定，通过三步反应将青蒿素转化成双氢青蒿素羧甲醚，然后将其与牛血清白蛋白相连，再把青蒿素-BAS共价化合物注射入兔子体内从而产生多抗。这种分析方法可检测的青蒿素最低浓度为1.5ng/mL，其灵敏度是高效液相色谱-电化学检测法的400倍。

（七）放射免疫法（RIA）

宋振玉等[37]应用放射性免疫分析法，通过双氢青蒿素的12位羟基与乙酸牛血清蛋白抗原连接，制成青蒿素-12-*O*-乙酸牛血清蛋白抗原的复合物，肌内注射给绵羊，得抗血清抗体，此抗体可用于对青蒿酯和青蒿素进行放射免疫测定。此法重现性好，灵敏度高，可达2～10ng。虽然放射性免疫分析法有较高的灵敏度和专一性，但它也存在一定的问题，如需要一些特殊的物质，具有不稳定性、费用高、对健康具一定的危害等。

此外，还有滴定分析法[38]、红外光谱法[39]、圆二色谱法（CD）[40]、毛细管电泳法[41]等应用于青蒿素类化合物定量分析的研究报道。

参考文献

[1] 中国中医研究院中药研究所．青蒿抗疟研究（1971～1978）．中药研究资料，1978.3

[2] 中国中医科学院中药研究所．常用中药材品种整理与质量研究——青蒿，1990.104～109（内部资料）

[3] 曾美怡，赵世善，付桂兰．青蒿素分析中的各种定量反应．药物分析杂志．1986，6（3）：183～185

[4] 曾美怡．桥式有机过氧化物碘量法的改进研究——碘量法测定青蒿素．药物分析杂志，1984，4（6）：327～329

[5] 沈旋坤，严克东，罗泽渊等．紫外分光光度法测定青蒿素含量．药物分析杂志，1983，（3）：24～26

[6] Gordi T，Nielsen E，Yu，Z X，et al. Direct analysis of artemisinin in plasma and saliva using coupled-column high-performance liquid chromatography with a restricted-access material pre-column. Journal of Chromatography B：Biomedical Sciences and Applications，2000，742（1）：155～162

[7] Elsohly H N，Croom E M，Elsohly M A. Analysis of the antimalarial sesquiterpene artemisinin in *Artemisia annua* by high-performance liquid chromatography（HPLC）with postcolumn derivatization and ultraviolet detection. Pharmaceutical Research，1987，4（3）：258～260

[8] 赵世善，曾美怡．高效液相色谱法测定青蒿植物中的青蒿素．药物分析杂志，1986，6（1），3～4

[9] Zhao Shishan，Zeng Meiyi. Application of high-performance liquid chromatography of Qinghaosu in animal plasma. Anal. Chem，1986，58：289～293

[10] Zhao shishan. High-performance liquid chromatography determination of artemisinin（qinghaosu）in human plasma and saliva. Analyst，1987，112（5）：661～664

[11] 张秀琴，徐礼桑．中药青蒿中青蒿素的脉冲极谱测定法．药学学报，1985，20（5）：383～386

[12] Lin A J，Klayman D L，Hoch J M，et al. Thermal rearrangement and decomposition products of artemisinin（qinghaosu）. J. Org. Chem.，1985，50：4504～4508

[13] Sipahimalani A T，Fulzele D P，Heble M R. Rapid method for the detection and determination of artemisinin by gas

chromatography. J Chromatogr, 1991, 538 (2): 452～455

[14] Woerdenbag H J, Pras N, Bos R, et al. Analysis of artemisinin and related sesquiterpenoids from *Artemisia annua* L. by combined gas chromatography/mass spectrometry. Phytochem Anal, 1991, 2: 215～219

[15] 罗亨明，赵萍萍，余朝菁等．青蒿中青蒿素的薄层扫描定量法．药学通报，1980，15 (8)：344～346

[16] 陈来舜，曾衍霖．蒿甲醚、蒿琥酯及其代谢产物双氢青蒿素在血浆中的薄层扫描定量法．中国医药工业杂志，1989，20 (2)：75～78

[17] 王仲山，朱耀华，张叔良等．青蒿素及其衍生物的高压液相色谱含量测定研究．药学学报，1981，16 (6)：466～469

[18] Christen P, Veuthey J L. New Trends in Extraction, Identiflcation and Quantification of Artemisininand its Derivatives. Current Medicinal Chemistry, 2001, 8: 1827～1839

[19] 张东，杨岚，杨立新等．HPLC-UV-ELSD 法同时测定青蒿中青蒿素、青蒿乙素和青蒿酸的含量．药学学报，2007，42 (9). 978～981

[20] Avery B A, Venkatesh K K, Avery M A. Rapid determination of artemisinin and related analogues using high-performance liquid chromatography and an evaporative light scattering detector. Journal of Chromatography B: Biomedical Sciences and Applications, 1999, 730 (1): 71～80

[21] Acton N, Klayman D L, Rollman I J. Reduction electrochemical HPLC assay for artemisinin (Qinghaosu). Planta Med, 1985, 51 (7): 445～446

[22] Charles D J, Simon J E, Wood K V, et al. Germplasm variation in artemisinin content of *Artemisia annua* using an alternative method of artemisinin analysis from crude plant extracts. J. Nat. Prod., 1990, 53 (1): 157～160

[23] Chan K L, Yuen K H, Jinadasa S, et al. A high performance liquid chromatography analysis of plasma artemisinin using a glassy carbon eletrode for reductive electrochemical detection. Planta Med., 1997, 63 (1): 66～69

[24] Vandenberghe D R, Vergauwe A N, Montagu M V, et al. Simultaneous determination of artemisinin and its bioprecursors in *Artemisia annua*. Journal of Natural Products, 1995, 58 (5): 798～803

[25] 杨树德．还原型电化学极谱检测高液相色谱法测定人血浆中青蒿酯和双氢青蒿素．药学学报，1985，20 (6)：457～462

[26] Na-Bangchang K, Congpuong K, Hung L, N, et al. Simple high-performance liquid chromatographic method with electrochemical detection for the simultaneous determination of artesunate and dihydroartemisinin in biological fluids. Journal of Chromatography B: Biomedical Sciences and Applications, 1998, 708 (1～2): 201～207

[27] Navaratnam V, Mordi M N, Mansor S M. Simultaneous determination of artesunic acid and dihydroartemisinin in blood plasma by high-performance liquid chromatography for application in clinical pharmacological studies. Journal of Chromatography B: Biomedical Sciences and Applications, 1997, 692 (1): 157～162

[28] Sandrenan N, Sioufi A, Godbillon J, et al. Determination of artemether and its metabolite, dihydroartemisinin, in plasma by high-performance liquid chromatography and electrochemical detection in the reductive mode. Journal of Chromatography B: Biomedical Sciences and Applications, 1997, 691 (1): 145～153

[29] Filip C W, Sofie R F, Lies M, et al. Quantiation of artemisinin and its biosynthetic precursors in *Artemisia annua* L. by high performance liquid chromatography-electrospray quadrupole time-of-flight tandem mass spectrometry. Journal of Chromatography A, 2006, 1118 (3): 180～187

[30] Naik H, Murry D J, Kirsch L E, et al. Development and validation of a high-performance liquid chromatography-mass spectroscopy assay for determination of artesunate and dihydroartemisinin in human plasma. Journal of Chromatography B, 2005, 816 (1～2): 233～242

[31] Souppart C, Gauducheau N, Sandrenan N, et al. Development and validation of a high-performance liquid chromatography-mass spectrometry assay for the determination of artemether and its metabolite dihydroartemisinin in human plasma. Journal of Chromatography B, 2002, 774 (2): 195～203

[32] Rajanikanth M, Madhusudanan K P, Gupta R C. Liquid chromatographic-mass spectrometric method for the determination of α-, β-atreether in rat serum. Journal of Chromatography B, 2003, 783 (2): 391～399

[33] Kohler M, Haerdi W, Christen P, et al. Supercritical fluid extraction and chromatography of artemisinin and artemisinic acid. An improved method for the analysis of *Artemisia annua* samples. Phytochemical analysis, 1997, 8: 223～227

[34] Mount D L, Todd G D, Navaratnam V. Packed-column supercritical fluid chromatography of artemisinin (qinghaosu) with electron-capture detection. Journal of Chromatography B: Biomedical Sciences and Applications, 1995, 666

(1)：183～187

[35] Jaziri M，Diallo B，Vanhaelen M，et al. Immunodetection of artemisinin in *Artemisia annua* cultivated hydroponic conditions. Phytochem，1993，33 (4)：821～826

[36] Ferreira J F S，Janick J. Immunoquantitaive analysis of artemisinin from *Artemisia annua* using polyclonal antibodies. Phytochemistry，1996，41 (1)：97～104

[37] 宋振玉，赵凯存，梁晓天等．青蒿琥酯和青蒿素的放射免疫测定法．药学学报，1985，20 (8)：610～614

[38] 朱汉松．青蒿素的滴定分析法．药学通报，1980，15 (8)：342～344

[39] 刘炳玉，田惠君，崔进等．青蒿素的红外光谱定量测定．药物分析杂志，1994，14 (4)：17～18

[40] 沈春镒．圆二色谱在药物分析中的应用．青蒿素和美多巴中左旋多巴的定量测定．分析化学，1992，20 (10)：1150～1152

[41] Chen H L，Wang K T，Pu Q S，et al. On-line conversion and determination of artemisinin using a flow-injection capillary electrophoresis system. Electrophoresis，2002，23：2865～2871

第四章　青蒿素的提取方法研究

从 20 世纪 80 年代以后，青蒿素的化学合成、生物合成工作相继开展，期盼以化学合成和生物合成方法以及二者相结合的方法多途径增加青蒿素资源。无奈由于制备困难，又受产率低、成本高等条件制约而难以解决实际应用问题，为此目前青蒿素类药物生产仍然依赖天然资源。

自青蒿素问世以后，虽有个别零星文献提到除中药青蒿（*Artemisia annua* L.）外尚有其他植物亦含有青蒿素，如 1986 年 R. Liersch 等[1]报道日本产同属植物 *Artemisia apiacea* 中含有万分之八的青蒿素；1991 年罗仕德等[2]报道云南产同属植物 *Artemisia lamcea* 中分离得到了青蒿素；1998 年易平等[3]报道从同属植物牛尾蒿（*Artemisia subdigitata* mattf.）中分离得到了青蒿素。但却未见有结合实际的进一步报道。

中国中医研究院中药研究所屠呦呦科研组曾对我国蒿属混乱品种化学成分进行研究，特别是通过五种蒿属混乱品种系统研究，确定只有中国传统医学的正品青蒿 *Artemisia annua* L. 一种含有青蒿素。中国中医研究院中药研究所胡世林等[4]还用薄层层析方法对我国蒿属 4 个组 19 个种植物检测青蒿素，又对 8 种蒿属植物［青蒿（*Artemisia annua* L.）、邪蒿（*Artemisia apiacea hance*）、艾蒿（*Artemisia argyi*）、白莲蒿（*Artemisia gmelinii*）、白苞蒿（*Artemisia lactiflora*）、猪毛蒿（*Artemisia scoparia waldst. et kit.*）、牡蒿（*Artemisia japonica thunb*）、南牡蒿（*Artemisia eripoda bunge*）］作抗疟筛选，亦证明仅青蒿（*Artemisia annua* L.）中含有青蒿素并具有抗疟作用。

青蒿为一年生草本植物，经反复研究掌握其所含抗疟有效单体青蒿素的药用部位仅为成株（幼株不含青蒿素）的叶片，故采收季节以花前叶茂时为宜。我国资源虽分布广泛，但青蒿素在生药中的含量因地而异，所以提取方法亦有所不同。

一、开创青蒿素的提取分离技术至形成第一条生产线[5]

在前“中药青蒿抗疟研究”章节，中国中医研究院中药研究所屠呦呦科研组已率先就 1971 年确定青蒿抗疟中性部位及 1972 年从中找到抗疟有效单体青蒿素的分离提取方法作了概述。由于青蒿素的发现始于得量仅及万分之二的北京青蒿，为此根据工作需要，自 1972 年开始大量提取时，只能用此质差的北京青蒿，在那个未能有药厂配合的历史条件下，克服重重困难，提得 100 多克青蒿素供用是很不容易的，此提取分离方案对含量低的青蒿资源提取分离青蒿素是可行的，是一个艰辛的开创。

1974 年经“523”办促中国中医研究院中药研究所主持组织全国大协作，云南、山东、四川、广东、广西等纷纷参与，由此发现四川、广西、海南岛等含量达千分之几的优质青蒿资源，并在原有基础上，探索出用溶剂汽油，省去用层析柱分离的较简便工艺。

1974 年起中国中医研究院中药研究所附属药厂就连年从四川酉阳购进大量青蒿药材，

用汽油法提取大量青蒿素[5]，供全面开展深入的科研工作之用。其后，与广西桂林芳香厂合作从当地青蒿中提取青蒿素（该厂每年短期提取桂花，有现成设备闲置）。还曾在厦门一县城投资建青蒿素生产点，年提取青蒿素数十千克。其提取工艺简略流程如图 2-4-1。1978 年青蒿素鉴定会时，曾确认汽油法工艺适于提取青蒿素含量达 0.3%以上青蒿资源。

1986 年中药研究所获青蒿素新药证书后，又在湖南吉首，用当地优质青蒿资源科技扶贫建一生产基地，曾称“中医研究院吉首制药厂”生产大量青蒿素供用于市场。

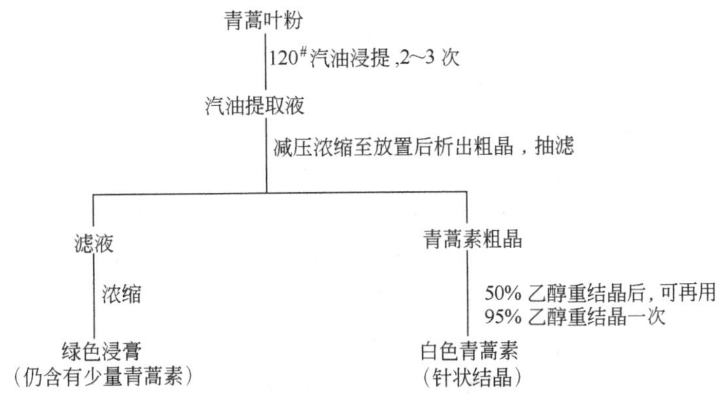

图 2-4-1 提取工艺流程简图

近些年生产点已多用高沸点石油醚替代汽油，因其易于回收且收率高。又当前资源紧俏，尽可能物尽其用，为此又结合硅胶柱层析，以石油醚配一定量的乙酸乙酯作洗脱剂。这些早期的开创工作起到了一定的承前启后作用。

二、青蒿素的提取分离技术研究进展

1975 年中国中医研究院中药研究所确定了青蒿素的化学结构，随后其理化性质亦进一步明确，为建立含量测定方法创造了条件，有了含量测定方法就可以大范围寻找优质青蒿资源并结合科技进步，使青蒿素的提取分离方法不断有新的进展。

在青蒿素提取分离中，主要存在着两个问题。一是青蒿素在青蒿中的含量不高，可供工业化生产青蒿素的青蒿资源较为局限。二是青蒿素等药用成分多为胞内产物，提取时有效成分从胞内释放，扩散进入提取介质比较慢，影响了提取率，增加了操作成本。国内外学者针对这些问题以及不同产地的青蒿开展了一系列研究，下面作一简单概述。

（一）传统有机溶剂提取法

赵兵等[6]以干青蒿叶末为原料，分别用乙醚、氯仿、正己烷、石油醚（30～60℃）搅拌提取青蒿素，结果表明石油醚是较适宜的提取介质。对石油醚提取青蒿素的工艺条件进行了较系统研究，较适宜的提取条件为原料粒度 60 目，提取时间 2h，提取温度 50℃，溶剂量 60mL（1g 原料），搅拌速度 800r/min。研究考察了超声波用于强化石油醚萃取的功效，结果表明采用 20kHz、90W 超声波，在 50℃下，单次作用 20min 后继续搅拌至 30min 时，提取率可达 83%，而用超声波处理 6 次，每次处理 2min 共计 12min 后继续搅拌至 30min 时，提取率可达 81%。青蒿素主要存在于青蒿植物的腺体中，如受到超声波空化作用时，腺体容易破碎，青蒿素溶出，有利于提取，此时，其他的杂质组分则只有少量进入提取液，故产品中的杂质含量较少[6,7]。

Vonwiller 等[8]采用甲醇-乙醇-乙醚提取法，以干燥的青蒿茎及叶为原料，在室温下用甲醇提取，机械搅拌 24h 后过滤，滤液减压蒸馏，用乙醇提取 2 次，加碳酸钠溶液提取，用浓盐酸调至 pH 为 1，在室温下再用乙醚提取 3 次，提取物用无水硫酸钠脱水，减压蒸发至干。浓缩物用含苯磺酸的甲醇液溶解，搅拌反应 3 天。实验中发现青蒿中含有的脂肪酸室温下在有酸催化剂存在时易被甲醇酯化，而其中的青蒿酸却保持不变。上述方法不仅可以单独提取青蒿酸，而且可以同时提取青蒿素。而采用沸乙醇提取青蒿素及青蒿酸，蒸发除去乙醇后，浓缩物用溶剂洗涤，去除其中的非极性物质，但在提取洗涤过程中青蒿酸损失近半，同时亦给青蒿酸的进一步纯化造成困难。

G. D. Brown 等[10]报道了一种从组织培养物中用溶剂提取青蒿素的方法。将组织培养产物在液氮下破碎，然后在索氏提取装置中用乙醚提取，减压蒸发除去溶剂后即得提取物。

D. L. Klayman 等[9]将从中国引种在美国生长的青蒿以低沸点溶剂提取，如二氯甲烷、氯仿、乙醚、丙酮、石油醚（30～60℃）等，结果表明石油醚效果最好。干青蒿用沸腾的石油醚提取 48h，减压蒸发得到的黑色糖浆状物，再用氯仿溶解，并同时加入乙腈去除其中的蜡状物，过滤，减压蒸发得到膏状青蒿素粗品。

A. Singh 等[11]进行了半工业规模分离提取的研究。以 50kg 欧洲产青蒿叶末为原料，用正己烷为溶剂在室温下提取，减压浓缩，用硅胶柱层析进一步分离纯化。

H. N. Elsohly 等[12]也进行了大规模提取青蒿素的研究。以干青蒿叶末为原料，正己烷为溶剂，置索氏提取器中提取 48h，蒸发脱除有机溶剂后的浓缩物在正己烷-乙腈体系中提取 3 次，用 NaCl 将乙腈提取物中的水脱除，减压蒸发乙腈得到黄色浓缩物用于进一步分离精制各种成分。试验共处理 400kg 青蒿叶末，得到青蒿素 485g，产率 0.12%；青蒿酸 2.12kg，产率 0.53%；青蒿乙素 170g，产率 0.04%。

（二）微波辅助溶剂提取法

微波辅助提取（microwave assisted extraction，MAE），又称微波萃取（microwave extraction，ME），是微波和传统的溶剂萃取法相结合而成的一种萃取方法。微波辐射加热机制是内加热方式，使物质分子内部发生振动而产生瞬间热能，会使细胞内的分子发生激烈热运动，最终导致细胞破裂程度增大，使被提取物能够快速、高效地进入提取溶剂[13,16]。

郝金玉等[14,15]采用微波辅助提取法提取青蒿中的青蒿素。对提取溶剂乙醇、氯仿、环己烷、正己烷、石油醚（30～60℃和 60～90℃两种）、120# 溶剂汽油和 6# 抽提溶剂油进行了比较，考察了溶剂的介电常数对青蒿素得率的影响。并将微波辅助提取法同索氏提取、超临界 CO_2 提取以及加热搅拌提取法进行了比较。实验结果表明，无水乙醇和氯仿不是适当溶剂，因为它们提取的绝大部分是杂质，加大后续分离的难度。6# 抽提溶剂油得到的青蒿素提取率最大，而且价格便宜，所以选用 6# 抽提溶剂油作为微波辅助提取青蒿素的溶剂。在相同的提取条件下青蒿素的提取率随着溶剂介电常数的增大而增大，且增大的趋势较为明显。要达到微波辅助提取 4～6min 的提取效果，用传统的热提取、索氏提取法需要几个小时甚至十几个小时以上的时间。微波辅助提取的溶剂回收率与加热搅拌提取法、索氏提取法的溶剂回收率相当。

梁忠生等[17]也进行了青蒿微波预处理对青蒿素提取产率的影响研究。经微波处理后，加快了从青蒿植株中提取青蒿素的速度，在相同的时间内，青蒿素提取率和产率要高于未经微波预处理的提取率和产率。采用索氏提取法，分别以石油醚、环己烷、120# 溶剂汽油为溶剂，对青蒿干粉进行有、无微波预处理的青蒿素提取比较实验，考察微波预处理功率、时间以及提取时间对青蒿素提取率、产率的影响。结果表明：与无微波预处理比较，微波预处理可提高青蒿素产率近 15 个百分点；用 120# 溶剂汽油为溶剂，微波预处理功率 450W、预处理时间 240s、索氏提取时间 6h，提取率和产率分别达到 88%和 0.49%以上。

(三) 超临界萃取

超临界流体（supercritical fluid，SCF）是指处于临界温度（Tc）和临界压力（Pc）以上的流体。超临界流体萃取技术的兴起虽然只有二三十年时间，但由于这种技术的优越性能和良好的应用前景，许多科研人员进行了广泛深入的研究，目前已初步实现工业化，成为超临界流体技术中最成熟、应用最广泛的一种。超临界流体具有较高的扩散传质速率和溶解性能，过程易于调节，分离工艺流程简单，使其在有效成分含量较低的天然药物等的提取分离方面，具有独特的优势，有很好的工业应用前景[18]。

何春茂等以青蒿素含量为 0.296%的青蒿为原料，将青蒿粉碎成粒度为 0.2～2mm 的碎料，在 60℃，20MPa，CO_2 循环量为 2.0～2.5kg/h 的条件下，萃取 2h，青蒿素的提取率达到 95%。实验表明：萃取压力、萃取温度越高，青蒿素的提取率越高，但是萃取温度越高，萃取物中杂质的含量也越高[19]。

葛发欢等对青蒿化学成分进行研究，表明青蒿素的超临界 CO_2 萃取提取率较传统工业生产中的溶剂法（汽油及稀乙醇）提高 11%～59%，较传统汽油法提高 2 倍以上，提取时间大大缩短，成本降低，可控制不同温度、压力、时间，还可得到十八醇等成分[20]。

M. Kohler 等[21]用携带改性剂的超临界 CO_2 对青蒿进行了萃取研究，实验中选用 3%的甲醇（或乙醇）作为改性剂，萃取压力为 15MPa，温度为 50℃，CO_2 的流速为 2mL/min，萃取时间为 20min，并采用 SFC-FID 方法对萃取物作了检测，青蒿素的萃取率在 95%左右。添加改性剂后，能提高青蒿素的萃取动力学，大大降低萃取时间。

钱国平等[22]研究了用超临界二氧化碳从青蒿中萃取青蒿素的影响因素。在 15.2～29.7MPa 和 40～60℃范围内，萃取压力和萃取温度升高，萃取率增大，萃取选择性下降。以萃取率和萃取选择性为目标，优化了超临界萃取工艺条件，得到较佳的操作条件：萃取压力 20MPa，萃取温度 50℃，CO_2 流量 1kg/(h·kg 原料)，原料粒径 60～80 目。在优化条件下萃取 4h，萃取率达到 95%以上，萃取物纯度 10%以上。

超临界萃取能显著的提高提取率，对原料的要求也不高，青蒿素的含量在 0.1%以上即可，提取时间短，产品质量高，具有良好的工业应用前景。

(四) 高速逆流色谱分离

高速逆流色谱（high speed counter current chromatography，HSCCC）是由美国 Y. Ito 博士研制开发的色谱技术，可以在短时间内完成高效分离和制备工作[23,24]。最初 HSCCC 主要的目的是进行制备型分离，20 世纪 80 年代以后，随着逆流色谱仪的改进和完善，其分析能力大大提高，应用范围已从制备级扩展到微量分析[25,26]。此技术已被应用于生化、生物工程、医药、天然产物、食品等领域。有学者报道了应用这一技术开展青蒿素的提取分离的研究。

N. Acton 等[27]应用 HSCCC 技术从青蒿中纯化出了青蒿素，实验以异辛烷-乙酸乙酯（7：

3）为固定相，甲醇-水（6∶4）作为流动相。R. J. Roth 等[28]应用 HSCCC 技术以异辛烷-甲醇-水（10∶7∶3）为固定相和流动相从青蒿中分离得到了 epideoxyarteannuin。2000 年 E. Weiss 和 Y. Ito 等[29]研究了使用一系列溶剂系统采用逆流色谱方法（counter current chromatography，CCC）分离得到青蒿素、脱氢青蒿素、青蒿乙素等化合物的方法。

鉴于实验室规模从植物中分离青蒿素类化合物的难度并不很大，并且考虑到该类化合物特殊的结构与理化性质以及良好的药用价值等特点，1989 年 Journal of Chemical Education 刊载了文章建议从青蒿中分离青蒿素可作为教科书的实验项目[30]。总之，关于青蒿素的提取分离，已进行了许多研究，也有不少专利问世，目前青蒿素类药物生产仍然主要依赖天然资源，所以青蒿素的提取分离新技术研究必将继续引起科技工作者的兴趣。

参考文献

[1] Liersch R，Soicke H，Stehr C，el al. Formation of aremisinin in *Artemisia annua* during one vegetation period. Planta Medica，1986，52（5）：387～390

[2] Luo S D，Ning B M，Hu W Y，et al. Studies on peroxides of *Artemisia lamcea*. Journal of Natural Products，1991，54（2）：573～575

[3] 易平，张起凤，王惠英等．牛尾蒿的化学成分研究．中草药，1998，29（1）：13～14

[4] 胡世林，徐起初，刘菊福等．青蒿素的植物资源研究．中药通报，1981，6（2）：13～16

[5] 中国中医研究院中药研究所．青蒿抗疟研究专辑（1971～1978）；中药研究资料，1978. 3

[6] 赵兵，王玉春，欧阳藩．青蒿药用成分提取分离技术现状．中草药，1998，29（11）：784～786

[7] 赵兵，王玉春，吴江等．青蒿素提取条件研究．中草药，2000，31（6）：421～423

[8] Vonwiller S C，Haynes P K，King G，et al. An improved method for the isolation of qinghao（artemisinic）acid from *Artemisia annua*. Planta Medica，1993，59（6）：562～563

[9] Klayman D L，Lin A J，Acton N，et al. Isolation of artemisinin（Qinghaosu）from *Artemisia annua* growing in the United States. J Nat Prod，1984，47（4）：715

[10] Brown G D. Secondary metabolism in tissue culture of *Artemisia annua*. J. Nat. Prod.，1994，57（7）：975～977

[11] Singh A，Vishwakarma R A，Husain A. Evalutation of *Artemisia annua* strains of higher artemisinin production. Planta Med，1988，54（7）：475～476

[12] Elsohly H N，Croom E M，EI-Feraly J F S，et al. A large-scale extraction technique of artemisinin from *Artemisia annua*. J Nat Prod，1990，53（6）：1560～1564

[13] Ganzler K，Salgo A，Valko K. Microwave extraction：a novel simple preparation method for chromatography. J Chromatogr，1986，371：299～306

[14] 郝金玉，韩伟，施超欧等．黄花蒿中青蒿素的微波辅助提取．中国医药工业杂志，2002，33（8）：385～387

[15] Hao J Y，Han W，Huang S D，et al. Microwave-assisted extraction of artemisinin from *Artemisia annua* L.. Separation and Purification Technology，2002，28（3）：191～196

[16] 濮存恬．精细化工过程及设备．北京：化学工业出版社，1996. 127

[17] 梁忠生．黄花蒿微波预处理对青蒿素提取产率的影响研究．中南药学，2004，2（6）：342～344

[18] 姜文选，郭继志．超临界流体技术的研究和应用．石油化工高等学校学报，2001，14（2）：15～20

[19] 何春茂，梁忠云．用超临界 CO_2 萃取技术提取青蒿素的研究．中草药，1999，37（7）：497～499

[20] 葛发欢，张镜澄，陈列等．黄花蒿中青蒿素的超临界 CO_2 流体提取工艺研究．中国医药工业杂志，2000，31（6）：250～253

[21] Kohler M，Haerdi W，Christen P，et al. Extraction of artemisinin and artemisinic acid from *Artemisia annua* L. using supercritical carbon dioxide. Journal of chromatography A，1997，785（1～2）：353～360

[22] 钱国平，杨亦文，吴彩娟等．超临界 CO_2 从黄花蒿中提取青蒿素的研究．化工进展，2005，24（3）：286～290，302

[23] Ito Y. Efficient preparative counter-current chromatography with a coil plantet centrifuge. J. Chromatogr.，1981，

214 (1): 122～125

[24] Ito Y. New continous extraction method with a coil planet centrifuge. J. Chromatogr., 1981, 207 (2): 161～169

[25] 张天佑. 逆流色谱技术. 北京: 科学技术出版社, 2001, 1991: 267

[26] Kong Z R, Rinehart K L, Milberg R M, et al. Application of high-speed countercurrent chromatography/electrospray ionization mass spectrometry (HSCCC/ESIMS) in natural products chemistry. J Liq Chrom & Rel Technol, 1998, 21 (1～2): 65～82

[27] Acton N, Klayman D L, Rollman I J, et al. Isolation of artemisinin (Qinghaosu) and its separation from artemisitene using the ito multilayer coil separator-extractor and isolation of arteannuin B. J chroamtogr., 1986, 355: 448～450

[28] Roth R J, Acton N. Isolation of arteannuic acid from *Artemisia Annua*. Planta Med, 1987, 53 (5): 501～502

[29] Weiss E, Ziffer H, Ito Y. Use of countercurrent chromatography (CCC) to separate mixtures of artemisinin, artemisitene, and arteannuin B. Journal of liquid chromatography and related technology, 2000, 23 (6): 909～913

[30] Roth R J, Acton N. The isolation of sesquiterpenes from *Artemisia annua*. Journal of chemical education, 1989, 66 (4): 349～350

第五章　青蒿素的合成方法研究

青蒿素以全新的化学结构面世以来，其卓著的疗效，独特的过氧环系化学结构，引起了国内外化学家的广泛关注。青蒿素的全合成是一个技术难度较大的富有挑战性的研究工作。1983年瑞士人 G. Schmid 和 W. Hofheinz 首先在美国化学会志发表青蒿素的全合成方法，其后许杏祥等也相继发表了青蒿素的全合成和半合成工艺。完成青蒿素的全合成和半合成以来，各国学者又探讨了多种合成工艺，这些方法虽各有其学术意义，但引入过氧基团的关键反应产率仍不理想。目前，化学合成以及生物合成都未能解决青蒿素的生产问题，青蒿素的来源仍得依靠从中药青蒿中提取分离，而植物资源中青蒿素的含量不太高。因此，化学合成新方法、新路线的研究具有学术及现实意义。现将青蒿素的化学合成方面研究作一简要概述。

一、全合成

青蒿素的全合成在1983年完成，G. Schmid 和 W. Hofheimz[1]首先报道了一条青蒿素的全合成路线（图2-5-1）。他们以（—）-异蒲勒醇［(—)-isopulegol］为原料，经13步反应完成了青蒿素的全合成。

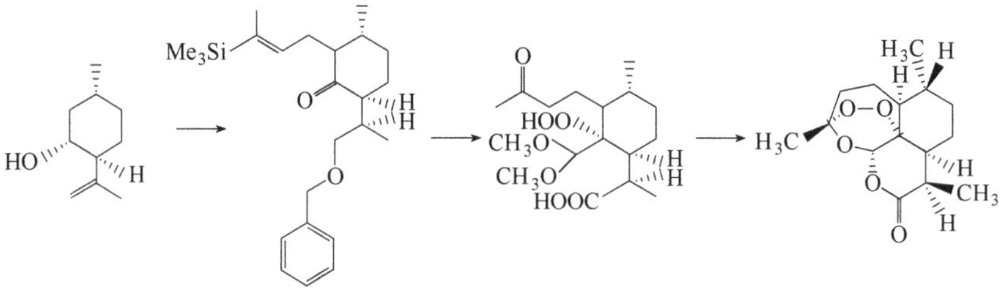

图 2-5-1　Schmid's 合成路线

同年，许杏祥等[2]从香草醛起步，先合成青蒿酸，后通过8步反应半合成制得青蒿素，总反应步骤为20步，产率为0.25%（图2-5-2）。这两种合成方法较为一致，关键反应均为过氧化和环化，都是烯醇甲醚在单线态氧和酸的作用下进行光化学氧化。

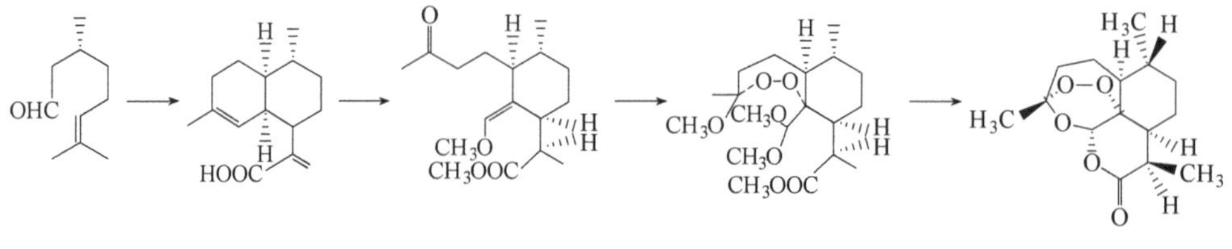

图 2-5-2　许杏祥合成路线

1985 年，应用基本类似的合成路线，吴毓林等[3]报道了从青蒿素的酸性降解产物双酮酸酯重组青蒿素的工艺。

1987 年，M. A. Avery 等[4]介绍了通过臭氧化乙烯基硅烷制备青蒿素的方法，反应经过重排与环化等历程，产率为 37%，氧化环合的机制较前述工艺路线有较大不同（图 2-5-3）。

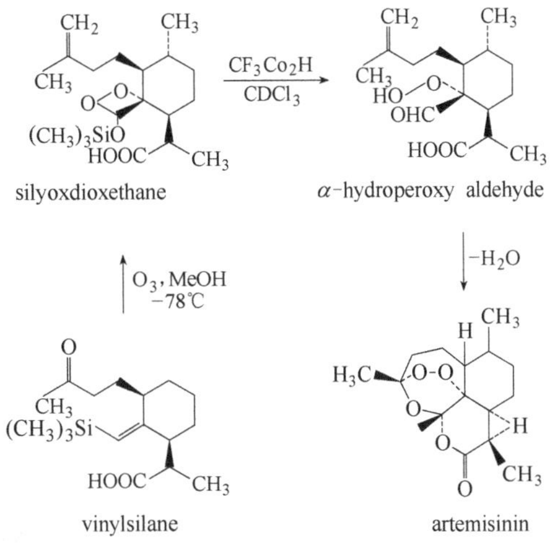

1990 年，T. Ravindranathan 等[5]设计了从（+）-异柠檬烯［（+）-isolimonene］出发合成青蒿素的路线。

1992 年，M. A. Avery 等[6]又以（R）-（+）-胡薄荷酮［（R）-（+）-pulegone］为原料设计出一条合成路线，步骤为 10 步，产率为 3.6%，中间体与 1983 年发表的两条合成反应工艺路线相似，较之前两者的优点是产物为单一的立体异构体（图 2-5-4）。

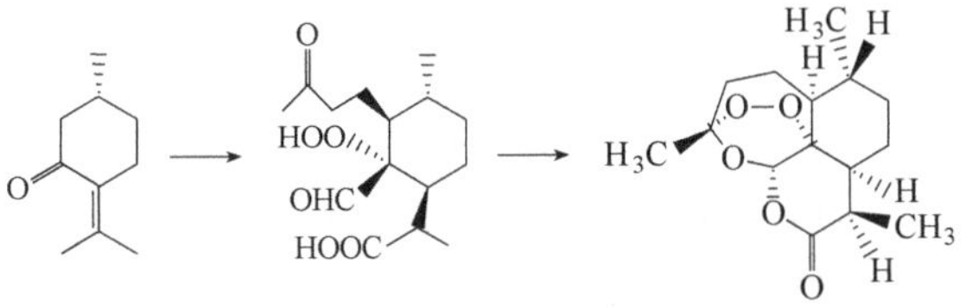

图 2-5-3 Avery's 合成路线Ⅰ

图 2-5-4 Avery's 合成路线Ⅱ

1993 年，H. J. Liu 等[7]报道了一条效率较高的青蒿素全合成工艺，以（−）-β-蒎烯［（−）-β-pinene］为反应底物，合成路线与以前报道的合成路线有较大不同。合成从氯化锌催化的分子内 Diels-Alder 反应开始，酮基上引入甲氧基利用了 Wittig 反应（图 2-5-5）。

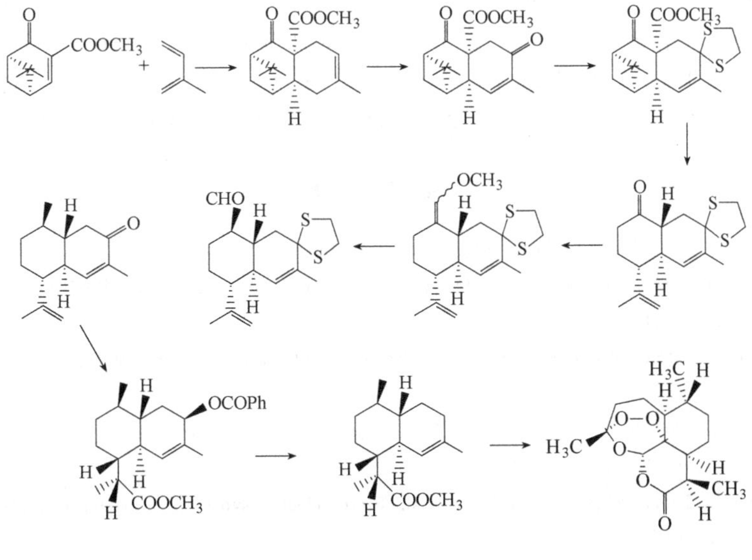

图 2-5-5 Liu's 合成路线

2003 年，J. S. Yadav 等[8]报道了另一条以（+）-异柠檬烯［（+）-isolimonene］出发合成青蒿素的路线。反应共 11 步，中间体经过吲哚内酯的结构，酮基上引入甲氧基形成乙烯基甲醚结构利用了 Wittig 反应，中间体最后经过光氧化酸化形成青蒿素（图 2-5-6）。

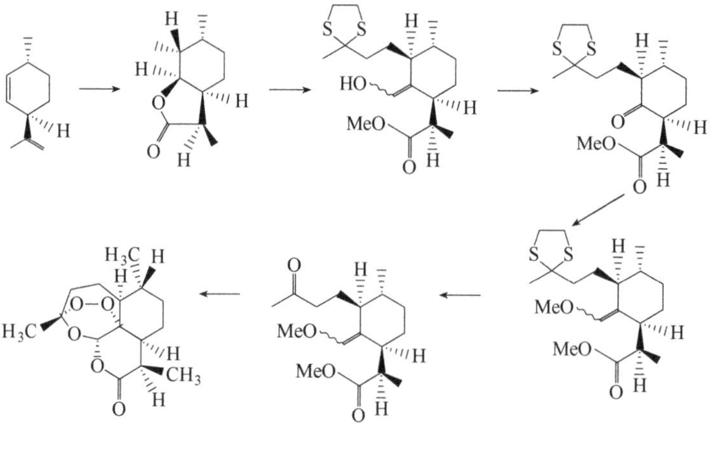

图 2-5-6 Yadav's 合成路线

上述反应路线最终合成青蒿素时大都需要光氧化来完成，技术难度大，产率已较难提高。新的全合成方法仍然是合成工作者的重要课题。

二、半合成

相对全合成而言，半合成工艺在批量生产上尚有一定潜力。青蒿酸是中药青蒿中含量较高的倍半萜类化合物，多个研究组开展了以青蒿中青蒿素的前期物质青蒿酸和青蒿乙素等天然产物来合成青蒿素的工作[9~11]。1993 年，S. C. Vonwiller 等[12]报道了一条从青蒿中高效分离青蒿酸的工艺路线。青蒿酸的光氧化有较多报道[13~15]。1991 年，M. Jung 等[16]报道了青蒿酸的光氧化环化，反应生成脱氧青蒿素。1992 年，N. Acton 等[17]报道了一条由脱氧青蒿素经两步反应半合成青蒿素的工艺。1991 年 R. J. Roth 和 N. Acton[18]还报道了以 30% 的产率从青蒿酸半合成青蒿素的方法。1992 年与 1998 年[19,20]，D. M. Nowak 等和 P. T. Lansbury 等都报道了由青蒿中含量较高的青蒿乙素和青蒿酸合成青蒿素的研究工作。

参 考 文 献

[1] Schmid G，Hofheinz W. Total synthesis of Qinghaosu. J Am Chem Soc，1983，105 (3)：624～625

[2] 许杏祥，朱杰，黄大中等. 青蒿素及其一类物结构和合成的研究. Ⅹ. 从青蒿酸立体控制合成青蒿素和脱氧青蒿素. 化学学报，1983，41 (6)：574～576

[3] 吴毓林，张景丽，李金翠. 青蒿素及其类似物的合成研究——由青蒿素降解产物重组青蒿素. 化学学报，1985，43 (9)：901～903

[4] Avery M A，Jennings-White C，Chong W K M. The total synthesis of (+)-artemisinin and (+)-9-desmethylartemisinin. Tetrahedron Letters，1987，28 (40)：4629～4632

[5] Ravindranathan T，Kumar M A，Menon R B，et al. Stereoselective synthesis of artemisinin. Tetrahedron Letters，1990，31 (5)：755～758

[6] Avery M A，Chong W K M，Jennings-White C. Stereoselective of (+)-Artemisinin，the antimalarial constituent of *Artemisia annua* L. J Am Chem Soc，1992，114 (3)：974～979

[7] Liu H J，Yeh W L，Chew S Y. A total synthesie of the antimalarial natural product (+)-Qinghaosu. Tetrahedron Letters，1993，34 (28)：4435～4438

[8] Yadav J S，Babu R S，Sabitha G. Stereoselective total synthesis of (+)-artemisinin. Tetrahedron Letters，2003，

44 (2): 387～389

[9] Ravindranathan T. Artemisinin (Qinghaosu). Current Science, 1994, 66 (1): 35～41

[10] Roth R J, Acton N. Isolation of arteannuic acid from *Artemisia annua*. Planta Medica, 1987, 53 (5): 501～502

[11] Jung M, Elsohly H N, Mc Chesney J D. Artemisinic acid: a versatile chiral synthon and bioprecursor to natural products. Planta Medica, 1990, 56 (6): 624

[12] Vonwiller S C, Haynes R K, King G, et al.. An improved method for the isolation of Qinghao (Artemisinic) Acid from *Artemisia annua*. Planta Medica, 1993, 59 (6): 562～563

[13] EL-Feraly F S, AL-Meshal I A, AL-Yahya M A, et al. On the possible role of qinghao acid in the biosynthesis of artemisinin. Phytochemistry, 1986, 25 (12): 2777～2778

[14] Jung M, Elsohly H N, Croom E M, et al. Practical conversion of artemisinic acid in desoxyartemisinin. J. Org. Chem, 1986, 51 (26): 5417～5419

[15] Xu X X, Zhu J, Huang D Z, et al. Total synthesis of arteannuin and deoxoarteannuin. Tetrahedron, 1986, 42 (3): 819～828

[16] Jung M, Yu D, Bustos D, et al. A concise synthesis of 12-(3′-hydroxy-*n*-propyl)-deoxoartemisinin. Bioorg. Med. Chem Lett, 1991, 1: 741～744

[17] Acton N, Roth R J. On the conversion of dihydroartemisinic acid into artemisinin. J. Org. Chem., 1992, 57 (13): 3610～3614

[18] Roth R J, Acton N. A facile semisynthesis of the antimalarial drug Qinghaosu. Journal of Chemical Education, 1991, 68 (7): 612～613

[19] Lansbury P T, Nowak D M. An efficient partial synthesis of (+)-Artemisinin and (+)-Deoxoartemisinin. Tetrahedron Letters, 1992, 33 (8): 1029～1032

[20] Nowak D M, Lansbury P T. Synthesis of (+)-artemisinin and (+)-deoxyartemisinin from arteannuin B and arteannuic acid. Tetrahedron, 1998, 54: 319～336

第六章　青蒿素的药理学研究

一、抗疟药效研究

（一）青蒿素对疟原虫的作用

1. 体内实验

（1）鼠疟模型

① 对药物敏感株鼠疟原虫（*P. berghei*）的抑制作用　实验参考Peter方法，采用瑞士种小鼠，体重18～22g。第1天腹腔接种鼠疟原虫药物敏感株（或药物抗性株）1000万（1×10^7），每组10只动物，按等比级数设数个剂量组，另一组为不给药对照组，给药组于第1天当天至第3天（或第1～4天）每天经口（或皮下注射）给以青蒿素吐温混悬液一次，共4次（或3次）。第4天取血涂片姬姆萨染色，显微镜观察计数，得每组动物的疟原虫平均寄生率，与对照组寄生率比较求出每剂量组的抑制率。或者显微镜观察原虫转阴情况，以每组中转阴动物数得转阴率。统计计算半数抑制量（SD_{50}）、半数转阴量（ED_{50}）。均以mg/(kg·天）表示。

青蒿素不同制剂半数抑制量（SD_{50}）的比较结果见表2-6-1。

表2-6-1　青蒿素对鼠疟正常株的抗疟效价

组别	实验剂量/(mg/kg)（经口）	实验动物数/只	转阴率/%	概率单位	平均感染率/%	抑制率/%	概率单位
Ⅰ	5.75	10	0		18.5	23.4	4.2743
Ⅱ	11.06	10	0		11.14	51.5	5.0376
Ⅲ	23	10	10	3.7148	1.45	93.8	6.5382
Ⅳ	46	10	30	4.4756	0.38	98.4	7.1444
Ⅴ	92	10	70	5.5244	0.05	99.8	7.8782
Ⅵ	184	10	90	6.2816	0.017	99.9	8.0902

$$ED_{50}=69.3\text{mg/kg}(38.6\sim124.7\text{mg/kg})$$

$$SD_{50}=9.97\text{mg/kg}(6.7\sim14.9\text{mg/kg})$$

② 对各种药物抗性株的作用及抗性指数比较[3]　抗性指数计算表结果表明对氯喹、伯喹、甲氟喹等抗性株有明显抗疟作用，对氯喹高度抗性株有交叉抗性。结果见表2-6-2。

（2）猴疟模型

① 青蒿素经口给药对猴疟的治疗作用　恒河猴接种猴疟原虫（*P. cynomolgi*）子孢子

表 2-6-2　青蒿素对各种药物抗性株的作用及抗性指数比较

虫　株	SD_{50}/[mg/(kg・天)]	SD_{90}/[mg/(kg・天)]	抗性指数 I_{90}
正常株(N)	0.9	2.1	1.0
氯喹抗性株(RC 高度抗性)	46.5	78	37.1
氯喹抗性株(NS 轻度抗性)	4.4	8.4	4.0
伯喹抗性株(P)	1.7	2.7	1.3
乙胺嘧啶抗性株(PYR)	2.0	3.9	1.9
甲氟喹抗性株(N/1100)	1.6	2.9	1.4

出现原虫血症后给以青蒿素水混悬剂 200mg/(kg・天)，共 3 天。以氯喹 20mg/(kg・天) 为对照。开始给药后每天检查血片，结果均于给药后 2～3 天原虫转阴。结果如表 2-6-3。

表 2-6-3　青蒿素经口给药对猴疟的治疗作用

实验批次	药物与剂量/[mg/(kg・天)]	猴号	子孢子接种后天数/天	治疗前原虫率/%	转阴时间/天	原虫复燃时间/天
第一批	青蒿素 200	58	31	1.00	3	11
	青蒿素 200	50	31	6.00	2	※
	青蒿素 200	59	11	0.01	3	※
	氯喹 20	45	47	16.00	2	※
第二批	青蒿素 200	22	18	6.00	2	23
	青蒿素 200	23	18	2.00	2	11
	青蒿素 200	67	18	0.10	2	11
	青蒿素 200	66	18	13.00	2	8
	氯喹 20	64	18	1.00	2	※

※：观察半年未见原虫再现。

② 青蒿素肌内注射对猴疟的治疗作用　恒河猴静脉注射接种猴疟原虫（*P. cynomolgi*）感染的红细胞，当原虫血症达到一定水平时肌内注射青蒿素油混悬剂 20mg/(kg・天)、10mg/(kg・天)、4mg/(kg・天)、1mg/(kg・天)，每天一次，连续 3 天，开始给药后每天检查血片，观察原虫转阴情况，结果青蒿素油混悬剂各剂量组猴疟原虫血症均于给药后 2～3 天转阴，除大剂量组观察半年未见复燃外，其他均于 8～24 天复燃。结果如表 2-6-4。

表 2-6-4　青蒿素肌内注射对猴疟的治疗作用

药　物	剂量/[mg/(kg・天)]	转阴时间/天	原虫复燃时间/天
青蒿素油混悬剂	20	2	—
	20	2	—
	10	2	20
	10	2	23
	4	4	8
	4	2	24
	1	3	9

以上结果说明青蒿素对猴疟原虫红内期有明显的治疗作用。

2. 体外实验

(1) 青蒿素对体外培养鼠疟原虫的作用　取鼠疟原虫（*P. berghei*）寄生率达 2%左右的感染鼠血，离心除去血浆，用培养基（199 培养基加胎牛血清）稀释至原体积，分装入小瓶内，每瓶 0.42mL，加培养基 2.56mL。再分别加入青蒿素的乙醇溶液、氯喹等药物并以乙醇为对照。小瓶放入含有一定比例的 CO_2 的真空干燥器内，37℃培养 6h、12h 后培养物分别接种于健康小鼠，间隔一定天数，涂血片镜检观察原虫血症出现的情况，结果表现青蒿素大剂量组未出现原虫血症而相应的对照组转种的小鼠已全部因原虫血症的发展而死亡（表 2-6-5）。

表 2-6-5　青蒿素对体外培养鼠疟原虫的作用

药物与溶剂	第一批			第二批		
	接种后 6 天	接种后 8 天	接种后 10 天	接种后 6 天	接种后 8 天	接种后 10 天
青蒿素 50μg/mL＋生理盐水	0	0	2.00	0	0	0
青蒿素 250μg/mL＋生理盐水	0	0	0	0	0	0
青蒿素 25μg/mL＋无水乙醇	0	0	0.05	0	0	0
青蒿素 125μg/mL＋无水乙醇	0	0	0	0	0	0
氯喹 450μg/mL＋生理盐水	0	0.15	死亡	0	0	0
氯喹 225μg/mL＋生理盐水	0	0.26	死亡	0	0	0.8
氯喹 112.5μg/mL＋生理盐水	0	0.01	死亡	0	0	0
生理盐水	0.03	3.60	死亡	0.02	0.92	死亡
生理盐水＋吐温	0.02	1.80	死亡	0.03	0.62	死亡
无水乙醇	0.02	3.15	死亡	0	0.12	死亡

注：表内寄生率为 6 只小鼠的平均值。

（2）青蒿素对体外培养人体恶性疟原虫的作用[2]　参考 Rioherds 报道的人体恶性疟原虫体外培养测定药物敏感性方法，25%红细胞悬液，疟原虫寄生率为 1%，不同浓度药液加入后，于 37℃培养 48h，通过涂血片、染色、显微镜下计数与无药对照组寄生率比较，求得抑制率，根据不同浓度剂量组的抑制率计算半数抑制量（ED_{50}）和 90%抑制量（ED_{90}），结果青蒿素 ED_{50}＝1.99，ED_{90}＝4.52，氯喹 ED_{50}＝2.24，ED_{90}＝7.95，故青蒿素的作用相当于氯喹的 1.13～1.76 倍。

（二）青蒿素对疟原虫组织期的作用

（1）青蒿素对鸡疟原虫（*P. gollinaceum*）红前期的作用　小鸡感染鸡疟原虫子孢子后 9～11 天，血内出现大量配子体，用埃及伊蚊或白纹伊蚊叮咬小鸡，饲养 8～10 天后解剖唾液腺制成子孢子生理混悬溶液，于小鸡接种后 30min 经口给药，每日一次，连续 6 天，第 7 天开始取血，涂血片镜检，每日一次。结果表明青蒿素在剂量为 100～300mg/(kg・天)，连服 6 天时，对鸡疟原虫红前期无效，当剂量增为 400mg/(kg・天)，连服 6 天，该组动物因药物毒性在 7 天内死亡。

（2）青蒿素对猴疟原虫（*P. cynomolgi*）组织期的作用　取斯氏按蚊唾腺内子孢子制成混悬液，给实验猴静脉接种，观察药物对早期与晚期组织期的作用。结果表明不论接种当天或接种后第 5 天开始给药均不能抑制原虫血症的出现，说明对猴疟原虫红前期及组织期均无效。

（三）青蒿素的抗复发作用

服用青蒿素治疗剂量后，临床及实验室都发现原虫复发。为探索抗复发的途径，笔者试从合理用药，如增大给药剂量、延长给药天数、增加给药次数、改变给药途径等方面进行研究。初步看出：增大剂量到有效剂量的 4 倍（3 天总剂量为 1200mg/kg）以上，原虫转阴后第 2 天全血转种，连续观察 41 天，未见原虫再现；将 15 只小鼠的经口给药有效剂量改为皮下注射，观察 28～32 天，亦未见治疗鼠疟原虫再现。

【讨论与小结】

（1）青蒿素对鼠疟模型、猴疟模型均有肯定的抗疟作用。青蒿素 100mg/kg 连服 3 天，可使鼠疟原虫转阴；200mg/kg 连服 3 天可使猴疟原虫转阴。实验证明，青蒿素对疟原虫红前期和组织期无效，主要作用于红内期。体外培养的结果初步提供了青蒿素可以直接作用于疟原虫的依据。

（2）青蒿素治疗疟疾存在近期复发率较高的问题。但从合理用药等方面进行实验探讨，初步发现在鼠疟模型上用有效剂量的 4 倍量经口给药，油混悬剂等几种制剂皮下注射，可使鼠疟原虫转阴后不再复发。

（四）青蒿素对鼠疟原虫超微结构的影响[1,2]

为阐明青蒿素对疟原虫的作用原理，本实验应用电子显微镜研究青蒿素对鼠疟原虫红内期超微结构的影响。

1. 材料及方法

健康小鼠体重 18～22g，腹腔接种鼠疟原虫 1×10^7，接种后 3～4 天检查红细胞寄生率达 10%以上者备用。

实验分四组：①正常对照组；②青蒿素最低有效剂量组（100mg/kg）；③青蒿素彻底杀灭血内原虫剂量组（800mg/kg）；④氯喹治疗对照组（40mg/kg）。灌胃给药后 4h、8h、12h、16h、20h、24h 分别取血，用常规的超薄切片法制备标本。

实验小鼠采取拔眼法取血，使血滴于平底玻璃瓶内，滴 7～8 滴，平铺瓶底，待血液刚凝固，加入 5%戊二醛（palade 缓冲液配制，pH 7.4），盖过血面，固定 1h，于 30min 时取出血块，切成 1mm 见方的小块，放回瓶内继续固定至 1h，固定后以 palade 缓冲液洗涤 1h，换巴比妥醋酸等渗四氧化锇固定液固定 1h，再以 palade 缓冲液洗涤 30min，洗涤后用 50%～100%丙酮逐次脱水（以上各步骤均在 4℃条件下进行），脱水毕，以 100%丙酮及制好的环氧树脂 618 包埋剂 1∶1 比例混匀，加入盛有血块标本的小瓶内使之渗透，30min 后取血块放入胶囊，用环氧树脂 618 包埋剂进行包埋，于 37℃恒温箱放置一夜，再于 60℃恒温箱放置 48h 进行聚合。以 LKB 超薄切片机切片。用醋酸铀、枸橼酸铅进行双染色，以 JEM-100B 电子显微镜观察。

2. 结果

（1）青蒿素 100mg/kg 组对鼠疟原虫红内期超微结构的影响

① 4h　与正常疟原虫结构比较，无明显变化（图 2-6-1、图 2-6-2）。

② 8h　滋养体内有的食物泡膜开始出现变化，呈现螺纹膜，线粒体肿胀，色素变浅，多数滋养体内变化（图 2-6-3）。

③ 12～14h　滋养体内食物泡膜呈现螺纹膜，有的滋养体可见到胞口明显肿胀以及表现为螺纹膜。限制膜开始出现螺纹膜，有的甚至是多层螺纹膜。线粒体外膜明显肿胀。胞浆内核蛋白体有的已不附在内质网上而散开，内质网有的呈线状排列，有的呈空泡状，有的有所瓦解。核膜肿胀，核膜区加宽，核内染色物质呈星状聚集。少数滋养体出现自噬泡，有的自噬泡已排出虫体到红细胞内。极少数滋养体变化程度较轻（图 2-6-4～图 2-6-8）。

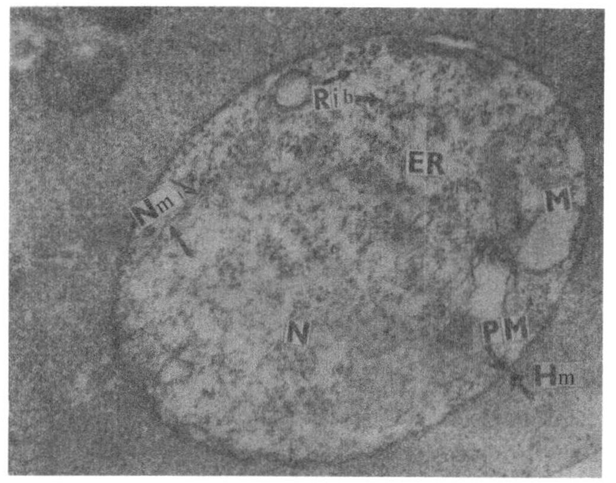

图 2-6-1 正常疟原虫红内期结构(×24000)
正常疟原虫年青滋养体具有原虫胞膜（PM）、宿主红细胞膜（Hm）、核（N）、核膜（Nm）、线粒体（M）、核蛋白体（Rib）、内质网（ER）

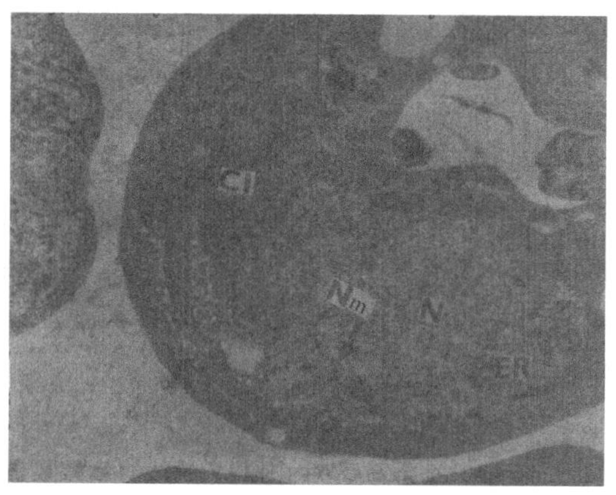

图 2-6-2 正常疟原虫红内期结构(×15000)
正常疟原虫滋养体具有胞浆凹陷区（CI）、核（N）、核膜（Nm）、内质网（ER）等

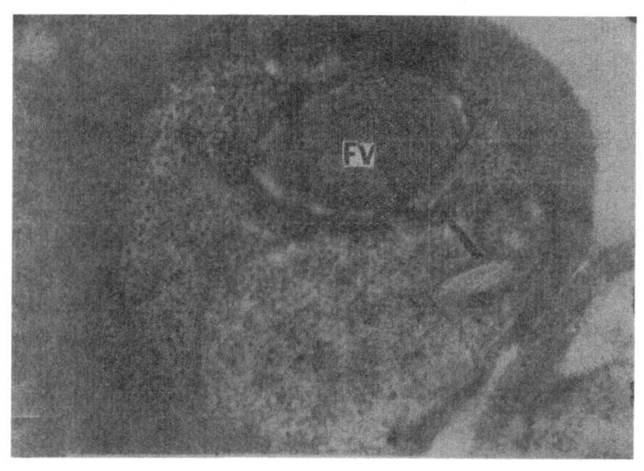

图 2-6-3 给青蒿素（100mg/kg 组）8h 鼠疟原虫红内期结构
经口给予青蒿素，100mg/kg，8h 食物泡（Fv）出现螺纹膜（箭头）

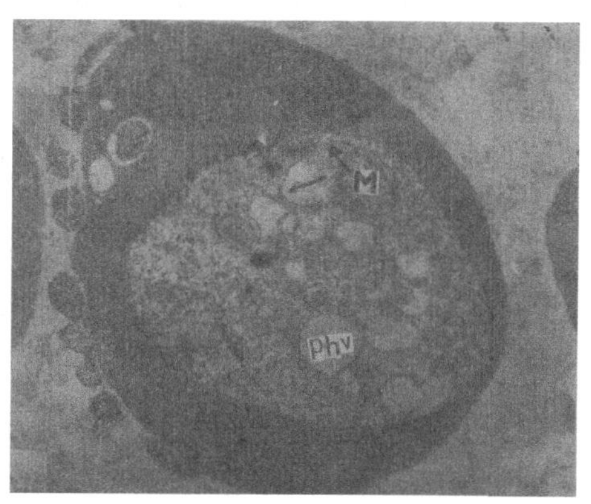

图 2-6-4 给青蒿素（100mg/kg 组）12h 鼠疟原虫红内期结构（×12000）
经口给予青蒿素，100mg/kg，12h，滋养体线粒体（M）外膜肿胀，出现自噬泡（Phv）

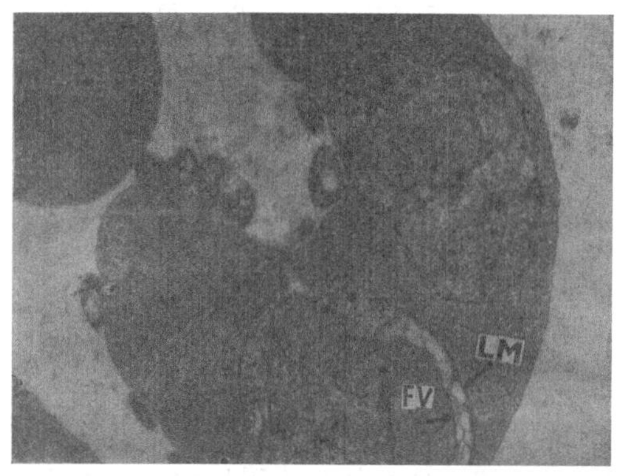

图 2-6-5 给青蒿素（100mg/kg）12h 鼠疟原虫红内期结构（×12000）
经口给予青蒿素，100mg/kg，12h，滋养体食物泡出现螺纹膜，限制膜亦出现螺纹膜

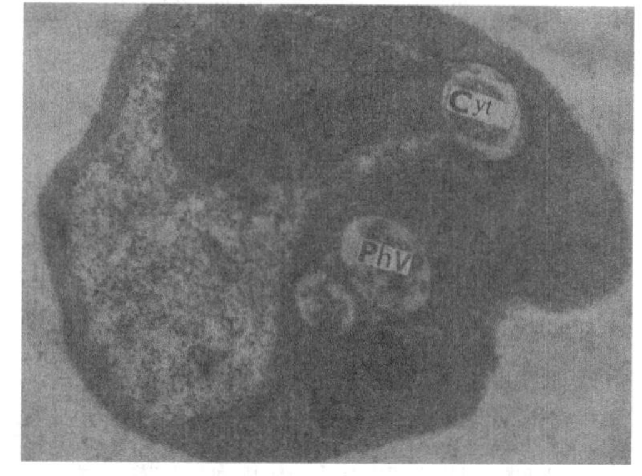

图 2-6-6 给青蒿素（100mg/kg 组）12h 鼠疟原虫红内期结构（×15000）
经口给予青蒿素，100mg/kg，12h，胞口（Cyt）呈螺纹膜，自噬泡（Phv）排出虫体

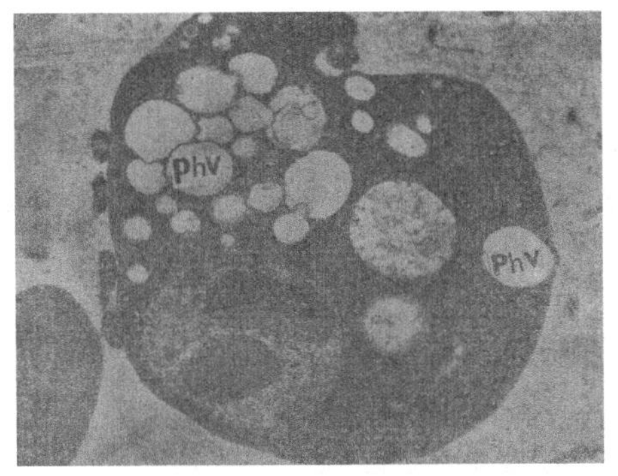

图 2-6-7　给青蒿素（100mg/kg 组）12h 鼠疟原虫红内期结构（×9000）

经口给予青蒿素，100mg/kg，12h，滋养体大量自噬泡（Phv）产生，并排出虫体

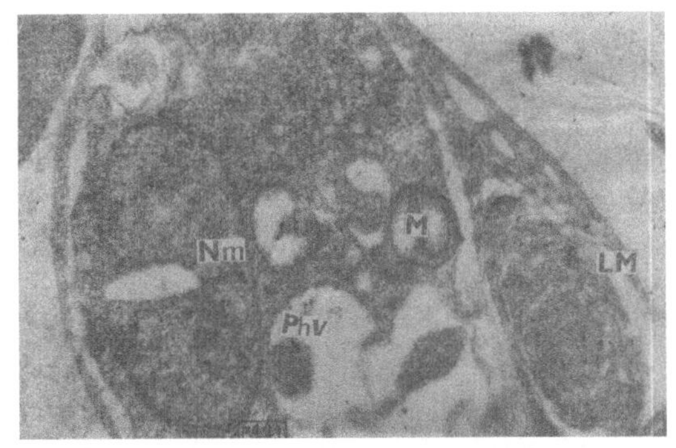

图 2-6-8　给青蒿素（100mg/kg 组）14h30min 鼠疟原虫红内期结构（×15000）

经口给予青蒿素，100mg/kg，14h30min，滋养体限制膜（LM）出现螺纹膜，核膜（Nm）肿胀，核内染色物质呈星状聚集，自噬泡（Phv）含有原虫胞浆，线粒体（M）肿胀

④ 16h　滋养体内限制膜显著肿胀，外膜与内膜区加宽，并有囊状小泡，食物泡呈现螺纹膜，线粒体相当程度地胀大，内质网呈空泡状或瓦解。自噬泡增多，有的排出虫体。色素增多增大。核膜肿胀，染色物质星状聚集，个别呈核仁状积聚。裂殖子影响不大，正在核分裂时的裂殖体核膜加宽（图 2-6-9）。

⑤ 20h　滋养体内食物泡、线粒体、核、内质网变化与 16h 相似，核蛋白体减少，色素呈棒状有的吐出到原虫胞浆内，自噬泡增大，大量自噬泡吐出虫体到红细胞浆内，有的滋养体胞浆结构全部瓦解，仅见自噬泡和隐约的限制膜。极少数滋养体变化程度较轻（图 2-6-10）。

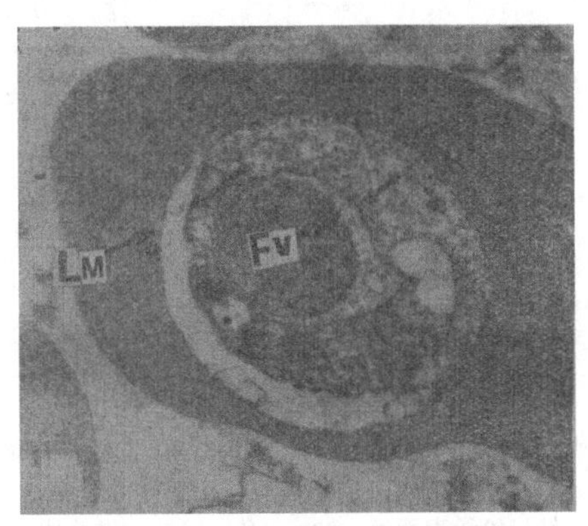

图 2-6-9　给青蒿素（100mg/kg 组）16h 鼠疟原虫红内期结构（×12000）

经口给予青蒿素，100mg/kg，16h，滋养体食物泡膜肿胀，外膜与内膜区增宽，限制膜肿胀

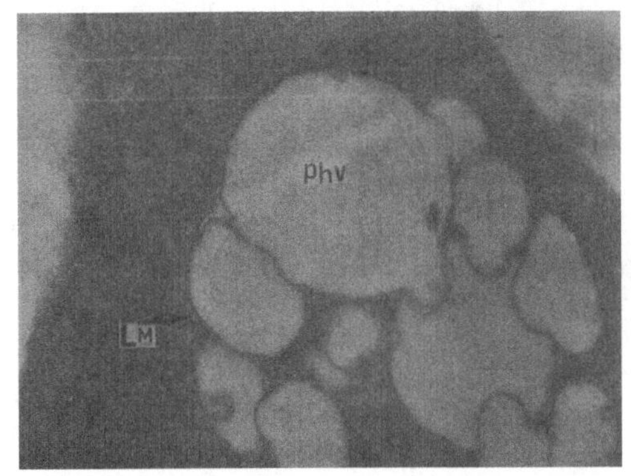

图 2-6-10　给青蒿素（100mg/kg 组）20h 鼠疟原虫红内期结构（×24000）

经口给予青蒿素，100mg/kg，20h，原虫胞浆内结构全部瓦解，仅见自噬泡，隐约可见原虫限制膜（LM）

⑥ 24h　绝大多数滋养体虫体全部瓦解，宿主红细胞内仅存很多自噬泡。裂殖体变化较轻（图 2-6-11）。

（2）青蒿素 800mg/kg 组对鼠疟原虫红内期超微结构的影响

① 4h　滋养体内有的已见核蛋白体无规则堆积，内质网出现瓦解，染色物质开始积聚，自噬泡已有形成。

② 8h 滋养体核膜区扩大，染色物质聚集，食物泡见螺纹膜，核蛋白体减少，内质网瓦解。

③ 16h 滋养体内有的限制膜发泡，高度螺纹膜，核膜区扩大，染色物质星状聚集，核蛋白体成堆，内质网有所瓦解，线粒体胀大中间电子密度骤增。自噬泡出现，有的排出虫体（图 2-6-12～图 2-6-14）。

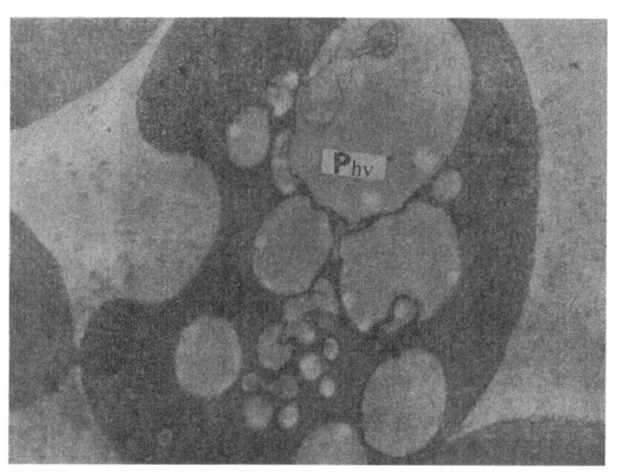

图 2-6-11 给青蒿素（100mg/kg 组）24h 鼠疟原虫红内期结构（×12000）

经口给予青蒿素，100mg/kg，24h，原虫胞浆内结构全部瓦解，宿主红细胞内残留原虫自噬泡

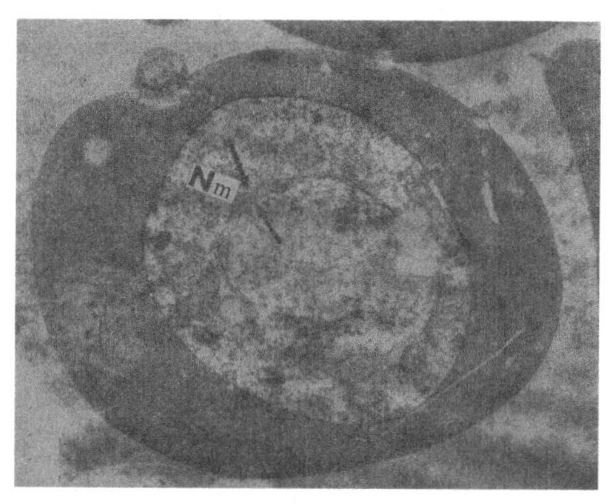

图 2-6-12 给青蒿素（800mg/kg 组）16h 鼠疟原虫红内期结构（×12000）

经口给予青蒿素，800mg/kg，16h，滋养体核膜（Nm）肿胀，染色物质呈星状聚集，线粒体肿胀

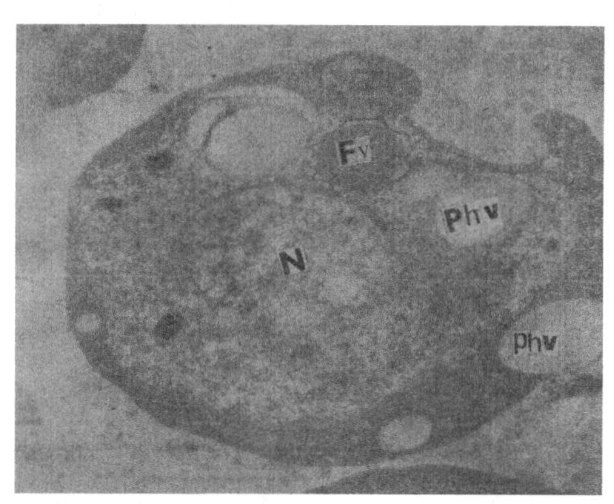

图 2-6-13 给青蒿素（800mg/kg 组）16h 鼠疟原虫红内期结构

经口给予青蒿素，800mg/kg，16h，滋养体食物泡呈螺纹膜，核膜加宽，自噬泡（Phv）出现，有的排出虫体，核内染色物质呈星状聚集

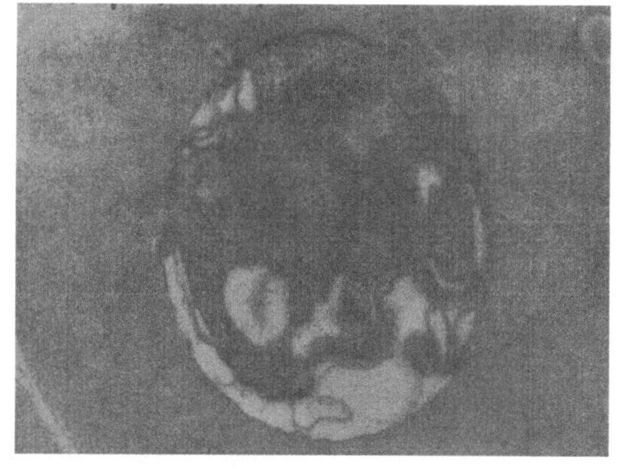

图 2-6-14 给青蒿素（800mg/kg 组）16h 鼠疟原虫红内期结构（×24000）

经口给予青蒿素，800mg/kg，16h，滋养体核膜呈很深的螺纹膜

④ 20h 滋养体核内染色物质极度聚集，核蛋白体聚集，内质网呈线状排列，瓦解退化，自噬泡增大，有的排出虫体。

（3）氯喹 40mg/kg 对照组对鼠疟原虫红内期超微结构的影响 于灌胃 4h、16h、24h 进行观察。其突出的特点是：大的自噬泡形成，其中色素呈大团块地聚集，4h 即已出现，16h 见到成团色素，有的吐出到原虫胞浆内，有的滋养体核膜区有所扩大。24h 有的自噬泡连同所含的成团色素吐出到宿主红细胞胞浆内（图 2-6-15，图 2-6-16）。

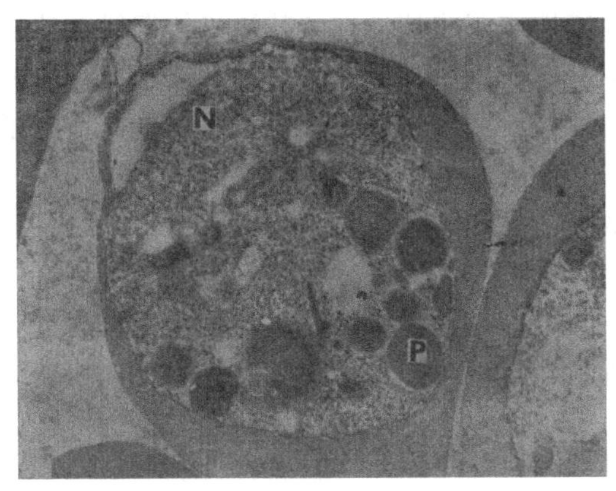

图 2-6-15 给氯喹（40mg/kg 组）16h 鼠疟原虫红内期结构（×18000）

经口给予氯喹，40mg/kg，16h，滋养体大团色素（P）排至原虫胞浆内

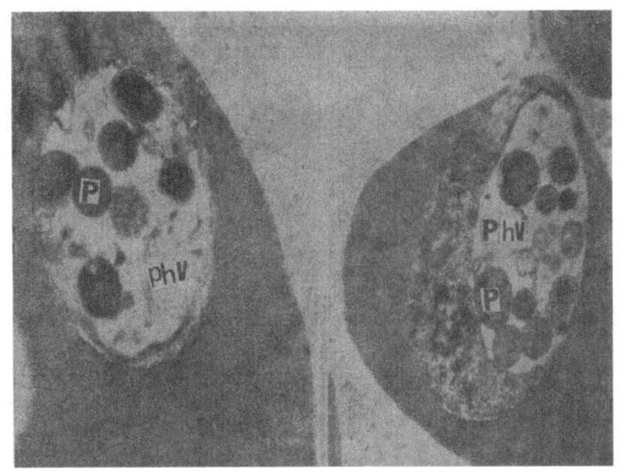

图 2-6-16 给氯喹（40mg/kg 组）24h 鼠疟原虫红内期结构（×145000）

经口给予氯喹，40mg/kg，24h，滋养体大的自噬泡（Phv）含有成团的色素

【讨论与小结】

青蒿素对鼠疟原虫红内期超微结构的影响，主要作用于疟原虫的膜系结构，首先作用于食物泡膜、线粒体以及限制膜，进而内质网、线粒体出现肿胀，食物泡膜及限制膜表现为外膜及内膜间区域加宽或呈现螺纹膜。其次，内质网、核膜发生变化，内质网呈线状排列，或呈空泡状，或出现瓦解，核膜肿胀。在膜系结构变化以外，见到核的改变，表现为染色物质的聚集。给药后 12h 明显见到自噬泡的产生，甚至有的已排出虫体，这种现象迅速发展，至 20～24h 一些滋养体内结构瓦解，仅残留多个自噬泡。不同剂量青蒿素仅有作用速度的差异，没有作用部位及特点的差别。

青蒿素和氯喹比较，在作用部位和作用特点上是不同的。小鼠经口给氯喹后主要表现为消化泡增大、色素团集。Macomber 等（1967 年）曾报道体内实验给以氯喹后 2h 可见含有色素的大的自噬泡的形成。Ali 等（1969 年）、Howells、Peters、Homewood 和 Warhurst（1970 年）指出这是影响了疟原虫代谢血红蛋白的结果。Warhurst 则认为可能是直接作用于色素和消化泡，包括消化泡膜的改变。笔者在实验中亦主要观察到氯喹作用的这项特点。

疟原虫红内期阶段的营养是来自宿主红细胞的血红蛋白。其摄食方式经电子显微镜研究证明疟原虫是通过胞口吞进宿主红细胞胞浆，先形成了胞浆凹陷区，凹陷区内电子密度与宿主红细胞一致。凹陷区有两层膜，外膜为原虫膜，内膜为宿主红细胞膜。随着吞食以后，吞进的红细胞胞浆连同它的外膜一起从胞口处掐断而形成了一个具有双层膜的食物泡，胞口随即封闭。以后胞口又重新吞进宿主红细胞胞浆，再次形成食物泡，如此不断形成食物泡。因此，食物泡是原虫摄取营养的最早阶段。食物泡中的宿主血红蛋白在食物泡内进行消化、酶解，消化过程形成单层膜的消化泡，有时可见到泡内残留宿主红细胞的膜片，消化过程同时产生不溶性的色素颗粒等。疟原虫消化宿主血红蛋白最终成为氨基酸类和肽类，是合成原虫蛋白质的原料。

青蒿素对疟原虫的作用原发部位是表膜，由于作用于食物泡膜，从而阻断了摄取营养的最早阶段，使疟原虫较快产生氨基酸饥饿，迅速形成自噬泡，并不断排出虫体外，使疟原虫损失大量胞浆及至死亡。Theakston 等（1969 年）证明鼠疟原虫表膜具有细胞色素氧化酶，

Howells 等（1973 年）报道鼠疟原虫不论氯喹敏感株或氯喹抗性株，其滋养体期线粒体主要含有细胞色素氧化酶。鼠疟原虫表膜和线粒体在形态上也相似。青蒿主要作用于疟原虫的膜系结构，原发部位为食物泡膜、表膜、线粒体，可以考虑青蒿素的抗疟作用主要是干扰了表膜-线粒体的功能。

本实验观察灌胃给予青蒿素后鼠疟原虫超微结构的变化，并与氯喹对照比较。结果证明，青蒿素主要作用于疟原虫的膜系结构，首先作用的是食物泡膜、表膜、线粒体，其次是核膜、内质网，另对核内染色物质有一定影响。认为青蒿素的作用方式，主要是影响了表膜-线粒体的功能，阻断以宿主红细胞胞浆为营养的供给。由于作用部位及作用发展速度与氯喹不同，提示了在临床治疗上疟原虫转阴速度快于氯喹。

二、一般药理研究

（一）神经系统

1. 狗试验

（1）两只狗分别单次灌胃给予青蒿素 105mg/kg 和 158mg/kg。药后观察 14 天两只狗的一般行为、活动和神经状态没有异常表现。

（2）4 只狗，每只每天按 100mg/kg 灌胃给予青蒿素，连续 5 天。在药后一周观察中，外观表现及活动未见任何异常反应。

2. 大鼠试验

每个剂量组 8 只大鼠，以青蒿素水悬液 250mg/kg、500mg/kg、1000mg/kg 的剂量分别灌胃给药，连续 14 天，药后各剂量组大鼠的一般表现正常。

根据上述狗及大鼠的试验结果，推断青蒿素对动物的神经系统没有显示明显的药理活性。

（二）心血管系统

1. 狗试验

（1）青蒿素以 105mg/kg 和 158mg/kg 的剂量分别给狗单次灌胃给药，药后 3 天、7 天、14 天分别进行心率及心电图测量并与药前进行比较，结果表明青蒿素对狗的心率和心电图没有明显作用，甚至当剂量加大至 1200mg/kg 仍未发现心率和心电图有任何异常改变。

（2）3 只狗用戊巴比妥钠静脉注射麻醉，在左颈总动脉连水银压力计记录血压，待血压稳定后灌胃给予青蒿素 100mg/kg，前后观察记录心率和血压 2h，结果与药前的心率和血压进行比较，无显著变化。即使改变给药途径采用腹腔注入 100mg/kg 青蒿素，也没有发现狗的血压和心率有异常变化。

此外，还采用兔和豚鼠腹腔给药的方法分别进行心率、血压和心电图的测量，结果同于上述试验。

2. 猫试验

6 只猫分两组，于不麻醉状态分别灌胃给予 100mg/kg 和 500mg/kg 剂量的青蒿素，药后猫记录心电图 2～3h，与给药前比较；此外另有 3 只猫用乌拉坦麻醉，青蒿素灌胃剂量为 800mg/kg，于药后记录心电图和血压 4h，与给药前比较。结果表明，无论麻醉或不麻醉猫，任一剂量组的青蒿素对心率、血压和心电图均无显著影响。

根据上述试验结果，可以认为青蒿素在稍高于其抗疟有效量时对狗和猫的心血管系统没有显著的药理作用。

(三) 呼吸系统

1. 狗试验

4 只狗每天每只按 100mg/kg 灌胃给药，连续 5 天，在药后的一周观察中，动物的呼吸没有异常变化。

2. 兔试验

6 只家兔，普鲁卡因局部麻醉，分离气管并插管连接马利气鼓记录，腹腔注入 100mg/kg 剂量的青蒿素。药后连续观察 2h，家兔的呼吸次数及深度无明显改变。

由此可见，青蒿素对狗及兔的呼吸系统没有明显影响。

总之，通过对青蒿素一般药理作用的试验研究，表明青蒿素在稍高于其抗疟有效量的剂量水平对试验动物的神经系统、心血管系统以及呼吸系统等方面没有明显的药理作用。

三、药代动力学研究[1,2]

(一) 动物

青蒿素是与已知抗疟药完全不同的新型化合物，其化学结构已经清楚。从药理和临床方面对青蒿素的抗疟作用进行了大量研究，证明青蒿素是一个优于氯喹的抗疟新药。它具有高效、速效、低毒的特点。为进一步了解青蒿素在体内吸收、分布、排泄和代谢的情况，为临床合理用药，增强疗效提供参考，采用^{3}H-标记的青蒿素进行了示踪实验。

1. 材料与方法

(1) 药品　^{3}H-青蒿素由中国科学院原子能研究所用放电曝射法氚交换标记，得到不定位的氚标记青蒿素。经层析法鉴定放化纯度＞90％，比放射性为 1mCi/mg。

(2) 动物　成年小鼠，体重 18～22g，性别不限。

(3) 给药方法　^{3}H-青蒿素用少量乙醇（总体积＜10％）溶解，再用 1％甲基纤维素制成悬液，加以适量载体。每鼠灌胃给予^{3}H-青蒿素 20mCi/2mg。整体放射自显影实验，^{3}H-青蒿素以注射用油制成混悬液，每鼠腋部皮下注射 20mCi/2mg。

(4) 吸收、分布、排泄实验样品制备和测定

① 血中浓度实验　^{3}H-青蒿素组用 5 只小鼠，灌胃以后经 0.5h、1h、2h、4h、6h、8h、12h、14h、16h、24h，从尾静脉取血 10μL，加 98％甲酸 20mL、30％过氧化氢 20mL 及小滴辛醇，在 75℃水浴加热 30min 至 1h，消化脱色后加闪烁液测放射性。

② 组织分布实验　每组 4 只小鼠，灌胃给予^{3}H-青蒿素以后经 1h、4h、24h、28h 拉断颈髓处死一组动物，取心、肝、脾、肺、肾、肌肉、骨骼、脑等脏器组织（＜100mg），加 70％过氯酸 0.2mL、30％过氧化氢 0.4mL 及辛醇 1 滴，在 75℃水浴中加热 30min 至 1h，使组织消化脱色，加水稀释至 1mL，取出 0.1mL 测放射性。取组织同时，用擦镜纸吸取胆汁，称重后直接置测量瓶中备测。

③ 排泄实验　用 5 或 4 只小鼠，灌胃给予^{3}H-青蒿素以后经 4h、8h、12h、24h，分别收集尿和粪。尿液用滤纸吸收，晾干。尿、粪标本同上述脏器组织用过氯酸消化法处理。

放射性测量用FJ353G双道液体闪烁计数器测定。闪烁液用0.4%PPO之二甲苯-乙二醇乙醚（7∶3）溶液。每个样品瓶加闪烁液5mL。各种组织样品均作内标准猝灭校正。

（5）血、尿放射性代谢物薄层层析　^{3}H-青蒿素20μCi给小鼠灌胃、肌内注射或静注以后，不同时间取血；或体外取正常小鼠抗凝全血1mL，加入^{3}H-青蒿素4μCi，37℃温孵不同时间。血液样品加无离子水使红细胞破碎，用3倍体积氯仿提取，离心后将下层氯仿提取液做放射性薄层层析，展开剂用石油醚-乙醚（1∶1），层析后将放射性硅胶片每隔1cm剪下，放入测量瓶中，加0.4%TP之二甲苯闪烁液3mL测放射性。放射性和稳定性青蒿素、标准品，同样点样，分别测放射性或2%香兰醛浓硫酸显色。尿液直接点样做放射性层析。

（6）整体放射自显影　4只小鼠每只腋部皮下注入^{3}H-青蒿素2mCi/2mg，经过1h、4h、8h、24h，分别处理1只动物，在乙醚麻醉下用丙酮-干冰迅速使动物冰冻固定。用7.5%甲基纤维素钠包埋，在－20℃低温下切成40μm厚度的整体矢状面切片。冻干后，紧贴于核-4乳胶干板，在暗盒中曝光1～2个月，显影、定影后观察。

2. 实验结果

（1）血中浓度　小鼠经口给予^{3}H-青蒿素以后，血液放射性迅速上升，1h即达到高峰，随即迅速下降，4h降到峰值的1/2以下，此后放射性消失转缓慢（图2-6-17）。

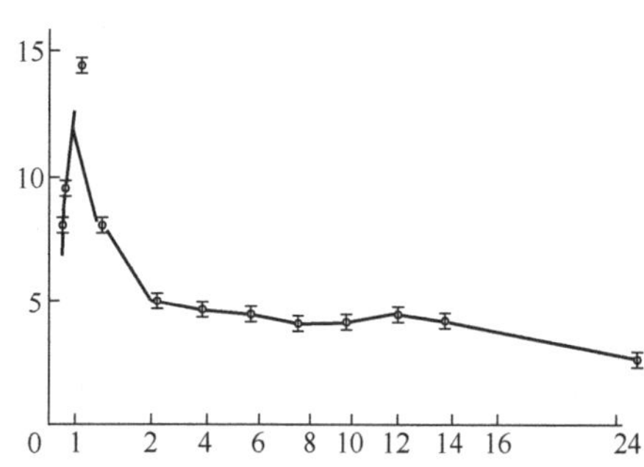

图2-6-17　小鼠经口给予^{3}H-青蒿素后血液放射性的时相变化

图根据5只动物平均值±标准误的数据绘制

（2）体内分布　小鼠经口给予^{3}H-青蒿素以后，肝、脾、肾、肺、肌肉、骨骼、脑、心等组织器官及其分泌物不同时间的放射性强度见表2-6-6。结果表明，各组织脏器及其分泌物放射性均以1h为最高，以后逐渐下降。其中胆汁放射性最高；实质脏器之间比较以肾脏最高，其次为肝脏，其顺序为肾＞肝＞心＞肺＞脾＞肌肉＞骨骼＞脑（以1h数据）。

表2-6-6　小鼠经口给予^{3}H-青蒿素后不同时间组织器官及其分泌物中放射性强度

组织	不同时间组织中放射性强度/（×10^{5}dpm/g）			
	药后1h	药后4h	药后24h	药后48h
肝	18.67±2.77	9.85±1.14	3.67±0.57	1.85±0.08
脾	5.24±0.46	3.62±1.03	2.63±0.23	1.81±0.29
肾	25.52±2.81	11.05±1.26	4.82±1.04	3.04±0.29
肺	6.22±0.46	4.17±0.37	2.72±0.41	1.55±0.27
肌肉	4.99±0.65	4.19±0.33	3.11±0.24	1.56±0.13
骨骼	3.42±0.21	2.56±0.27	1.57±0.07	0.76±0.07
脑	3.18±0.21	2.67±0.15	2.36±0.25	1.43±0.21
心	7.07±0.84	4.36±0.24	3.34±0.37	1.95±0.19
胆汁	221.67±64.02	22.10	23.01	1.36

注：表中数据为4只动物平均值±标准误差。

给^{3}H-青蒿素后1h，小鼠整体轮廓和一些脏器能够显影，表明体内放射性分布广泛，并以胆囊和膀胱显影最深。至4h，小鼠轮廓和一些脏器不再显影，仅胆囊、膀胱和肠内容物显影。至8h，胆囊也不显影，仅膀胱和肠内容物显影。至24h，只有肠内容物显影。这些结果和上述放射性定量测定结果相符。

(3) 尿粪排泄　5只小鼠经口给予^{3}H-青蒿素24h内，放射性从尿中排出56.3%±9.8%，从粪中排出22.2%±2.3%，从尿和粪中共排出约80%。

(4) 体内代谢的初步观察　^{3}H-青蒿素以经口、肌内注射、静注给小鼠以后，不同时间（5min、10min、30min、1h不等）取血，血液氯仿提取部分放射性薄层层析表明，放射峰在青蒿素位置逐渐减弱，在层析硅胶板点样处附近出现越来越大的放射峰（图2-6-18）。

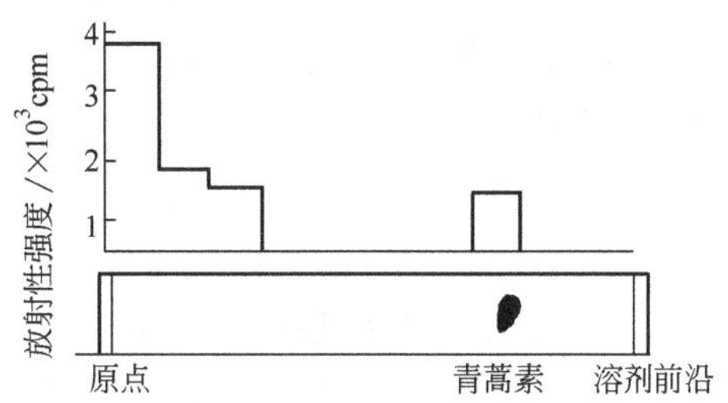

图2-6-18　小鼠静脉注入^{3}H-青蒿素以后30min，血液氯仿提取部分放射性及标准样品薄层层析图

图2-6-18为标记化合物静脉注入后30min血液放射性薄层层析图，此时放射性主要集中在点样处附近，而在原化合物R_f值位置仅留下很少量放射性。

尿液放射性层析结果显示，只在层析硅胶板点样处出现单一放射峰。表明尿液中已不存在^{3}H-青蒿素（图2-6-19）。

(5) 放射性药物与血液温孵实验　^{3}H-青蒿素与小鼠抗凝全血体外温孵30min，血液氯仿提取部分放射性薄层层析结果显示，放射性主要集中在原化合物R_f值位置，说明体外血液对药物作用不明显（图2-6-20）。

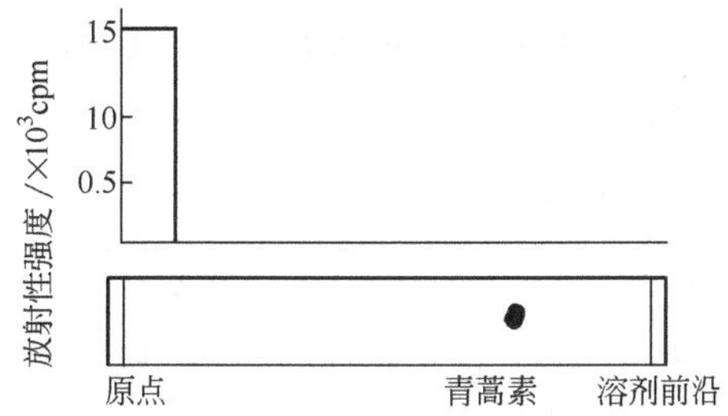

图2-6-19　尿液放射性及标准样品薄层层析图

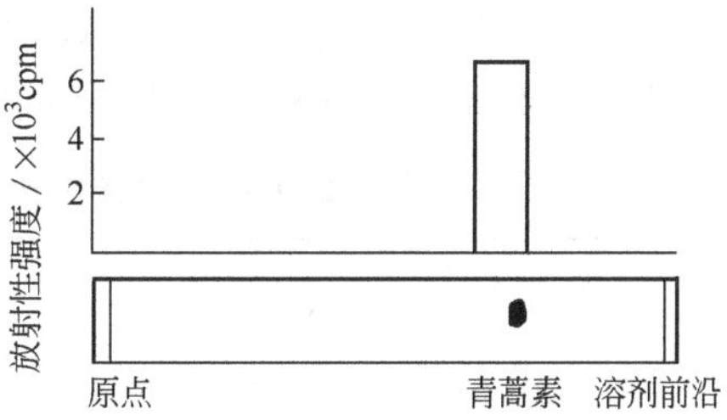

图2-6-20　^{3}H-青蒿素与小鼠抗凝全血体外温孵30min以后，血液氯仿提取部分放射性及标准样品薄层层析图

【讨论与小结】

血液和尿液放射性薄层层析初步表明，^{3}H-青蒿素经血液体外温孵30min，并经化学提取等处理以后，放射性仍主要集中在原化合物R_f值位置，不易被体外血液所破坏。而这两种标记化合物经静脉注入30min后，血液放射性主要集中在点样处附近，原化合物R_f值位置放射性较少，说明原化合物形式在动物血中已显著减少，从尿液中排出的放射性，几乎全部集中在点样处，不再以原化合物形式存在。由此说明药物在体内迅速发生代谢变化。实验中所测得样品的放射性应包括青蒿素及其代谢物的放射性之和。

青蒿素在体内的经过相似，经口给药后胃肠道吸收很迅速，血浓度在服药后1h即达高峰，使药物迅速发挥作用。由于排泄快，血浓度维持时间短，对彻底杀灭疟原虫不利。

青蒿素经口吸收以后在体内分布很广，包括骨骼、脑等组织均有放射性分布。肝、肾等实质脏器放射性较高，可能与代谢及排泄有关，各脏器放射性浓度随血浓度下降而下降，说明药物在体内不发生积蓄。^{3}H-青蒿素的整体自显影表明胆囊和膀胱放射性浓度最高，说明短期内大量放射性排出。

总之，用^3H-标记的青蒿素研究证明，药物在体内过程的特点是吸收快，分布广，排泄快，代谢迅速。药物经代谢以后的分子在机体内是否起抗疟作用，以及代谢物的结构有待进一步深入研究。

（二）人体

1. 人口服青蒿素片剂的药代动力学

青蒿素片剂是新研制的青蒿素口服剂型，具有服用方便、疗效可靠的优点。为推广临床试用，我们按照新药审批办法的要求，进行了青蒿素片剂的临床药代动力学研究。

实验在北京中国中医研究院西苑医院进行。青蒿素片剂由中国中医研究院中药研究所提供。受试者为3名健康成年人，体重为47～71kg，口服青蒿素片剂15mg/kg。给药后不同时间取血1.5mL，室温离心，分离血清。于－20℃保存。血药浓度用放射免疫法测量。

人口服青蒿素片剂15mg/kg后1.5h血药浓度达高峰，峰浓度为0.09μg/mL。药物在人体内的平均驻留时间（MRT）为（3.27±0.32)h，血药浓度半衰期为（2.27±0.22)h，稳态分布容积为（152.34±35.90)L/kg。

实验结果表明：人口服青蒿素片剂后吸收较快。与动物试验比较，青蒿素片剂在人体和在狗体内的吸收存在明显差异。经口给狗青蒿素片剂至70mg/kg，仍未明显测到血中药物。这说明青蒿素片剂在人体内吸收良好。

2. 青蒿素片剂的人体生物利用度

青蒿素为水不溶化合物，无法静脉注射给药，为此青蒿素片剂的生物利用度只能与已通过审批的青蒿素栓剂进行比较，求其相对关系。其各有关参数见表2-6-7。

表2-6-7 青蒿素片剂和栓剂的生物利用度比较

相关参数	青蒿素片 (15mg/kg)	青蒿素栓 (15mg/kg)
达峰时间/h	1.50	4.60±0.82
峰浓度/(μg/mL)	0.09±0.01	0.04±0.01
平均驻留时间/h	3.27±0.32	6.98±3.91
半衰期/h	2.27±0.22	4.84±2.71
稳态分布容积/(L/kg)	152.34±35.90	285.14±176.62
消除率/[L/(kg·h)]	46.55±9.52	54.85±44.07
曲线下面积/[μg/(h·mL)]	0.33±0.07	0.31±0.22

由表2-6-7可以说明青蒿素口服片剂吸收较栓剂为快，达峰时间为1.5h，而栓剂则需4.6h。片剂排泄亦较栓剂为快，前者半衰期为2.27h，后者为4.8h。从曲线下面积比片剂的生物利用度是栓剂生物利用度的1.06倍。

参考文献

[1] 中国中医研究院中药研究所．青蒿素抗疟研究（1971～1978）专辑．中药研究资料，1978．3

[2] 中医研究院中药研究所药理研究室．新医药学杂志，1979，1：24～32

第七章　青蒿素的毒理学研究

一、急性毒性

实验用昆明种系小白鼠，体重 12～22g，雌雄各半。

(1) 实验前小鼠断食 20h 左右，小鼠随机分组，每组 10 只。

(2) 青蒿素混悬于 1%吐温生理盐水中，药按等比级分为五个剂量组。口腔给药。给药后 30min 开始观察，观察一周，记录死亡情况、中毒表现，计算出 LD_{50}。

(3) 结果见表 2-7-1。

表 2-7-1　青蒿素对小白鼠的急性毒性

剂量/(mg/kg)	对数剂量	死亡数/只	死亡率/%	概率单位/g
10000	4.000	10	100	7.40
7000	3.8451	8	80	5.84
4900	3.6902	4	60	5.85
3430	3.5353	3	30	4.48
2401	3.3804	0	0	2.60

按简化概率单位法计算，经口给药的 LD_{50} 为 4721.6mg/kg，其 95%的可信范围为 3180～6546mg/kg。

二、亚急性毒性

1. 青蒿素对大鼠的亚急性毒性试验

实验选用体重 80～100g 的大鼠，灌胃给予青蒿素，剂量分别为 250mg/kg、500mg/kg、1000mg/kg，连续 14 天，另设空白对照组，给药前后称体重，测心电图，做血及尿常规检查，动物处死后做病检，结果给药组与对照组比较，各项指标均未见明显异常。

2. 青蒿素对猴疟的亚急性毒性试验

实验系采用云南野生猴，青蒿素油混悬剂肌内注射给药，实验分五组，每天给予 24mg/kg、48mg/kg、96mg/kg、192mg/kg，连续给药 14 天，另设空白对照组，观察项目包括临床观察（行为、食欲、体温、体重等八项），尿常规（pH、颜色、尿糖、尿蛋白、酮体等十二项），血常规（红细胞、网织红细胞、血小板、血色素、白细胞及分类、血沉等九项），骨髓涂片检查（四项），血液生化分析（蛋白电泳、血尿素氮、肌酸激酶、乳酸脱氢酶、谷草转氨酶等十九项）以及病理组织学检查（各种器官、组织、腺体等五十二个标本）。

结果表明：24mg/kg 组仅出现网织红细胞减少；48mg/kg 组出现红细胞及血色素下降，

血沉增加，血容量轻度下降；96mg/kg 组毒性反应增加，并且 6 只动物中 1 只于最后一次剂量后两天死亡；192mg/kg 组 4 只动物有 3 只于最后一次剂量后三天死亡。48mg/kg 及 96mg/kg 组出现的阳性毒性反应均于停药后 22 天恢复正常，因此 24mg/(kg·天)×14 天以下剂量是安全的，48mg/(kg·天)×14 天以上则不安全。其毒性作用的靶器官被认为是骨髓造血细胞，特别是红系以及心肌。

三、特殊毒性

（一）突变试验

1. Ames 试验

按照 Ames 介绍的沙门菌/微粒体酶试验方法，并参照矢作多贵江的改进振荡温育法对青蒿素进行定量测定。

第一批试验用鼠伤寒沙门菌 TA98、TA100、TA1537、TA1535、TA1538；每 0.1mL 溶液中含青蒿素分别为 300μg、30μg、3μg、0.3μg、0.03μg；第二批试验用鼠沙寒沙门菌 TA100、TA98，青蒿素均溶于二甲亚砜、每 0.1mL 溶液中含青蒿素分别为 3000μg、1500μg、1000μg、750μg、500μg、375μg 等，当加入 S-9 混合物或磷酸盐缓冲液后，500μg 以上的浓度均有不同程度的沉淀析出。于每支试管分别加入不同剂量的青蒿素液 0.1mL 和新鲜培养的细菌培养液 0.1mL。实验管中加入 0.5mL S-9 混合物，对照管中加入 0.5mL 磷酸盐缓冲液，在 37℃水浴中振荡温育 20min。然后加入 2mL 软琼脂，倒入营养琼脂培养皿中，在 37℃培育 48～72h，计算回变菌落数，每次试验结果由 3 个平皿的数据平均求得。

结果表明，各不同剂量的青蒿素在有或无 S-9 混合物存在情况下，全部试验株的回变菌落数波动在相应的细菌的自发回变数以及溶剂二甲亚砜加 S-9 对照的回变菌落数周围（表 2-7-2、表 2-7-3）。

表 2-7-2 青蒿素对 5 个试验菌株的回变菌落数

组 别①	TA100	TA98	TA1535	TA1537	TA1538
自发回变	105	44	25	8	24
溶剂二甲亚砜＋S-9	118	55	31	15	39
青蒿素(0.03)＋S-9	141	40	14	14	19
青蒿素(0.03)－S-9	79	46	14	5	12
青蒿素(0.3)＋S-9	144	46	24	5	14
青蒿素(0.3)－S-9	94	49	27	12	16
青蒿素(3.0)＋S-9	102	38	23	17	39
青蒿素(3.0)－S-9	85	44	20	18	20
青蒿素(30)＋S-9	77	52	27	22	37
青蒿素(30)－S-9	78	40	24	15	30
青蒿素(300)＋S-9	89	44	26	22	23
青蒿素(300)－S-9	44	40	24	16	24

① 括号内数字后的单位为 μg/0.1mL。

表 2-7-3 青蒿素对 TA100、TA98 试验菌株的回变菌落数

组 别①	TA100		TA98	
	+S-9	−S-9	+S-9	+S-9
二甲亚砜对照	134	143.5	47	39
青蒿素(3000)	104	毒性	37	41
青蒿素(1500)	119	77	36	29
青蒿素(1000)	185	172	63.5	58.5
青蒿素(750)	181	124	26	32
青蒿素(500)	228	144	40	50
青蒿素(375)	128	74	22	27
自发回变	185		38	

① 括号内数字后的单位为 μg/0.1mL。

试验所用菌株以及 S-9 的性能良好，从而保证了试验结果的可靠性。

2. 微核试验

采用 Matter 及 Schmid 的微核试验方法，研究了青蒿素对小鼠骨髓多染红细胞微核的影响，并以阳性药环磷酰胺作对照。

两批试验均用昆明种小鼠，灌胃给以青蒿素水混悬液，剂量为小鼠经口 LD_{50} 的 1/2、1/3、1/5、1/10 等，48h 给药 2 次，于第 2 次给药后 6h，取小鼠股骨制成骨髓片，姬氏染色，计数每 1000 个多染红细胞内的微核数，结果以千分率（‰）表示。同时比较了不同次数给药对微核的影响。

结果表明，青蒿素各剂量组，对小鼠骨髓多染红细胞微核率的影响与对照组比较用 Poisson 分布法处理及 U 检验均无显著性差异（表 2-7-4、表 2-7-5）。给药次数的改变对微核率没有影响。阳性药环磷酰胺能使微核明显增高。

表 2-7-4 青蒿素对小鼠骨髓多染红细胞微核率的影响（一）

组 别	动物数/只	微核率/‰($\overline{X}$)		
		1 次给药	2 次给药	3 次给药
青蒿素 1/80LD_{50}	5	2.6	2.0	0.8
青蒿素 1/40LD_{50}	5	1.4	3.3	0.6
青蒿素 1/20LD_{50}	5	3.4	3.6	1.0
青蒿素 1/10LD_{50}	5	2.8	3.4	2.2
青蒿素 1/5LD_{50}	4	1.0	3.8	2.6
环磷酰胺 1/2LD_{50}	5	34.0	39.2	30.0
吐温水对照	5	1.6	2.8	2.2

表 2-7-5 青蒿素对小鼠骨髓多染红细胞微核率的影响（二）

组 别	动物数/只	微核率/‰($\overline{X}$)
青蒿素 1/3LD_{50}	10	4.1
青蒿素 1/2LD_{50}	10	2.9
环磷酰胺 1/10LD_{50}	10	79.7
吐温水对照	10	3.8

在本试验条件下，青蒿素对小鼠骨髓多染红细胞微核率没有影响。

3. 青蒿素诱导 V79 细胞姐妹染色单体交换（SCE）及微核试验

采用姐妹染色体交换试验方法，将中国地鼠肺成纤维 V79 细胞接种 100 万于 DMEM 完全培养液中，并加入溶于二甲亚砜的青蒿素，作用 2h 后，换以不含青蒿素的完全培养液，并加入 5-溴脱氧尿苷（5μg/mL）24h 后，加入秋水仙素（1.2μg/mL）2h 后按常规制片。计算 25 个正常中期分裂相 SCE 的数目，求其平均数。

在同一试验中，同时计算 V79 细胞微核产生数。

结果显示，青蒿素在加入或不加入肝微粒体酶激活系统时，均不能诱导 V79 细胞 SCE 的增高，也不能引起微核增高（表 2-7-6、表 2-7-7）。

表 2-7-6 青蒿素诱导 V79 细胞 SCE 及微核试验（未加 S-9）

试验项目	剂量			
	对照	100μg	200μg	400μg
SCE/细胞±SE	5.48±0.49	5.00±0.41	6.72±0.41	—①
带微核细胞数/‰	8	13	12	10

① 染色单体区分染色不清，Brdu 标记受抑制。

表 2-7-7 青蒿素诱导 V79 细胞 SCE 和微核试验（加 S-9）

试验项目	对照	剂量			
		50μg	100μg	200μg	400μg
SCE/细胞±SE	6.40±0.40	5.60±0.34	5.84±0.48	5.84±0.34	5.56±0.57
带微核细胞数/‰	3	11	12	8	8

结论：在本试验中，青蒿素未表现出对 V79 细胞染色体的明显损伤作用，不是一种染色体损伤因子。

以上 3 个试验结果表明，青蒿素无致突变作用。

（二）生殖毒性试验

1. 青蒿素对雄性大鼠生殖功能的影响

在雄性 Wistar 种大鼠，研究青蒿素对雄性大鼠生殖功能的影响。青蒿素用吐温 80 配成水混悬液，剂量为大鼠经口 LD_{50}的 1/25、1/50、1/100，另设空白对照组与吐温水对照组，每组 30 只大鼠。每天灌胃一次，连续给药 8 周。停药后第 2 天处死每组 1/3 大鼠，取雄性生殖器官包括睾丸、附睾等，进行病理组织学检查，另取 1/3 雄性大鼠与未给药的雌性大鼠交配，按致畸试验方法检测对胚胎生长发育的影响，各组余下的 1/3 大鼠留做恢复观察。

各项指标检查结果如下。

（1）对雄性大鼠生殖器官的影响　青蒿素三个剂量组对雄性大鼠的生殖器官包括睾丸、附睾、输精管及前列腺的检查未见明显的病理组织变化，对精子的生成没有影响。

（2）对雄性大鼠生殖功能的影响　青蒿素 1/100 LD_{50}及 1/25 LD_{50}对交配受孕率、着床指数、活胎率及胎鼠平均体重都无明显影响，仅 1/50 LD_{50}组大鼠各项指标较对照组低，但经统计学处理无显著差异。具体情况见表 2-7-8～表 2-7-12。

表 2-7-8 青蒿素对雄性大鼠生殖功能的影响

组别	交配受孕率/%	着床指数	活胎率/%
空白对照	93.3	12.7	99.4
吐温水对照	86.7	11.7	100.0
青蒿素 1/100 LD_{50}	92.9	11.8	99.3
青蒿素 1/50 LD_{50}	66.7①	10.0	100.0
青蒿素 1/25 LD_{50}	100.0	10.9	100.0

① 与对照组比较，经统计学处理，无显著差异。

表 2-7-9 青蒿素对交配受孕率的影响

组别	妊娠雌鼠数/交配阳性雌鼠数	交配受孕率/%
空白对照	14/15	93.3
吐温水对照	13/15	86.7
青蒿素 1/100 LD_{50}	13/14	92.9
青蒿素 1/50 LD_{50}	6/9	66.7①
青蒿素 1/25 LD_{50}	10/10	100.0

① 与对照组比较，经统计处理无显著差异。

表 2-7-10 青蒿素对着床指数的影响

组别	着床总数/妊娠雌鼠数	着床指数
空白对照	178/14	12.7
吐温水对照	152/13	11.7
青蒿素 1/100 LD_{50}	152/13	11.8
青蒿素 1/50 LD_{50}	66/6	10.0
青蒿素 1/25 LD_{50}	109/10	10.9

表 2-7-11 青蒿素对活胎率的影响

组别	活胎数/着床总数	活胎率/%
空白对照	177/178	99.4
吐温水对照	152/152	100.0
青蒿素 1/100 LD_{50}	152/153	99.3
青蒿素 1/50 LD_{50}	66/66	100.0
青蒿素 1/25 LD_{50}	109/109	100.0

表 2-7-12 青蒿素对胎鼠平均窝重、平均体重的影响

组别	孕鼠数/只	活胎数/只	平均窝重/g	平均体重/g
空白对照	14	177	52.3	4.1
吐温水对照	13	152	49.2	4.2
青蒿素 1/100 LD_{50}	13	152	48.1	4.1
青蒿素 1/50 LD_{50}	6	66	42.7	3.9
青蒿素 1/25 LD_{50}	10	109	45.7	4.2

结果表明，青蒿素对雄性大鼠生殖功能没有影响。

(3) 对胎鼠骨骼发育及软组织的影响　笔者从外观检查了5个组共656只胎鼠，均发育正常，无外观畸形。经过骨骼及软组织检查，也未发现畸形。结果表明，灌胃给青蒿素的雄性大鼠与未给药的雌鼠交配，对其胎鼠没有影响。

因所观察指标均正常，各组留下了1/3雄鼠于停药后一月处死。

雄性大鼠经口给青蒿素1/100LD_{50}、1/50LD_{50}、1/25LD_{50}，连续8周，所观察的各项指标均为阴性，说明在本试验条件下，青蒿素对雄性大鼠的精子生成及生殖功能没有影响。

2. 青蒿素致畸作用的研究[6]

采用Wilson报道的方法观察青蒿素对大鼠胚胎有无致畸作用或胚胎毒性。

用Wistar种大鼠，青蒿素以吐温80配成水混悬液，经口给药。将成年大鼠交配，取交配阳性雌鼠分组，于妊娠不同阶段给药，在妊娠第20天处死妊娠大鼠。对活胎鼠再按结构畸胎学方法观察骨骼及软组织的发育。同时设吐温水组对照。

(1) 在妊娠大鼠器官发生期给予青蒿素所产生的影响　于大鼠妊娠6～15天，连续给药10天，剂量为大鼠经口给青蒿素LD_{50}的1/400～1/5。对照组的27只妊娠大鼠的200个胎鼠仅有2%吸收胎，无死胎，98%的活胎无畸形。青蒿素除1/400 LD_{50}组有45%活胎外，其余各剂量组的胚胎100%被吸收。结果见表2-7-13。

表2-7-13　青蒿素对大鼠胚胎毒性

组别	妊娠大鼠/只	着床总数	活胎		吸收胎		备注
			数/只	比例/%	数/只	比例/%	
对照组	27	200	196	98	4	2	
青蒿素 1/400 LD_{50}	9	71	32	45	39	55	
青蒿素 1/200 LD_{50}	17	173	9	5.2	162	93.6	死胎2个
青蒿素 1/5 LD_{50}	6	52	0	0	52	100	

结果表明在妊娠大鼠器官发生期给药，青蒿素有明显的胚胎毒性，表现为吸收胎的发生。

(2) 在妊娠大鼠器官发生期的不同阶段给青蒿素所产生的影响　笔者分别于器官发生期的早、中、晚三期给药，即妊娠的第6～8天、第9～11天、第12～22天给予青蒿素，剂量均为1/25 LD_{50}，结果表明。第6～8天给药，有26.8%胎鼠被吸收，但在活胎中有6.1%的胎鼠有脐疝畸形。其余活胎均正常。中、晚期给药则胚胎100%被吸收，全部为吸收胎，有明显胚胎毒性。结果见表2-7-14。

表2-7-14　器官发生期的早、中、晚期给予青蒿素的胚胎毒性

给药时期	妊娠大鼠数/只	着床总数	活胎		吸收胎	
			数/只	比例/%	数/只	比例/%
第6～8天	17	224	164	73.2	60	26.8
第9～11天	21	285	0	0	285	100
第12～22天	22	279	0	0	279	100

（3）在妊娠大鼠早、中、晚期给予青蒿素所产生的影响　于妊娠第1～6天、第7～14天、第15～19天给予青蒿素1/25 LD_{50}，观察青蒿素对大鼠妊娠早、中、晚期的影响。

结果在妊娠第1～6天给药，胎鼠93.6%为活胎，全部胎鼠发育正常，无畸形，说明早期给药对胎鼠发育影响较小。在妊娠中、晚期给药均为吸收胎，对胎鼠有明显的毒性。结果见表2-7-15。

表2-7-15　在妊娠早、中、晚期经口给1/25 LD_{50}青蒿素对胚胎的毒性

给药时期	孕鼠数/只	着床总数	活胎		吸收胎	
			数/只	比例/%	数/只	比例/%
第1～6天	7	78	73	93.6	5	6.4
第7～14天	10	121	0	0	121	100
第15～19天	9	104	0	0	104	100

致畸试验结果表明，大鼠经口给青蒿素有明显的胚胎毒作用，毒性主要表现在器官发生期中、晚期。在妊娠早期给药影响较小。上述仅是用大鼠进行的试验结果，不能由此推测对人的作用，许多在动物中产生致畸作用的药物，尚未被证实对人胎有致畸作用，例如，水杨酸盐类、青霉素、四环素等，在抗疟药中有乙氨嘧啶、氯喹等。但在临床应用中，对妊娠妇女及可疑妊娠妇女（除凶险型疟疾外）慎重使用。

青蒿素生殖毒性试验表明，青蒿素对雄性大鼠的生殖功能没有影响，但在妊娠大鼠器官发生期给药有明显的胚胎毒作用，主要反映在增加吸收胎产生，无致畸作用。

参考文献

[1] 中国中医研究院中药研究所. 青蒿抗疟研究（1971～1978）专辑. 中药研究资料，1978. 3

[2] 中国中医研究院中药研究所药理研究室. 青蒿的药理研究. 新医药学杂志，1979，(1)：23～33

[3] China Coperatice Research Group on Qinghaosu and its Derivatives as Antimalarials. Journal of Traditional Chinese Medicine，1982，2 (1)：31～38

[4] 矢作多貴江. 環境中の発がン物質な使つてスクリーニングすろ実験法Ⅰてついて. 蛋白質　核酸　酵素，1975，20 (13)：1178

[5] 杨立新，邬碧芳，戴宝强. 青蒿素对小鼠骨髓多染红细胞微核率的影响. 中药通报，1984，9 (3)：36～38

第八章　青蒿素的临床研究

青蒿素的临床研究在1972年中国中医研究院中药研究所首次以有效部分在海南昌江疟区验证间日疟和恶性疟30例[1]全部有效后，1973年又在同一疟区就青蒿素单体胶囊剂进行观察，证实青蒿素即为青蒿中抗疟有效成分[2]。连续几年至1978年鉴定会，中国中医研究院中药研究所累计验证529例[3]，经全国协作验证2099例，其中间日疟1511例，恶性疟588例，除4例有效外全部临床治愈，平均退热时间和转阴时间均明显快于氯喹。同时治疗抗氯喹株恶性疟143例，脑型疟141例，均取得显著效果[4]。用青蒿素治疗，杀灭原虫迅速，故原虫转阴时间快于氯喹及奎宁。确证青蒿素具有“高效、速效、低毒”特点，是解决抗氯喹恶性疟治疗问题的特效抗疟新药。

一、青蒿素的第一个自主产权一类《新药证书》的获得

中国中医研究院中药研究所于1986年获得青蒿素自主产权的一类新药证书（86）卫药证字X—01号[5]，先后研制了青蒿素栓剂[6]及青蒿素片剂[7]。

青蒿素问世后，曾提倡注射途径给药，以进一步突出其“高效、速效”优势。至发现双氢青蒿素并明确构效关系后，在双氢青蒿素基础上，国内在1976年后开展衍生物研究，1987年广西桂林药厂和上海药物所先后研制出水溶静脉注射的蒿酯钠和油溶肌内注射的蒿甲醚，虽各有特点，但直接得自中药青蒿的制剂自有其制作方便、价格低廉的优点。

二、青蒿素片剂

根据临床意见药物应以方便自服为宜，故研制了口服的片剂。青蒿素片经总剂量2.5g/2天、3g/3天、4g/5天三个给药方案，均能使疟原虫转阴，达到近期治愈的目的。

经临床观察100余例[8]，简述如下（表2-8-1～表2-8-3）。

表2-8-1　青蒿素片不同剂量组病例情况的可比性

组别	病例数/例	当地成人/例	当地儿童/例	外来人口/例	有疟史者/例	脾肿大者/例	平均发病天数/天	平均体温/℃	几何平均原虫密度/μL
2.5g/2天	38	15	10	13	4	10	3.5±1.9	39.5±0.7	16563
3g/3天	39	16	6	17	3	6	4.1±2.0	39.7±0.9	18462
4g/5天	31	16	5	10	5	5	3.7±1.9	39.3±0.7	18098

表2-8-2　青蒿素片不同剂量组病例退热时间和原虫转阴时间的比较

组　别	退热时间/h		原虫转阴时间/h	
	例数/例	$\overline{X}$±SD	例数/例	$\overline{X}$±SD
4g/5天	31	28.9±16.7	31	35.4±11.5
3g/3天	38	31.7±17.7	39	39.0±14.6
2.5g/2天	37	31.0±14.4	38	33.7±12.8

表 2-8-3　青蒿素片不同剂量组杀灭原虫无性体的速度比较

剂　　量	观察例数/例	药后不同时间原虫无性体存活率/%						
		0h	4h	8h	12h	16h	20h	24h
1000mg	2	100	82.4	54.2	34.3	13.8	7.8	3.4
1000mg+500mg	2	100	84.6	51.7	32.1	8.6	2.8	0.6

以上显示在24h内，服用青蒿素片剂1000mg，平均原虫下降95%以下，所需时间为24h。服用1500mg者，平均原虫下降95%以下所需时间为20h。

经临床验证，可见青蒿素片剂所设三个方案治疗恶性疟（含已证实为抗氯喹原虫株以及高原虫血症的病例），均获高效和速效，平均退热时间为28.9～31.7h，平均原虫转阴时间为33.7～39.0h。24h内服用1.0～1.5g的剂量，消除95%以上原虫无性体的平均速度为20～24h。口服片剂效果较直肠给药的栓剂更确实。对高原虫血症的重症病人疗效也是很显著的，据11例原虫密度为116000～265700/μL，几何均值167240/μL病例服用青蒿素片（2.5g/2天组4例，3g/3天组5例和4g/5天组2例）治疗后，平均退热时间为（43.6±17.4)h，平均原虫无性体转阴时间为（56.4±18.9)h，虽比一般病例的退热时间和原虫转阴时间慢，但仍显示出青蒿素具有快速控制临床症状和清除原虫血症的确切效果。

临床认为青蒿素片疗效确切，毒副作用低，使用简便易行，吸收也较完全，几个剂量方案以4g/5天疗程复燃率为低，延长服药时间尚能减低复燃率。

附其使用说明于后。

【药品名称】

通用名：青蒿素片

英文名：Qinghaosu Tablets

汉语拼音：Qing Hao Su Pian

本品主要成分及其化学品名称：本品主要成分是青蒿素，青蒿素的化学名是八氢-3,6,9-三甲基-3,12环氧-12*H*-吡喃并[4，3-*J*]1,2-苯并氧杂-10(3*H*)酮。

其结构式为：

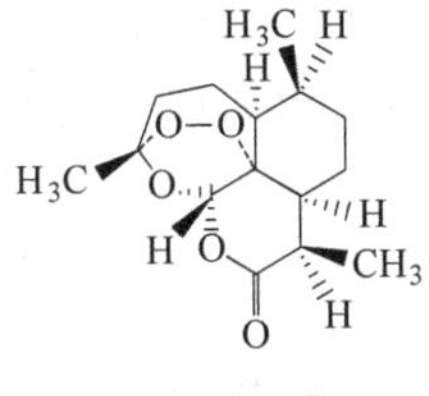

分子式：$C_{15}H_{22}O_5$

相对分子质量：282

【性状】 本品为白色圆片。

【药理毒理】 本品对疟原虫无性体有强的杀灭作用，能迅速控制症状和杀灭疟原虫。特别对抗氯喹、抗喹哌等抗性疟具突出疗效。本品为高效、低毒抗疟药。生殖毒性方面，在小鼠妊娠敏感期给药，增加吸收胎的发生，但未见致畸作用。

【药代动力学】 本品口服吸收快、分布广、排泄和代谢转化迅速。口服达峰时间为1.5h，半衰期为2.27h。

【适应证】 治疗各型疟疾。尤其对抗氯喹、抗喹哌等抗药性疟疾有特效。

【用法用量】 本品口服。总剂量4g，分5天连用，每天一次，首剂倍量。儿童按年龄递减。

【不良反应】 临床使用剂量未见明显不良反应。

【孕妇及哺乳期妇女用药】 孕妇早期慎用。

【规格】 250mg/片

【储藏】 置干燥阴凉处。

【包装】 铝箔片盒装。

【有效期】 暂定两年（青蒿素稳定性良好）。

三、青蒿素栓剂

为避免肝脏首过效应，又从黏膜吸收较快，便于儿童及昏迷患者使用，当年首先考虑用栓剂作为青蒿素制剂，与原料药同年于1986年获新药证书，简介其使用说明。

【作用和用途】 青蒿素栓剂是由直肠给药。可用于治疗恶性疟及间日疟，能迅速控制临床症状，尤适用于小儿、呕吐和昏迷的患者，以及恶性疟重危患者。用于治疗抗氯喹株的恶性疟具有好的效果。

【用法和剂量】 肛门塞入，深度超过肛门括约肌即可。用量详见表2-8-4。

表2-8-4 青蒿素栓剂的用量

年龄组	总量/mg	第1天/mg		第2天/mg		第3天/mg	
		首剂	首剂后4h	上午	下午	上午	下午
≥16岁	2800	600	600	400	400	400	400
11～15岁	2200	600	400	300	300	300	300
7～10岁	1400	300	300	200	200	200	200
3～6岁	1000	200	200	200	100	200	100
1～2岁	600	100	100	100	100	100	100
<1岁	400	100	100	50	50	50	50

注：第2天、第3天上、下午给药间隔8h。

【注意事项】 ①早期妊娠（3个月内）者不宜使用。②为防止药物吸收不良，频繁腹泻和休克者慎用。③最好用药前先解大便，用药后2h内解大便者，再以同量补给一次药，以确保药量。

【储藏】 在阴凉处避光保存。

参考文献

[1] 中国中医研究院中药研究所. 1972年首次青蒿抗疟30例的临床资料. 中国中医研究院中药研究所科技档案资料
[2] 中国中医研究院中药研究所. 青蒿素首次治疗疟总结. 中国中医研究院中药研究所科技档案 000892-000910
[3] 中国中医研究院中药研究所. 青蒿抗疟研究（1971～1978）专辑. 中药研究资料，1978. 3
[4] 全国疟疾防治领导组. 青蒿素鉴定书
[5] 中国中医研究院中药研究所. 青蒿素新药证书.（86）卫药证字X—01号
[6] 中国中医研究院中药研究所. 青蒿素栓剂新药证书.（86）卫药证字X—04号
[7] 中国中医研究院中药研究所. 青蒿素片剂新药证书. 国药证字H2003014
[8] 蔡贤铮等. 青蒿素片治疗恶性疟108例的效率. 中国寄生虫病防治杂志，1994，7（3）：175～177

第三篇 双氢青蒿素

第一章 双氢青蒿素概论

中国中医研究院中药研究所抗疟科研组于1972年从中药青蒿中成功的发掘出青蒿素后，即着手其化学结构研究，经化学反应、元素分析、光谱数据分析等，明确青蒿素为倍半萜内酯类化合物。为确证结构中羰基的存在，1973年进一步开展青蒿素衍生物研究，青蒿素经硼氢化钠还原得到的化合物，即为屠呦呦于1973年首创的青蒿素衍生物——双氢青蒿素[1]，由此也确证青蒿素结构中羰基的存在。

双氢青蒿素创制成功后，科研组即开展青蒿素构效关系的研究，结果（表3-1-1）发现青蒿素结构中过氧基团是抗疟的主要活性基团，过氧破坏即失去抗疟活性。而在保留过氧的条件下，内酯环的羰基还原成羟基可以增效，再在羟基上引进乙酰基，抗疟活性可进一步提高[2,3]，提示在保留过氧基团的情况下，修饰部分结构可提高生物活性，这一构效关系的发现，为创制新药提供了新的思路。经1975年在河南召开的抗疟研究内部会议公开报告，即为国内1976年后开展的衍生物研究打开局面[1~3]。

青蒿素结构中缺少直接制备衍生物的功能基团，而双氢青蒿素中由于从青蒿素结构中引进了羟基，不但提高了抗疟活性，还成为合成具有抗疟活性青蒿素类衍生物的必经之路，先后研发上市的该类抗疟药有青蒿琥酯、蒿甲醚、蒿乙醚等。artelinic acid 尚在研发中（图3-1-1）。

又经屠呦呦科研组进一步的深入构效关系研究，确认双氢青蒿素极具开发成新一代抗疟药的价值。1992年中国中医研究院中药研究所研发的“双氢青蒿素及其片剂”（商品名称“科泰新”及“科泰新片”）获《新药证书》[4]（一类），其药效高于青蒿素10倍，复燃率则低至1.95%，获“全国十大科技成就奖”（1992年），并被卫生部评为“新中国十大卫生成就”（1997年）。与当时已上市的青蒿琥酯钠注射剂和蒿甲醚注射剂相比（表3-1-2，表3-1-3），具有更突出的“高效、速效、安全、剂量小、服用方便、制备简廉”等特点，为此双氢青蒿素被公认为当前青蒿素类药物之优选者。

近十年来，中国中医研究院青蒿素研究中心在双氢青蒿素系列化研究方面取得新进展。(1) 根据临床需要，研发了“双氢青蒿素栓剂”，用于儿童和重症昏迷脑型疟患者。(2) 为解决多重抗药性恶性疟蔓延全球的问题，世界卫生组织提倡以青蒿素类药物为基础的复方，设计了双氢青蒿素与咯萘啶组成的复方，经实验研究，确证二药具显著协同增效作用，增效指数为7.6，高于当前广泛应用的蒿甲醚和苯芴醇组成的复方蒿甲醚（增效指数为6），并具有作用位点多，疗程短的特点。(3) 青蒿素类药物在非抗疟领域的药理活性不断被发现（见本书中有关章节)，经研究发现，双氢青蒿素在免疫领域具良好的双向调节作用，即既能降低B细胞高反应性以减少免疫复合物沉积所致的自身免疫病，又可提高T细胞的免疫功能，临床可用于治疗红斑狼疮和光敏性疾病，经临床100例病例初步观察，总有效率为94%，显效率为44%。后两者均获国家发明专利。

本篇主要内容根据中国中医研究院中药研究所1992年完成的“双氢青蒿素及双氢青蒿素片剂”的新药申报资料编纂整理而成，为反应历史原貌，尽量保留了原始的研究数据、图谱、资料等。

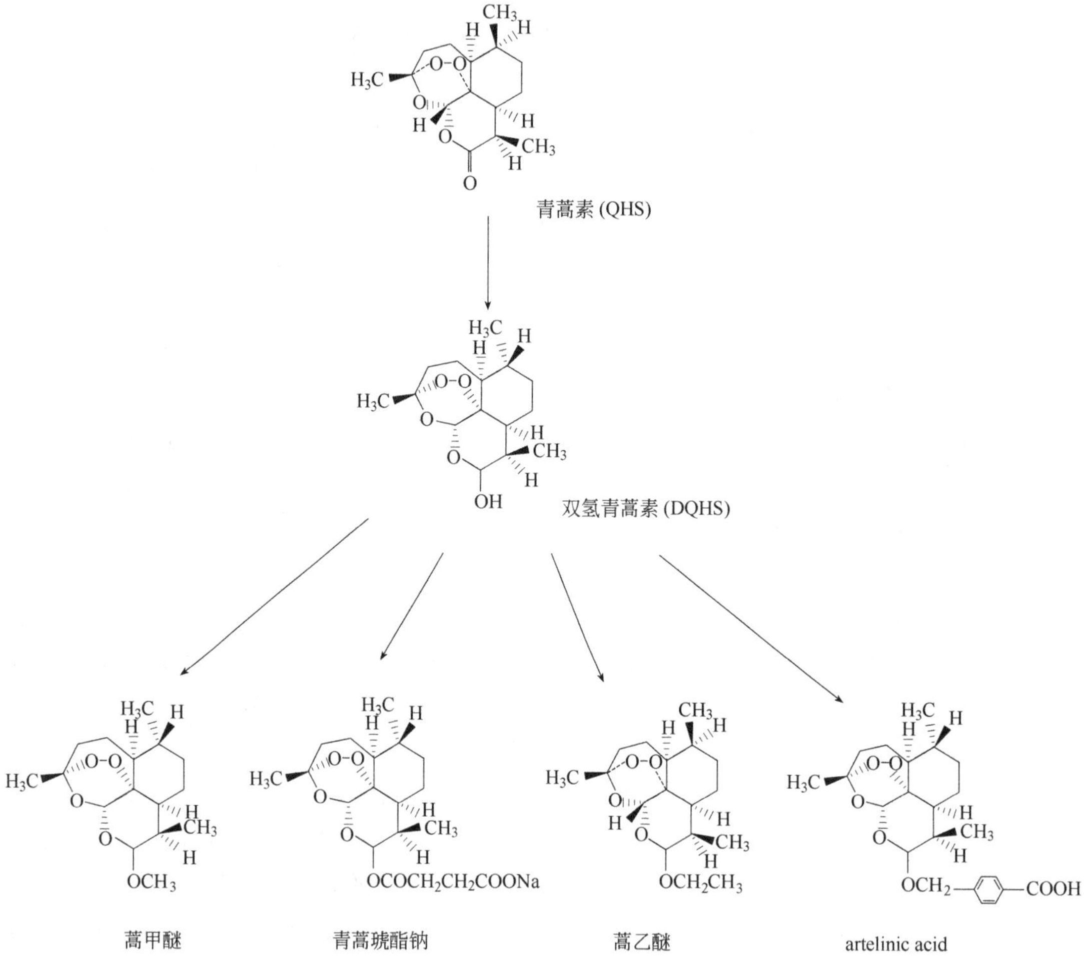

青蒿素 (QHS)

双氢青蒿素 (DQHS)

蒿甲醚　青蒿琥酯钠　蒿乙醚　artelinic acid

图3-1-1　青蒿素及其主要衍生物

表3-1-1　结构与疗效关系的研究

衍生物	结构式	剂量/(mg/kg)	抗疟作用
青蒿素	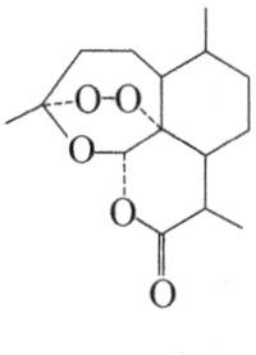	50～100	转阴 (疟原虫全部转阴)

续表

衍生物	结构式	剂量/(mg/kg)	抗疟作用
还原 （双氢青蒿素）	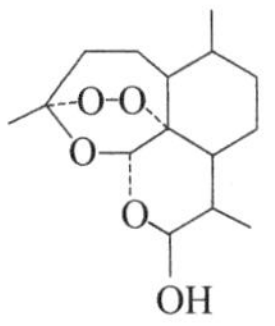	12.5	转阴
还原后又乙酰化	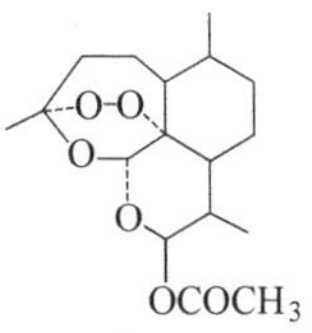	6	转阴
氢化	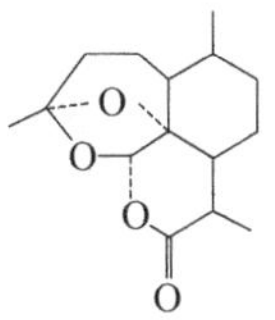	100	无效
还原后又氢化	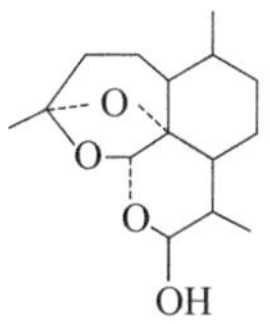	100	无效
酸处理	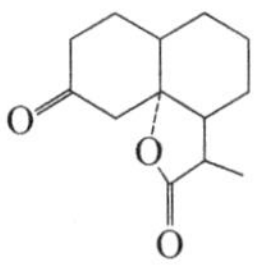	100	无效
碱处理	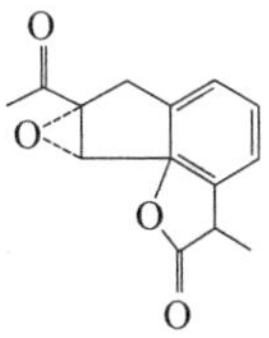	100	无效

表 3-1-2　生产工艺比较

药　名	生产工艺	成　本
双氢青蒿素	以青蒿素为原料加硼氢化钠一步还原反应即成双氢青蒿素	以双氢青蒿素成本最低(因临床疗效较青蒿素提高 10 倍故用量小)，更低于以双氢青蒿素为原料的其他衍生物
蒿甲醚	以双氢青蒿素为原料，在酸催化下再与甲醇反应	
蒿酯钠	以双氢青蒿素为原料，再在氯仿中于吡啶存在下与丁乙酸酐反应才成	

表 3-1-3 药效及安全性比较（据临床资料）

药名	给药途径	剂 量	临床疗效	杀虫速度(95%原虫杀灭时间)/h	复发率/%	安全性	
						LD_{50} /(mg/kg)	化疗指数 /(LD_{50}/SD_{50})
双氢青蒿素片	口服	480mg(240mg 亦可治愈但复燃率高)	治愈	16	1.95	834.5	843.0
青蒿琥酯钠	静注	480mg	治愈	16	5.6	711.1	792.8
蒿甲醚	肌内注射	480mg	治愈	20	6.7	268	447

参考文献

[1] 1973 年 9 月 20 日中国中医研究院中药研究所科技档案 000647

[2] 中国中医研究院中药研究所. 青蒿抗疟研究专辑（1971～1978）. 中药研究资料，1978. 3

[3] China cooperative research group on Qinghaosu and its derivatives as antimalarials. Chemical studies on Qinghaosu (Artemisinine). Journal of Traditional Chinese Medicine，1982，2（1）：3～8

[4] 中国中医研究院中药研究所. 双氢青蒿素和双氢青蒿片新药证书，（92）卫药证字 X-66 号和 67 号

第二章　双氢青蒿素的制备和结构鉴定

一、双氢青蒿素的制备

1. 反应式

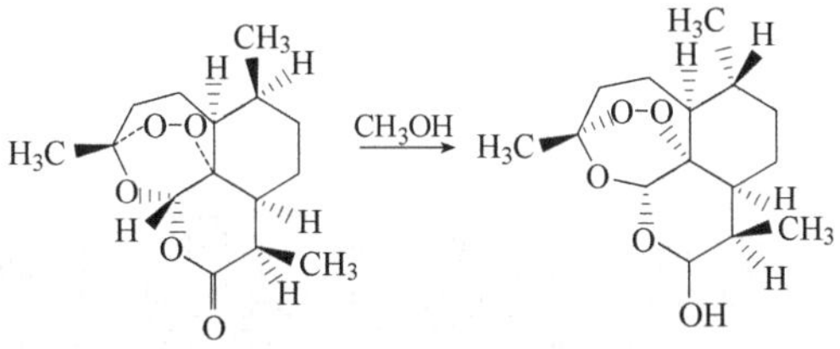

2. 制备

以青蒿素为原料溶于甲醇后，降温至 0～5℃，加入原料十分之四量的硼氢化钠，至反应完全（薄层检测），酸中和后冰水析出结晶，过滤，干燥，得双氢青蒿素。收率约为 85％。

将双氢青蒿素粗品用丙酮热溶解，热过滤放置后析出结晶，过滤得到纯品，收率约为 75％，丙酮母液套用或回收。

二、双氢青蒿素的结构鉴定

分子结构：

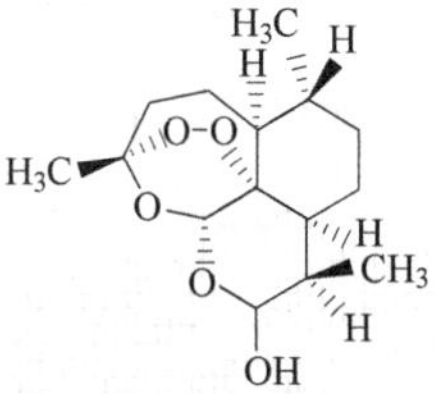

分子式：$C_{15}H_{24}O_5$

1. 元素分析

计算值：C 63.43％；H 8.25％。

实验值：C 63.31％；H 8.60％。

2. 质谱分析

主要裂片 m/z（％）：43（100.0），41（32.4），55（31.6），194（17.6），137（13.2），152（11.8），71（11.6），69（11.3）（表 3-2-1）。

质谱图中虽未显示分子离子峰，但由于双氢青蒿素是由青蒿素经一步还原而成，分子中仍保留过氧桥，在质谱分析过程中很容易失去 O_2，因此图中 m/z 为 252 的峰实际上是 $[M-O_2]^+$ 的碎片，从而推断还原青蒿素的相对分子质量应为 284。

表 3-2-1 质谱数据及解析列表

质荷比(m/z)	相对强度/%	备注
43	100.0	$CH_3—C≡O^+$
41	32.4	$CH_2═CH_2—CH_2^+$
55	31.6	C_3HO^+
194	17.6	$[M—C_3H_6O]^+$
137	13.2	$[M—C_4H_6O—CH_2O—CH_2]^+$
152	11.8	$[M—C_4H_6O—CH_2O]^+$
71	11.6	$C_4H_7O^+$
69	11.3	$C_4H_5O^+$
252	5.8	$[M—O_2]^+$
		$[M—H_2O]^+$
266	3.2	(降低离子源温度为 150℃)

3. 核磁共振分析

核磁共振分析:($CDCl_3$ TMS 90Hz)(图 3-2-1)。

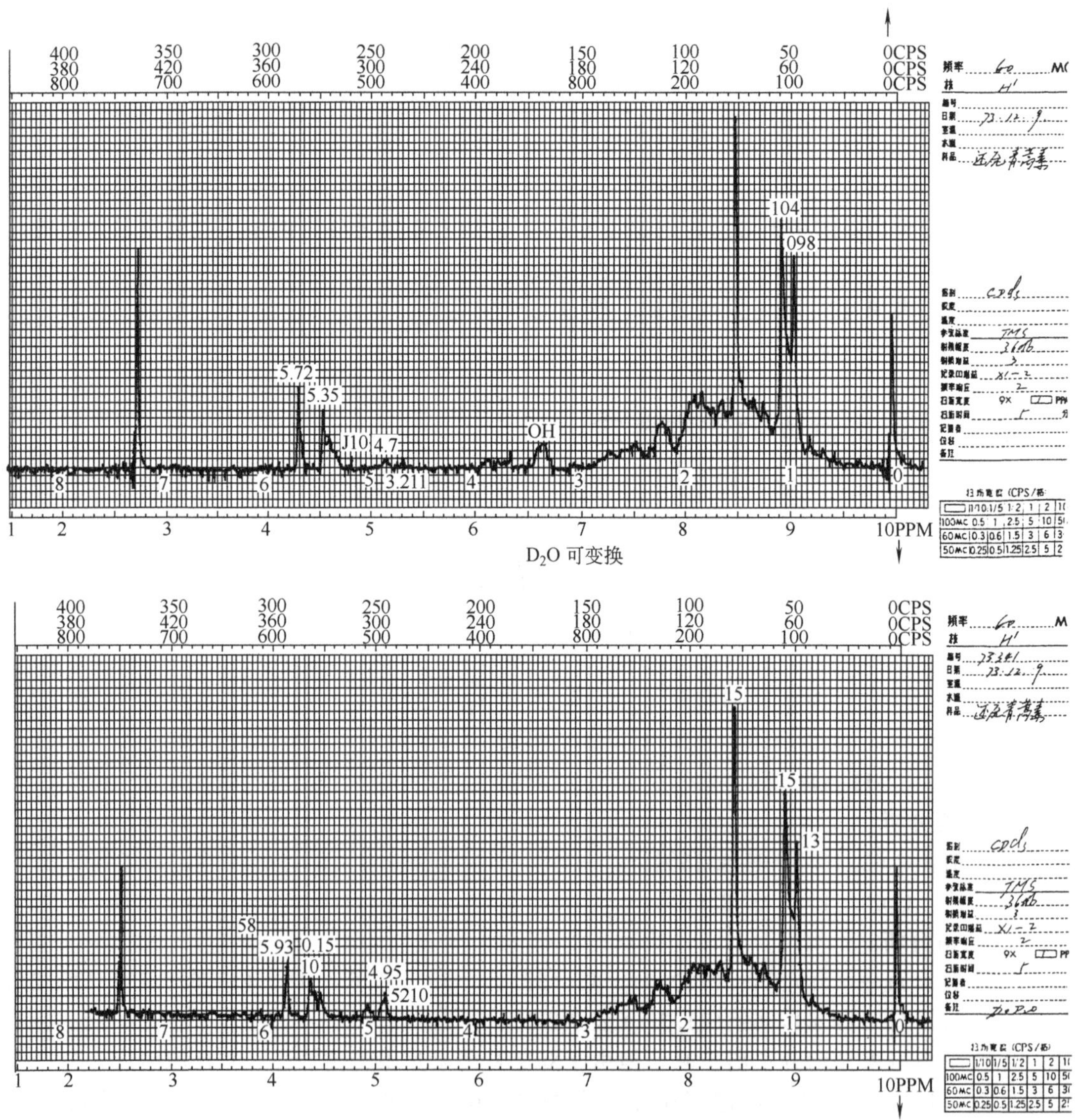

图 3-2-1 双氢青蒿素(曾称还原青蒿素)的核磁图谱(加 D_2O 交换 OH 峰消失)

δ：0.96（6H，d，J = 7.2，C_{14} 和 C_{13}—CH_3），1.44（3H，s，C_{15}—CH_3），4.83（0.5H，d，J=9.00，C_{12}—Hα），5.40（0.5H，d，J=3.6，C_{12}—Hβ），5.44（0.5H，s，C_5—Hα），5.70（0.5H，s，C_5—Hβ），3.0（1H，brs，C_{12}—OH. D_2O 交换消失）说明双氢青蒿素与青蒿素比较多了一个羟基。

4. 红外光谱分析

与青蒿素比较 1745 峰（σ内酯）消失而增加了 3356 峰，佐证存在羟基基团，红外光谱仍具有 831、880、1100 过氧基峰（图 3-2-2）。

X 衍射：晶体属斜方晶示，空间群为：D_2^4-$P2_12_12_1$，晶胞参数为 a = 5.659Å，b = 14.270Å，c=18.954Å，Z=4。双氢青蒿素分子中 C_{12} 为手性中心，致使 C_{12}—OH 构型不同可为 β、α 两种。

C_{12}—OH β型　　　C_{12}—OH α型

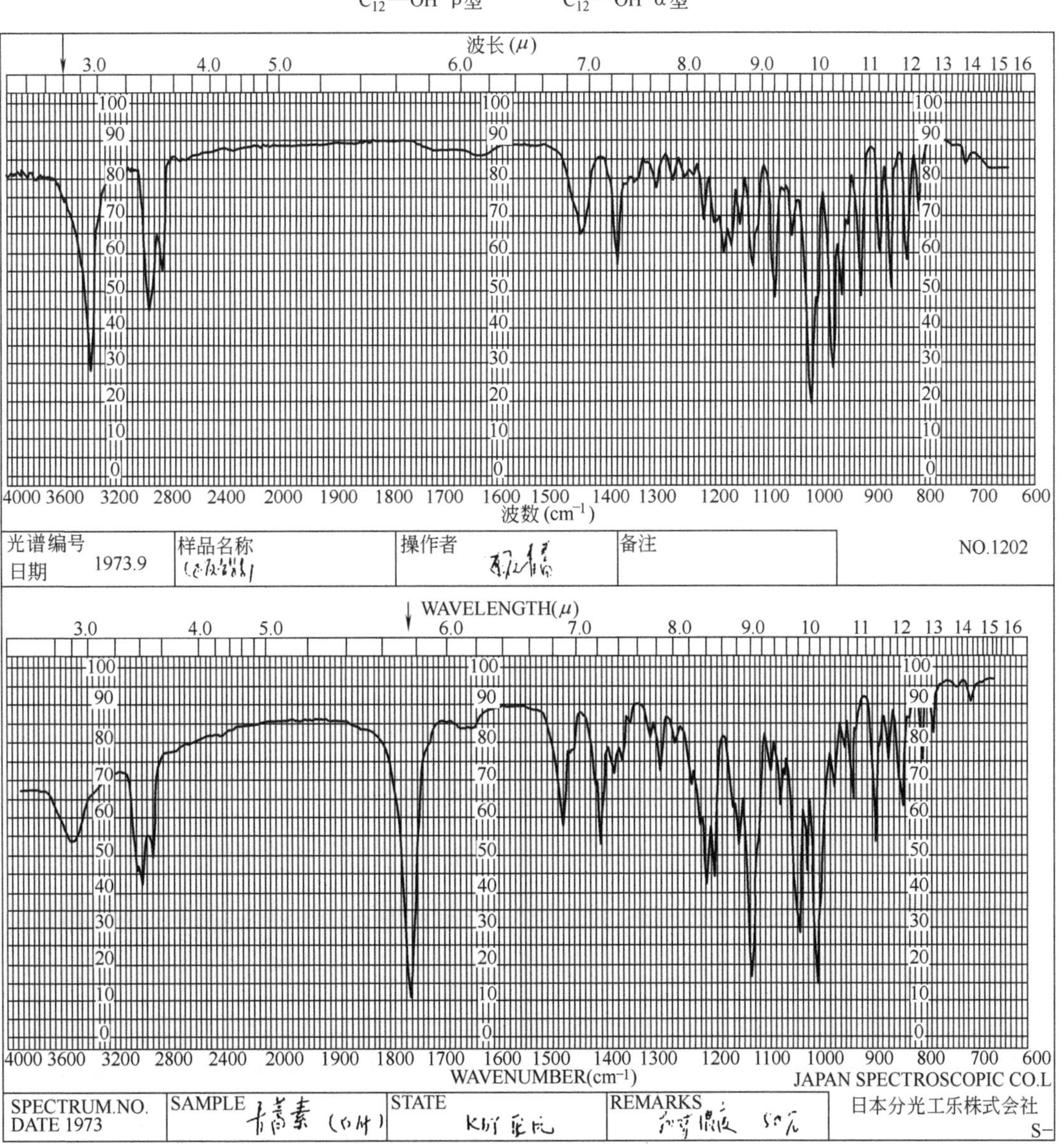

图 3-2-2　双氢青蒿素（曾称还原青蒿素）与青蒿素的红外光谱比较

X 衍射证明：晶体以 β 型构型存在，而在溶液中则以 α、β 两种构型存在。从^{1}H-NMR 谱的变化可以很明显地看出，开始以 β 体形式存在，然后是以 α、β 异构体的混合物同存在于溶液之中，α、β 体变化的速度与平衡位置视溶剂的不同而不同，例如，在 $CDCl_3$ 中 α、β 8h 后达到平衡，其比例为 1∶1，但在 CD_3OD 中只需要几分钟就达到平衡，其 α、β 的比例为 2∶1。因而测定旋光时，溶剂、温度、放置时间（在达到平衡之前）等都对比旋度有一定影响。

第三章　双氢青蒿素分析方法与质量标准

一、双氢青蒿素的理化常数

【性状】 本品为白色针状结晶；无嗅；味苦。

本品在氯仿中易溶，在二甲基亚砜、乙醚、丙酮中溶解，在甲醇、乙醇中略溶，在水中几乎不溶。

熔点：本晶的熔点为145～150℃，熔融时同时分解。

比旋度：$[\alpha]_D^{20}=+140°\sim+146°$（$c$=1.0026，$CHCl_3$）

【鉴别】 (1) 取本品约5mg，加0.5mL无水乙醇溶解后加入2.5mL酸性碘化钾溶液（0.4g碘化钾溶于2.5mL 2.5mol/L硫酸）和1～2滴2%淀粉溶液，同样以无水乙醇作空白对照。样品溶液立即变蓝紫色，空白对照溶液仅现淡紫色。

(2) 取本品的氯仿溶液数滴，待氯仿挥发后，加2%香草醛硫酸溶液1滴，即显红色，放置，渐变棕色。

(3) 本品的红外光吸收图谱应与标准品图谱一致。

【检查】 干燥失重：取本品精密称定，于减压干燥器（五氧化二磷干燥剂，压力2.67kPa以下）中干燥至恒重，失重不超过0.5%。

炽灼残渣：<0.1%。

二、薄层层析

取本品加氯仿制成每1mL中含10mg的溶液作为供试品溶液，另取双氢青蒿素加氯仿制成每1mL中含0.1mg的溶液作为对照溶液，取上述两种溶液各10μL分别点于同一硅胶G薄层板上。以苯-乙酸乙酯（8∶2）为展开剂，展开后，晾干，用2%香草醛硫酸液显色，样品中的双氢青蒿素所显的斑点，其颜色与对照品的斑点比较，不得更浓，此外，不得显其他的杂质斑点。

本品为双氢青蒿素，含$C_{15}H_{24}O_5$应为98.0%～102.0%。

三、含量测定

(一) 高效液相色谱法（HPLC）

内标物溶液制备：取内标物联苯（光谱纯）约10mg精密称定，置10mL容量瓶中，加甲醇使溶解，并稀释至刻度，摇匀，即得。

标准品溶液制备：取双氢青蒿素标准品约10mg精密称定，置10mL容量瓶中，加甲醇使溶解，加入 20mL 上述内标物溶液，并稀释至刻度，摇匀，即得。

供试品溶液的制备：照标准品溶液的制备法制备即得。

测定法：Waters-201 高压液相色谱仪，可变波长紫外监测器 Mode1481，波长 210nm，灵敏度 0.05AUFS，色谱柱 μ-Bondapa KC_{13}（4.0mm × 300mm），流动相为甲醇-水（8∶2），流速 1.0mL/min，进样量 10μL，另取甲醇约 10mL 置于 10mL 容量瓶中，加入 20μL 内标物，并用甲醇稀释至刻度，依法操作。作为空白对照。出峰时间在 15min 内完成，按峰面积和响应系数（或校正因子）计算含量（图 3-3-1）。计算公式如下。

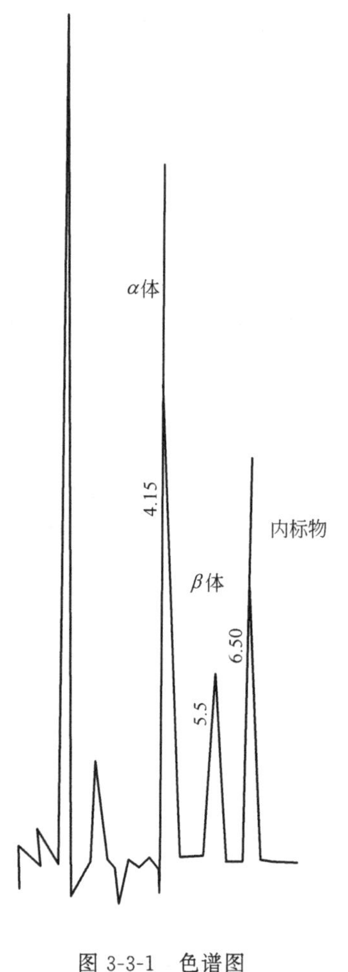

图 3-3-1　色谱图

（1）校正因子法

$$C\% = F_i \times \frac{A_i}{A_{is}} \times \frac{W_{is}}{W_i} \times 100\%$$

式中　F_i（校正因子）$=\frac{W'_i}{W'_{is}} \times \frac{A'_{is}}{A'_i}$；

A'_{is}，A_{is}——分别为标准品与样品中内标物的峰面积；

A'_i，A_i——分别为标准品与样品中某组分的峰面积；

W'_{is}，W_{is}——分别为标准品与样品中内标物的重量，μg/μL；

W'_i、W_i——分别为标准品与样品中某组分的重量，μg/μL。

（2）响应系数法（标准品与样品中内标物的添加量相同）

$$C\% = \frac{A'_{is}}{A_{is}} \times \frac{A'_i}{W_i} \times \frac{rF}{1000} \times 100\%$$

式中　rF（响应系数）$=\frac{W'_i}{A'_i} \times 1000$。

其他符号标注同（1）。

按上述方法测定实验室及中试样品，结果见表 3-3-1。

表 3-3-1　实验室及中试制备双氢青蒿素含量测定结果

批　号	实测值/%		
	Ⅰ	Ⅱ	平均值
实验 1	99.38	101.18	100.53
实验 2	99.51	99.74	99.63
实验 3	98.22	96.87	98.79
实验 4	98.78	98.58	98.68
实验 5	99.32	100.10	99.71
中试 1	98.82	98.11	98.97
中试 2	99.85	99.85	99.85
中试 3	98.29	99.82	99.06

（二）紫外分光光度法

对照品溶液的制备：精密称取双氢青蒿素对照品约 10mg，置 50mL 量瓶中，加乙醇溶液溶解并稀释至刻度，摇匀后，静置 2h，即得。

供试品溶液的制备：取本品 10 片，精密称定，研细，精密称取适量（约相对于双氢青蒿素 10mg），置 50mL 量瓶中，加乙醇，振摇使溶解，并稀释至刻度，摇匀，静置 2h，滤过，弃去初滤液，取续滤液，即得。

测定法：精密量取对照品溶液和供试品溶液各 1mL，分别置 10mL 量瓶中，各精密加入乙醇 1mL，摇匀，加入 2%氢氧化钠溶液至刻度，摇匀，置 60℃恒温水浴中反应 30min，取出冷却至室温，以 2%氢氧化钠-乙醇（4∶1）为空白，用紫外-可见分光光度法，在 238nm 波长处分别测定吸收度，计算，即得。

第四章　双氢青蒿素药理学研究

一、抗疟药效学研究

（一）体内实验

1. 对鼠疟的药效试验[1]

（1）试验材料

① 动物　昆明种系小白鼠，体重18～23g，雌雄各半。

② 疟原虫　鼠疟为伯氏鼠疟原虫 K173（plasmodium berghei keyberg 173）的正常株（N）及其抗氯喹株（RC）。人体恶性疟原虫为 FCC-1/HN 株。

（2）方法与结果

① 方法　参考 W. Peters 的 4 天抑制试验方法。动物随机分组，药物按等比级数设 6 个剂量组。每个剂量组 10 只小鼠。另一组为疟原虫感染对照组。当天腹腔接种鼠疟原虫氯喹敏感株（正常株 N）或氯喹抗性株，1×10^7 个感染的红细胞/只，给药组于当天至第 3 天经口或皮下注射给吐温混悬的药液。每天一次，共 4 次。第 4 天取血涂片，姬姆萨染色，显微镜观察计数，求出每剂量组的抑制率和转阴率。统计计算半数抑制量（SD_{50}）、半数转阴量（ED_{50}），均以毫克每千克体重（mg/kg）表示，并计算出双氢青蒿素的化疗指数（LD_{50}/SD_{50}）和抗性指数（抗性株 SD_{50}/敏感株 SD_{50}）。

② 结果与讨论

表 3-4-1　对鼠疟正常株的抗疟效价

药　物	给药途径	ED_{50}/[mg/(kg・天)]	SD_{50}/[mg/(kg・天)]
双氢青蒿素	经口	12.2	0.99
	皮下	5.8	
青蒿素	经口	69.3	9.97
氯喹	经口		0.68

表 3-4-2　对氯喹抗性株的抗疟效价

药　物	给药途径	ED_{50}/[mg/(kg・天)]	SD_{50}/[mg/(kg・天)]
双氢青蒿素	经口	151	22.3
氯喹	经口		50.9

表 3-4-3　制剂的抗疟效价

药　物	给药途径	SD_{50}/[mg/(kg・天)]
双氢青蒿素 原料药	经口	1.55
片剂	经口	1.44

根据以上数据（表 3-4-1～表 3-4-3）。双氢青蒿素的化疗指数为 834.5/0.99＝842.9，抗性指数为 22.3/0.99＝22.5。氯喹的抗性指数为 50.9/0.68＝74.9。

通过实验可以看到，对鼠疟正常株的抗疟效价，双氢青蒿素低于氯喹。而对抗氯喹株的抗疟效价高于氯喹。抗性指数双氢青蒿素为 22.5，氯喹为 74.9。双氢青蒿素与氯喹有交叉抗性，但抗性指数比氯喹小。双氢青蒿素的 SD_{50} 及化疗指数约同青蒿琥酯钠（青蒿琥酯钠 SD_{50} 为 0.97，化疗指数为 792.8）。双氢青蒿素两个给药途径，皮下较口服效高。双氢青蒿素的口服片剂抗疟效价相同于双氢青蒿素原料药。双氢青蒿素经口给药对鼠疟半数转阴量（ED_{50}）与青蒿素相比，效价提高 5.7 倍。

2. 对猴疟的药效试验[2]

（1）试验材料

① 动物　恒河猴，体重 2～5.5kg，雌雄并用。

② 疟原虫　诺氏猴疟原虫。

③ 药物配制　双氢青蒿素加吐温 80 研磨加蒸馏水配制成所需浓度的混悬液。对照药物青蒿琥酯钠注射剂（青蒿琥酯加碳酸氢钠溶剂溶解后，加蒸馏水配制）。

（2）方法与结果

① 方法　采用 D. E. Davidson 等（1976 年）的 7 天疗法。双氢青蒿素设 10.0mg/kg、3.16mg/kg 和 1.0mg/kg 三个剂量组，均以灌胃给药（ig），每组 3 只猴，对照药物青蒿酯钠设 3.16mg/kg 一个剂量组，以后腿部静脉给药（iv），该剂量组亦为 3 只动物。每猴经后腿静脉接种（iv）5×10^8 个被寄生疟原虫的红细胞。当试验猴疟原虫红细胞寄生率达 2.5%以上时开始给药，每天 1 次，连给 7 天。首次给药后每 6h 血检一次，原虫转阴 3 次后每天血检一次，连续 15 天，其后隔日血检一次。2 个月后，每周血检 2 次，直至 105 天。检查薄血膜红细胞寄生率，以给药前原虫寄生率为 100%，计算首次给药后不同时间原虫下降率，并用回归方程求出原虫下降 50%和 90%的时间（以小时计算）。厚血膜 200 个视野原虫血症连续 3 次阴性则认为该实验猴原虫转阴。首次转阴时间为原虫转阴时间。以原虫下降 50%和 90%及原虫转阴判断药物的杀虫速度；以能否使原虫转阴及转阴后复燃情况判断药物的治愈效果，其具体标准如下。

a. 无效（I）：原虫血症与给药前无明显差别或原虫继续上升者。

b. 轻度抑制（SS）：原虫血症暂时受到抑制，以后又增多者。

c. 显著抑制（MS）：原虫转阴至少 2 天，但 30 天内复燃者。

d. 完全抑制（CS）：原虫转阴后 30～105 天内复燃者。

e. 治愈（C）：原虫转阴后 105 天内无复燃者。

② 结果与讨论　原虫下降 50%及 90%和转阴时间。其一，双氢青蒿素各剂量组之间随着剂量的递增其杀虫速度，即原虫下降 50%及 90%和转阴时间也随之缩短，不像青蒿琥酯钠静注（iv）出现的大、中、小三个剂量组之间的原虫下降 50%及 90%和转阴时间无明显差别，甚至出现中、小剂量的杀虫速度比大剂量稍快的现象（据军科院所做青蒿琥酯钠主要药效试验）。而双氢青蒿素的杀虫速度与剂量相关性明确。其二，双氢青蒿素 3.16mg/kg 剂量灌胃给药的杀虫速度比等剂量青蒿酯琥钠静注给药（iv）要稍快，提示双氢青蒿素口服给药剂型对具吞咽能力的患重症疟疾的病人是可选用的药物。此外，从表 3-4-4 可以看出，双氢青蒿素 10.0mg/kg 和 3.16mg/kg 两个剂量组灌胃给药的原虫下降 50%及 90%时间比等剂量青蒿琥酯灌胃给药要稍快，而且双氢青蒿素的原虫转阴时间比等剂量的青蒿琥酯要快

10h以上（据曾做的青蒿琥酯口服片剂主要药效学试验资料）。说明双氢青蒿素灌胃给药的杀虫速度既比等剂量的青蒿琥酯钠静注快，又比等剂量的青蒿琥酯灌胃给药的快，从近期治疗效果来看，双氢青蒿素确是一个理想的抗疟新药。

表 3-4-4 双氢青蒿素（ig）和青蒿琥酯钠（iv）对诺氏猴疟原虫红内期无性体的杀虫速度

药物	剂量/[mg/(kg·天)]	动物数/只	药前原虫平均寄生率/%	平均原虫下降50%时间/h	平均原虫下降90%时间/h	转阴时间/h
双氢青蒿素（DQHS）	10.0	3	50.7	7.04±0.96	11.94±0.74	40.0
	3.16	3	51.6	7.11±0.95	12.05±1.63	42.7
	1.0	3	45.3	10.99±0.53	22.77±3.67	1只未转阴，2只平均转阴时间为52h
青蒿琥酯钠	3.16	3	56.7	8.06±1.07	14.27±1.25	45.3

猴疟结果表明，双氢青蒿素灌胃给药对诺氏猴疟原虫的杀虫速度要优于青蒿琥酯钠静注和青蒿琥酯灌胃给药的杀虫速度。

（二）对体外培养的人体恶性疟原虫的药效[3]

1. 实验材料

人体恶性疟原虫FCC-1/HN株。由中国医科大学寄生虫研究室保种并进行实验。培养液为RPMI-1640加15%兔血清。

2. 方法与结果

（1）方法　取感染率为0.8%及0.61%的疟原虫培养，分装入96孔培养板内，每孔200μL，在37℃ CO_2 浓度为5%的培养箱内培养4h。待血细胞沉降后，吸去上清，加入当天配制的含有不同药物的培养基，药物均用含有0.05%乙醇的RPMI-1640稀释到所需要的药液浓度，每种浓度加3个孔，每孔200μL，对照组加含有0.05%乙醇的RPMI-1640培养液。置 CO_2 培养箱内培养48h后涂片，吉氏染色。每张血片数5000个红细胞，计算其疟原虫感染率，求出平均值。以对照组为100，求各剂量的减虫率。

$$减虫率=\frac{对照组虫血率-药物组虫血率}{对照组虫血率}\times 100$$

根据药物的不同浓度及减虫率制出曲线（图3-4-1～图3-4-3）。

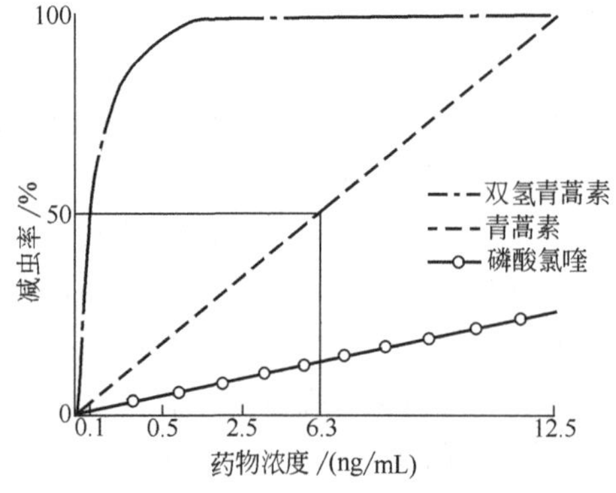

图3-4-1　体外测定三种药物效果图（疟原虫感染率为0.8%）

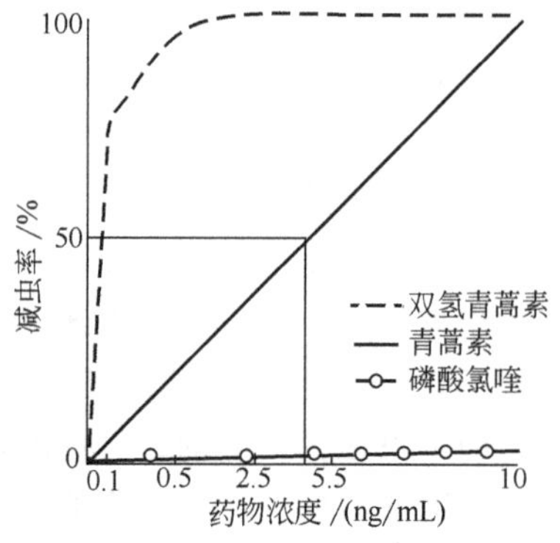

图3-4-2　体外测定三种药物效果图（疟原虫感染率为0.61%）

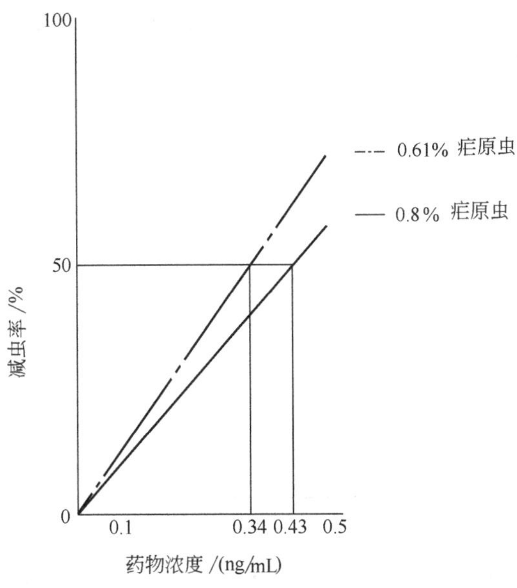

图 3-4-3　体外测定双氢青蒿素效果图

（2）结果与讨论　见图 3-4-1～图 3-4-3、表 3-4-5。

由以上结果可以看出，对人体恶性疟原虫双氢青蒿素效高于青蒿素，其体外培养的药物半数有效量分别为 0.385ng/mL 及 5.65ng/mL，提高 14 倍左右，更胜于氯喹，氯喹的给药浓度虽已达 25ng/mL，但仍未能测出其半数有效剂量。

表 3-4-5　体外测定三种药物对恶性疟原虫的 ED_{50}

起始原虫/%	三种药物对恶性疟原虫的 ED_{50}/(ng/mL)		
	双氢青蒿素	青蒿素	氯喹
0.8	0.43	6.3	未测出(剂量已达 25ng/mL)
0.61	0.34	5.0	未测出
$\overline{X}\pm SE$	0.385±0.045	5.65±0.65	

二、一般药理研究[4]

（一）神经系统

双氢青蒿素对小鼠的活动情况、行为变化、镇静及催眠作用的观察。由于药物对小鼠疟原虫的 ED_{50} 为 12.2mg/kg，故选用了 10mg/kg、20mg/kg、40mg/kg三种剂量。

1. 用翻正反射观察药物对小鼠一般活动的影响

按照 Irwin 行为分级法[1]，将 18～20g 昆明种小鼠随机分成 4 组。分别给予双氢青蒿素 10mg/kg、20mg/kg、40mg/kg 三种不同剂量。给药后 1h 逐个提起小鼠尾巴转圈 3 次，向空中抛出 1m 后，观察动物落地的异常姿态、行为变化。每只如此操作 5 次定出级数与对照组进行比较，结果如表 3-4-6 所列，各剂量组与对照组无明显区别，说明药物在所试剂量下并不影响小鼠的翻正反射及一般活动。

表 3-4-6 双氢青蒿素对小鼠翻正反射的影响

实验次数	组别	剂量/(mg/kg)	动物数/只	分级数					
				0	1	2	3	4	5
1	对照组	0	10	10					
	双氢青蒿素	10	10	10					
		20	10	9	1				
		40	10	8	1			1	
2	对照组	0	10	10					
	双氢青蒿素	10	10	9					
		20	10	10					
		40	10	9	1				

2. 小白鼠的扭体法（镇痛试验）

将 18～20g 昆明种小鼠随机分成 6 组，置于室温 20℃。分别给予双氢青蒿素 10mg/kg、20mg/kg、40mg/kg 三个不同剂量组，同时设阳性对照药阿司匹林（aspirin）0.1g/kg、0.2g/kg 两种剂量。给药后 1h，于小鼠腹腔内注射 0.2mL 1.2%冰醋酸。观察 20min，计算发生典型扭体症状次数，比较给药组和对照组的扭体数，进行 t 测验，并计算给药组扭体次数的减少率。结果见表 3-4-7。可见阳性对照药能明显降低小鼠扭体次数（$P<0.05$），而双氢青蒿素大剂量组对扭体次数也有明显的减少趋势。

表 3-4-7 双氢青蒿素的镇痛作用

实验次数	组别	剂量/(mg/kg)	动物数/只	扭体数/次 ($\bar{X}\pm SE$)	减少率/%	P
1	对照	1	9	36.33±5.21		
	双氢青蒿素	10	10	33.30±6.22	8.34	
	双氢青蒿素	20	9	31.44±6.24	13.46	
	双氢青蒿素	40	10	20.60±5.72	43.30	<0.1
	阿司匹林	0.1g/kg	10	21.10±4.39	41.92	<0.05
	阿司匹林	0.2g/kg	10	14.60±4.12	59.81	<0.005
2	对照	0	11	29.18±3.96		
	双氢青蒿素	10	12	21.67±4.09	25.74	
	双氢青蒿素	20	12	23.08±3.79	20.90	
	双氢青蒿素	40	10	18.90±6.80	35.23	<0.2
	阿司匹林	0.1g/kg	11	16.91±4.84	42.05	<0.05
	阿司匹林	0.2g/kg	12	11.83±2.50	59.46	<0.005

3. 镇静作用

观察药物对戊巴比妥钠阈下催眠的作用及对入睡小鼠睡眠时间的影响。

取 18～20g 昆明种小鼠随机分成 5 组，对照组、双氢青蒿素组（设 3 个剂量组）、阳性对照组（氯丙嗪组）。经口给药后 1h 给小鼠腹腔注射戊巴比妥钠 30mg/kg，立即观察 15min 内有多少动物翻正反射消失达 1min 以上，如达到 1min 即为发生睡眠的小鼠，同时观察入睡小鼠的睡眠时间，计算给药组与对照组之间入睡率有无差异及睡眠时间有无延长。本实验需在 24℃安静环境中进行。实验结果见表 3-4-8、表 3-4-9。

表 3-4-8　双氢青蒿素对戊巴比妥钠阈下催眠剂量的影响

组别	剂量/(mg/kg)	动物数/只	入睡动物数/只	入睡率/%	x^2:检验 P 值
对照	0	20	7	35	
双氢青蒿素	10	20	4	20	
双氢青蒿素	20	20	6	30	
双氢青蒿素	40	20	12	60	>0.5
氯丙嗪	30	20	20	100	<0.05

表 3-4-9　双氢青蒿素对戊巴比妥钠引起的入睡小鼠睡眠时间的影响

组别	剂量/(mg/kg)	入睡动物数/只	睡眠时间/min ($\overline{X}$±SE)	延长率/%	P 值
对照	0	7	17.14±8.26		
双氢青蒿素	10	4	32.50±7.31	89.73	>0.5
双氢青蒿素	20	6	31.50±8.82	66.76	>0.5
双氢青蒿素	40	12	68.48±18.04	299.70	<0.05
氯丙嗪	30	20	180	950.80	<0.005

以上试验可以看出双氢青蒿素两个剂量组对小鼠入睡率都没有影响，而大剂量组的双氢青蒿素对小鼠的睡眠时间有延长作用，可延长睡眠时间 4 倍以上，故证明此药有较强的催眠、镇静作用（注：氯丙嗪组 20 只小鼠睡眠时间均在 3h 以上）。

（二）心血管及呼吸系统

猫 5 只，体重（3.20±0.32)kg，雌雄兼有，用戊巴比妥钠 30mg/kg 静脉麻醉，颈正中切开皮肤，分离气管及一侧颈总动脉，从颈总动脉插管，用电血压计测定颈总动脉收缩期血压（SBP）和舒张期血压（DBP），气管插管与改装的马利气鼓相连接，从气鼓中心部穿一线与张力换能器相连接，通过载波前置放大器，将呼吸信号放大，记录呼吸频率（RH）和幅度（RA），用心率计测取心率（HR）和Ⅱ导心电图（ECG），食道插管待灌胃给药用。将收缩期血压、舒张期血压、心率、心电图、呼吸频率及幅度等指标输入八导生理仪记录器，纸速 25mm/s，观察给药前及灌胃给药后 15min、30min、60min 及 90min 各指标的变化情况，试验结果以 $\overline{X}$±SD 表示，取给药前与给药后 15min、30min、60min 及 90min 的各项指标进行自身比较，用 t 测验判断其差异的显著性，双氢青蒿素片每片 20mg，并用等量空白基质作对照。

表 3-4-10　双氢青蒿素对麻醉猫血压、心率、心电图及呼吸的影响

组别	时间	收缩期血压 ($\overline{X}$±SD)	舒张期血压 ($\overline{X}$±SD)	心率/(次/min) ($\overline{X}$±SD)	呼吸频率/(次/min) ($\overline{X}$±SD)	呼吸幅度/mm ($\overline{X}$±SD)	心电图Ⅱ导联
双氢青蒿素(40 mg/kg)	给药前	158.0±43.8	116.0±45.1	166.0±47.7	19.6±4.6	4.0±1.4	正常
	给药后 15min	145.0±42.0	110.0±45.6	164.0±47.7	19.6±4.9	4.0±1.4	正常
	给药后 30min	152.0±39.6	118±46	162.0±48.1	19.8±4.1	4.0±1.4	正常
	给药后 60min	150.0±45.3	100.0±46.9	162.0±48.1	19.4±4.4	4.20±1.09	正常
	给药后 90min	154.0±39.7	118±46	162.0±48.1	19.6±4.6	4.0±1.4	正常
空白基质	给药前	138.0±51.2	110.0±48.9	168±46	20.0±5.1	3.9±1.4	正常
	给药后 15min	127.0±51.2	110.0±48.4	164.0±48.7	20.2±5.1	4.0±1.4	正常
	给药后 30min	148.0±49.6	120±50	164.0±45.0	19.6±3.9	4.0±1.4	正常
	给药后 60min	156.0±53.1	120.0±51.1	162±48	21.0±5.3	4.20±1.09	正常
	给药后 90min	154.0±50.3	120.0±48.4	162±48	20.2±5.1	3.9±1.4	正常

注：$n=5$，全部指标 $P>0.05$，猫体重（3.20±0.32)kg。

结果如表3-4-10表示，给麻醉猫灌胃双氢青蒿素片（40mg/kg）及等量空白基质后，观察90min发现血压、心率、心电图、呼吸频率和幅度均无明显变化，说明麻醉猫经口给予双氢青蒿素40mg/kg后，对血压、呼吸、心电图、心率均无不良影响。

三、药代动力学研究

1. 动物

（1）双氢青蒿素经口给药的血清药物浓度的测定　本试验用放射免疫方法研究双氢青蒿素片剂经口给兔后的药代动力学[5]。

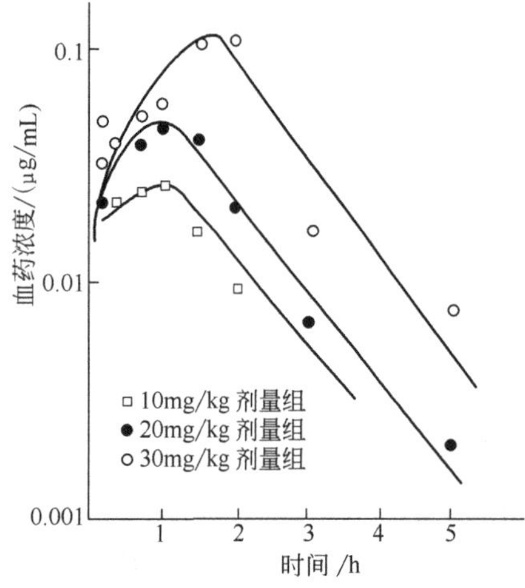

图 3-4-4　家兔经口给予双氢青蒿素片剂10mg/kg、20mg/kg和30mg/kg后的血药时程曲线

选用1.5～2.0kg家兔，分为3组，每组雄兔4只，雌兔1只，分别经口给予双氢青蒿素片剂10mg/kg、20mg/kg和30mg/kg。给药后不同时间取血，分离血清，测定血清药物浓度。用统计矩方法计算药代动力学参数。

结果表明双氢青蒿素片剂吸收较好，给药后1～2h血药浓度达到峰值。在10mg/kg、20mg/kg和30mg/kg剂量时，峰浓度分别为（0.03±0.01）μg/mL、（0.05±0.02）μg/mL和（0.13±0.11）μg/mL，药物在兔体内的平均驻留时间（MRT）分别为（1.73±0.56）h、（1.36±0.17）h和（1.53±0.21）h，$T_{1/2}$分别为（1.19±0.37）h、（1.00±0.13）h和（1.10±0.26）h。药代动力学行为在不同剂量组之间未见明显差异。

家兔经口给予双氢青蒿素片剂10mg/kg、20mg/kg和30mg/kg后的血药时程曲线见图3-4-4。

（2）标记双氢青蒿素在小鼠体内吸收、分布、排泄和代谢的研究[6]　本实验应用液体闪烁和放射性TLC技术研究了氚标记双氢青蒿素在小鼠体内的吸收、分布、排泄和代谢。

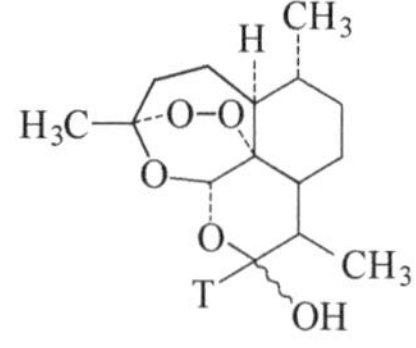

图 3-4-5　双氢青蒿素

试验用定位标记的^{3}H-双氢青蒿素，^{3}H标记在碳12位相连的氢原子（图3-4-5），放化纯度＞90％。用18～22g昆明种小鼠。每组4～5只。每鼠灌胃^{3}H-双氢青蒿素50mCi/mg（排泄实验组为10mCi/mg），给药后不同时间从尾静脉取血或收集粪尿，或分别处死一组动物，取脏器组织，用酸消化法处理样品。液体闪烁测量的猝灭校正用内标准法。用放射性TLC法研究标记化合物的稳定性及血、尿样品中化合物的代谢变化。

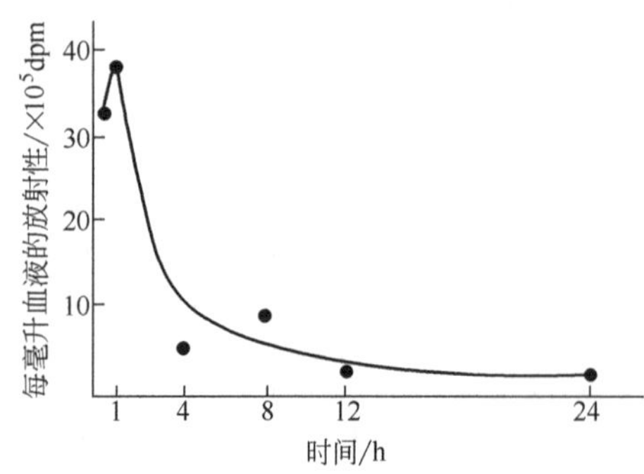

图 3-4-6　血液放射性浓度的时间变化

结果表明^{3}H-双氢青蒿素经口吸收迅速，血液放射性浓度在给药后1h达到峰值，4h后降到峰值的$\frac{1}{2}$以下（图3-4-6）。体内脏器组织放射性分布，肝和心在给药后0.5h达到高峰。其余组织均

在给药后1h达到高峰。比较给药后1h各脏器放射性强度，依次为肾＞肺＞肝＞脾＞骨骼＞心＞肌肉＞脑（表3-4-11）。随着血药浓度的下降各脏器放射性浓度下降。胆汁放射性排出也以1h为最高。24h内从尿、粪便中排出放射性占给药量的82.7%，以尿中排出为主，占给药量的67.1%±1.7%（表3-4-12）。放射性TLC表明，^{3}H-双氢青蒿素在体外相对稳定，在体内代谢变化迅速，尿中已测不到原形化合物（图3-4-7，图3-4-8）。

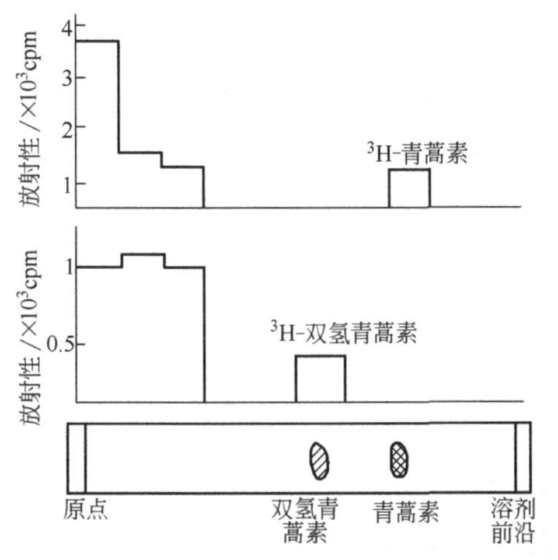

图3-4-7 ^{3}H-青蒿素或^{3}H-双氢青蒿素30min后TLC的分离结果

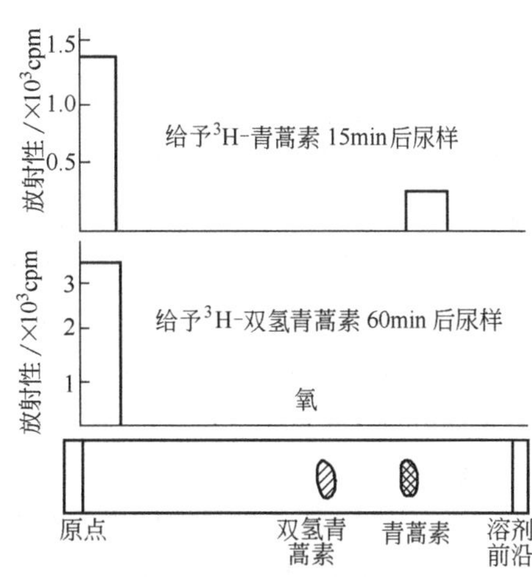

图3-4-8 小鼠尿样放射性的TLC

表3-4-11 经口给予^{3}H-双氢青蒿素后4个时段各脏器放射性强度

脏器	4个时间段放射性强度/(×10^{5}dpm/g)			
	0.5h	1h	4h	24h
肝	63.56±7.33	57.77±5.63	40.36±1.13	3.85±2.06
脾	42.64±3.31	53.36±2.83	25.24±3.49	11.93±4.82
肾	53.00±2.82	78.01±21.56	20.16±0.79	6.72±0.37
肺	31.43±2.83	60.68±21.56	13.35±1.55	4.96±0.24
肌肉	23.39±0.81	23.99±3.49	9.42±0.72	3.70±0.28
骨骼	31.23±3.45	38.45±4.02	13.44±0.90	6.37±0.78
脑	16.52±1.67	20.06±0.85	5.84±0.35	3.12±0.37
心	32.95±1.43	30.18±1.02	12.59±0.52	4.81±0.41
胆	997.83±383.62	1777.41±686.84	966.74±320.98	2.87

注：表中数据为4只小鼠的平均值±标准误。

表3-4-12 小鼠经口给予^{3}H-双氢青蒿素后的排出放射性①

检测部位	各时间段的排出放射性1%剂量				
	0.4h	4～8h	8～12h	12～24h	0～24h
尿	56.5	8.7	1.3	0.6	67.1±1.7②
粪便	7.6	4.1	2.2	1.6	15.6±1.3

① 每只小鼠给予^{3}H-双氢青蒿素10mCi/mg。

② $\overline{X}$（4只鼠的平均值）±SE。

总之，双氢青蒿素的特点是吸收快，分布广，排泄和代谢迅速。

2. 人体[7]

用放射免疫测定法研究青蒿素和双氢青蒿素在人的药代动力学结果：人口服青蒿素片剂15mg/kg后1.5h，血药峰值达0.09μg/mL，MRT为3.27h，而口服双氢青蒿素仅1.1mg/kg和2.2mg/kg后1.33h，血药峰浓度分别为0.13μg/mL和0.71μg/mL，MRT分别为2.36h

和 2.26h，可见青蒿素片剂的生物利用度仅为双氢青蒿素的 1.62%～10.08%，所以口服宜用双氢青蒿素。

直肠给青蒿素栓剂 15mg/kg 和双氢青蒿素栓剂 8mg/kg 后，血药分别于 4.6h 和 4.7h 达峰浓度 0.04μg/mL 和 0.11μg/mL，MRT 分别为 6.98h 和 6.96h，可见青蒿素栓剂的生物利用度仅为双氢青蒿素的 29%，作为栓剂也宜用双氢青蒿素。

【材料和方法】 青蒿素和双氢青蒿素片剂每片均含 20mg，栓剂共 4 个规格，每栓含 80mg、60mg、40mg 及 20mg，都由中医研究院中药研究所提供。实验医院是中医研究院西苑医院，受试者为体重 50～70kg 的成年男人。受试者的肝、肾功能和网织红细胞水平均经严格检查，正常者参加实验，在实验前 2 周内未服任何药物。受试者共 5 组，其中 3 组（每组 3 人）分别为双氢青蒿素片剂 1.1mg/kg、2.2mg/kg 及青蒿素片剂 15mg/kg；另 2 组（每组 5 人）分别经直肠给双氢青蒿素栓剂 8mg/kg 和青蒿素栓剂 15mg/kg。给药后不同时间由上肢静脉采血 2mL，分离血清，于－30℃保存备测。

血药和尿药浓度用放射免疫法[4]测定。血药浓度数据用统计矩法处理，计算药代动力学参数。

【结果】

① 双氢青蒿素片剂和口服青蒿素的药代动力学。

人口服青蒿素片剂 15mg/kg 后的血药时程曲线如图 3-4-9 所示，给药后 1.5h 血药浓度达高峰，峰浓度为 0.09μg/mL，药物在体内的平均驻留时间（MRT）为 3.27h，血药浓度半衰期为 2.77h，其他药代动力学参数见表 3-4-13。从图 3-4-9 亦可见人口服双氢青蒿素片剂后，吸收较快，给药 1.33h 血药浓度达高峰，在剂量为 1.1mg/kg 和 2.2mg/kg 时，峰浓度分别为 0.13μg/mL 和 0.71μg/mL，平均驻留时间分别为 2.36h 和 2.26h，消除半衰期分别为 1.63h 和 1.57h。可见除峰浓度外，两个剂量组间的药代动力学行为无明显差异。表 3-4-13 列出了两剂量组的其他药代动力学参数。

表 3-4-13 志愿者口服双氢青蒿素和青蒿素的药代动力学参数（$n=3$）

药　物	双氢青蒿素		青　蒿　素
剂量/(mg/kg)	1.1	2.2	15
达峰时间/h	1.33±0.29	1.33±0.29	1.50±0.32
峰浓度/(μg/mL)	0.13±0.03	0.71±0.30	0.09±0.01
平均驻留时间/h	2.36±0.98	2.26±0.50	3.27±0.32
半衰期/h	1.63±0.68	1.57±0.34	2.27±0.22
稳态分布容积/(L/kg)	10.85±3.08	4.12±2.38	152.34±35.90
消除率/[L/(kg·h)]	4.98±1.74	1.97±1.47	46.55±9.52
曲线下面积/[μg/(h·mL)]	0.24±0.08	1.49±0.82	0.33±0.07
驻留时间方差/h^2	0.93±0.31	2.34±1.38	2.92±0.22

图 3-4-10 为双氢青蒿素口服后经尿排泄速率的时程，由图可见给药后 2.5h 尿药排泄速率最高。表 3-4-14 说明人口服双氢青蒿素片剂后由尿排出的原形药很少，在给药后的 7h 内排出的药量仅相当给药剂量的 0.10%～0.15%。

本实验证明人口服双氢青蒿素片剂后，尿中排泄的原形药量很少，这与静注青蒿琥酯钠后的结果[6]一致，说明尿排泄不是青蒿素类药物从体内消除的主要途径。

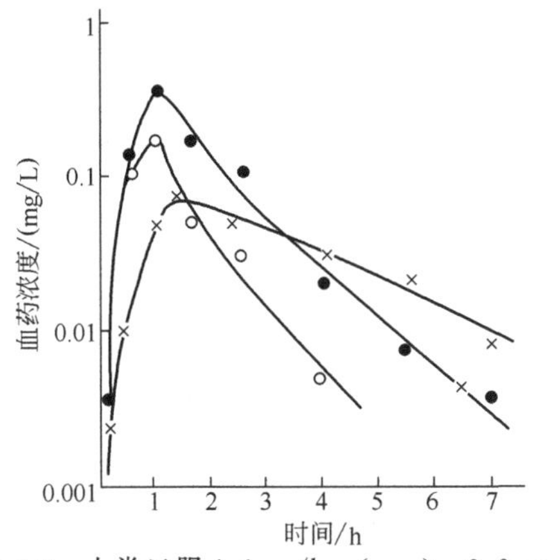

图 3-4-9 人类口服 1.1mg/kg（∘—∘）、2.2mg/kg（•—•）双氢青蒿素片剂和 15mg/kg（×—×）青蒿素片剂后的血药时程曲线

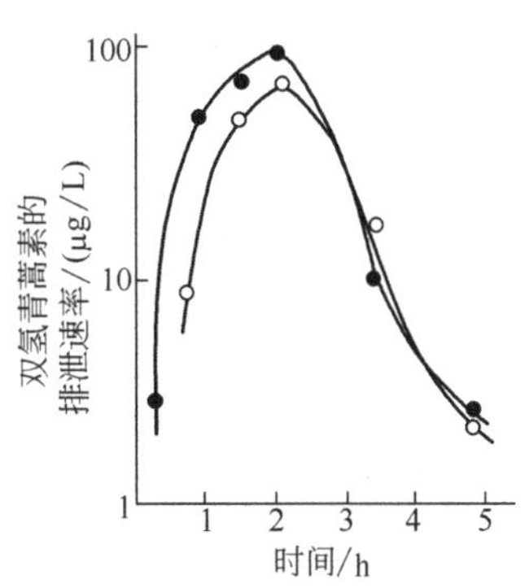

图 3-4-10 口服双氢青蒿素片剂 1.1mg/kg（∘—∘）、2.2mg/kg（•—•）后经尿排泄速率时程曲线

表 3-4-14 志愿者口服双氢青蒿素后经尿排出原形药量

志愿者组别	剂量/(mg/kg)	总排泄量/mg	排泄率/%
1	1.1	0.05	0.08
2	1.0	0.07	0.09
3	1.2	0.23	0.29
$\bar{x}\pm s$	1.10±0.10	0.12±0.09	0.15±0.12
4	2.0	0.07	0.06
5	2.2	0.17	0.11
6	2.3	0.22	0.14
$\bar{x}\pm s$	2.16±0.15	0.15±0.08	0.10±0.04

② 双氢青蒿素栓剂和青蒿素的药代动力学。

直肠给青蒿素栓剂 15mg/kg 和双氢青蒿素栓剂 8mg/kg 后的血药时程曲线如图 3-4-11 所示，给青蒿素和双氢青蒿素后的血药浓度分别于 4.6h 和 4.7h 达高峰，峰浓度分别为 0.04μg/mL 和 0.11μg/mL。两药在体内的平均驻留时间分别为 6.98h 和 6.96h，消除半衰期分别为 4.84h 和 4.82h，表 3-4-15 列出了两药栓剂的其他药代动力学参数。由表 3-4-15 可见两药的药代动力学行为相似。

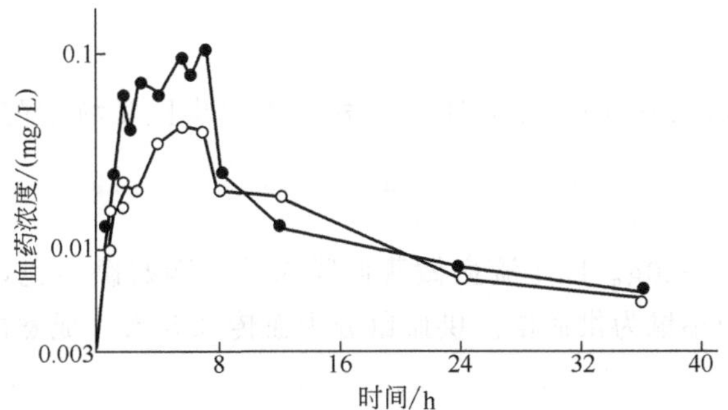

图 3-4-11 直肠给青蒿素栓剂 15mg/kg（∘—∘）和双氢青蒿素栓剂 8mg/kg（•—•）后的血药时程曲线

表 3-4-15 志愿者直肠给予青蒿素和双氢青蒿素栓剂的药代动力学参数（n=5，$\bar{x}\pm s$）

药　　物	双氢青蒿素	青　蒿　素
剂量/(mg/kg)	8	15
达峰时间/h	4.70±1.44	4.60±0.82
峰浓度/(μg/mL)	0.10±0.04	0.04±0.01
平均驻留/h	6.96±3.88	6.98±3.91
半衰期/h	4.82±2.69	4.84±2.71
稳态分布容积/(L/kg)	116.18±87.47	285.14±176.62
消除率/[L/(kg·h)]	17.66±9.09	54.85±44.07
曲线下面积/[μg/(h/mL)]	0.57±0.30	0.31±0.22
驻留时间方差/h^2	33.76±44.85	22.09±33.74

从图 3-4-11 和表 3-4-15 可见青蒿素和双氢青蒿素的栓剂都易吸收，两者的血药浓度均于给药后约 5h 达高峰，但双氢青蒿素的剂量比青蒿素小近一半，而血药的峰浓度却为青蒿素的两倍半。从此结果可见，双氢青蒿素栓剂的生物利用度也较青蒿素高，后者仅为前者的 29%。比较图 3-4-10 与图 3-4-11 还可看出两药片剂的生物利用度都比栓剂高，双氢青蒿素尤为明显。还应指出，两药在体内的平均驻留时间片剂仅为 3h 左右，而栓剂都近 7h，我们认为栓剂虽达峰时间较晚，但在体内驻留时间较长，有利于延长疗效。

四、双氢青蒿素对约氏疟原虫在蚊体内发育的影响[8]

双氢青蒿素（dihydroqinghaosu，DQHS）是我国新合成的青蒿素衍生物，具有高效、速效、安全、复燃率低、剂量小及口服方便等优点。关于青蒿素及其衍生物对疟原虫配子体感染性及其在蚊体内发育影响的研究，Dutta 首先通过光镜和扫描电镜观察在食蟹猴疟原虫（*Plasmodium cynomolgi B*）-斯氏按蚊（*Anopheles stephensi*）猴疟模型中的蚊虫感染，结果显示青蒿素可影响疟原虫配子体感染性，但不能直接抑制孢子增殖期发育；陈沛泉等报道青蒿素治疗恶性疟患者，可抑制部分配子体在蚊体内发育。对双氢青蒿素在这方面作用的研究，国内已有一些实验报道。鉴于应用约氏疟原虫-斯氏按蚊鼠疟模型有利于进行重复实验的条件，本研究着重观察双氢青蒿素对约氏疟原虫配子体感染性以及不同用药剂量对疟原虫蚊体内发育的影响，并观察该药是否对孢子增殖发育有直接作用。

（一）材料与方法

1. 原虫

约氏疟原虫（*Plasmodium yoelii*）BY265 株，由军事医学科学院提供。实验用血传第二代的疟原虫。

2. 动物

昆明小鼠，体重 18～20g。以 1 滴血做薄血膜涂片，姬姆萨染色，以血片中含约 50 个配子体/100 个白细胞的小鼠为供血鼠。供血鼠分为血传 3.5 天（成熟配子体达高 qd 峰）和 2.5 天受染鼠实验组。

3. 药物

双氢青蒿素单体由中国中医研究院中药研究所提供。以吐温 80 加蒸馏水配制成药液，分别按 20mg/kg、60mg/kg、120mg/kg、180mg/kg 和 240mg/kg 的剂量，对受染小鼠以一次性经口灌喂，每次 0.2mL。

4. 斯氏按蚊（*Anopheles stephensi*）

引自军事医学科学院，本实验室按以往方法饲养及感染疟原虫。于蚊吸血后解剖，光镜观察并计算卵囊和子孢子的阳性率（阳性蚊数/解剖蚊数）和密度（每只蚊胃及唾腺所含卵囊和子孢子数）。部分受染蚊虫作电镜样品处理，以 H-600 型透射电镜观察其超微结构的变化。

5. 配子体形态观察

系取受染鼠尾静脉血做血涂片，姬姆萨染色，光镜（油镜）观察其形态变化。

6. 统计学处理

计算几何均数和标准差（$\overline{X}\pm SD$），并进行 t 检验（或方差分析）。

（二）结果

1. 药物对配子体感染性的影响

给血传 2.5 天和 3.5 天受染小鼠用药（60mg/kg）4h 后供蚊叮咬，在蚊吸血后 7～8 天和14～16 天分别解剖，观察卵囊和子孢子的阳性率和密度（表 3-4-16）。卵囊阳性感染率 2.5 天和 3.5 天实验组均为 100%；子孢子阳性率 2.5 天实验组有差别，对照组比用药组高 40%。密度的比较：在 2.5 天实验组，不论是卵囊或子孢子，其对照组与用药组间差别均具有非常显著性差异（$t_{卵囊}=4.34$，$t_{子孢子}=7.30$；$P<0.001$）；而 3.5 天实验组，卵囊有显著性差异（$t=3.80$，$P<0.05$），子孢子则无显著性差异（$t=0.78$，$P>0.05$）。

表 3-4-16　受染小鼠用双氢青蒿素（60mg/kg）4h 后吸血蚊感染情况

组　别	小鼠血传 2.5 天				小鼠血传 3.5 天			
	卵囊感染		子孢子感染		卵囊感染		子孢子感染	
	阳性率/%	平均密度（$\overline{X}\pm SD$）	阳性率/%	平均密度（$\overline{X}\pm SD$）	阳性率/%	平均密度（$\overline{X}\pm SD$）	阳性率/%	平均密度（$\overline{X}\pm SD$）
对照组	100(10/10)	4.90±1.11	90(9/10)	4.20±1.75	100(10/10)	5.36±0.50	90(9/10)	3.04±2.05
用药组	100(10/10)	2.75±1.10	50(10/20)	0.80±0.83	100(10/10)	3.65±1.34	90(18/20)	2.47±1.86
t	4.34		7.30		3.80		0.78	
P	<0.001		<0.001		<0.05		>0.05	

2. 不同剂量药物对疟原虫在蚊体内发育的影响

对同一批血传 3.5 天受染小鼠分组，一次性灌喂药液（60mg/kg、120mg/kg、180mg/kg 或 240mg/kg）后 16h，分别供蚊虫叮咬，在蚊吸血后 7～8 天和 14～17 天作解剖，观察卵囊和子孢子的阳性率和密度。结果表明：用药组的卵囊和子孢子的阳性率随药物浓度增高而下降；各用药组的卵囊和子孢子的密度也逐渐下降（表 3-4-17）。统计每只蚊胃卵囊和唾腺子孢子数量及平均数，结果如下：卵囊对照组平均数为 411.77 个（3～1100 个），各用药组分别为 143.0 个（4～485 个）、54.6 个（0～23 个）、3.17 个（0～11 个）和 9.03 个（0～90 个）；子孢子对照组平均数为 129.75 个，不同剂量用药组平均数分别为 113.75 个、45 个、0 个和 0.25 个。经方差分析比较各用药组与对照组之间，以及不同剂量用药组之间的差异，特别指出的是，药量对子孢子密度的影响，180mg/kg 与 240mg/kg 用药组间差别无显著性意义。

表 3-4-17 受染小鼠服用不同剂量双氢青蒿素 16h 后吸血蚊感染情况

组别	药量	卵囊感染		子孢子感染	
		阴性率/%	平均密度($\overline{X}$±SD)	阴性率/%	平均密度($\overline{X}$±SD)
对照组		100(30/30)	5.51±1.25	85(17/20)	3.34±2.25
用药组	60	100(20/20)	4.25±1.47	55(11/20)	2.29±2.61
	120	90(18/20)	3.28±1.48	22.2(2/9)	0.84±2.00
	180	70(21/30)	0.88±0.85	0(0/18)	0
	240	74(26/35)	1.24±1.30	5(1/20)	0.08±0.36

3. 药物对配子体及其发育到孢子增殖期形态结构的影响

对 10 只血传 3.5 天受染小鼠，在用药（60mg/kg)16h 后，可见血涂片中出现形态异常的配子体，即虫体皱缩、胞质空泡化及疟原素聚集成块等。计算每只小鼠血涂片中形态正常与异常配子体数量比例（73∶37，14∶25，102∶18，15∶30，21∶74，43∶76，33∶14，54∶12，42∶21，31∶43）。形态异常的配子体数量占总数 43%（350/814）。差别最多的一只小鼠血片中形态异常配子体（74）比正常配子体数量多 3.5 倍。同时，以同一批小鼠供蚊吸血，12～13 天后解剖蚊胃，透射电镜观察晚期卵囊超微结构的变化，与对照组的卵囊相比，用药组的吸血蚊胃上可见许多发育异常、形态结构发生变化的卵囊和子孢子芽，主要表现膜系统改变与受损，细胞器（内质网与线粒体等）变形与被破坏，严重者细胞质空泡化。

4. 药物直接作用蚊体内卵囊对孢子增殖发育的影响

吸过受染鼠血（血传 3.5 天）的蚊虫，在吸血后 4 天（蚊胃上出现了 3 日龄卵囊）将其分为对照组和用药组，前者叮咬未用药正常小鼠，后者叮咬用药（120mg/kg）6h 后的小鼠。当上述两组蚊虫在第一次吸血后 6 天，各解剖 10 只蚊虫以观察卵囊感染情况，并在 12 天和 14 天各组解剖蚊虫 30 只，以观察子孢子感染情况。两组卵囊的感染均为阳性。子孢子感染情况：于 12 天和 14 天对照组分别解剖蚊虫 14 只和 16 只，其阳性蚊虫分别为 12 只和 13 只；用药组在同时间分别解剖蚊虫 12 只和 18 只，其阳性蚊虫分别为 11 只和 17 只。观察两组蚊虫感染的卵囊（各 10 只蚊虫）和子孢子（各 30 只蚊虫）的密度，对照组和用药组的卵囊密度分别为（5.7501±0.7750）个和（5.5520±0.9310）个，经 t 检验，两组间差别无显著性意义（t=0.52，P>0.05）；两组的子孢子密度依次为（4.6346±2.3970）个和（4.43735±2.21000）个，经 t 检验，两组间差别无显著性意义（t=0.33，P>0.05），其差异均无显著性意义。此外，应用透射电镜观察两组蚊虫（各解剖 16 只）的胃上卵囊的超微结构，其形态差异也不明显。表明该药对约氏疟原虫的卵囊发育不起直接抑制作用。

（三）讨论

本研究结果表明，双氢青蒿素对约氏疟原虫配子体有一定的抑制作用。其作用强弱与配子体的成熟程度有关，且与药物剂量亦有关。双氢青蒿素对未成熟配子体的作用明显强于成熟配子体，即使用较低的剂量（20mg/kg）药物亦可使子孢子阳性率下降，此结果虽与 Mehra 和 Bhasin（1993）的报道一致，但尚需应用电镜观察用药后小鼠血中被破坏的未成熟与成熟配子体数量的比例，才能获得确切论证。随着药量的增加，卵囊和子孢子的感染及其密度亦逐渐下降。但当蚊体内疟原虫发育至 3 日龄卵囊期，经双氢青蒿素作用（120mg/kg 16h），未能抑制卵囊继续发育到子孢子，即对孢子增殖期发育不起抑制作用。鉴于当前作为抗疟药的青蒿素类药物皆具有共同的抗疟活性基团，由此表明青蒿素类药物用于疟疾预防的科学依据不足。

参考文献

[1] 邹章，柳忠婉．双氢青蒿素新药申报资料
[2] 时云林，杨俊德，宁殿玺．双氢青蒿素新药申报资料
[3] 刘尔翔，樊汝恭等．双氢青蒿素新药申报资料
[4] 中国中医研究院中药研究所．双氢青蒿素新药申报资料
[5] 赵凯存，宋振玉．口服双氢青蒿素在兔和狗体内的药代动力学研究．药学学报，1990，25（2）：147～149
[6] 中国中医研究院中药研究所药理研究室．青蒿的药理研究．新医药杂志，1979，（1）：23～33
[7] 赵凯存，宋振玉．双氢青蒿素在人体内的药代动力学与青蒿素的比较．药学学报，1993，28（5）：342～346
[8] 陈佩惠，屠呦呦，王凤芸等．双氢青蒿素对约氏疟原虫在蚊体内发育的影响．中国寄生虫学与寄生虫病杂志，1998，16（16）：421～424

第五章　双氢青蒿素毒理学研究

一、急性毒性

采用两种给药途径，观察一次给药后动物产生的毒性反应并测定其半数致死量。

1. 动物

昆明种系小鼠，体重 18～23g，雌雄各半。

2. 实验方法

(1) 试验前小鼠断食 20h 左右，随机分组，每组 10 只。

(2) 双氢青蒿素混悬于 1%吐温生理盐水中。小鼠按药量的等比级分为 5 个剂量组。用灌胃和腹腔两种给药途径。

(3) 设一对照组。

(4) 给药后 30min 开始观察，观察一周。记录中毒及死亡情况，用寇氏法计算出半数致死量。

3. 结果

给药后 3h，小鼠开始中毒，中毒小鼠精神委靡，最后死亡。

双氢青蒿素的半数致死量（LD_{50}，mg/kg）：口服为 834.5mg/kg，其 95%可信限范围为 705.2～987.5mg/kg；腹腔为注射 288.5mg/kg，其 95%可信限范围为256.9～324.2mg/kg。

化疗指数 $LD_{50}/SD_{50}=843.0$

二、亚急性毒性[1]

1. 对大鼠的亚急性毒性

采用 Wistar 远交系大鼠 80 只，每组 20 只，雌雄各半。双氢青蒿素设 20mg/kg、60mg/kg、180mg/kg，三个剂量组分别灌胃，每天给药 1 次，连续给药 15 天。中、小剂量组的体重增长与对照组相同，无明显差异；大剂量组体重下降多表现为摄食下降、精神委靡，有一只雌鼠于第 10 天出现腹泻现象，在给药后第 10 天，由于灌胃操作不慎，雌雄鼠各 1 只当即死亡，解剖观察气管内充满药液，其他脏器正常。停药后，大、中、小剂量组与对照组各脏器病理切片经病理学检查，均未发现异常现象。外周血象各项指标也均在正常范围内波动，血清谷丙转氨酶（SGPT）给药前后各组均值均在正常范围之内。各脏器重量系数除心、脾、肾较偏离外，其余均无显著变化。

2. 对狗的亚急性毒性

实验狗 16 只，雌雄各半，随机分为四组，三组为双氢青蒿素，剂量分别为 11mg/(kg·天)、33mg/(kg·天)、99mg/(kg·天)，另一组为对照。

在灌胃给药期间，各剂量组体重变化不大（变化幅度在－0.4～1.2kg），第3天除中剂量外，均略有下降（－0.1～0.4kg），然后缓慢上升，到第14天大剂量组又略有降低（－0.38kg），但均无显著意义。给药过程中，大剂量组多出现摄食下降、精神委靡，其中一只狗第12天出现呕吐现象。2只延长观察的狗在停药后第3天摄食，精神便恢复正常，体重迅速增加到17kg和18kg。病理切片经病理学检查，大、中、小剂量组与对照组各脏器均未发现有任何损伤。血象检查结果表明，双氢青蒿素对狗的红细胞总数、白细胞总数、血色素均无明显影响，各组给药前及给药后各次测定值均在正常范围之内，而给药后外周血网织红细胞在所试剂量范围内无明显影响。大剂量组绝对值比对照组虽有降低，但统计学上无显著性差异。延长观察的2只狗，停药后一周网织红细胞即恢复正常（0.712%）。

双氢青蒿素对狗血清谷丙转氨酶也无明显影响，其值波动于正常范围之内，给药后对照组与各剂量组血清谷丙转氨酶值均有下降。但各组间无显著性差异。对肌酐和尿素氮也影响甚微。

给药前、中、后所得的心电图表明。双氢青蒿素对狗的心电无明显影响。

【结论】

通过灌胃给药半个月的亚急性毒性试验表明，双氢青蒿素在中、小剂量对大鼠和狗的体重、外周血象、肝功和肾功均无明显影响。大剂量组大鼠为180mg/(kg·天)，预计相当于人临床用量的150倍。狗为33mg/(kg·天)，预计相当于人临床用量的27.8倍，能引起大鼠或狗的摄食、体重下降，个别雌鼠有腹泻现象，个别狗有呕吐现象。而狗的大剂量组虽有上述反应，但包括延长观察15天的2只在内，也未发生死亡或其他严重后果。给药前、中、后所测心电图表明，大、中、小剂量组及对照组均未发现异常。病理学检查证明，双氢青蒿素所试三种剂量对动物各脏器均无任何损伤作用。以上说明双氢青蒿素无明显副作用，临床剂量用于人是比较安全的。

三、特殊毒性

（一）致突变试验[2]

1. 微核试验

试验采用雄性NIH品系小鼠骨髓嗜多染红细胞微核测定法并用吖啶橙荧光染色法对该样品进行预试验，研究不同给药剂量和不同取材时间（24h、48h、72h）。因在预试验中未发现该样品有增加微核作用。所以正式试验采用24h取材的常规方法，灌胃给药，以$\frac{1}{2}LD_{50}$为最高剂量组进行设计（即各为$\frac{1}{2}LD_{50}$、$\frac{1}{4}LD_{50}$、$\frac{1}{8}LD_{50}$、$\frac{1}{16}LD_{50}$），每一动物计数1000嗜多染红细胞。本试验条件下，双氢青蒿素的小鼠微核试验结果呈阴性（表3-5-1）。

表3-5-1　双氢青蒿素的小鼠微核试验结果

组别	药品名称	剂量/(mg/kg)	动物数/只	微核细胞率/% $\overline{X}\pm SD$	P值	结果判定
溶剂对照	5%淀粉糊	—	6	2.50±1.38		
阳性对照	环磷酰胺	120	6	57.02±10.00	<0.01	+
实验组A	双氢青蒿素	38.625	8	3.51±1.38	>0.05	—
实验组B	双氢青蒿素	77.25	6	2.50±1.52	>0.05	—
实验组C	双氢青蒿素	154.5	6	1.83±1.17	>0.05	—
实验组D	双氢青蒿素	309	6	2.77±1.36	>0.05	—

2. CHL染色体畸变试验

实验采用中国田鼠肺CHL细胞，对该样品进行染色体畸变试验。根据50%细胞生长抑制试验找出合适剂量，在24h、48h和24h加S_9代谢活化物进行常规实验。对每一剂量观察100个中期分裂相，计算其畸变细胞百分率。结果表明，在本试验条件下双氢青蒿素的体外染色体畸变试验结果呈阴性（表3-5-2）。

表3-5-2 双氢青蒿素的CHL染色体畸变试验结果

组别	药品名称	剂量/(μg/mL)	S_9 mix	时间/h	畸变细胞率/%	结果判定
溶剂对照	DMSO	—	—	24	4	
	DMSO	—	+	24		
阳性对照	MMC DMN	0.3125	—	24	41.51	+++
		0.625	—	24	58.0	+++
		1000	+	24	19.0	+
实验组	双氢青蒿素A组	0.406	—	24	6	—
		0.406	—	48	5	—
	双氢青蒿素B组	0.8125	+	24	4	—
		0.8125	—	24	6	—
		0.8125	—	48	5	—
	双氢青蒿素C组	1.625	+	24	1	—
		1.625	—	24	5.3	—
		1.625	—	48	4	—
	双氢青蒿素D组	3.25	+	24	2	—
		3.25	—	24	无分裂相	
		3.25	—	48	无分裂相	
	双氢青蒿素E组	6.5	+	24	2	—
		6.5	—	24	无分裂相	
		6.5	—	48	无分裂相	

3. Ames试验

各组氨酸营养缺陷型鼠伤寒沙门杆菌TA97、TA98、TA100、TA102试验用菌株共四株，经生物学特性鉴定合格后用培养方法进行检测，预试验选择溶剂并用菌株TA100-S_9确定最高试验剂量，结果发现剂量在1000μg/皿有轻微毒性，大于1000μg/皿有明显毒性。故正式试验以1000μg/皿为最高剂量，共设五个剂量组外加阳性对照组和阴性对照组，每次试验代谢活化系统和非代谢活化系统同时进行，重复试验两次，受检物各剂量组的回变菌落数与阴性对照组无明显差别，而阳性对照组的回变菌落数均大于阴性对照组两倍以上。因此双氢青蒿素Ames试验结果为阴性。

（二）生殖毒性试验[1]

昆明种小鼠，鼠龄为6～11周，体重为28～30g，雌鼠100只，雄鼠50只。双氢青蒿素以吐温80配制成水混悬液，剂量为38.44mg/kg、9.61mg/kg、2.4mg/kg，同时设正常对照组，给药途径均为经口灌服。给药时间为小鼠妊娠敏感期即妊娠第 6～15 天。

1. 对母鼠的影响

在母鼠妊娠的第 0 天、第 6 天、第 10 天、第 15 天、第 18 天各测体重一次，并求得平均体重。结果表明，妊娠母鼠的体重与对照组相比有显著差异。大剂量组妊娠第 18 天的平均体重为 26.66g，中剂量组妊娠第 18 天的平均体重为 33.44g，小剂量组妊娠第 18 天的平均体重为 35.59g，对照组为 45.65g，经统计学处理均 $P<0.001$。可认为体重的这种差异主要是由于双氢青蒿素对妊娠鼠产生了吸收胎所致。

2. 对胎鼠的影响

每个组的妊娠鼠总数除对照组为 17 只外，其余均为 16 只。而全部吸收胎的总数随着给药剂量的增加而增多。对照组的全部吸收胎是 0，小剂量组的吸收胎是 7 只（占 43.75%）。中剂量组全部吸收胎是 12 只（占 75%），大剂量组的全部吸收胎是 16 只（占 100%）。同样，三个剂量组总的吸收胎发生的数量也随着剂量的增加而增多。对照组吸收胎总的发生率为 16.02%，小剂量组吸收胎总发生率为 46.75%，中剂量组吸收胎总发生率为 82.09%，大剂量组吸收胎总发生率为 100%。而活胎率与剂量呈反比。对照组活胎率为 92.77%，小剂量组活胎率为 53.25%，中剂量组活胎率为 17.91%，大剂量组活胎率为 0。在实验中还发现中、小剂量组除了吸收胎外，在剩余的活胎鼠中其外观、重量及胎盘重量等均无异常。

为了进一步观察其内脏、软组织有无畸形的发生，经 Bouin 液浸泡的胎鼠样品，按徒手切片法，按一定部位做约 2mm 切片，用肉眼观察各切片的脏器有无异常，即各给药组的气管、食道、心脏、肝、胃、肾、肠、膀胱、睾丸、子宫、输卵管等脏器均无异常发现。此外，在研究胎鼠的骨骼方面确定了 11 项指标。其中包括胎鼠的囟门、枕骨、颈椎、胸椎、胸骨、肋骨、腰椎、四肢骨、尾骨、趾骨等骨骼发育是否正常。结果发现。各剂量组胎鼠的骨骼与对照组相比，均未出现异常。虽然给药组也有囟门、胸椎骨等方面有骨化不全现象，但与对照组相比差异不明显，统计学上无意义。

上述结果表明，在小鼠的妊娠敏感期经口给予双氢青蒿素类同青蒿素的胚胎毒性，其主要表现为吸收胎的发生，吸收胎的多少与剂量有关。而所余活胎鼠的外观、重量及胎盘重量等均无异常。

参考资料

[1] 中国中医研究院中药研究所富杭育课题组．双氢青蒿素新药申报资料

[2] 林飞，冯辛露等．双氢青蒿素新药申报资料

第六章　双氢青蒿素的临床研究

一、双氢青蒿素——再一个一类《新药证书》的获得

1985 年青蒿素新药报批已近尾声，经“构效关系”的认真研究分析，屠呦呦认定双氢青蒿素极具进一步研发成新药的价值，特别期盼能克服青蒿素剂量偏大，复燃率偏高的不足，力求有一个更为完善的新药造福疟疾患者。于是力排异议，于 1985 年起，重新组织人员，按照新药审批办法完成 26 项研究内容，历经七年艰辛，终于于 1992 年再获“双氢青蒿素及其片剂”的两个一类《新药证书》。由于临床药效提高 10 倍，总剂量 480mg，又复燃率低至 1.95%，达到预期设想，进一步体现了青蒿素类药物“高效、速效、低毒、方便用药”的特点，临床认为是当前青蒿素类药物的优选者。经非洲多年使用，被称为中国“神药”。1992 年获“全国十大科技成就奖”，1997 年又被卫生部评为“新中国卫生成就”。

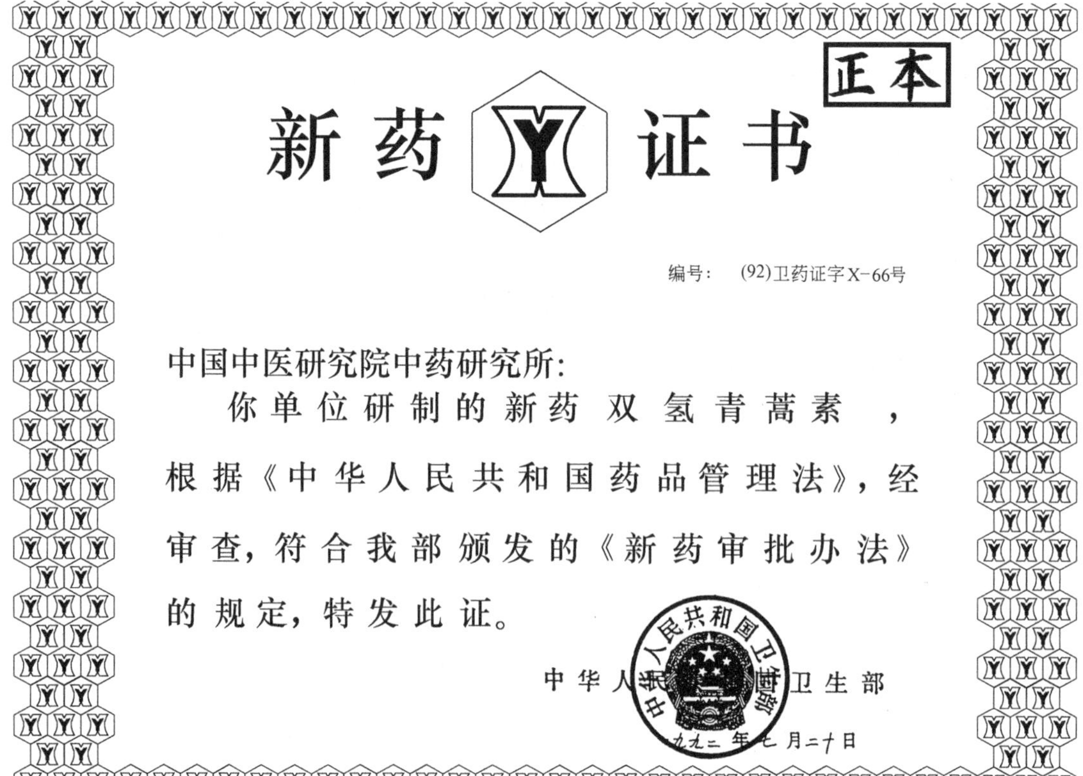

正本

新药证书

编号：(92)卫药证字X-66号

中国中医研究院中药研究所：

你单位研制的新药 双氢青蒿素 ，根据《中华人民共和国药品管理法》，经审查，符合我部颁发的《新药审批办法》的规定，特发此证。

中华人民共和国卫生部

一九九二年七月二十日

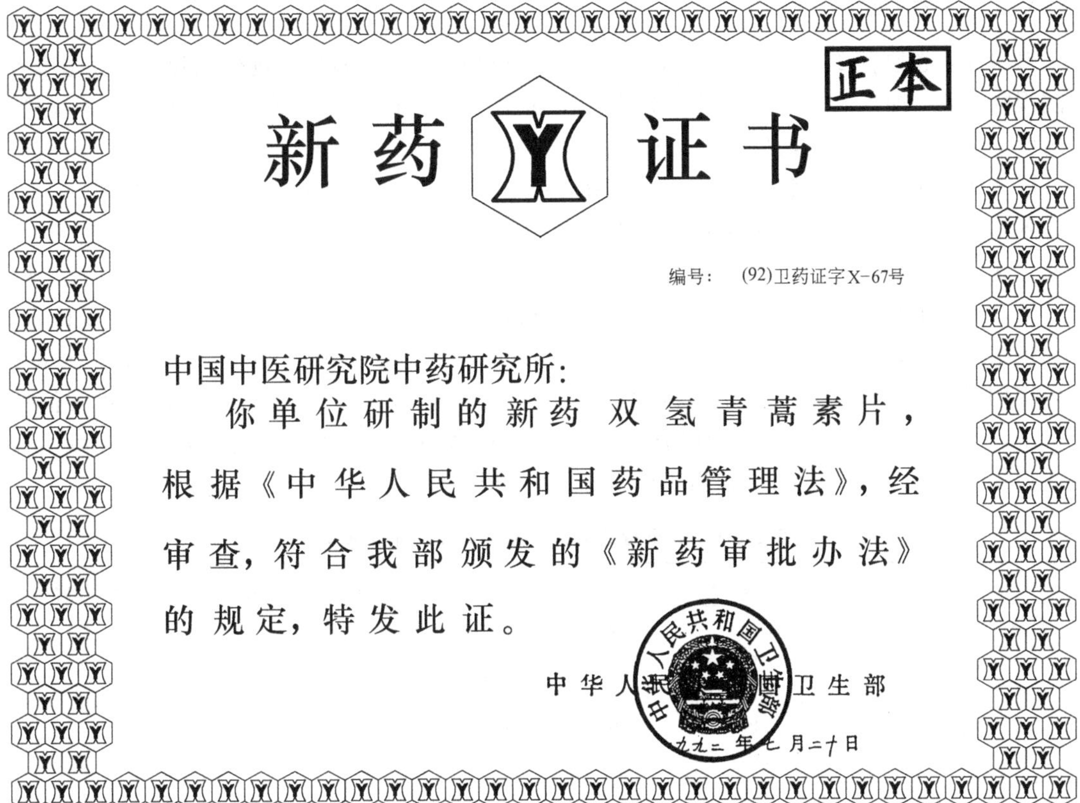
正本

新药 证书

编号： (92)卫药证字X-67号

中国中医研究院中药研究所：

你单位研制的新药 双氢青蒿素片，根据《中华人民共和国药品管理法》，经审查，符合我部颁发的《新药审批办法》的规定，特发此证。

中华人民共和国卫生部

一九九二年七月二十日

二、双氢青蒿素片剂（商品名科泰新片）

（一）Ⅰ期临床人体药代动力学研究

双氢青蒿素是抗疟新药青蒿素的首个有效衍生物。动物实验证明该药口服给药毒性小，疗效高，吸收迅速。为此研制成口服片剂，在将该药推广临床，投入生产前，按照新药审批办法的规定，先在北京中医研究院西苑医院进行了该药的Ⅰ期临床药代动力学研究。

6名男性受试者。年龄25～47岁，分为两组，每组3名，分别口服双氢青蒿素1.1mg/kg和2.2mg/kg。受试者的各项生理、生化指标，包括碱性磷酸酶、网织红细胞计数等均经严格检查。全部正常者才允许参加试验。

受试者服药后不同时间由上肢静脉采血1～1.5mL，分离血清，用放射免疫法测定血清药物浓度。同时收集尿液，测定尿中药物的排泄量和排泄速率。

受试者口服双氢蒿素片剂后，吸收较快，给药后1.33h血清药物浓度达到高峰。在剂量为1.1mg/kg和2.2mg/kg时，血药峰浓度分别为0.13μg/mL和0.71μg/mL。平均驻留时间（MRT）分别为2.36h和2.26h，消除半衰期分别为1.63h和1.57h。

受试者口服双氢蒿素片剂后由尿中排出的原形药很少。给药后7h累积由尿中排出的量为0.12～0.15mg，仅相当于给药剂量的0.10%～0.15%。两个剂量组间没有明显的差异。

实验结果显示双氢青蒿素具有吸收良好，适于作口服制剂的优点。

（二）Ⅰ期临床试验

健康成人志愿者 24 人（男 13 人，女 11 人），以抽签分组和双盲法进行试验。每位志愿者住院观察 5 天（即当天，第 1 天至第 4 天）。并于第 7 天、第 14 天、第 21 天和第 28 天复检。用药前 4 天、前 2 天和用药后 1 天、3 天、7 天、14 天和 28 天检查心电图、血液学、血液生化、尿常规和粪便常规。剂量设计见表 3-6-1。用法：每天 3 次，连服 3 天，首剂加倍。

各剂量组用药后在临床上未见任何不良反应，除网织红细胞一项外，心电图、血液学、血液生化（包括血清蛋白、葡萄糖、胆红素、尿素氮、肌酐、胆固醇、甘油三酯、钾、钠、钙、磷、氮、碱性磷酸酶、胆碱酯酶、谷丙转氨酶、谷草转氨酶）、尿常规和粪便常规检查，各剂量组用药后均未见任何异常改变，总量 9.0mg/kg 组和 11.0mg/kg 组于用药后 1 天和 3 天出现网织红细胞均值在正常值范围内轻度下降，其中 11.0mg/kg 组 1 天下降至正常值低限水平，第 7 天两组均基本恢复到用药前水平。可以认为健康人对双氢青蒿素 3 天连续给药的最大耐受量为 11.0mg/kg（相当于成人总量 550kg）。

表 3-6-1　双氢青蒿素片Ⅰ期临床试验剂量设计

剂量/(mg/kg)					递增率/%	试验例数/例	对照例数/例
总量	首次	首天	第 2 天	第 3 天			
0.5	0.1	0.2	0.15	0.15		1	0
1.5	0.3	0.6	0.45	0.45	200.0	1	0
3.0	0.6	1.2	0.90	0.90	100.0	2	1
5.0	1.0	2.0	1.50	1.50	66.7	5	2
7.0	1.4	3.0	2.00	2.00	40.0	3	1
9.0	1.8	4.0	2.50	2.50	28.6	3	1
11.0	2.2	5.0	3.00	3.00	18.2	3	1

（三）Ⅱ期临床

1. 第一阶段试验

（1）双氢青蒿素治疗恶性疟的剂量探索　过去对青蒿琥酯注射剂和片剂的研究资料提示，每天一次给药和分多次给药，其治疗恶性疟的疗效无显著性差异，而适当延长疗程增加总量是提高治愈率、降低复燃率的可行方法。故双氢青蒿素治疗剂量探索设 3 天疗程总量 240mg（简称 3 天组）和 5 天疗程总量 360mg（简称 5 天组）进行比较，每天服药一次（表 3-6-2）。两组儿童剂量按年龄递减。

表 3-6-2　两个剂量组给药方案

分组	观察例数/例	总量/mg	每天剂量/mg				
			第 1 天	第 2 天	第 3 天	第 4 天	第 5 天
3 天组	30	240	120	60	60	—	—
5 天组	30	360	120	60	60	60	60

3 天组和 5 天组各治疗恶性疟 30 例。其中两组成人均为 22 例，儿童均为 8 例。两组全部临床治愈。平均退热时间分别为 (18.5±3.9)h 和 (23.4±15.1)h，平均原虫转阴时间分别为 (68.6±11.8)h 和 (64.2±14.8)h。28 天原虫复燃率，3 天组为 52.0%，5 天组为 5.6%，两组复燃率相比有非常显著性差异（$P<0.01$）。5%复燃率已达到当时国际上恶性

疟治疗药的较好水平，唯5天组例数尚少。有待扩大试验和进一步与7天疗程作比较。

(2) 双氢青蒿素杀虫速度观察　观察7例恶性疟患者，成人一次口服双氢青蒿素120mg，儿童剂量按年龄递减。结果清除95%原虫所需时间平均为16h。与青蒿琥酯静注和蒿甲醚肌内注射杀虫速度相似，而显著快于二盐酸奎宁静脉滴注（平均为82h）。

(3) 双氢青蒿素治疗恶性疟5天疗程和7天疗程比较及其对照治疗试验　双氢青蒿素5天疗程总量360mg（简称5天组）和7天疗程总量480mg（简称7天组），各治疗恶性疟50例，对照组为当时国内标准治疗药磷酸喹哌，治疗的3组病例中，成人分别为36例、35例和37例，儿童分别为14例、15例和14例。结果，双氢青蒿素两组平均退热时间［(16.3±6.6)h和(19.7±13.2)h］和平均原虫转阴时间［(64.0±12.0)h和(66.5±10.4)h］均无明显差异，原虫复燃率5天组为6.3%(2/32)，7天组未见复燃(0/42)。磷酸喹哌组治疗后11例未能控制临床症状，原虫未见明显减少或反而增多（三级抗性）；13例治疗后虽能控制症状，但7天原虫不转阴（二级抗性）；另10例治疗后28天内出现原虫复燃（一级抗性），只有17例治愈，占33.3%。可见，双氢青蒿素5天组和7天组的疗效均显著优于磷酸喹哌（表3-6-3）。

表3-6-3　双氢青蒿素与磷酸喹哌的疗效比较

组　别	剂量/mg	治疗例数/例	退热时间/h	原虫转阴时间/h	复燃率/%
双氢青蒿素	360	50	16.3±6.6	64.0±12.0	6.3(2/32)
双氢青蒿素	480	50	19.7±13.2	66.5±12.0	0(0/42)
磷酸喹哌	1500	51	37.3±16.3	104.0±16.8	55.26(21/38)

注：表中磷酸喹哌治疗中7天未转阴（RⅡ）11例和治疗48h时原虫未见明显减少或继续上升13例均未统计在内。与两组双氢青蒿素比较 $P<0.01$。

双氢青蒿素7天组2例治疗过程中，出现麻疹样皮疹，不痒、无痛苦、症状较轻，其中1例皮疹出现约12h后自行消退，另1例于9天（疗程结束后2天）后消退。

网织红细胞检查：双氢青蒿素5天组和7天组治疗后3天分别有13例（26.0%）和19例（38.0%）轻度下降至正常值低限之下，治疗后6天，5天组全部恢复正常，7天组仍有3例未复常，但均值已恢复至药前水平。

心电图检查：双氢青蒿素5天组治疗后6天有1例（受试者共29例）出现偶发性房性早搏，7天组治疗后3天和6天各出现1例（受试者共32例）偶发性室性早搏，治疗后6天还出现3例（受试者共32例）Ⅰ度房室传导阻滞，1例第14天检查复常。另2例一个月复查正常。磷酸喹哌组治疗后3天和6天出现频发和偶发性房性早搏各1例（受试者共31例）。其中治疗后3天还出现Ⅱ度房室传导阻滞1例（受试者共31例）。

双氢青蒿素5天疗程和7天疗程的原虫复燃率本组未显示统计学上的差异性，但考虑到5天组复燃率显著低于3天组，而7天组和5天组的差异不显著可能与观察例数尚少有关。另外，即使药物总量增加至480mg，疗程延长至7天也未见明显毒副作用。因此推荐7天疗程作为Ⅱ期临床第二阶段试验方案。

2. 第二阶段试验

1988～1989年，在海南岛东方地区和三亚地区采用双氢青蒿素7天疗程治疗恶性疟189例，其中成人119例，儿童70例，有2例为妊娠5～6个月的妊娠期患者。

(1) 疗效　189例患者均被迅速控制临床症状和清除原虫，复燃率较低，详见表3-6-4。2例中期妊娠患者未见流产及其他不良反应。

表 3-6-4 双氢青蒿素治疗恶性疟 189 例的疗效

临床试验单位	例数/例	退热时数/h ($\overline{X}\pm SD$)	原虫转阴时数/h ($\overline{X}\pm SD$)	复燃情况	
				观察例数/例	复燃率/%
广州中医学院	59	19.5±10.2	69.2±16.1	55	1.8
广坝农场医院	44	24.7±13.0	66.4±9.5	34	2.9
南新农场医院	30	18.8±12.9	65.3±10.0	22	0
天安区卫生院	46	14.5±7.6	64.9±15.9	44	4.5
东方县医院	10	15.2±10.3	66.8±8.8	8	0

(2) 毒副反应观察结果 1例治疗后2天胸腹及双下肢出现麻疹样皮疹，经抗过敏处理后，皮疹第4天消退。其余未见任何不良反应。

113例进行网织红细胞检查，治疗后3天有10例（8.8%）下降至略低于正常值低限，治疗后6天基本恢复至药前水平。说明网织红细胞的短暂下降，主要同首剂加倍有关。而其后的每天维持量对网织红细胞无明显影响。

43例进行心电图检查，治疗后3天和6天出现4例窦性心动过缓，另外入院时有2例出现房性早搏，治疗后3天和6天中增加5例。在Ⅱ期临床第一阶段试验中，磷酸哌喹哌对照组治疗后3天和6天也出现2例房性早搏。治疗过程中出现房性早搏或早搏增多，是否与这两个药物有关尚不清楚，有待今后进一步观察。

178例治疗当天、3天和6天检查血常规，39例检查谷丙转氨酶、谷草转氨酶、碱性磷酸酶、胆红素、肌酐，50例进行尿液分析，均未发现治疗后有明显异常改变。

【小结】

(1) Ⅰ期临床试验的结果表明，双氢青蒿素口服对健康成人3天连续给药的最大耐受量为11.0mg/kg。

(2) 双氢青蒿素7天疗程总量480mg方案共治疗恶性疟239例，其中成人154例，儿童85例，全部临床治愈。平均退热时数为14.5～24.7h，平均原虫转阴时数为64.9～69.2h，其中205例追踪观察28天。复燃4例，复燃率为1.95%。5天疗程总量360mg方案共治疗恶性疟80例，其中成人58例，儿童22例，平均退热时数和原虫转阴时数与7天疗程相似，复燃率为6.0%（3/50）。

(3) 双氢青蒿素5天疗程总量360mg和7天疗程总量480mg治疗过程中，有104例进行心电图检查，其中治疗前有2例（1.9%）出现房性早搏；1例（1.0%）出现Ⅰ度房室传导阻滞。治疗后出现房性早搏4例（3.8%）；室性早搏1例（1.0%）；Ⅰ度房室传导阻滞3例（2.9%），其中1例第14天复查正常，另2例一个月复常。双氢青蒿素对心脏是否有影响，根据现有的资料，尚难以做出明确的结论。不过，双氢青蒿素Ⅰ期临床试验表明，健康志愿者3天给药总量550mg，相当于Ⅱ期临床试验头3天量的2.29倍，5天量的1.53倍，7天量的1.15倍，未发现对心脏产生不良影响。另外，磷酸哌喹哌对照组治疗过程中亦同样出现心脏方面的变化，其中房性早搏2例（6.5%），Ⅰ度房室传导阻滞1例（3.2%）。根据治疗前和对照组病人均出现心脏方面的异常改变，以及双氢青蒿素在健康人试验无心脏方面的明显变化，是否可以认为，疟疾本身可引起心脏的异常变化，或者在疟疾的基础上双氢青蒿素对心脏有一定的影响。这些问题，在今后双氢青蒿素的扩大试用中应做进一步观察。

(4) 双氢青蒿素3天疗程总量240mg，5天疗程总量360mg和7天疗程总量480mg共治疗恶性疟疾349例。治疗过程中出现皮疹3例（0.9%）。检查血液生化96例。进行尿液分析80例。均未见治疗后异常改变。7天疗程有162例进行网织红细胞检查，治疗后3天29例（17.9%）轻度下降至正常值低限以下，治疗后6天基本恢复正常。可见双氢青蒿素7天疗程总量480mg治疗剂量毒副反应轻微，比较安全。

(5) 双氢青蒿素给药方法简便，是高效、速效的疟疾治疗药，对于抗氯喹/喹哌恶性疟有良好疗效。根据疗效和毒副反应的评价结果。双氢青蒿素7天疗程总量480mg，可作为临床推荐的治疗方案。

纵观国内外现有恶性疟治疗药的情况，临床认为双氢青蒿素片是一种比较理想的口服治疗药。

（四）Ⅲ期临床试验

双氢青蒿素片Ⅱ期临床，采用7天疗程总量480mg方案治疗恶性疟239例，取得较满意疗效后，为了在较大范围内进一步考察双氢青蒿素的疗效、不良反应和适应证，以期对其安全性、有效性做出确认性评价，经由中华医学会科技发展中心组织广州中医学院热带医学研究所、海南省热带病防治研究所、北京热带医学研究所、云南省疟疾防治研究所等19个临床单位在海南省、云南省、广州市以及越南南方多个医院开展双氢青蒿素治疗疟疾的Ⅲ期临床试验。采用双氢青蒿素5天疗程总量480mg及7天疗程总量480mg和7天疗程总量640mg方案共治疗疟疾585例，其中恶性疟442例、间日疟142例、恶性疟合并间日疟混合感染1例；同时设青蒿琥酯和复方甲氟喹作为有效对照。资料总结如下。

1. 对象和方法

(1) 对象　585例疟疾患者中，男411例，女174例。年龄最小2岁，最大73岁，其中<16岁136例，≥16岁449例。发病最短1天，最长2个月。首次患疟疾217例，既往有疟疾史360例，疟疾史不详者8例。入院时处于退热期而无发热96例，有不同程度发热489例。全部病人入院时末梢血检查均发现疟原虫无性体，密度为37～274105/μL，其中恶性疟442例（来自海南省165例、云南省121例、越南南方150例、非洲4例、缅甸2例），间日疟142例（来自海南省59例、云南省54例、广东省29例），恶性疟与间日疟混合感染1例（来自海南省）。585例中原虫密度超过10×10^4/μL者22例，合并黑尿热1例，神志模糊2例。

(2) 给药方案　双氢青蒿素每片20mg，由北京市科泰新技术公司和北京第六制药厂提供，给药方案分为5天疗程总量480mg、7天疗程总量480mg和7天疗程总量640mg，全部病人每天服同等剂量药物一次，首剂加倍。批号931103。

(3) 对照试验　对照药物为青蒿琥酯和复方甲氟喹。青蒿琥酯片给药方案为5天疗程总量600mg，即每天口服100mg，首剂加倍和7天疗程总量640mg，即每天口服80mg，首剂加倍。桂林制药厂，生产批号940102，复方甲氟喹一次给药即成人顿服3片（每片含甲氟喹250mg、磺胺多辛500mg、乙胺嘧啶25mg），3片总剂量2325mg。瑞士F. Hoffmann-la Rocha LTD，生产批号2C 358/27。

(4) 疗效评价　参考WHO（1973年）推荐的氯喹临床敏感性四周观察法评价疗效。

① S（治愈）　给药后体温逐渐恢复正常，第7天未查见无性体原虫，28天内未见原虫复燃。

② RⅠ（复燃） 给药后体温逐渐恢复正常，第 7 天未见无性体原虫，但 28 天内出现原虫复燃。

③ RⅡ（7 天原虫不转阴） 给药后 48h 原虫下降≥15%，但第 7 天不转阴。

④ RⅢ（无效） 给药后 48h 原虫下降<75%，或反而增多。

2. 结果

（1）疗效 双氢青蒿素片 5 天疗程和 7 天疗程治疗疟疾 585 例，其中恶性疟 442 例（含神志不清 2 例、黑尿热 1 例、高原虫密度血症 22 例），间日疟 142 例，全部临床治愈。平均退热时间为 9.3～34.8h，平均原虫转阴时间为 18.7～65.9h，说明双氢青蒿素控制疟疾临床症状和清除血中原虫迅速，对凶险型疟疾疗效良好。

7 天疗程总量 480mg，176 例，复燃率为 6.8%（在越南观察 63 例复燃率为 2.3%）。7 天疗程总量 640mg 在越南多重抗性疟区治疗 20 例，未发现复燃。表明双氢青蒿素治疗恶性疟 7 天疗程比 5 天疗程复燃率低，提示增加剂量有可能取得更低复燃率的疗效。

（2）毒副反应 在双氢青蒿素 585 例治疗过程中，1 例（0.17%）出现皮疹，但不影响疗程完成，余未见明显临床症状、体征方面的不良反应。对血液学、网织红细胞、谷丙转氨酶和血清肌酐或尿素氮无明显影响。3 例（0.5%）治疗后出现谷丙转氨酶升高，尚未能证实与药物有关，因为疟疾可造成肝功能损害引起转氨酶升高。2 例（0.3%）治疗后出现Ⅰ度房室传导阻滞，结合Ⅱ期临床资料，认为可能与药物有一定的关系，但出现率低，临床意义亦不大。

（3）与阳性对照药物青蒿琥酯、复方甲氟喹疗效比较 1994 年在越南南方 Xuan Loc 医院和 Qui Nhon 医院以双氢青蒿素片 7 天疗程总量 480mg、阳性药青蒿琥酯 7 天疗程总量 640mg 和瑞士 Roche 药厂总剂量 2325mg 顿服的复方甲氟喹，三药各 30 例进行平均比较。

结果表明，双氢青蒿素是一个速效的疟疾治疗药，能迅速控制恶性疟的临床症状，平均退热时间 26h 左右，与青蒿琥酯相似（$P>0.05$），明显快于复方甲氟喹的 38h（$P<0.01$），双氢青蒿素消除血中原虫速度为 63h 左右，与青蒿琥酯相似（$P>0.05$），而明显快于复方甲氟喹的 75h（$P<0.01$）。

三组病人的治愈率相似，但复方甲氟喹在治疗过程中出现 RⅠ、RⅡ、RⅢ各 1 例，双氢青蒿素和青蒿琥酯治疗组各有 4 例出现 RⅠ，但无 RⅡ、RⅢ病例，提示双氢青蒿素 7 天疗程总量 480mg 与青蒿琥酯 7 天疗程总量 640mg 在越南南方治疗恶性疟疗效相似，近期临床疗效优于复方甲氟喹。

治疗过程中不良反应出现率双氢青蒿素和青蒿琥酯均低于复方甲氟喹，说明双氢青蒿素和青蒿琥酯副作用低微。病人对双氢青蒿素 7 天疗程总量 480mg 耐受性良好。

综上，双氢青蒿素给药方法简便（一天一次）、疗效确切、副作用低，是一种比较理想的疟疾口服治疗药。推荐双氢青蒿素临床治疗方案为 7 天疗程总量 480mg。

（五）双氢青蒿素片剂使用说明

【药品名称】 双氢青蒿素片

通用名：双氢青蒿素片

英文名：dihydroqinghaosu tablets

汉语拼音：shuāngqing qinghāosu piàn

本品主要成分及其化学名称为：双氢青蒿素

化学名为八氢-3，6，9-三甲基-3，12-环氧-12*H*-吡喃并［4，3-*J*］-1，2-苯并二氧杂-10（3*H*）醇。

其结构式为：

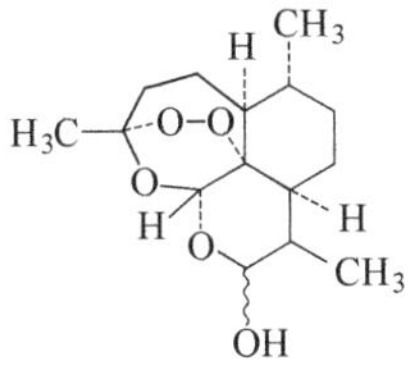

分子式：$C_{15}H_{24}O_5$

相对分子质量：284.35

【性状】 本品为白色片。

【药理毒理】 本品对疟原虫无性体有强的杀灭作用，能迅速控制症状和杀灭疟原虫。对抗氯喹、抗喹哌恶性疟具同样药效。本品毒性较低，生殖毒性方面，在小鼠妊娠敏感期给药增加吸收胎的发生，未见致畸作用。

【药代动力学】 本品口服后吸收良好、起效快，人体口服双氢青蒿素 2mg/kg 后 1.33h 血液浓度达高峰，峰值为 0.71μg/mL，血浆半衰期为 1.57h。本品体内过程特点是吸收快、分布广、排泄和代谢迅速。

【适应证】 可用于各类疟疾。尤其适用于抗氯喹、抗喹哌恶性疟和凶险型脑型疟的救治。

【用法用量】 本品口服。每天一次，连用 5 天或 7 天，成人每天 60mg，首剂加倍，儿童按年龄递减。

【不良反应】 临床使用剂量未见明显不良反应，少数病例有轻度网织红细胞一过性减低。

【禁忌证】 孕妇慎用。

【注意事项】 本品以存放在冰箱为宜。

【规格】 20mg/片。

【有效期】 暂定两年。

【储藏】 遮光，密封，在冷处保存。

三、双氢青蒿素栓剂

由于双氢青蒿素药效高，用药剂量小，适于研制成栓剂，用于不宜口服给药的众多婴幼儿童及昏迷等疟疾患者，为此继片剂后，又研制了双氢青蒿素栓剂。已经获得《新药证书》，简述其使用说明于后。

【药品名称】 双氢青蒿素栓

通用名：双氢青蒿素栓

英文名：dihydroqinghaosu suppositories

汉语拼音：shuāngqing qinghāosu shuān

本品主要成分及其化学名称为：双氢青蒿素

化学名为八氢-3，6，9-三甲基-3，12-环氧-12*H*-吡喃并［4，3-*J*］-1，2-苯并二氧杂-10

(3*H*)醇。

其结构式为：

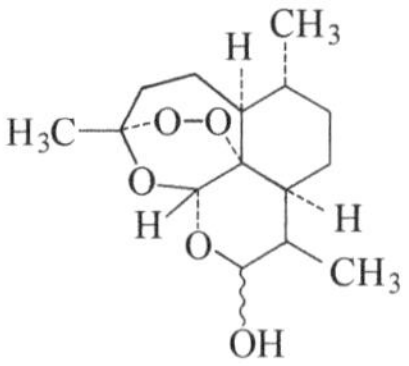

H_3C O-O H CH_3 O H O H CH_3 OH

分子式：$C_{15}H_{24}O_5$

相对分子质量：284.35

【性状】 玉白色子弹形栓剂

【药理毒理】 本品对疟原虫无性体有强的杀灭作用，能迅速控制和杀灭疟原虫。对抗氯喹、抗喹哌恶性疟具同样药效，毒性较低。

【药代动力学】 本品给药后吸收良好、起效快、代谢迅速。用药 7h 血药浓度达高峰，药物在体内平均驻留时间为 6.96h，消除半衰期为 4.82h。

【适应证】 可用于治疗各类疟疾。尤其适用于抗氯喹、抗喹哌恶性疟和凶险型脑型疟的救治。便于婴幼儿及重症呕吐、昏迷病人。

【用法用量】 360mg/5 天和 480mg/7 天方案，均每天一次，每次 60mg，首剂加倍。

【不良反应】 临床使用剂量未见明显不良反应，少数病例有轻度网织红细胞一过性减低。

【禁忌证】 孕妇慎用。

【注意事项】 本品以存放在冰箱为宜。

【儿童用药】

年龄/岁	给药总量/mg		每天剂量/mg	
	5 天	7 天	第 1 天	第 2～7 天
11～15	240	320	80	40
7～10	180	240	60	30
4～6	120	120	40	20
1～3	90	120	30	15

【规格】 100mg/粒、200mg/粒、60mg/粒。

【有效期】 暂定两年。

【储藏】 遮光，密封，在冷处保存。

双氢青蒿素片剂的相关研究需感谢以下单位的协助：

Ⅰ期临床人体药代动力学研究及Ⅰ期临床试验均由中国中医科学院中药研究所委托中国中医科学院西苑医院及中国医学科学院药物研究所药理室协作完成；

Ⅱ期临床由中国中医科学院中药研究所委托广州中医药大学热带医学研究所完成；

Ⅲ期临床试验由北京第六制药厂提供。

第四篇　其他青蒿素类药物研究进展

第一章　其他青蒿素类药物

前几篇对中国中医研究院中药研究所研发上市的抗疟新药——青蒿素和双氢青蒿素做了较详细的论述，本章简要介绍在此基础上研发的目前已上市的其他青蒿素类抗疟药。

一、青蒿琥酯[1~5]

名称：青蒿琥酯

英文名：artesunate

结构式：

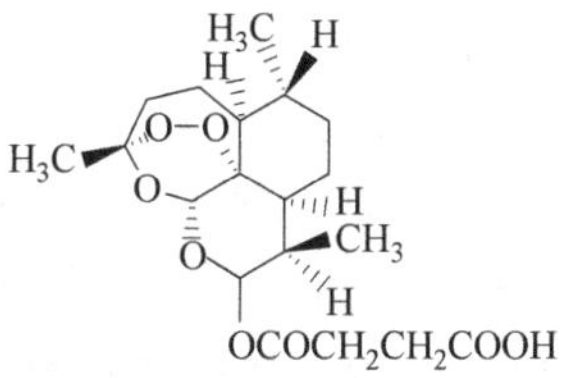

H_3C H H H_3C O—O O O H CH_3 O H $OCOCH_2CH_2COOH$

化学名：（3*R*，5*aS*，6*R*，8*aS*，9*R*，10*S*，12*R*，12*aR*)-decahydro-3,6,9-trimethyl-3,12-epoxy-12*H*-pyrano[4,3-*j*]-1,2-benzodioxepin-10-ol，hydrogen succinate

分子式：$C_{19}H_{28}O_8$

相对分子质量：384.43

1. 合成方法

将青蒿素溶于甲醇中，冷却下依次加入硼氢化钠，反应完后用醋酸中和，反应液中加入饱和盐水使结晶析出，分离，干燥得双氢青蒿素。双氢青蒿素在氯仿中于吡啶存在下与丁二酸酐反应，之后用稀盐酸中和，分离氯仿层，回收溶剂，得青蒿琥酯。

2. 抗疟活性

青蒿琥酯对体外培养的FCC-1株人恶性疟原虫的EC_{50}为0.14ng/L，ED_{90}为1.14ng/L。在体外，恶性疟原虫6个分离虫株（包括抗氯喹株）均对青蒿琥酯敏感，各株之间无明显差异。与氯喹和喹哌等5种常用抗疟药比较，青蒿琥酯有效浓度最低，完全抑制恶性疟原虫裂殖体成熟的浓度为0.018μmol/L。

静脉注射青蒿琥酯的感染伯氏疟原虫敏感株的小鼠的SD_{50}为（0.97±0.19)mg/(kg·天)，SD_{90}为（5.25±0.25)mg/(kg·天)；对抗氯喹虫株的SD_{50}为（15.65±7.4)mg/(kg·天)，SD_{90}为（90.7±33.25)mg/(kg·天)。本品3.16mg/(kg·天）或二盐酸奎宁31.6mg/(kg·天）连续静脉注射7天，治疗诺氏疟原虫感染猴，原虫寄生率下降90%的时间分别为13.2h

或 50.5h，阴转时间分别为 40h 或 104h。

3. 毒理

小鼠静注青蒿琥酯 LD_{50} 为 552.82mg/kg；经口 LD_{50} 为（1409.0±44.4）mg/kg。静注化疗指数为 792.8，安全指数为 79.9。给犬单次静注青蒿琥酯 33mg/kg，未见任何毒副作用。

青蒿琥酯用药后对犬和猴的心率和冠脉流量无显著影响，对兔的心血管毒性仅为氯喹的 1/53.6。给犬静注青蒿琥酯 11.25kg/kg，每天一次，连续 14 天，未见明显毒副作用，血液网织红细胞减少是该药副作用最敏感的指标。Beagle 狗经口给予青蒿琥酯，每天一次，连续 28 天，中毒剂量为 82.5mg/kg，安全剂量为 15mg/(kg·天)。

青蒿琥酯对大鼠有胚胎毒，但对雄性大鼠生殖功能没有影响。对金黄地鼠和豚鼠表现为引起流产，对小鼠和兔表现为使胚胎吸收。当剂量为 1/809 LD_{50}（0.5mg/kg）时，对母体完全无害的情况下，仍有 32.8%胎鼠被吸收，说明胚胎对青蒿琥酯的敏感性明显高于母鼠。

经 Ames 试验、微核试验、哺乳动物培养细胞染色体畸变试验，未发现青蒿琥酯有遗传毒性。

青蒿琥酯以 40 倍抗鼠疟 ED_{90} 剂量静注时，对小鼠神经系统无明显影响。静注 16 倍 ED_{90} 剂量的青蒿琥酯时，对豚鼠、兔、狗、猴神经系统也无影响。静注 32 倍 ED_{90} 剂量的青蒿琥酯时，对兔、狗的呼吸、血压、心率、心电均无明显影响。

4. 药代动力学

青蒿琥酯在人体内吸收迅速，口服、直肠给药和肌内注射的血药浓度达峰时间分别为 1.5h、2h 和 0.5h，在代谢过程中几乎全部转化为抗疟活性产物——双氢青蒿素。青蒿琥酯的消除也很快，其抗疟活性取决于双氢青蒿素的消除速度，双氢青蒿素消除半衰期为 45min。用薄层扫描法和放射免疫法研究青蒿琥酯在犬体内的动力学，其体内过程呈一房室模型。将青蒿琥酯制成皮肤搽剂给兔使用后，血药浓度维持时间较长。临床上，静注青蒿琥酯 2.0mg/kg 和 3.8mg/kg 后，血药时程为二房室模型，消除半衰期分别为 0.5h 和 0.6～0.8h，稳态分布容积分别为 0.1～0.6L/kg 和 0.3～0.4L/kg，给药后 7h 累积从尿中排出的药物只有剂量的 0.1%～6.8%。

5. 临床

288 例恶性疟患者用青蒿琥酯静注 3 天疗程，给药 4 次，每次 60mg，总剂量 240mg，退热时间（14.6±27.0）h，转阴时间（32.3±58.8）h，28 天复燃率为 51.3%。另 40 例采用 7 天疗程，总剂量 480mg，复燃率降为 5.6%。肌内注射青蒿琥酯，首剂用 120mg，而后按 3 天总剂量 240mg、5 天总剂量 360mg 及 7 天总剂量 480mg 分别给 30 例、100 例和 50 例恶性疟患者用药，3 个剂量平均退热时间 19.5h，平均转阴时间 64.1h，其复燃率为：3 天组 52%，5 天组 9.8%，7 天组 2.5%。

在海南岛抗药性恶性疟流行地区，采用青蒿琥酯片治疗无并发症恶性疟疾，疗程分别为 5 天（总量 600mg）和 7 天（总量 800mg），并进行开放性、随机比较。每组 50 例，两组病例临床症状均被迅速控制。5 天组和 7 天组退热时间分别为（24.0±13.6）h 和（20.0±10.0）h；原虫转阴时间分别为（61.7±10.1）h 和（55.8±15.8）h，两组间无显著差异。7 天组的 28 天原虫复燃率为 4.2%，5 天组 28 天原虫复燃率为 19.1%，两组均未见不良反应。1993 年 4～6 月，在坦桑尼亚将无并发发症且非脑型的恶性疟患者 50 例随机分为两个治疗组，口服青蒿琥酯组用药 5 天，总剂量 550mg。静脉注射青蒿琥酯组，用药 4 天，总剂量 7.2mg/kg。结果口服和静脉注射给药后的原虫清除时间几乎相同，发热消退时间也相似。口服和静脉注射病人的复燃率分别为 20%和 16%。

Looareesuwans 等用青蒿琥酯栓剂治疗严重恶性疟 30 例，分别在 0、4h、8h、12h、36h、48h 和 60h 给予患者 200mg 青蒿琥酯栓剂，之后于 72h 和 84h 分别予以口服甲氟喹 750mg 和 50mg，28 天追踪治愈率为 92%，用药全过程未出现明显不良反应。

6. 不良反应

推荐剂量未见不良反应，如使用过量（大于 2.75mg/kg），可能出现外周一过性网织红细胞减少。

7. 适应证

本品用于治疗恶性疟和间日疟，注射剂适宜脑型疟及各种危重疟疾的抢救。

8. 注意事项

（1）本品溶解后应及时注射，如出现混浊不可使用。

（2）极度严重患者，首次剂量可加倍。

（3）症状控制后，宜再用其他抗疟药根治。

（4）静脉注射速度为每分钟 3～4mL。

9. 用法与用量

静注：注射剂临用前用所附的 5%碳酸氢钠注射液溶解后，加入 5%葡萄糖注射液或葡萄糖氯化钠液 5.4mL，使每 1mL 溶液含青蒿琥酯 10mg，缓慢静注，1 次 60mg（或 1.2mg/kg），7 岁以下儿童 1.5mg/kg，首次剂量加倍，于 4h、24h、48h 重复注射 1 次。极度严重者首次剂量 120mg，3 天为 1 个疗程，总剂量为 240～300mg，缓慢给药。

10. 制剂

① 片剂　每片含青蒿琥酯 50mg 或 200mg。

② 肌内或静脉注射剂　包括 60mg 青蒿琥酯粉剂和 5%碳酸氢钠溶液，分别用安瓿包装。

③ 栓剂　每粒含青蒿琥酯钠 100mg 或 400mg。

11. 研制单位

中国广西桂林制药厂。

二、蒿甲醚[6～8]

名称：蒿甲醚

英文名：artemether

结构式：

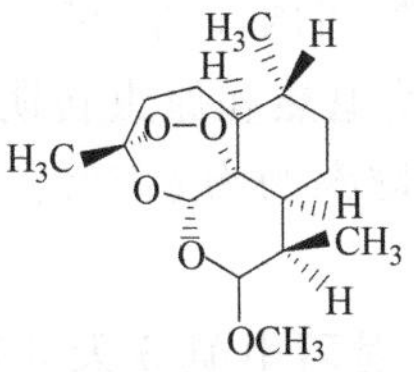

化学名：[3*R*-(3*R*，5*aS*，6*S*，8*aS*，9*R*，10*R*，12*S*，12*aR*)]-decahydro-10-methoxy-3,6,9-trimethyl-3,12-epoxy-12*H*-pyrano[4,3-*j*]-1,2-benzodioxepin

分子式：$C_{16}H_{26}O_5$

相对分子质量：298.4

1. 合成方法

青蒿素与硼氢化钠反应得双氢青蒿素，双氢青蒿素与甲醇在酸催化作用下生成一对差向异构体——甲基双氢青蒿素β体和甲基双氢青蒿素α体，其中以β体为主，β体占98%，α体占2%。

2. 抗疟活性

蒿甲醚对鼠疟、猴疟以及体外培养的恶性疟原虫氯喹敏感株和抗药株均显示很强的杀灭血液裂殖体的作用。其对小鼠原虫转阴时间明显优于口服磷酸氯喹。蒿甲醚对体外培养的FCC-1株人恶性疟原虫的EC_{50}为2.19ng/L，ED_{90}为4.12ng/L。蒿甲醚对感染伯氏疟原虫株的小鼠肌内注射的SD_{50}为0.6mg/(kg·天)，ED_{50}为0.72mg/(kg·天)，SD_{90}为1mg/(kg·天)。蒿甲醚油剂肌内注射治疗食蟹猴疟，1天内可减少原虫90%以上，2天内转阴。

3. 毒理

小鼠肌内注射蒿甲醚油剂的LD_{50}为263mg/kg，皮下注射的LD_{50}为（391±60)mg/kg，其混悬液灌胃的LD_{50}为（977±114)mg/kg。大鼠肌内注射蒿甲醚油溶液的LD_{50}为579mg/kg，治疗指数约为493，安全系数约为138。每天给大鼠肌内注射蒿甲醚一次，剂量36mg/kg，连续15天，除网织红细胞轻度降低外，未见其他毒性。每天给犬肌内注射蒿甲醚一次，剂量6mg/kg，连续15天，未见毒性作用。若剂量加大到10mg/(kg·天）时，则出现食欲减退等胃肠道反应。

一些动物研究显示肌内注射大剂量蒿甲醚或蒿乙醚可出现神经毒性改变，在脑干和小脑的某些核内出现散在性染色质溶解和坏死，动物表现为抑郁状态，运动失调，自发性肌痉挛，并出现死亡。

Ames试验、小鼠骨髓微核试验及V79细胞染色体畸变试验结果均为阴性，表明本品无致突变作用。小鼠、大鼠和兔在妊娠初期给药未见致畸作用，但在小鼠受孕中期给药，当剂量大于1/28LD_{50}时，表现有胚胎毒作用。

4. 药代动力学

动物实验结果表明，蒿甲醚的吸收、转化和排泄较快，其半衰期大鼠约为17min，猴为9.8h。其在动物体内分布较广，以肝脏、肺脏、肾上腺及肾脏中最多。

口服蒿甲醚的血药浓度达峰时间为2～3h。肌内注射蒿甲醚吸收个体差异很大，蒿甲醚的吸收慢，且不稳定，达峰时间通常为6h，但有些病例达峰时间达到18h或更长。蒿甲醚在体内缓慢不完全地代谢为活性产物双氢青蒿素，肌内注射时是蒿甲醚发挥主导作用，而口服时是双氢青蒿素起主要作用。

5. 临床研究

在抗氯喹恶性疟流行区，用蒿甲醚肌内注射治疗308例恶性疟患者。其中13例为凶险型，8例是孕妇。全部临床治愈。平均退热和原虫转阴时间分别为20～30h和32～72h，明显优于口服磷酸氯喹。一个月内的复燃率约为6.7%。

6. 不良反应

12名健康成人志愿者进行肌内注射蒿甲醚5天5次疗法，首次剂量加倍，最大耐受剂量为1.6mg/（kg·次)，总剂量为9.6mg/kg。毒性表现为给药后一过性网织红细胞减少，停药一周后可恢复正常。

蒿甲醚5天肌内注射总剂量480mg时，对204例进行了毒副反应观察，其中4例用药后出现一过性发热。8 例网织红细胞有一过性轻度降低。8 名中、晚期孕妇使用本品治疗，随访 5～8 年母亲身体健康，儿童生长发育正常。

7. 适应证

本品用于治疗恶性疟和间日疟，特别对多种危重疟疾病人包括抗氯喹疟疾及脑型疟具有良好疗效。

8. 注意事项

① 蒿甲醚注射剂在低温如有凝固现象时，可微温溶解后使用。

② 鉴于本品动物实验显示有胚胎毒作用，孕妇慎用。

9. 用法与用量

口服，成人剂量：首次剂量 160mg，第 2 天起，每次 80mg，每天 1 次，连服 5～7 天。小儿剂量：首次剂量 3.2mg/kg，第 2 天起，每次 1.6mg/kg，每天 1 次，连用 5 天。肌内注射，每天 1 次，连续 5 天为 1 个疗程，成人每天 80mg，首次剂量加倍，儿童按 1.6mg/kg 计算。

10. 制剂

胶囊剂，每粒含蒿甲醚 40mg。

片剂，每片含蒿甲醚 50mg。

肌内注射剂，1mL 无菌注射用油，含蒿甲醚 80mg（成人）或 40mg（儿童）。

11. 研制单位

中国科学院上海药物研究所和中国云南昆明制药厂。

三、蒿乙醚[9～11]

名称：蒿乙醚

英文名：artemotol，arteether

结构式：

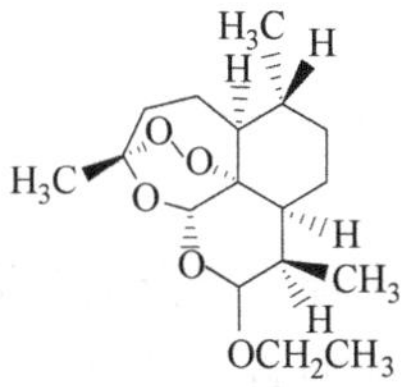

化学名：[3*R*-(3*R*，5a*S*，6*S*，8a*S*，9*R*，10*R*，12*S*，12a*R*)]-decahydro-10-ethoxy-3，6，9-trimethyl-3，12-epoxy-12*H*-pyrano [4，3-*j*]-1，2-benzodioxepin-10-ol

分子式：$C_{17}H_{28}O_5$

相对分子质量：312.4

1. 合成方法

青蒿素与硼氢化钠反应得双氢青蒿素，在酸催化下双氢青蒿素与乙醇作用生成一对差向异构体——乙基双氢青蒿素 β 体和乙基双氢青蒿素 α 体，通过层析分离得到 β 体。

2. 抗疟活性

本品是青蒿素的半合成衍生物，为 DNA 合成抑制剂。

本品是抗原虫感染药物，可杀灭血液中的恶性疟原虫裂殖体。本品可在血液早期到配子体早期期间有效杀灭恶性疟原虫。体外研究中，本品还可有效杀灭耐氯喹、甲氟喹、卤泛群、奎宁、乙胺嘧啶、环氯胍和阿莫地喹的恶性疟原虫虫株。

3. 毒理

对狗肌内注射蒿乙醚［20mg/(kg·天)］，连续 8 天，5/6 的狗死亡，主要表现为神经损害。在神经损害中表现为：损害程度与剂量相关，且损害部位特异，位于脑桥和髓质。临床研究中本品的累积剂量为 11.2mg/kg，健康志愿者和病人中均未见神经毒性的报道。

4. 药代动力学

本品麻油溶液经肌内注射后，缓慢释放进入全身循环中，注射后 3～12h 达到血浆峰浓度，血浆半衰期为 1～2 天，血浆蛋白结合率为 98%～99%。

本品主要经 CYP3A4 氧化去烷基成双氢青蒿素，葡糖苷酸化的双氢青蒿素经胆汁排泄，极少部分（20%～30%）以双氢青蒿素的葡萄糖醛酸化物（dihydroartemisinin glucuronide）形式随尿液排出。

5. 临床研究

在一项有 127 例严重或有并发症的恶性疟儿童的双盲阳性对照随机平行分组两中心临床研究中，本品组的存活率与蒿甲醚治疗组相同，所有病人接受不间断治疗，1～4 天内寄生虫完全清除并退热。

在一项多中心开放性随机平行分组临床研究中，200 例脑恶性疟患儿接受本品或奎宁静注治疗，本品组的存活率（82%）与对照组（72%）相当，4h 至 8 天内从昏迷中清醒过来，1～7 天内疟原虫清除并退热。

在五项有 200 例严重恶性疟成年病人中进行的开放性随机小型临床研究中，本品组的存活率与蒿甲醚治疗组的相似，60h 内疟原虫完全清除。

6. 不良反应

本品不良反应已见报道的有：无力、厌食、发热、头痛、注射部位疼痛、上呼吸道感染、肺炎、咳嗽、头晕、腹泻、恶心、瘙痒和肌痛。原先有心电图（ECG）异常的病人偶尔会出现 Q-Tc 间期延长。

7. 适应证

本品适用于恶性疟原虫感染性疟疾的治疗。

8. 注意事项

① 对本品或麻油过敏者禁用；肝或肾功能受损者慎用。

② 本品必须经肌内途径给药，一般而言，严重恶性疟原虫感染还需要辅助治疗，包括经静脉或直肠途径给予葡萄糖-生理盐水液和对乙酰氨基酚。在恶性疟感染危象期过去后的 4 周里，建议一周 1 次监测病人血液疟原虫量。原先恶性疟原虫感染的病人重新感染或复发时，必须使用不同的抗疟药物治疗。

③ 当确诊或怀疑同时有间日疟原虫感染时，必须使用不同的抗疟疾药物治疗。

④ 在推荐剂量范围内，本品不会延长 Q-Tc 间期。原先有心电图（ECG）异常的病人偶尔会出现 Q-Tc 间期延长，需慎用。

⑤ 尚不能排除本品有致神经毒性的可能。尚未在健康志愿者和病人中确定本品的最大耐受剂量。

⑥ 本品与甲氟喹或奎宁合用时有协同增效作用，但尚未经临床研究证实。

⑦ 本品经细胞色素 P450 酶 CYP3A4 代谢成双氢青蒿素。为对 CYP3A4 有强抑制作用

药物，如人类免疫缺陷病毒（HIV）蛋白酶抑制剂，与本品同时使用时会影响本品的代谢，使本品的血液浓度升高。而对 CYP3A4 有强诱导作用的药物如苯巴比妥，与本品同时使用会使本品的血药浓度降低。

⑧ 孕妇禁用本品；哺乳期妇女，本品首次治疗后 2 周内停止授乳。

9. 用法与用量

肌内注射，起始剂量为 4.8mg/kg，随后 6h、24h、48h 和 72h 给予 1.6mg/kg 剂量。起始剂量必须平均分成两份，并分别注射在两大腿前部。随后的剂量必须交替注射于两大腿上。

同一病人首次治疗后 2 周内不得重复用药。

10. 制剂

肌内注射剂，2mL 安瓿内装 50mg 或 150mg 本品，溶于麻油中。

11. 研制单位

ARTECEF BV Zeewolde（荷兰）公司研制，Rotexmedica GmbH Trittau（德国）公司生产。

参考文献

[1] Yang Q C, Shi W Z, Li R, et al. The Antimalarial and toxic effect of Artesunate on animal models. J Traditional Chinese Medicine, 1982, 2 (2): 99

[2] 管惟滨，黄文锦，周元昌等. 青蒿素及其衍生物对体外培养恶性疟原虫的作用. 中国药理学报，1982，3（2）：139

[3] 黄家章，高徐生，任娜. 青蒿琥酯在体外对六株恶性疟原虫的作用. 中国药理学与毒理学杂志，1987，1（4）：283

[4] Li G Q, Guo X B, Fu L C, et al. Clinical trials of artemisinin and its derivatives in th etreatment of malaria in China. Trans Royal Soc Trop Med Hyg, 1994, 88 (1): 522

[5] WHO guidelines for the treatment of malaria. 2006. 98

[6] 管惟滨，黄文锦，周元昌等. 青蒿素及其衍生物对体外培养恶性疟原虫的作用. 中国药理学报，1982，3（2）：139～141

[7] 顾浩明，刘明章，吕宝芬等. 蒿甲醚在动物的抗疟作用和毒性. 中国药理学报，1981，2（2）：138～144

[8] WHO guidelines for the treatment of malaria. 2006. 96

[9] Bross A, Venugopalan B, Dominguez Gerpe L, et al. Arteether, a New Antimalarial Drug: Synthesis and Antimalarial Properties. J Med Chem, 1988, 31, 645～650

[10] 李继安. 细菌耐药性机制的研究与开发Ⅱ. 国外医药（合成药、生化药、制剂分册），2001，22（3）：132～133

[11] WHO guidelines for the treatment of malaria. 2006. 100

第二章　青蒿素类药物抗疟药理研究进展

青蒿素由于与以往抗疟药的结构完全不同，被国际同行称为抗疟药研究史的里程碑，为抗疟新药的研究开辟了一个全新的方向，并成为当前抗击多药抗性恶性疟的主要武器。本章对青蒿素类药物的抗疟作用特点、体内代谢、作用机制等方面的研究做一概述。

一、药效作用特点

青蒿素类药物对所有的疟原虫均有较强的杀灭作用，包括抗氯喹恶性疟和多药抗性恶性疟。在体外，纳摩尔浓度的药物即可有效地抑制和杀灭恶性疟原虫。与其他抗疟药相比，这类药物能更快地抑制疟原虫的主要代谢过程，并杀灭疟原虫。在青蒿素类药物的作用下，疟原虫每个无性繁殖周期的原虫数量下降可达 10000 倍[1~3]。

青蒿素类药物主要作用于红内期的疟原虫。相对而言，代谢更为活跃的大环状体、滋养体和裂殖体阶段的原虫对药物更为敏感，但青蒿素类药物对小环状体同样有抑制作用[4,58]。对红前期和红外期疟原虫无作用，因此，不能用于疟疾的预防。

青蒿素类药物能显著地抑制疟原虫配子体的形成。实验室研究也证明青蒿素类药物通过其对疟原虫环状体和早期配子体的作用抑制配子体的形成[1,4]。这一发现在现场研究中得到了证实。1992～1995 年，对泰缅边境 5000 多名成人和儿童血液配子体携带率的评估研究表明，青蒿琥酯或蒿甲醚治疗单纯型疟疾可大大降低血液配子体携带率。这提示了青蒿素类药物可降低传播和抗性虫株的扩散。在近年的研究中，虽然没有发现青蒿素类药物在疟疾高发区可有效降低疟疾的传播，但在疟疾低发区的确有助于减少疟疾的传播[5]。

此外，对疟原虫引起的病理生理过程，如恶性疟原虫感染红细胞表面黏性病变及其与微血管系统的细胞粘连，青蒿素类药物治疗的效果也比其他抗疟药好[1,2,6]。

二、药物代谢动力学

口服青蒿素类药物可被迅速吸收，在 1～2h 即可达到血液浓度峰值。但吸收并不完全，生物利用度也较低[7]。大鼠经口给予青蒿素类药物的生物利用度仅为 19%～35%。肌内注射，不同衍生物的生物利用度差异较大[8]。青蒿琥酯最高，可达 105%，其次是 artelinic acid（95%）和双氢青蒿素（85%）。蒿甲醚和蒿乙醚较低，分别为 54%和 34%，这与油溶制剂在注射部位缓慢、持久的释放有关。以蒿乙醚为例，首剂注射和连续 7 剂（每天 1 剂）注射后的 24h，保留于肌肉内的药物分别达总剂量的 38%和 98%，并呈双峰吸收。

在体内，除青蒿素外，其他衍生物主要经水解转化为双氢青蒿素，然后通过肝脏细胞色素 P450 和其他代谢酶系统代谢，并以较短的半衰期（1.6～2.6h）清除[1,6~9]。其中，青蒿琥酯在几分钟之内就能转化为双氢青蒿素，并主要通过后者发挥抗疟作用。动物代谢的研究表明，不同衍生物转化为双氢青蒿素的转化率各不相同。按给药总剂量百分比计，青蒿琥酯的转化率可达 25.3%～72.7%，而蒿甲醚和蒿乙醚分别只有 3.7%～12.4% 和 3.4%～15.9%。

青蒿素类药物的血清蛋白结合率较高。双氢青蒿素的血清蛋白结合率可高达 93%[10]。青蒿素、蒿甲醚、蒿乙醚、青蒿琥酯钠和 artelinic acid 与人血清或血清蛋白的结合率也分别达到了 64%、76%、78.7%、59%和 81.5%。此外，青蒿素类药物似乎能选择性地结合感染疟原虫的红细胞，在感染疟原虫的红细胞中浓度要比正常红细胞高几十到上百倍[7,11]。

青蒿素及其衍生物的定量分析比较困难，这限制了青蒿素类药物的药代动力学研究。高效液相色谱法（HLPC）与紫外光谱分析（UV）或还原电化学检测（ECD）结合是应用最广泛的方法。近年来，液相色谱-质谱（LC-MS）、气相色谱-质谱（GC-MS）、超临界流体色谱等分析方法和化学发光、荧光测定法的应用得到了发展。但所有方法只能用于血清样品，目前尚无适用于全血样品的方法[12,13]。此外，生物活性测定法可以测定血清样品中的抗疟活性物的总量，但无法区分原药和活性代谢产物[14]。

单纯疟疾患者口服单剂青蒿琥酯后，抗疟活性成分的绝对生物利用度约为 60%，但个体差异较大[9]。活性代谢产物双氢青蒿素达到血药浓度峰值浓度的时间一般在 1～2h。研究表明，与恢复期患者相比，急性感染期患者的青蒿琥酯清除率下降，这可能与疾病对药代动力学的影响或代谢酶的自诱导有关。

虽然生物利用度比较低，但从疟原虫清除率看，口服青蒿素、双氢青蒿素和蒿甲醚的药效活性仍可令人满意[6,8,9]。研究证实，口服剂型对单纯疟疾患者的疗效是可靠的。口服多剂量青蒿素或蒿甲醚的清除率上升，而且与青蒿琥酯相似，恢复期患者的清除率高于急性感染期。

蒿甲醚肌内注射的相对生物利用度比口服差，吸收较慢，给药后几个小时才能达到血药浓度峰值。更糟糕的是，相关的研究发现，相当数量的患者（26 例中的 5 例和 97 例中的 7 例）注射蒿甲醚之后，用传统或生物活性测定的方法均检测不到抗疟药的存在[15,16]。这表明，就药代动力学而言，肌内注射蒿甲醚对凶险型疟疾是不适用的。肌内注射蒿乙醚比蒿甲醚吸收更慢。

对凶险型疟疾的治疗，不论是肌内注射还是静脉注射青蒿琥酯，在药代动力学上都优于蒿甲醚。与蒿甲醚相比，青蒿琥酯可从肌注部位被快速吸收，1h 内血浆中活性代谢物双氢青蒿素的浓度即可达到峰值，并且双氢青蒿素的生物利用率高达 80%以上。疟疾感染的严重程度对青蒿琥酯的药代动力学似乎没有显著性影响，但年龄可能有一定影响。

青蒿琥酯栓剂对中度疟疾儿童患者的治疗研究表明，直肠给药的吸收也较快[59]。活性代谢物双氢青蒿素的血浆浓度在 2h 内达峰值，其生物利用度在 20%～60%。青蒿素栓剂在健康人和单纯疟疾患者的吸收相对较慢，双氢青蒿素栓剂的药代动力学行为与青蒿素类似[9]。

虽然，已知青蒿琥酯与甲氟喹、蒿甲醚与苯芴醇之间没有显著的相互作用，但有关青蒿素类药物与其他抗疟药或其他药物相互作用的研究还相当少。研究表明，青蒿琥酯和蒿甲醚对羧基伯喹和羧基甲氟喹没有影响。卤泛曲林和甲氟喹在体外对蒿乙醚转化成双氢青蒿素的效率有微弱的影响，但并没有临床相关性[17,18]。

此外，有关药物代谢酶系统的研究表明青蒿素类药物主要在肝脏代谢，并且其Ⅰ相代谢主要受细胞色素 P450 同工酶 CYP2B6 和 CYP3A4 的介导[7]。两者介导青蒿素衍生物转化为双氢青蒿素。后者主要通过葡糖苷酸化过程清除，相关的尿苷葡糖酸基转移酶主要有 1A1、

1A8～9 和 2B7。此外，青蒿素类药对人类药物代谢酶系统也有不同的影响。青蒿素对 CYP2C19 和至少一个其他细胞色素 P450 同工酶有诱导活性，可导致奥美拉唑的消除加快，但对 CYP3A4 并无影响。双氢青蒿素和蒿甲醚对大鼠 CYP1A2 有中度或轻度的抑制活性，但对大鼠 CYP2E1 或 2D6 都没有影响。而 artelinic acid 的生物转化虽不受 CYP2C9 的介导，却能抑制人的双氯芬酸-4-羟化酶的活性。

青蒿素类药物在不同患者群，特别是儿童和妊娠妇女的药代动力学差异尚未得到深入研究。不过动物研究的结果表明，青蒿素类药物的代谢具有性别相关性。

三、作用机制

我国科学家早期进行的构效关系（structure-activity relationship，SAR）研究证实过氧桥是青蒿素类药物抗疟活性的必需结构，从而推测该类药物发挥抗疟作用与过氧桥引起的生理生化变化有关。由于过氧化物可产生自由基或其他活性氧而损伤生物大分子，提示青蒿素类药物的作用机制可能与自由基有关。

迄今，已有很多研究证实了自由基与青蒿素类药物抗疟活性之间的重要关系，而且亚铁血红素或其他的生物大分子络合的亚铁，在药物的活化中起了关键作用。如升高红细胞氧张力和其他可产生自由基的药物能增强青蒿素类药物的抗疟活性，而抗氧化剂（自由基清除剂）过氧化氢酶、生育酚、抗坏血酸、谷胱甘肽及二硫苏糖醇等能降低青蒿素的抗疟作用[19]。亚铁血红素存在时，青蒿素可导致细胞膜的脂质过氧化和 ATP 酶活性抑制，而一些自由基清除剂和铁螯合剂能拮抗青蒿素的这些作用[19,20]。铁介导的青蒿素类药物不可逆还原裂解已得到了电化学研究的证实[21,22]。FT-IR 研究也确定了亚铁还原下的过氧桥裂解[23,24]。

1992 年，Posner 和 Oh[25] 以 ^{18}O 标记的简单 1,2,4-三噁烷分子为模型，首次提出亚铁离子介导的过氧桥裂解产生一对氧阴离子自由基 2 和 3，两者分别通过 β 裂解和 1,5-H 迁移重排为 C_4 位的伯碳自由基 11 和仲碳自由基 4，并进一步转化为不同的产物（图 4-2-1）。之后，不断有化学家采用各种化学模型体系对体外青蒿素及其衍生物亚铁介导的还原裂解进行研究，一些推测存在的中间产物和终产物也得到了鉴定[25～29]。虽然不同反应条件下得到的产物组成不尽相同，但所有结果都表明了 C_4 位自由基 11 和 4 在青蒿素类衍生物还原裂解反应中的重要地位。而且三噁烷模型分子不同位置的氧原子经同位素标记后，其还原裂解产物的质谱分析[24]和 FT-IR 吸收峰[23]同位素迁移都证实了呋喃乙酯 12 是 C_3—C_4 裂解的产物。更直接的，自由基 11 烷基化亚铁血红素和金属卟啉的共价加合物也已被鉴定[30～32]，自旋捕获（spin-trapping）实验同样获得了 4 和 11 存在的信号[29,33]。

曾有学者对 1,5-H 迁移产生 4 的假说提出疑义。但自旋捕获实验和 4 进一步演化的产物，环氧化物 5（图 4-2-1）的获得为此提供了坚实的证据[29,33]。吴毓林等[29]认为 2 七元环的结构接近船式构象，通过轻微的扭曲即可达到 1,5-H 迁移的要求，因此其 1,5-H 迁移的能量可能并不像开环结构所需的那么高。这一观点随后得到了 Cu 等[34]以 6,7,8-三氧二环［3,2,2］壬烷为模式分子的量子理论研究的支持。最近，直接对青蒿素进行的相似理论计算（calculation）进一步支持了这一观点，表明伯碳和仲碳自由基都比其前体 2 和 3 或相应过渡态更为稳定，两者的形成是一个不可逆的热动力学过程[35]。

由 4 到 6、8 的反应可能存在以下几种途径（图 4-2-1）。首先，直接环氧化，或者通过 β 裂解释放的氧高铁（$O{=}Fe^{2+}$）环氧化中间产物烯醇 7，形成 5，后者可被酸（包括质子酸

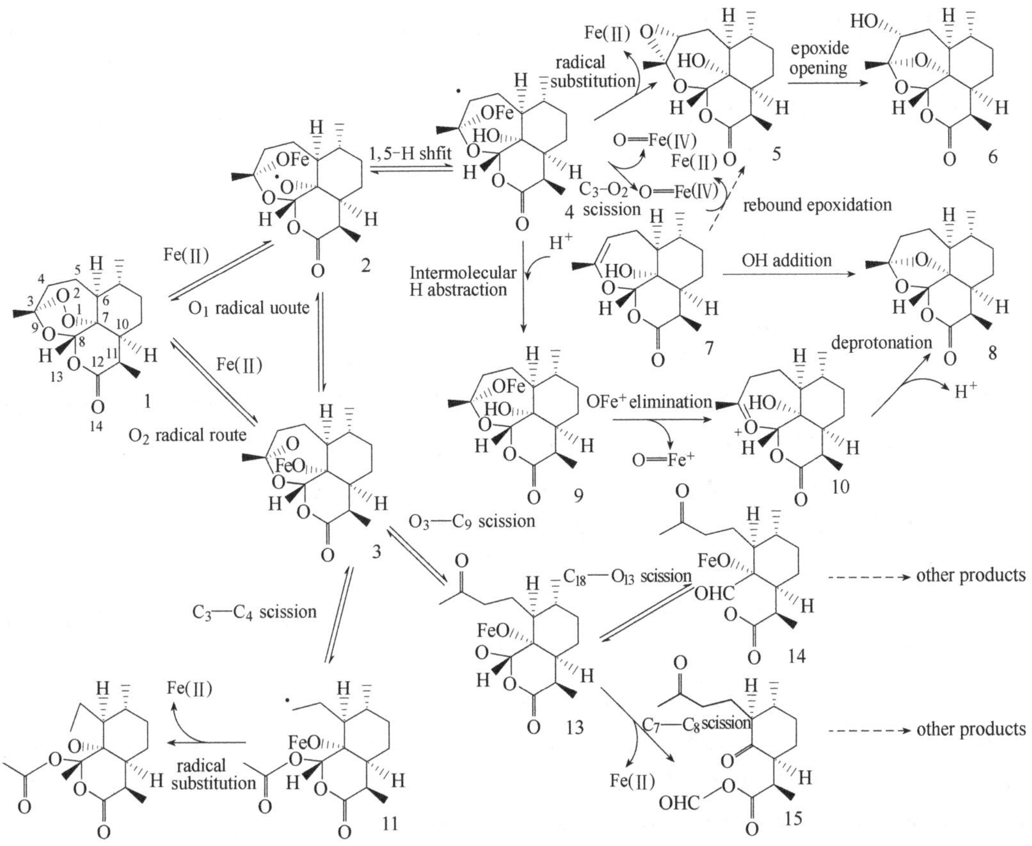

图 4-2-1 青蒿素亚铁介导下的还原裂解

和路易斯酸）催化重排为 6[25,29]。其次，7 也可以通过双键的分子内加成而重排为 8[29]。最后，若存在合适的氢供体，4（也可能是 2 和 3）可以通过分子间的脱氢形成 9，而 9 经水解也能形成 8[29,36]。环氧化物 5 的获得证实了 4 →5 →6 的反应途径。$O{=}Fe^{2+}$ 相关的反应机制也得到了一些研究的支持[25,37,38]，但也有学者对相关实验结果的解释提出了理论上的质疑[29,36,39]。要确定 $O{=}Fe^{2+}$ 在青蒿素类衍生物还原裂解中的地位还需更多可靠的证据，相关的实验结果也有待更合理的理论解释。

上述亚铁离子介导的还原裂解与药物作用机制之间必然有着密切联系。但反应中产生的自由基、环氧化物及可能存在的 $O{=}Fe^{2+}$，究竟哪个或哪些是真正的疟原虫杀手呢?

相关的信息最初来自对青蒿素类似三噁烷 C_4 取代的研究[40]。研究发现 C_4 甲基或苄基取代能显著提高其体外抗疟活性，而相应的 C_4 α-取代和 C_4 二甲基取代导致抗疟活性降低，甚至完全丧失。笔者认为 C_4 β-取代有利于 1,5-H 迁移产生更稳定的叔碳自由基，而 C_4 α-取代和 C_4 二甲基取代阻碍了 1,5-H 迁移，因此青蒿素类药物的高抗疟作用与 1,5-H 迁移重排产生碳自由基 4 的途径密切相关。进一步的 SAR 研究基本确定了 C_4 取代对抗疟活性的影响，唯有 C_4 β-甲硅烷甲基和甲锡烷甲基取代的三噁烷，活性低于未取代的相应三噁烷[41]。需指出的是 C_4 α-取代固然是阻碍了 1,5-H 迁移，但其作用活性下降也可能是 α-取代阻碍了过氧桥与相应亚铁的结合，进而阻碍药物活化的结果。C_4 β-取代能稳定重排产生的 C_4 自由基又不阻碍亚铁结合，因而能增强抗疟活性。过氧桥邻近或其他碳原子上的 α-取代因立体阻碍而降低活性也得到了大量研究的证实[42~45]。因此，上述 C_4 取代研究的结果表明 C_4 自由基是青蒿素类药物抗疟活性所必需的，但并不能由此得出仲碳自由基 4 更为重要的结论。

有学者曾就 C_4 自由基的重要性提出疑问，主要依据之一是 O_9 被 C 取代的 carbaartemisinin 衍生物还原裂解产生的 C_4 自由基更为稳定，而其体外抗疟活性却只有青蒿素的 4%[47]。对此，先前较普遍的解释是抗疟活性不仅与 C_4 自由基的稳定性有关，还涉及到其反应活性，而 carbaartemisinin 似乎并不能在两者之间达到平衡[36,46]。但最近的青蒿素分子静电势（molecular electrostatic potential，MEP）研究为此提供了新的线索[72]。PM3 半经验（semi-empirical）优化的青蒿素 MEP 图显示青蒿素分子表面的最大负电势位于其羧基氧 O_{13} 和 O_{14} 上，过氧桥的分子表面负电势只有前者的一半。但 O_9 也集中了部分负电势，并与过氧桥 O_1 和 O_2 连成一片而使整体负电势超过羧基氧。这意味着亚铁和过氧键的静电结合与药物分子表面静电势分布密切相关。以碳原子置换 O_9 显然是不利于这一结合的。10-脱氧 carbaartemisinin 的抗疟活性能提高 4 倍（提高幅度与 10-脱氧青蒿素相近）[47]，及青蒿素类似药物立体电子特性与其神经毒性的关系[48]也揭示了这一点。而且已有大量研究证实 C_4 自由基可通过烷基化作用与生物大分子共价结合[30~32,49]。

$O=Fe^{2+}$ 和环氧化物 5 因有较强的反应活性也被认为可能是真正的疟原虫杀手。理由是当假设产生 $O=Fe^{2+}$ 的 β 裂解被 C_3 上更易消去芳香取代（如苯基）的 β 裂解占先时，相应的三噁烷完全丧失抗疟活性[25]。甲硅烷甲基等基团 C_4 β-取代的三噁烷无抗疟活性也被归因于阻碍了 β-裂解产生氧高铁的途径[41]。但笔者认为应注意到 C_3 芳香取代的吸电子效应是偏向于 O_2 自由基 3 的形成的，而作为更易消去基团，它们的裂解显然是优先于 $C_3—C_4$ 的 β-裂解。其亚铁还原产物的组成也说明了这点[25]，而 C_4 β-甲硅烷甲基等基团的取代虽不影响 C_4 自由基形成，但甲硅烷和甲锡烷作为易被消去的基团，可轻易消去而使 C_4 自由基分子内灭活（intramolecular quenching）。β-裂解产生 $O=Fe^{2+}$ 的假设在理论上也尚有存疑。环氧化物 12 虽已得到分解，但由高活性 10-脱氧 carbaartemisinin 衍生物（抗疟活性为青蒿素的 2/3）亚铁还原产物中得到的环氧化物却完全无抗疟活性[46]。

还有学者提出通过酸、苯胺和 oxophlic 金属离子等亲电子试剂介导 $C_2—C_3$ 裂解开环形成的氢过氧化物及由其产生的亲电子氧化物也可能是抗疟活性物质[27,46]。但这一假说并未得到普遍的认同。首先其反应的速度远比不上还原裂解，因此即使存在此类反应，它也无法与还原裂解反应相竞争产生足够多的亲电子氧化物。其次内酯环对酸等亲电子试剂攻击比过氧桥更为敏感[73]。况且多数不能被还原裂解产生碳自由基的氢过氧化物也仅有微弱的抗疟活性。

与典型的自由基类药物不同，青蒿素类药物的抗疟作用并非随机、非特异的自由基损伤，而是特定的自由基作用于特定的靶点的结果。这已得到多数学者的认同。大量资料表明 C_4 自由基 4 和 11 可能就是真正的疟原点杀手（见前述）。但特定的靶点是什么呢？C_4 自由基又是怎样与其发生作用并导致疟原虫死亡的呢？

由于亚铁在药物作用中的重要性，血红蛋白代谢与亚铁血红素解毒途径被认为可能是青蒿素类药物作用的靶点。Hong 等[51]发现，^{14}C 标记青蒿素处理疟原虫感染红细胞时，75%的药物集中于疟色素，且与其形成共价加合物。随后，C_4 自由基烷基化金属卟啉或血红素的共价加合物得到鉴定[30~32,63]。SAR 研究也表明青蒿素衍生物的抗疟活性与其结合亚铁血红素的亲和力密切相关[52,53]。进一步的研究发现，青蒿素和双氢青蒿素在体外有抑制亚铁血红素聚合及β-高铁血红素形成的作用[55]。最近又有研究报道了青蒿素和β-蒿乙醚能抑制疟原虫食物泡裂解物催化的血红蛋白水解（主要抑制半胱氨酸蛋白酶活性）和亚铁血红素聚合，及富组氨酸蛋白（PfHRPⅡ）催化的亚铁血红素聚合并导致疟色素分解[56,74]，而药物与亚铁血红素共价加合物可能是抑制亚铁血红素聚合的关键[57]。

疟原虫消化宿主75%的血红蛋白，并以此作为自身蛋白合成的主要原料来源。在血红蛋白酶的催化下，血红蛋白水解释放游离氨基酸和亚铁血红素。前者被疟原虫所利用，而高反应活性的亚铁血红素经原虫相应解毒途径聚合成无活性的疟色素聚集于食物泡内。因此抑制血红蛋白水解和亚铁血红素聚合的生物学效应是可以确定的。这也正是氯喹、奎宁等喹啉类药物主要的抗疟机制[60]。然而，蒿甲醚并不影响体内疟原虫疟色素的形成[74]，即使在细胞外，高抗疟活性的10-脱氧青蒿素也未在体外亚铁血红素聚合抑制活性（HPIA）和β-高铁血红素抑制活性（β-hematin inhibitory activity，BHIA）测试中表现出类似青蒿素与双氢青蒿素类似的抑制作用[54]。而且对于并不大量消化血红蛋白形成疟色素的小环状体疟原虫，青蒿素类药物也有较高的活性[58]。某些无活性的三噁烷衍生物同样能通过自由基烷基化金属卟啉形成共价加合物[42]，及用plasmepsin抑制剂阻断血红蛋白水解及亚铁血红素释放能显著拮抗氯喹活性却丝毫不影响青蒿素活性的发现证实了这点[61]。

亚铁血红素作为药物活化所必需的亚铁来源似乎已得到了大量研究的证实，而一直以来，大量作用机制相关的模型研究和药物结构优化也正是基于这一认识之上进行的。最近这一共识却受到了挑战。首先是吴毓林等[50,64]发现，当存在半胱氨酸时，痕量的非血红素铁（non-heme iron）也能快速裂解青蒿素，并有一个以前未知的醛类化合物产生。同时他们还发现C_4自由基可通过分子内攻击与铁络合的半胱氨酸硫原子共价结合。因此他们认为疟原虫功能蛋白或酶络合的亚铁离子才是药物活化所必需的，其他非必需的亚铁，如单体亚铁血红素或简单的亚铁络合物介导的还原裂解并不与药物作用有关，并进一步提出青蒿素类药物的作用靶点是疟原虫含铁的关键酶或功能蛋白。Olliaro等[46]也就亚铁血红素在药物活化中的作用提出了疑问。最近，应用荧光标记的青蒿素衍生物和高解析度共聚焦显微镜，Krishna及其同事[61]证实了青蒿素类药物分布于疟原虫细胞质的膜系结构，但并不像以前认为的那样积聚于食物泡，而用plasmepsin抑制剂阻断血红蛋白水解释放亚铁血红素也并不影响青蒿素的作用。但并没有更多的证据支持非血红素亚铁的重要性，也没有直接证据表明亚铁血红素与药物作用无关。

青蒿素类药物烷基化疟原虫特异性蛋白已经得到证实。治疗浓度的放射性标记的青蒿素衍生物与疟原虫感染红细胞温育反应时，有6个疟原虫蛋白被特异性标记[65]，其中之一经鉴定是翻译控制肿瘤蛋白（translationally controlled tumor protein，TCTP）同系物。进一步研究发现，恶性疟原虫重组TCTP在血红素催化下能与双氢青蒿素结合。免疫沉淀也证实了二者在恶性疟原虫体内的结合[75,76]。然而TCTP的功能仍是未知的，更无直接证据证明药物与其的结合与药物的抗疟作用有关。实验条件较复杂的情况下，二者的结合也可能是偶然的，而并不涉及药物的作用。

Krishna及其同事[61]的研究带来了新的发现。他们发现青蒿素高选择性地抑制异源表达的恶性疟原虫PfATP6（肌浆/内质网膜Ca^{2+}-ATPase，the sarco/endoplasmic reticulum calcium-dependent ATPase，SERCA）活性，而氯喹、奎宁和脱氧青蒿素无此作用。而且青蒿素的抗疟作用能被SERCA强抑制剂thapsigargin显著拮抗。去铁敏也同样能拮抗青蒿素对PfATP6的抑制。在同一模型中，一些青蒿素衍生物和内过氧化合物PfATP6抑制活性的大小与其体外抗疟活性呈线性相关。进一步的受体结合竞争实验表明青蒿素在疟原虫体内的靶点与 thapsigargin 相同，并且与靶点的结合是不可逆的。PfATP6 通过将钙离子排出细胞外，来调节细胞内钙水平。青蒿素在经亚铁活化后与 PfATP6 不可逆地结合并抑制其活性，使细胞内钙水平升高，有可能是导致疟原虫死亡的原因。但正如作者所暗示的，现在仍没有治疗浓度下活化青蒿素与 PfATP6 结合的直接证据。

最近，在酵母模型的研究中发现青蒿素可通过与线粒体电子转运链的作用，产生局部的反应活性氧，破坏线粒体膜电位，最终导致线粒体功能障碍[62]。这一发现与早期高剂量青蒿素类药物神经毒性相关研究的发现一致[66]。

综上所述，青蒿素类药物在亚铁血红素或其他来源亚铁的介导下，经还原裂解和不同途径重排产生两个 C_4 自由基的反应机制已经确立。无空间位阻的 C_4 自由基通过烷基化作用与疟原虫关键蛋白酶不可逆地结合，抑制其活性，进而导致疟原虫死亡应该是合乎逻辑的结果。然而药物靶点仍未得到最后的确定。虽然 Krishna 小组提供了大量证据证明 PfATP6 可能是药物的作用靶点，但如前面所述的，这一观点仍需其他证据的支持。TCTP 和其他与青蒿素活化产物结合的蛋白在疟原虫生活史中的地位及其烷基化所造成的生物学效应也有待于进一步阐明。

四、毒副作用

超过 1000 例的前瞻性临床研究和对泰国 46000 多例患者的上市后调查都未发现任何与药物相关的毒副作用[1]。用药后最常见的副作用是头痛、恶心、腹痛、呕吐和偶尔腹泻。但这些症状都是疟疾患者常见的，恰当的处理后即可消除。另外，曾有非对照性的临床试验报道青蒿素类药物对非贫血性的网织红细胞反应有暂时性的抑制并引起部分凶险型疟疾患者的黑尿热（出现的概率与奎宁相近）。在泰国的上市后调查也发现两例溶血病例可能与服用青蒿琥酯有关。2001 年报道的两例口服青蒿琥酯出现严重变态反应的病例，是迄今最为严重的毒副作用报道。应引起注意的是，虽然动物实验发现青蒿素类药物对大鼠的生殖功能没有影响，没有致畸作用，但在妊娠鼠器官发生期给药有胚胎毒性，主要表现为吸收胎的增加。因此，一般不建议妊娠头 3 个月的孕妇使用青蒿素类药物[1]。

引起广泛关注的是，动物实验显示长期、反复注射高剂量的蒿甲醚或蒿乙醚有神经毒性[1]。在大鼠、犬和恒河猴的试验中，两药都引起了脑干核选择性的神经毒性症状。病理学研究发现相关的神经病理损伤主要位于脑干、小脑顶核和听觉系统，出现神经元染色质溶解和散在神经元的坏死。听觉和前庭核是最为敏感的。体外研究证实，青蒿素类药物可诱导神经元细胞乳酸脱氢酶的释放，抑制神经元细胞的亮氨酸摄入。这种毒性效应是神经元特异性的，并有剂量、时间相关性。笔者所在实验室的研究发现，较高剂量的蒿甲醚可导致原代大鼠脑皮质神经元细胞线粒体肿胀，嵴减少、断裂或消失，并抑制神经元细胞线粒体呼吸链复合酶Ⅰ、Ⅳ的活性，使其氧化 NADH 和还原型细胞色素 C 的能力下降。表明抑制线粒体呼吸链的电子传递，导致细胞氧化代谢和能量代谢障碍可能是青蒿素类药物神经毒性的机制[66]。

不过，可以确定临床出现神经毒性的可能性是非常低的。超过 10000 病例的前瞻性研究并没有发现任何青蒿素类药物有严重神经毒性的临床证据。在已广泛使用青蒿素类药物的地区，越南中部前瞻性研究也未在服用青蒿素超过 1 年的儿童和成人中发现任何药物引起的诱导听觉能力的变化[1]。

神经毒性在动物与人之间的这种差别与动物实验中给药剂量相对更高，给药周期更长有关。另外，注射蒿甲醚与蒿乙醚的药代动力学研究表明，在动物和人体，油制剂均释放缓慢，致使药物的暴露时间较长。青蒿素类药物的毒性作用可能是由药物暴露时间，而非药物最大浓度决定的。而通过口服给药，高浓度的青蒿素类药物也不可能出现上述情况。

五、抗药性

虽然已有多个实验室成功培育了鼠疟和恶性疟原虫的青蒿素类药物抗性株，但至今尚无青蒿素药物抗性产生的临床报道。体外药物敏感性的监测发现有对青蒿素类药物敏感性较低的恶性疟原虫临床分离株，但多数并非是临床相关的[1,2,9,67,72]。

疟原虫对青蒿素类药物的抗性产生缓慢，有以下几个原因。①青蒿素类药物的半衰期较短，因此疟原虫不可能暴露于亚治疗浓度药物压力足够长的时间。②抑制配子体的形成，经青蒿素类药物治疗后的病人，体内的疟原虫再感染蚊虫并传播其他病人的可能性大大降低。③青蒿素类药物在临床上多与其他抗疟药组成复方使用，而复方可延缓药物抗性的产生。

但最近的报道显示了疟原虫对青蒿素类药物抗性产生的可能性。①选择性药物压力下培育的鼠疟青蒿素抗性株，在经蚊传之后仍可保留稳定的抗性[68]。②在法属圭亚那地区分离到体外抗蒿甲醚的恶性疟原虫[69]。③纵向临床研究证实了体外青蒿素敏感性下降与蒿甲醚单药治疗临床疗效下降之间的关系[70]。

事实上，早有大量研究证实疟原虫对青蒿素类药物的敏感性变化与其遗传学改变有关[1,9,71]。例如，鼠疟（pymdr1）和恶性疟原虫（pfmdr1）的研究均发现疟原虫多药抗性基因 mdr1 拷贝数增加与青蒿素敏感性下降有关。对约氏疟原虫的研究发现，青蒿素抗性虫株的药物摄入量明显降低，而且 TCTP 同系物的表达上调 2 倍。虽然未必有临床相关性，恶性疟原虫多药抗性基因（pfmdr1）、氯喹转运蛋白基因（pfcrt）的变异和恶性疟原虫 PfATP6 基因的多态性都与其体外青蒿素类药物的敏感性有关。

不过，有趣的是在最近报道的鼠疟青蒿素抗性稳定株中，并没有发现与 PfATP6、pfmdr1 和 pftctp 相应基因有任何变化，包括序列和拷贝数[68]。这可能是因为鼠疟原虫本身与人类疟原虫有较大生物、生理区别，以致其对青蒿素类药物的敏感性模式与恶性疟有较大的差别。也可能是存在目前还未知的青蒿素类药物的靶点或药物转运相关蛋白，而它的遗传学改变才是青蒿素抗性产生的关键。

目前，仍处于青蒿素类药物广泛使用的阶段。因此，人们仍有机会评估青蒿素类药物临床抗性出现的可能性，并尽力缩小这种风险。于是，密切监测疟原虫药物敏感性的变化，深入了解青蒿素类药物作用和抗性的机制是必不可少的。

本章的内容由下列同志参与编写：王京燕、贝祝春（军事医学科学院微生物流行病研究所）。

参考文献

[1] World Health Organization. The use of artemisinin & its derivatives as anti-malarial drugs. Geneva，1998

[2] Krishna S，Uhlemann A C，Haynes R K. Artemisinins：mechanisms of action and potential for resistance. Drug Resist Updat，2004，7：233～244

[3] Chen P Q，Li G Q，Guo X B，et al. The infectivity of gametocytes of plasmodium falciparum from patients treated with artemisinin. Zhonghua Yi Xue Za Zhi（中华医学杂志），1994，74（4）：209～210

[4] Chimanuka D，Francois G，Timperman G，et al. A comparison of stage-specific efficacy of chloroquine，artemether and diocophylline B against the rodent malaria parasite Plasmodium chabaudi chabaudi in vivo. Parasitol Res，2001，

87：795～803

[5] Price R N，Nosten F，Luxemburger C，et al. Effects of artemisinin derivatives on malaria transmissibility. Lancet，1996，347：1654～1658

[6] White N J. Clinical pharmacokinetics and pharmacokinetics and pharmacodynamics of artemisinin and derivatives. Trans R Trop Med Hyg，1994，88（11）：S41～43

[7] Navaratnam V，Mansor S M，Sit N W，et al. Pharmacokinetics of Artemisinin-Type Compounds. Clin Pharmacokinet，2000，39（4）：255～270

[8] Li G Q，Peggins J O，Fleckenstein L L，et al. The pharmacokinetics and bioavaliabilty of dihydroartamisinin，arteether，artemether，artesunic acid and artelinic acid in rats. J Pharm Pharmacol，1998，50（2）：173～82

[9] Woodrow C J，Haynes R K，Krishna S. Artemisinins. Postgrad Med J，2005，81：71～78

[10] Batty K T，Ilett K F，Davis T M. Protein binding and alpha：beta anomer ratio of dihydroartemisinin in vivo. Br J clin Pharmacol，2004，57：173～182

[11] Akompong T，Van Wye J，Ghori N，et al. Artemisinin and its derivatives are transported by a vacuolar-network of Plasmodium faiciparum and their anti-malarial activities are additive with toxic sphingolipid analogues that block the network. Mol Biochem Parasitol，1999，101：71～79

[12] Xing J，Yan H，Zhang S，et al. A high-performance liquid chromatography/tandem mass spectrometry method for the determination of artemisinin in rat plasma. Rapid Commun Mass Spectrom，2006，20：1463～1468

[13] 陈莉华，尹红，杨朝霞等. 吡啰红 B 为指示剂细胞色素 C 催化荧光测定青蒿素. 分析化学，2006，34（2）：173～174

[14] Teja-Isavadham P，Peggins J O，Brewer T G，et al. Plasmodium falciparum-based bioassay for measurement of artemisinin derivativse in plasma or serum. Antimicrob Agents Chemother，2000，44：972～977

[15] Silamut K，Newton P N，Teja-Isavadham P，et al. Artemether bioavailability after oral or intramuscular administration in uncomplicated faiciparum malaria. Antimicrob Angents Chemother，2003，47：3795～3798

[16] Murphy S A，Mberu E，Muhia D，et al. The disposition of intramuscular artemether in children with cerebral malaria；a preilminary study. Trans R Soc Trop Med Hyg，1997，91：331～334

[17] Mithwans S，Aarons L，Kokwaro G O，et al. Population pharmacokinetics of artemether and dihydroartemisinin following single intramuscular dosing of artemether in African children with severe falciparum malaria. Br J Clin Pharmacol，2004，57：146～152

[18] Svensson U S H，Alin M H，Karlsson M O，et al. Population pharmacokinetic and pharmacodynamic modelling of artemisinin and mefloquine enantiomers in patients whth falciparum malaria. Eur J Clin Pharmacol，2002，58：339～351

[19] Dhingra V，Vishweshwar Rao K. Lakshmi Narasu M. Current status of artemisinin and its derivatives as antimalarial drugs. Life Sci，2000，66（4）：279～300

[20] Wei N，Sadrzadeh S M. Enhancement of hemin-induced membrane damage by artemisinin. Biochem Pharmacol，1994，48（4）：737～741

[21] Berman P A，Adams P A. Artemisinin enhances heme-catalysed oxidation of lipid membranes. Free Radic Biol Med，1997，22（7）：1283～1288

[22] Zhang F，Gosser D K Jr，Meshnick S R. Hemin-catalyzed decompostion of artemisinin（qinghaosu）. Biochem Pharmacol，1992，43（8）：1805～1809

[23] Chen Y，Zheng J M，Zhu S M，et al. Evidence for hemin inducing the cleavage of peroxide bond of artemisinin（qinghaosu）：cyclic voltammetry and in situ FT IR sectorelectrochemical studies on the reduction mechanism of artemisinin in the presence of hemin. Electrochim Acta，1999，44（14）：2345～2350

[24] Kapetanki S，Varotsis C. Fourier transform investigation of non-heme Fe（Ⅲ）and Fe（Ⅱ）decomposition of artemisinin and of a simplified trioxane alcohol. J Med Chem，2001，44（19）：3150～3156

[25] Posner G H，Oh C H. A regiospecifically oxygen-18 labeled 1,2,4-trioxane：a simple chemical model system to probe the mechanism（s）for the antimalarial activity of artemisinin（qinghaosu）. J Am Chem Soc，1992，114（21）：8328～8329

[26] Posner G H, Gumming J N, Ploypradith P, et al. Evidence for Fe (Ⅳ)═O in the molecular mechanism of action of the rtioxane antimalarial artemisinin. J Am Chem Soc, 1995, 117 (21): 5885～5886

[27] Haynes R K, Vonwiller S C. The behaviour of qinghaosu (artemisinin) in the presence of heme iron (Ⅱ) and (Ⅲ). Tetrahedron Lett, 1996, 37 (2): 253～256

[28] Haynes R K, Vonwiller S C. The behaviour of qinghaosu (artemisinin) in the presence of non-hoem iron (Ⅱ) and (Ⅲ). Tetrahedron Lett, 1996, 37 (2): 257～260

[29] Jefford C W, Vicete M G H, Jacquier Y, et al. The deoxygenation and isomerization of artemisinin and artemether and their relevance to antimalarial action. Helv Chim Acta, 1996, 79 (5): 1475～1487

[30] Jefford C W. Why artemisinin and certain synthetic peroxides are potent antimalarial. Implications for the mode of action. Curr Med Chem, 2001, 8 (15): 1803～1826

[31] Robert A, Meunier B. Characterization of the first covalent adduct between artemisinin and a heme model. J Am Chem Soc, 1997, 119 (25): 5968～5969

[32] Robert A, Cazelles J, Meunier B. Characterization of alkylation product of heme by the antimalarial drug artemisinin. Angew Chem, 2001, 113 (10): 2008～2011

[33] Rober A, Coppel Y, Meunier B. NMR characterization of covalent adducts obtained by alkylation of heme with the antimalarial drug artemisinin. Inorg Chim Acta, 2002, 339: 448～496

[34] Butler A R, Gilbert B C, Hulme P, et al. EPR evidence for the involvememt of free radicals in the iron-catalysed decomposition of qinghaosu (artemisinin) and some derivatives; antimalarial action of some ploycyclic endoperoxides. Free Radic Res, 1998, 28 (5): 471～476

[35] Gu J, Chen K, Jiang H, et al. The radical transformation in artemisinin: a DFT study. J Phys Chem A, 1999, 103 (46): 9364～9369

[36] Wu W M, Wu Y, Wu Y L, et al. Unified mechanistic framework for Fe (Ⅱ)-induced cleavage of qinghaosu and derivatives/analogues. The first spin-trapping evidence for the previously postulated secondary C-4 radical. J Am Chem Soc, 1998, 120 (14): 3316～3325

[37] Taranto A G, Carneiro J W M, de Olivveira F G, et al. The role of C-centered radicals on the mechanism of action artemisinin. J Mol Struct (THEOCHEM), 2002, 580: 207～215

[38] Posner G H, Wnag D, Gonzalez L, et al. Mechanism-based design of simple, symmetrical easily prepared, potent antimalarial endoperoxides. Tetrahedron Lett, 1996, 37 (6): 815～818

[39] Kapetanaki S, Varotsis C. Ferryl-oxo heme intermediate in the antimalarial mode of action of artemisinin. FEBS Lett, 2000, 474 (2～3): 238～241

[40] Posner G H, Oh C H, Wang D, et al. Mechanism-based design, synthesis, and in vitro antimalarial testing of new 4-methylated trioxanes srtucturally related to artemisinin: the inportance of a carbon-centered radical for antimalarial activity. J Med Chem, 1994, 37 (9): 1256～1258

[41] Posner G H, Wang D, Cumming J N, et al. Further evidence supporting the imoprtance of and the restrictions on a carbon-centered radical for high antimalarial activity of 1,2,4-trioxanes like artemisinin. J Med Chem, 1995, 38 (13): 2273～2275

[42] Cumming J N, Wang D, Park S B, et al. Design, synthesis, derivatization, and structure-activity relationships of simplified, tricyclic, 1,2,4-trioxane alcohol analgues of the antimalarial artemisinin. J Med Chem, 1998, 41 (6): 952～964

[43] Provot O, Camuzat-Dedenis B, Hamzaoui M, et al. Structure-activity relationship of synthetic tricyclic trioxanes related to artemisinin: the unexpected alkylative property of 3-(methoxymethyl) anaolg. Eur J Org Chem, 1999, (8): 1935～1938

[44] Wang D Y, Wu, Y Wu Y L, et al. Synthesis, iron (Ⅱ)-induced cleavage and in vivo antimalaral efficacy of 10-(2-hydroxy-1-naphthyl)-deoxoqinghaosu-(-deoxoartemisinin). J Chem Soc Perkin Trand Ⅰ, 1999, (13): 1827～1831

[45] Jefford C W, Burger U, Millasson-Schmidt P, et al. Epiartemisinin, a remarkably poor antimalarial: Implications for the mode of action. Helv Chim Acta, 2000, 83 (6): 1239～1246

[46] Olliaro P L, Haynes R K, Meunier B, et al. Possible modes of action of the artemisinin-type compounds. Trends

Parasitol, 2001, 17 (3): 122～126

[47] Avery M A, Fan P F, Karle J M, et al. Structure-activity relationships of the antimalarial agent artemisinin. 3. Total synthesis of (+)-13-carbaartemisinin and related tetra-and tricyclic structures. J Med Chem, 1996, 39 (9): 1885～1897

[48] Bhattacharjee A K, Karle J M. Stereoelectronic properties of antimalarial artemisinin analogues in relation to neurotoxicity. Chem Res Toxicol, 1999, 12 (5): 422～428

[49] Rodriguez M, Claparols C, Robert A, et al. Alkylation of microperpoxidase-11 by the antimalarial drug artemisinin. Chembiochem, 2002, 3 (11): 1147～1149

[50] Wu Y. How might qinghaosu (artemisinin) and related compunds kill the intraerythrocytic malaria parasite?. A chemist's view. Acc Chem Res, 2002, 35 (5): 255～259

[51] Hong Y L, Yang Y Z, Meshnick S R. The interaction of artemisinin with malarial heomozoin. Mol Biochem Parasitol, 1994, 63 (1): 121～128

[52] Paitayatat S, Tarnchompoo B, Thebtaranonth Y, et al. Correlation of antimalarial activity of artemisinin derivatives with binding affinity with ferroprophyrin Ⅸ. J Med Chem, 1997, 40 (5): 633～638

[53] Tonmunphean S, Parasuk V, Kokpol S. QSAR study of antimalarial activities and atremisinin-heme binding propertyes obtained from docking calculations. Quant Struct-Act Relat, 2000, 19 (5): 475～483

[54] Basilico N, Pagani E, Ittarat I, et al. A microtitre-based method for measuring the haem polymerization inhibitory activity (HPIA) of antimalarial drugs. J Antimicrob Chemother, 1998, 42 (1): 55～60

[55] Parapini S, Basilico N, Pasini E, et al. Standardization of the physicochemical parameters to assess in vitro the beta-hematin inhibitory activity of antimalarial drugs. Exp Parasitol, 2000, 96 (4): 249～256

[56] Pandey A V, Tekwani B L, Singh R L, et al. Artemisinin, an endoperoxide antimalarial, disrupts the hemoglobin catabolism and heme detoxifyication systems in malarial parasite. J Bio Chem, 1999, 274 (27): 19383～19388

[57] Kannan R, Sahal D, Chauhan V S. Heme-artemisinin adducts are crucial mediators of the ability of artemisinin to inhibit heme polymerization. Chem Bio, 2002, 9 (3): 321～332

[58] Skinner T S, Mannig L S, Johnston W A, et al. In vitro stage-specific sensivity of Plasmodium falciparum to quinine and artemisinin drugs. Int J Parasitol, 1996, 26 (5): 519～525

[59] Barnes K I, Mwenechanya J, Tembo M, et al. Efficacy of rectal artesuante copmared with parenteral quinine in initial treatment of moderately severe malaria in African children and adults: a randomized study. Lancet, 2004, 363: 1598～1605

[60] Foley M, Tilley L. Quinoline antimalarials: mechanisms of action and resistance and prospects for new agents. Pharmacol Ther, 1998, 79 (1): 55～87

[61] Eckstein-Ludwing U, Webb R J, van Goethem I D A, et al. Artemisinins target the SERCA of Plasmodium falciparum. Nature, 2003, 424 (6951): 957～961

[62] Li W, Mo W, Shem D, et al. Yeast model uncovers dual roles of mitochondria in the action of artemisinin. PLOS Genet, 2005, 1 (3): 36

[63] Bentoit-Vical F, Robert A, Meunier B. In vitro and in vivo potentiation of artemisinin and synthetic endoperoxide antimalarial drugs by metalloporphyrins. Antimicrob Agents Chemother, 2000, 44 (10): 2836～2841

[64] Wu Y, Yue Z Y, Wu Y L. Interaction of qinghaosu (artemisinin) with cysteine sulfhydryl mediated by traces of non-heme iron. Angew Chem Int Ed, 1999, 38 (17): 2580～2582

[65] Asawamahasakda W, Ittarat I, Pu Y M, et al. Reaction of antimalarial endoperoxidrs with specific parasite proteins. Antimicrob Agents Chemother, 1994, 38 (8): 1854～1858

[66] 赵艳红，王京燕. 蒿甲醚对神经元细胞线粒体形态和功能的影响. 中国药理学与毒理学杂志，2003, 17 (3): 196～201

[67] WHO/MAL. The use of artemisinin and its derivatives as antimalarail drugs, Geneva: World Health Organization.

[68] Afonso A, Hunt P, Chesman S, et al. Malaria parasites can develop stable resistance to artemisinin but lack mutations in candidate genes apt6 (encoding the sarcoplasmic and endoplasmic reticulum Ca^{2+} ATPase), tctp, mdrl, and cg10. Antimicrob Angents Chemother, 2006, 50 (2): 480～489

[69] Jambou R, Legrand E, Niang M, et al. Resistance of plasmodium falciparum field isolates to in-vitro atremether and point mutations of the SERCA-type PfATPase6. Lacent, 2005, 366: 1960～1963

[70] Krishna S, Woodrow C J, Staines H M, et al. Re-evaluation of how artmeisinins work in light of emerging evidence of in vitro resistance. Trends Mol Med, 2006, 12 (5): 199～205

[71] Msshnick S R. Artemisinin: mechanisms of action, resistance and toxicyty. Int J Parasitol, 2002, 32 (13): 1655～1660

[72] Taranto A G, Carneiro J W D, Oliveria F G. MNDO/d Caculations on interaction between artemisinin and heme. J Mol Struct (THEOCHEM), 2001, 539: 267～272

[73] Jung M, Lees. Stability of acetal and non acetal type analogs of artemisinin in simulated stomach acid. Bioorg Med Chem Lett, 1998, 8 (9): 1003～1006

[74] Haynes R K, Monti D, Taramelli D, et al. Artemisinin antimalarials do not inhibit hemozion formation. Antimicrob Agents Chemother, 2003, 47 (3): 1175

[75] Bhisutthibhan J, Pan X Q, Hossler P A, et al. The plasmodium falciparum translationally controlled tumor protein homolog and it's reaction with the antimalarial drug artemisinin. J Biol Chem, 1998, 273 (26): 16192～16198

[76] Bhisutthibhan J, Meshnick S R. Immunoprecipitation of [^{3}H]-dihydroartemisinin translationally controlled tumor protein (TCTP) adducts from plasmodium falciparum infect erythrocytes by using anti-TCTP antibody. Antimicrob Angents Chemother, 2001, 45 (8): 2397～2399

第三章　青蒿素衍生物与其相关化合物的研究进展

中国中医研究院中药研究所于1972年发现青蒿素，又1973年创制双氢青蒿素后，即开展了青蒿素衍生物与抗疟活性关系的探讨，发现在保存青蒿素主要抗疟活性基团过氧桥的前提下，将内酯环上的羰基还原成羟基（即双氢青蒿素），抗疟活性增强，此羟基乙酰化后产物活性进一步提高。[1~3] 1975年在“523”内部会议上公开报告了这一结果，促进了国内外青蒿素衍生物研究的开展。由此研发成新药的有青蒿琥酯钠、蒿甲醚、双氢青蒿素、蒿乙醚等。药物化学家在深入研究构效关系的基础上，为寻找更新的抗疟药物，又进行了大量的其他青蒿素衍生物及青蒿素相关化合物的研究。

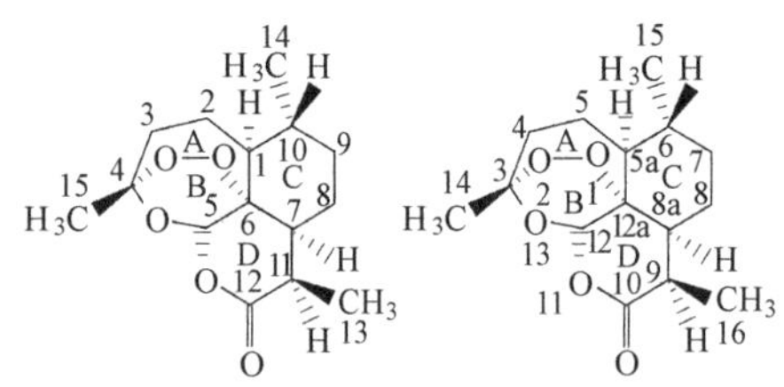

图 4-3-1　青蒿素类化合物编号示意图

青蒿素类化合物的编号有图4-3-1的两种体系，本章以左例统一。对于已经成为新药的衍生物前文已有专门论述，本章主要概述一些较有代表性的其他衍生物和结构相关化合物的研究进展。

一、青蒿素衍生物

大量的研究主要是针对 C_4、C_{12}、C_{13} 的基团，尤其是对 C_{12} 衍生物开展了较系统的研究，取得了较大进展，某些衍生物鼠疟模型或体外试验显示抗疟活性优于青蒿素。

（一）C_{12} 衍生物

C_{12} 衍生物最早得到国内外的重视，目前青蒿素类药物也大多是这一类化合物。主要有以下三种类型。

1. 青蒿素醚类衍生物

1976年后，中国科学院药物研究所李英等[4~7]合成了多种青蒿素 C_{12} 醚类衍生物。美国 Walter Reed Army Institute Research 重点研究的蒿苄醚酸钠是旨在克服青蒿琥酯钠不稳定易水解而设计合成的醚类化合物。P. K. Haynes 等[8]，P. M. O’Neil 等[9,10]，B. Venugopalan 等[11]也先后报道了大批的青蒿素 C_{12} 醚类衍生物（图4-3-2）。

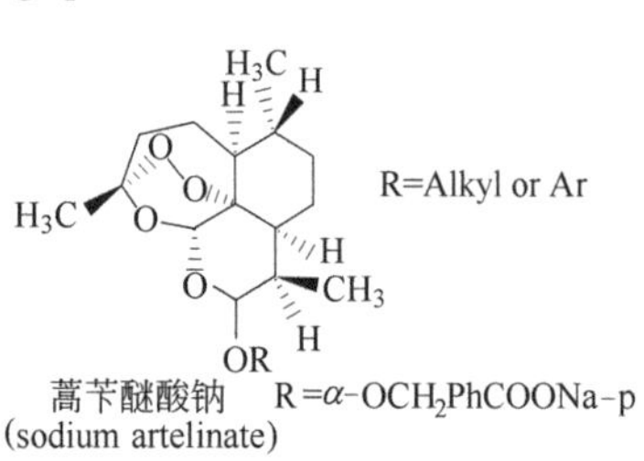

R=Alkyl or Ar

蒿苄醚酸钠　R=α-$OCH_2PhCOONa$-p

(sodium artelinate)

图 4-3-2　青蒿素 C_{12} 醚类衍生物结构示意图Ⅰ

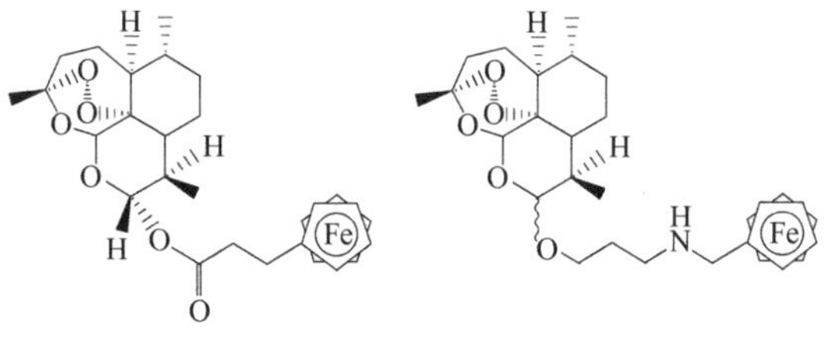

图 4-3-3　青蒿素 C_{12} 醚类衍生物结构示意图Ⅱ

法国的 L. Delhaes 等[12]2000 年报道了以图 4-3-3 所列化合物为代表的含茂环的青蒿素醚类衍生物。

2003 年，李英等[13]报道了具有 Mannich 碱结构的醚类衍生物（图 4-3-4）。

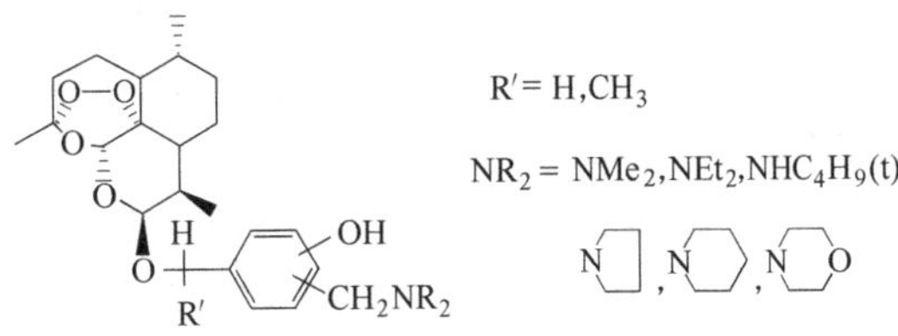

图 4-3-4　青蒿素 C_{12} 醚类衍生物结构示意图Ⅲ

2. 青蒿素羧酸酯与碳酸酯类衍生物（图 4-3-5）

李英等[4~7]在青蒿素衍生物的研究中合成了系列羧酸酯与碳酸酯类化合物，对其中的一些化合物进行了药效评价，鼠疟模型显示其中一些化合物抗疟活性较青蒿素为高。

早期合成的双氢青蒿素的酯类衍生物很不稳定，结晶放置时间长易分解出双氢青蒿素。1995 年，李英等[14]以脱水双氢青蒿素为原料，合成了 11-羟基双氢青蒿素酯类衍生物，经鼠疟筛选，该类化合物的抗疟活性远不如青蒿素。这一结果与 1994 年 Pu Yu Ming 等[15]以脱水双氢青蒿素为原料合成的 11-羟基双氢青蒿素醚类衍生物抗疟活性低于青蒿素的结果一致，11 位羟基的引入可能导致抗疟活性下降。酯类衍生物中大体积基团的存在有利于它们在体内的稳定性。

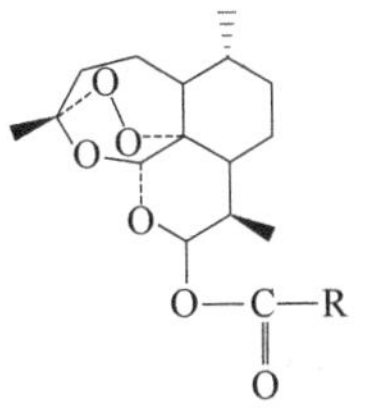

青蒿琥酯钠 (sodium artesunate)
R=—CH_2CH_2COONa

图 4-3-5　青蒿素羧酸酯与碳酸酯类衍生物结构示意图

3. 青蒿素芳胺与氮杂环类衍生物（图 4-3-6）

1990 年，A. J. Lin 等[16]由脱水双氢青蒿素经溴加成，最后与相应芳胺缩合，合成了一系列芳胺类青蒿素衍生物，抗恶性疟原虫体外活性试验发现该类化合物有高的抗疟活性，尤以氟取代的苯基衍生物活性最高，但经鼠疟体内试验，抗疟作用却不高。李英等[17]也合成了一些该类化合物。

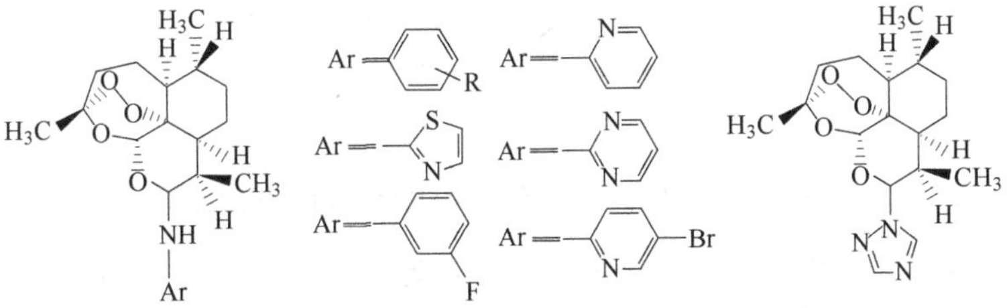

图 4-3-6　青蒿素芳胺与氮杂环类衍生物结构示意图

（二）C_{13} 衍生物（图 4-3-7）

C_{13} 位甲基是否是抗疟活性必需基团？对其结构修饰后对抗疟活性有什么影响？科学家对这一类衍生物也开展了一些研究。

1997 年，泰国科学家 S. Paitayatat 等[18]报道，以青蒿素为原料，经有机硒消除，合成的中间体与亲核试剂进行麦克尔加成，合成了一系列 C_{13} 取代青蒿素衍生物。它们均有很好的抗疟活性。他们着重研究了青蒿素及其衍生物的抗疟活性及抗疟活性与血红素亲和力的相互关系，提出青蒿素类化合物与血红素相互作用形

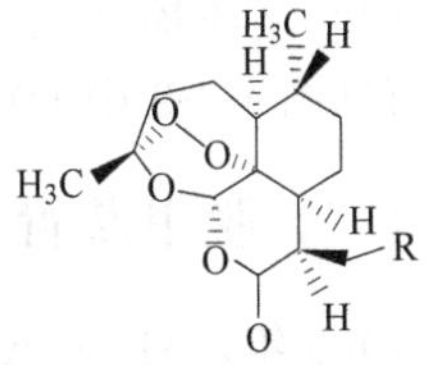

图 4-3-7　青蒿素 C_{13} 衍生物结构示意图

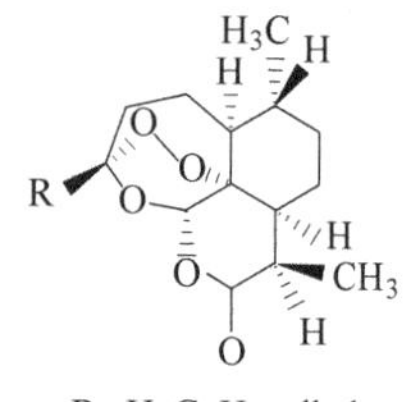

图 4-3-8 青蒿素 C_4 衍生物结构示意图

成络合物，干扰了疟原虫正常代谢，从而杀死疟原虫。认为可以为筛选青蒿素衍生物（含有过氧桥结构的）的抗疟活性提供简便方法。

2002 年，F. Grellepois[19] 等报道以 anhydrodihydroartemisinin 为原料，得到了产率很高的 12 位三氟甲基取代的 C_{13} 取代青蒿素衍生物。

（三）C_4 衍生物（图 4-3-8）

有多个研究组对青蒿素 C_4 位甲基衍生物进行了探索。M. Jung 和吴毓林等小组[20~22]合成了青蒿素的几个 C_4 衍生物，体外抗疟活性高于青蒿素。1996 年，M. A. Avery 等[23]合成了 4 位烷基化的青蒿素类似物，发现其抗疟活性均比母体化合物青蒿素强。

二、青蒿素结构的相关化合物

青蒿素结构相关抗疟化合物的研究多以青蒿素或青蒿酸为原料，通过化学方法（取代、加成、消除、开环、聚合等手段）改变某些化学基团，得到系列青蒿素结构相关化合物。也有学者开展了保留青蒿素中必需的抗疟药效基团，而结构比青蒿素简单的抗疟活性化合物的研究。下面将青蒿素结构相关化合物的研究进展作一简单概述。

（一）脱氧桥青蒿素结构相关化合物（图 4-3-9）

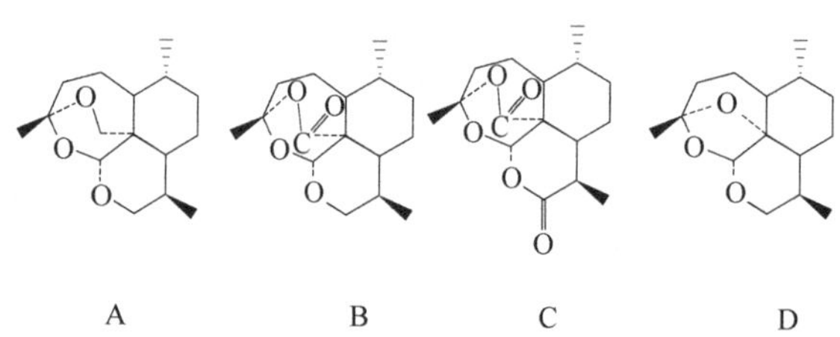

图 4-3-9 脱氧桥青蒿素结构相关化合物结构示意图

1989 年，叶斌等[24]以化合物 arteannuic acid 为原料，经 CH_2N_2 酯化，在 $NiCl_2$ 存在下，$NaBH_4$ 氢化，生成化合物被 $LiAlH_4$ 还原成醇，经 O_3 氧化，在 Me_2S 作用下关环生成环烯醇醚，后与多聚甲醛在 $BF_3 \cdot OEt_2$ 存在下，合成了脱氧青蒿素类似物 A（结构见图 4-3-9 中 A），A 经 RuO_4 氧化合成了另外两个脱氧类似物 B、C（结构分别见图 4-3-9 中 B、C）。经抗疟活性试验，发现化合物 A～C 均无抗疟活性。

1990 年，M. Jung 等[25]也以化合物 arteannuic acid 为原料，用同样方法，经 3 步反应转化中间体环烯醇醚，在 m-CPBA 作用下关环、环氧化，合成了脱氧的青蒿素类似物 D（结构见图 4-3-9 中 D），经抗恶性疟原虫活性试验，发现该化合物无抗疟活性。

（二）脱甲基青蒿素结构相关化合物（图 4-3-10）

1989 年，M. A. Avery 等[26]以四氢吡咯环己烯为原料，合成了 10,11-脱甲基青蒿素类似物。经抗恶性疟原虫活性试验，发现其具有显著的抗疟活性。提示 10,11 位甲基可能不是青蒿素抗疟所必需的活性基团。

（三）脱羰基氧青蒿素结构相关化合物（图 4-3-11）

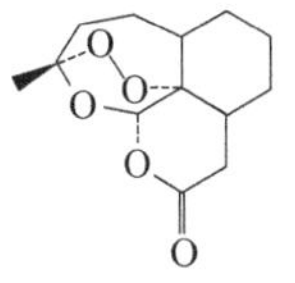

图 4-3-10　脱甲基青蒿素结构相关化合物结构示意图

R=Alkyl　X=O,NCH_3, R=halogen,OCH_3,NCH_3,Alkyl　R=O, Nme

A　B　C

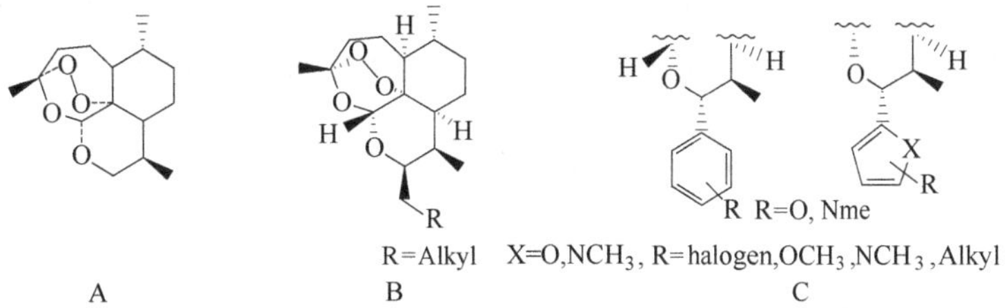

图 4-3-11　脱羰基氧青蒿素结构相关化合物结构示意图Ⅰ

1990 年，M. Jung 等[25]在合成脱氧类似物同时，将青蒿素在 $BF_3 \cdot Et_2O$ 存在下，经 $NaBH_4$ 还原，成功合成了脱羰基氧青蒿素类似物 A。同年，叶斌[27]等报道了以 arteannuic acid 为原料，经 8 步反应全合成了化合物 A（结构见 4-3-11 中的 A）。经体外抗恶性疟原虫活性试验，发现化合物抗疟活性约为青蒿素的 8 倍。这一结果提示：12 位羰基可能不是抗疟活性基团，将 12-羰基还原脱去后，增加了分子结构的稳定性。在过去 10 年里，脱羰基氧青蒿素结构相关化合物是许多课题组关注的对象。大量的该类化合物被 Haynes 小组[28]、Posner 小组[29～32]、O'Neill 小组[33～35]、Jung 小组[36～38]、Ziffer 小组[39～41]等设计合成。

M. A. Avery[42]和 M. Jung[43]的小组通过全合成或半合成手段都获得了一批脱羰基氧青蒿素 C_{13}衍生物（图 4-3-12），并且进行了药效评价及构效关系的探讨。

TDR 40292（图 4-3-13）是 WHO 合作研究的一个脱羰基氧青蒿素类抗疟化合物[28,34]。

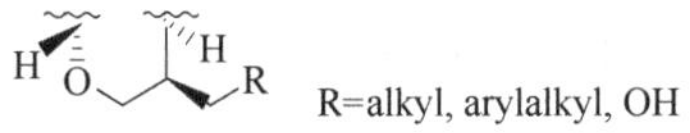

R=alkyl, arylalkyl, OH

图 4-3-12　脱羰基氧青蒿素 C_{13}衍生物结构示意图

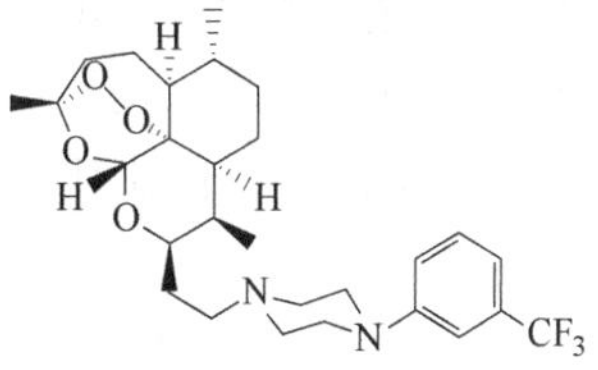

图 4-3-13　TDR 40292 结构示意图

（四）甾类青蒿素结构相关化合物

1993 年，Y. J. Rong 等[44]将胆固醇结构引入青蒿素分子结构中，合成了甾类青蒿素结构相关化合物（图 4-3-14），希望增加青蒿素对疟原虫膜的亲和性，研究亲脂性甾类基团引入对抗疟活性的影响。也有的研究组简单将青蒿素分子与甾体类结构相连接。

（五）内酰胺青蒿素结构相关化合物（图 4-3-15）

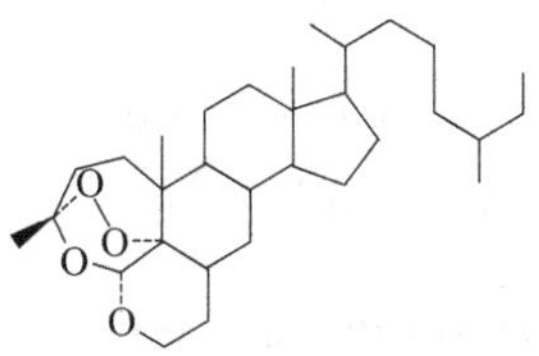

图 4-3-14　甾类青蒿素结构相关化合物示意图

R=H
R=$CH_2CH{=}CH_2$
R=$CH_2CH(CH_3)_2$
R=CH_3
R=$CH_2C_6H_5$
R=$CH_2C_5H_4N$
R=$C_4H_3SCH_2$
R=$C_4H_3OCH_2$
R=CH_2CHO

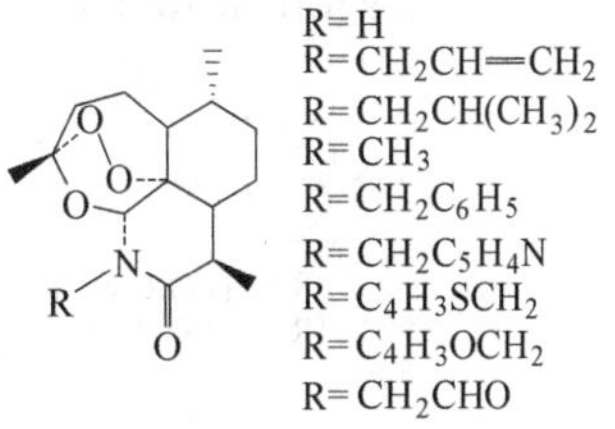

图 4-3-15　内酰胺青蒿素结构相关化合物示意图

1995 年，D. S. Torok 等[45]报道，为了寻找更有效的青蒿素类药物及增加它们的稳定性，将青蒿素分子内酯结构转变为对酸性环境更稳定的内酰胺结构，把氮引入到青蒿素分子结构中。青蒿素与相应的胺在 H_2SO_4/SO_2 催化下，合成了一系列内酰胺青蒿素类似物。认为将青蒿素内酯结构转变成内酰胺结构，并没有降低它的生理活性，而且增加了它的稳定性。

（六）开环青蒿素结构相关化合物

Gary H. Posner 等[46~48]合成了几个无 D 环青蒿素类似物，它们与奎宁类药物抗疟模式完全不同，与青蒿素有着相似的抗疟活性，文章认为 D 环不是抗疟活性必需结构。

1994 年，M. A. Avery[49]等合成了 A 环开环的青蒿素类似物，发现它们的抗疟活性比青蒿素高。

2000 年，易天等[50]报道，以天然（—）-香芹酮为原料，合成了无 C 环青蒿素类似物，但产率较低，产物无抗疟活性。

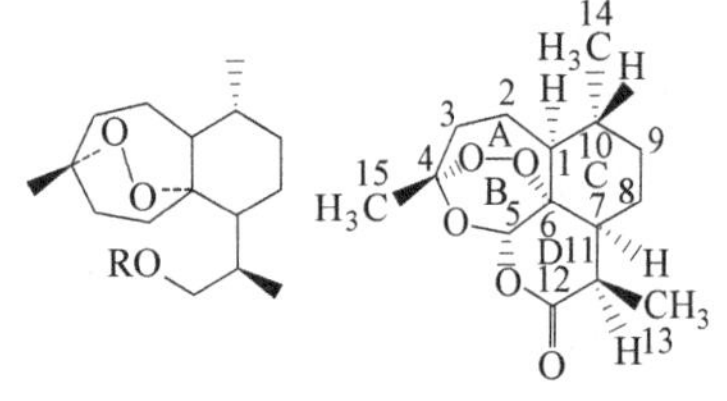

图 4-3-16　4,5-环氧碳代青蒿素结构相关化合物示意图

（七）4,5-环氧碳代青蒿素结构相关化合物

M. A. Avery[51]等以青蒿素为原料得到了一系列 4,5-环氧碳代青蒿素结构相关化合物（图 4-3-16），抗疟活性有所增强。

（八）青蒿素结构简化物

青蒿素分子结构中的过氧基团为抗疟药效必需基团，所以青蒿素的结构简化物一般也有类似的结构。主要有二噁烷、四噁烷、臭氧化物等。下面列举一些简化物的结构（图 4-3-17）。

其中化合物 G 类被 MMV（The Medicines for Malaria Venture）支持，印度南新（Ranbaxy）公司作为合作伙伴，正积极推动该类药物的开发研究。

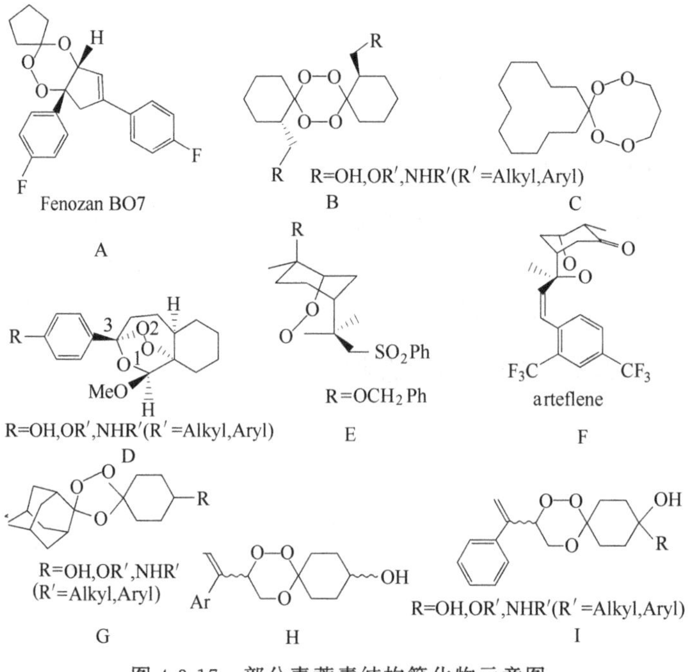

图 4-3-17　部分青蒿素结构简化物示意图

(九) 其他青蒿素结构相关化合物

其他青蒿素结构相关化合物还有硫醚类，砜类，青蒿素多聚体，以及与其他有活性的药物分子联结在一起的药物杂化体等（图 4-3-18）。

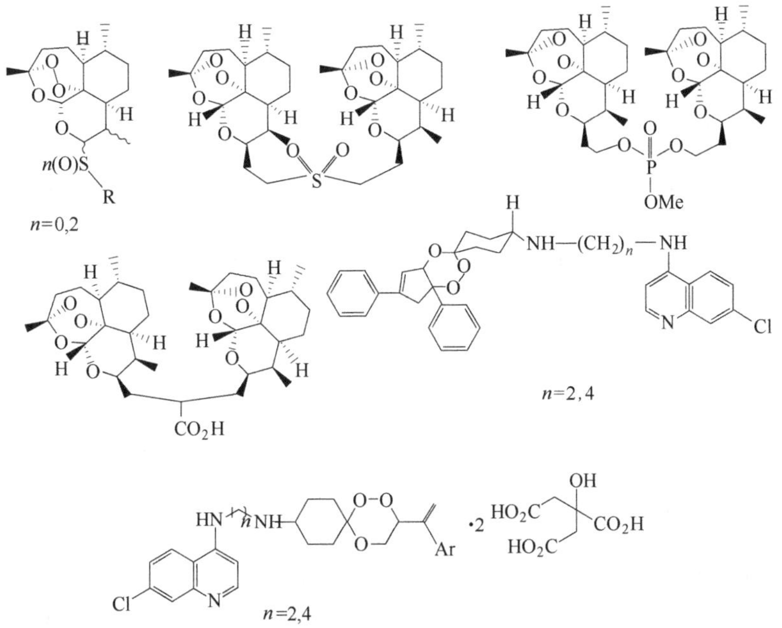

图 4-3-18 部分其他青蒿素结构相关化合物示意图

参考文献

[1] 中国中医研究院中药研究所．青蒿抗疟研究（1971～1978）专辑．中药研究资料，1978，3，54～55

[2] 屠呦呦．Chemical Studies On Qinghaosu．Journal of traditional chinese Medicine，1982，2（1）：3～8

[3] 屠呦呦，倪慕云，李兰娜等．中药青蒿的化学成分和青蒿素衍生物的研究．中药通报，1981，6（2）：31

[4] 李英，虞佩琳，陈一心等．青蒿素衍生物的合成．科学通报，1979，24（14）：667～669

[5] 李英，虞佩琳，陈一心等．青蒿素类似物的研究．Ⅰ．还原青蒿素的醚类、羧酸酯类及碳酸酯类衍生物的合成．药学学报，1981，16（6）：429～439

[6] 李英，虞佩琳，陈一心等．青蒿素类似物的研究．Ⅱ．应用高效酰化催化剂 DMAP 合成双氢青蒿素的羧酸酯和碳酸酯类衍生物．化学学报，1982，40（6）：557～561

[7] 梁洁，李英．青蒿素芳香醚类衍生物的合成．中国药物化学杂志，1996，6（1）：22～25

[8] Haynes P K，Chan H W，Cheung M K，et al．C-10 ester and ether derivatives of dihydroartemisinin-10α-artesunate，preparation of authentic 10-β-artesunate，and of other ester and ether derivatives bearing potential aromatic intercalating groups at C-10．Eur．J．Org．Chem．，2002，(1)：113～132

[9] O'Neil P M，Miller A，Ward S A，et al．Application of the TMSOTf-AgClO$_4$ activator svstem to the synthesis of novel，potent，C-10 phenoxy derivatives of dihydroartemisinin．Tetrahedron Lett．，1999，40（51)：9129～9132

[10] O'Neil P M，Miller A，Bishop L P D，et al．Synthesis，antimalarial activity，biomimetic iron（Ⅱ）chemistry，and in vivo metabolism of novel，potent C-10-phenoxy derivatives of dihydroartemisinin．J．Med．Chem．，2001，44（1)：58～68

[11] Venugopalan B，Karnik P J，Bapat C P，et al．Antimalarial activity of new ethers and thioethers of dihydroartemisinin．Eur J Med Chem，1995，30（9)：697～706

[12] Delhaes L, Biot C, Berry L, et al. Novel Ferrocenic Artemisinin Derivatives: Synthesis, In Vitro Antimalarial Activity and Affinity of Binding with Ferroprotoporphyrin Ⅸ. Bioorg Med Chem, 2000, 8 (12): 2739~2745

[13] Li Y, Yang Z S, Zhang H, et al. Artemisinin Derivatives Bearing Mannich Base Group: Synthesis and Antimalarial Activity. Bioorg Med Chem, 2003, 11 (20): 4363~4368

[14] 李英，张惠斌，叶云鹏. 二氢青蒿素和11-羟基二氢青蒿素的酯类衍生物的合成. 中国药物化学杂志，1995，5 (2): 127~130.

[15] Pu Y M, Boris Y. Stereoselective oxidations of 13-methylglycal, anhydrodihydroartemisinin. Tetrahedron Lett., 1994, 35 (14): 2129~2132

[16] Lin A J, Li L Q, Klayman D L, et al. Antimalarial activity of new water-soluble dihydroartemisinin derivatives 3. Aromatic Amine Analogs. J. Med. Chem., 1990, 33 (9): 2610~2614

[17] Yang Y H, Li Y, Shi Y L, et al. Artemisinin derivatives with 12-aniline substitution: Synthesis and antimalarial activity. Bioorg Med Chem Lett, 1995, 5 (16): 1791~1794

[18] Paitayatat S, Tarnchompoo B, Thebtaranonth Y, et al. Correlation of antimalarial activity of artemisinin derivatives with binding amity with ferroorotoporphyrin Ⅸ. J. Med. Chem., 1997, 40 (5): 633~638

[19] Grellepois F, Chorki F, Ourevitch M, et al. Allylic bromination of anhydrodihydroartemisinin and of its 10-trfluoromethyl analogue: a new access to 16-substituted Artemisinin derivatives. Tetrahedron Lett., 2002, 43 (43): 7837~7840

[20] Rong Y J, Wu Y L. Synthesis of C-4-substituted qinghaosu analogues. J. Chem. Soc. Perkin Trans., 1993, (18): 2147~2148

[21] Jung M, Li X, Bustos D A, et al. Synthesis and antimalarial activity of (+)-deoxoartemisinin. J. Med. Chem., 1990, 33 (5): 1516~1518

[22] 叶斌，吴毓林，李国福等. 脱羰青蒿素的抗疟活性. 药学学报，1991，26 (3): 228~230

[23] Avery M A, Mehrotra S, Bonk J D, et al. Structure-activity relationships of the antimalarial agent Artemisinin. 4. Effect of substitution at C-3. J. Med. Chem., 1996, 39 (15): 2900~2906

[24] Ye B, Wu Y L. Synthesis of carba-analogues of qinghaosu. Tetrahedron, 1989, 45 (23): 7287~7290

[25] Jung M, Li X, Bustos D A. Synthesis and antimalarial activity of (+)-deoxoar temisinin. J. Med, Chem., 1990, 33 (5): 1516~1518

[26] Avery M A, Jennings-White C, Chong W K M. Simplified analogues of the antimalarial artemisininaynthesis of 6,9-desethylartemisinin. J. Org. Chem., 1989, 54 (8): 1792~1795

[27] Ye B, Wu Y L. An efficent synthesis of qinghaosu and deoxoqinghaosu from arteanuic acid. J. Chem. Soc. Commun., 1990. 726

[28] O'Neill P. M, Posner G. H. A Medicinal Chemistry Perspective on Artemisinin and Related Endoperoxides. J. Med Chem., 2004, 47 (12): 2945~2964

[29] Borstnik K, Paik, I. H, Shapiro T. A, et al. Antimalarial chemotherapeutic peroxides: Artemisinin, Yingzhaosu A and related compounds. Int. J. Parastiol., 2002, 32 (13): 1661~1667

[30] O'Dowd H, Polypradith P, Xie S J, et al. Antimalarial artemisinin analogs. synthesis via chemoselective C-C bond formation and preliminary biological evaluation. Tetrahedron, 1999, 55 (12): 3625~3636

[31] Posner G. H, Paik I. H, Sur S, et al. Orally active, antimalarial, anticancer, artemisinin-derived trioxane dimers with high stability and efficacy. J. Med. Chem., 2003, 46 (6): 1060~1065

[32] Posner G. H, Parker M. H, Northrop J, et al. Orally active, hydrolytically stable, esmisynethetic, antimalarial trioxanes in the artemisinin family. J. Med. Chem., 1999, 42 (2): 300~304

[33] O'Neill P. M, Pugh M, Stachulski A. V, et al. Optimisation of the allylsiane approach to C-10 edoxo carba anaolgues of dihydroartemisinin: synthesis and in vitro antimalarial activity of new, metabolically stable C-10 analogues. J. Chem. Soc., Perkin Trans. 2001. 2682~2689

[34] Hindley S, Ward S, A, Storr R. C, et al. Mechanism-based design of parasite-targeted artemisinin derivatives: synthesis and antimalarial activity of new diamine containing analogues. J. Med. Chem., 2002, 45 (5): 1052~1063

[35] O'Neill P. M, Searle N. L, Kan K. W, et al. Novel, potent, semisynthetic antimalarial carba analogues of the first-generation 1,2,4-trioxane artemether. J. Med. Chem., 1999, 42 (26): 5487～5493

[36] Jung M, Bae J. An Efficent Synthesis of New Analogs of Water-Soluble and Hydrolytically Stable Deoxoartemisinin. Heterocycles, 2000, 53: 261

[37] Jung M, Yu D, Bustos D, et al. A Concise Synthesis of 12-(3'-Hydroxy-*n*-propyl)-deoxoartemisinin. Bioorg. Med. Chem. Lett., 1991, 1 (12): 741～744

[38] Jung M, Lee S, Ham J, et al. Antitumor activity of novel deoxoartemisinin monomers, dimers, and trimer. J. Med. Chem., 2003, 46 (6): 987～994

[39] Ma J. Y, Katz E, Kyle D. E, et al. Synthesis and antimalarial activities of 10-substituted deoxoartemisinins. J. Med. Chem., 2000, 43 (22): 4228～4232

[40] Ma J. Y, Katz E, Ziffer H. A new synthetic route to 10-β-alkyldeoxoartemisinins. Tetrahedron Lett., 1999, 40 (49): 8543～8545

[41] Pu Y. M, Ziffer H. Synthesis and Antimalarial Activities of 12-*β*-allyldeoxoartemisinin and its derivatives. J. Med. Chem., 1995, 38 (4): 613～616

[42] Avery M. A, Alvim-Gaston M, Vroman J. A, et al. Structure-Activity Relationships of the Antimalarial Agent Artemisinin. 7. Direct Modification of (+)Artemisinin and in Vivo Antimalarial Screening of New, Potential Preclinical Antimalarial Candidates. J. Med. Chem., 2002, 45 (19): 4321～4335

[43] Jung M, Lee K, Jung H. First Synthesis of (+)-Deoxoartemisitene and Its Novel C-11 Derivatives. Tetrahedron Lett., 2001, 42 (24): 3997～4000

[44] Rong Y J, Wu Y L. Synthesis of steroidal 1,2,4-trioxane as potential antimalarial agent. J. Chem. Soc, Perkin. Trans., 1993, 21 (18): 2149～2150

[45] Torok D S., Ziffer H, Meshnick S R, et al. Synthesis and antimalarial activity of *N*-substituted 11-Azaaremisnins. J. Med. Chem., 1995, 38 (26): 5045～5050

[46] Posner G H, Oh C H, Milhous W K. Olefin oxidative clevage and dioxetane formation using triethylsilyl hydrotrioxide: applications to preparation of potent antimalarial 1,2,4-trioxanes. Tetrahedron Lett., 1991, 32 (34): 4235～4238

[47] Posner G H, Oh C H, Milhous W K. Extraordinarily potent antimalarial compoudns: new, structurally simple, easily synthesized, tricycilc 1,2,4-trioxanes. J. Med. Chem., 1992, (35913): 2459～2467

[48] Posner G H, Cumming J N, Woo S H, et al. Orally active antimalarial 3-substituted trioxanes: new synthetic methodology and biological evaluation. J. Med. Chem., 1998, 41 (6): 940～951

[49] Avery M A, Gao F L, Chong W K M, et al. Synthesis, conformational analysis, and antimalarial activity of tricycilc analogs of artemisinin. Tetrahedron, 1994, 50 (4): 957～972

[50] 易天，史震旦，秦东光等．无C环青蒿素类似物的合成研究．化学学报，2000，58 (4): 448～453

[51] Avery M A, Fan P C, Karle J M, et al. Structure-activity relationships of antimalarial agent Artemisinin. 3. Total synthesis of (+)-13-carbaartemisinin and related Tetra-and Tricyclic structures. J. Med. Chem., 1996, 39 (9): 1885～1897

第四章　青蒿素类药物其他药理作用研究进展

疟疾是世界上严重的虫媒传染病。在所有虫媒传染性疾病中疟疾是发病率和死亡率最高的疾病之一。

20 世纪 50 年代，科学家们曾很乐观地认为疟疾能够被消灭，因为那时通过使用二氯苯基三氯乙烷（DDT）和其他蚊虫杀灭剂使疟疾及有关疾病发病率明显下降。但由于蚊子生存史久远，对环境有很强的适应能力，导致很快对所用杀虫剂均产生抗性。

历史上曾认为疟疾无除人以外的储虫宿主，因而以为只要在人群中杀灭原虫，即使不能完全消灭，至少也可显著降低疟疾的传播。基于这种观点，在世界许多地区进行了集体预防用药，包括泰国和南美的部分地区，但也正是这两个地区首先报道了疟原虫对氯喹的抗药性。

蚊子的抗药性加上疟原虫的抗药性使疟疾更加难以控制，致使 20 世纪 90 年代疟疾的发病和死亡人数大大超过 30 年前[1]。

目前恶性疟原虫几乎对原有的各种抗疟药都产生了抗性。早在 20 世纪初已发现对奎宁产生抗性，20 世纪 40 年代后期对氯胍和环氯胍产生抗性，50 年代中期对乙胺嘧啶产生抗性，50 年代末对氯喹产生抗性，其后又出现多重抗药性。1957 年泰国发现抗氯喹可疑病例，1960 年哥伦比亚和泰国正式报道有抗氯喹病例。其后对氯喹的抗性广泛传播，目前除中美洲外，抗氯喹恶性疟已遍及全球恶性疟流行区。

青蒿素类药物是在寻找新结构类型抗疟药以解决抗性疟疾治疗的过程中诞生的，该类药物高效、速效、低毒的卓著疗效在当今全球疟疾治疗中发挥着重要作用。必须尽可能保护疟原虫对于青蒿素类药物的敏感性，防止因青蒿素类药物滥用而及早产生抗药性，为此，特指出该类药物不宜随意作为疟疾预防药物使用[2]。青蒿素独特新颖的化学结构一直倍受关注，药物学家还在不断探讨该类化合物除抗疟药效外的其他药理作用，本章就青蒿素类药物的其他药理研究作一概述。

一、抗肿瘤作用

（一）青蒿素类药物抗肿瘤作用

青蒿素（artemisinin）、双氢青蒿素（dihydroartemisinin）、青蒿琥酯（artesunate）、蒿甲醚（artemether）等青蒿素类药物体外抗癌效果均较为显著。

国外学者对青蒿素类化合物开展了多方面的抗肿瘤研究。H. J. woerdenbag 等[3]于 1993 年发现上述药物体外抗艾氏腹水癌细胞作用明显。T. Efferth 等[4]发现多种白血病和大肠癌细胞株对此类药物非常敏感，非小细胞肺癌细胞株、黑色素瘤细胞、乳癌细胞、卵巢癌细胞、前列腺癌细胞、肾癌细胞生长在体外可被明显抑制和杀伤，同时也发现具有多药耐受的人白血病 CORE-CEM 细胞对青蒿素类药物敏感，无交叉耐受作用。David Sadava 等[5]也发现青蒿素类药物可抑制多药耐受性的小细胞肺癌的生长。

我国学者[6~8]也发现青蒿素类药物体外抗瘤谱较广，可抑制人肝癌细胞株 BEL-7402、SMMC-7721、H22 瘤株、HepC12 细胞株、人宫颈癌细胞、人低分化鳞状上皮鼻咽癌 CNE2 和 SUME-1 细胞株、肉瘤细胞 S180、人涎腺样囊性癌细胞系 SACC-83 细胞等，并诱导上述细胞的凋亡。在整体动物实验中，青蒿素及其衍生物可抑制在裸鼠上移植的肝癌 BEL-7403、腹水瘤、人低分化鳞状上皮鼻咽癌 CNE2 和 SUNE-1 的瘤体生长。对于杂种小鼠移植性肿瘤 S-180、肝癌、艾氏腹水癌 LⅡ、L615 等生长也具有明显的抑制作用。

总体上，治疗浓度的青蒿素及其衍生物对正常细胞几乎无作用，浓度为 100μmol/L 的青蒿琥酯对人成纤维细胞的生长没有影响[9]，正常乳腺细胞给予双氢青蒿素作用后增殖也没有改变[10,11]。

青蒿素及其衍生物对肿瘤细胞的杀伤作用突出[12,13]，尤其对多耐药肿瘤细胞[14,15]。目前已经对青蒿素及其衍生物的抗增殖、抑制血管形成、诱导凋亡方面做了大量研究，发现青蒿素及其衍生物不但能单独作用于肿瘤细胞，而且与 5-氟尿嘧啶[14]、吡柔比星、阿霉素[16]等抗肿瘤药物具有协同抗肿瘤作用。

(二) 青蒿素类药物抗肿瘤作用机制

1. 抑制肿瘤细胞增殖

林芳等[17]用双氢青蒿素处理人乳腺癌 MCF7 细胞 24h 后，细胞间排列疏松，呈分离状态，35.6%的细胞出现死亡，IC_{50}为 0.31μmol/L。

2. 抑制血管形成

血管生成（angiogenesis）是指血管（毛细血管和小静脉）通过出芽或分裂的方式产生新的血管的过程。血管生成参与了许多生理反应，如胚胎发生、女性生殖周期伤口愈合等；病理过程如肿瘤、风湿性关节炎、糖尿病等。而且，实体肿瘤的生长与转移都依赖于肿瘤血管生成。因此，抗血管生成已经成为肿瘤治疗的新策略[18]。

陈欢欢等[19,20]发现青蒿琥酯体外能显著抑制四种人肿瘤细胞系的增殖和人脐静脉血管内皮细胞 VEGF 的表达，对血管内皮细胞生长因子受体 KDR/flk-1 的抑制率为 80%。双氢青蒿素能剂量和时间依赖性诱导人脐静脉内皮细胞凋亡，并显著降低血管内皮细胞两种主要生长因子受体 Flt-1 和 KDR/flk-1 的表达[21]。

3. 诱导凋亡

在凋亡研究中发现，青蒿琥酯与人脐静脉内皮细胞共孵育 24h 后，细胞出现萎缩，染色体浓缩，可见凋亡小体[22]。青蒿琥酯不但能抑制人肝癌细胞 H22 的增殖，而且能诱导肿瘤细胞凋亡，检测发现 Bcl-2 基因和 PCNA 基因表达降低、Bax 蛋白表达升高[23]。孔恒等[24]的研究结果显示青蒿琥酯对来源于肺和皮肤的成纤维细胞的增殖具有抑制作用，但对脐静脉血管内皮细胞生长增殖无明显的影响。对于青蒿素类药物是否能够通过诱导人脐静脉内皮细胞凋亡而抑制血管内皮细胞生长尚需进一步深入研究。

二、免疫调节作用[25]

(一) 青蒿素类药物对免疫相关性疾病的作用

1. 对系统性红斑狼疮的免疫调节作用

系统性红斑狼疮（SLE）是一种累及多系统的自身免疫性疾病，其特征性表现是体内出现了抗 ds-DNA 抗体和 ANA 等一系列自身抗体。近年来研究显示青蒿素类药物可以通过不同途径调节免疫系统，降低自身抗体的产生，从而达到保护靶器官的作用。屠呦呦就双氢青蒿素主持了该领域研究工作，与协作单位开展了相关研究并获发明专利。徐丽敏等[26]报道了双氢青蒿素可以提高狼疮性 BXSB 小鼠 T 淋巴细胞（尤其是 $CD8^+$ T 细胞）的数量，同时降低其 B 淋巴细胞高反应性，从而减少了免疫球蛋白的生成，有效地抑制 SLE 病情的进一步发展。董妍君等[27]针对此类药物对狼疮肾炎的作用进行了一系列研究，继而又报道了双氢青蒿素能显著抑制 BXSB 小鼠血清中抗 ds-DNA 抗体以及 TNF-α 水平，同时剂量为 125mg/kg 和 25mg/kg 的双氢青蒿素均可使 BXSB 小鼠肾脏病变显著减轻。如：肾小球系膜细胞增生和白细胞浸润明显减轻、无白金耳样结构生成等。在此基础上，董妍君等[28]还深入研究了双氢青蒿素通过免疫调节机制治疗狼疮肾炎的分子基础。NF-κB 是一种能与免疫球蛋白 κ 链基因的增强子 κB 序列特异性结合的蛋白因子，当其激活时可以调节多种免疫相关基因转录，包括 IL-1β、TNF-α、ICAM-1、IL-6 等细胞因子基因的表达。董妍君等研究发现，应用 125mg/kg、25mg/kg、5mg/kg 双氢青蒿素的各实验组小鼠肾组织中 NF-κB p65 的水平较狼疮模型组均有不同程度的降低，由此推测靶器官的 NF-κB 水平受到双氢青蒿素抑制，导致相关细胞因子的基因表达随之下调，免疫球蛋白及补体在肾脏沉积减少，从而达到了延缓病情的作用。

2. 对卡氏肺孢子虫肺炎的免疫调节作用

卡氏肺孢子虫肺炎（PCP）是免疫功能缺陷病人易患的肺部并发症。目前常用醋酸可的松皮下注射 Wistar 大鼠以建立卡氏肺孢子虫肺炎的动物模型，来探讨药物的作用。陈雅棠等[29]首次将蒿甲醚用于大鼠 PCP 的治疗，发现蒿甲醚是一种有希望的抗卡氏肺孢子虫药。叶彬等[30]对 PCP 模型大鼠应用双氢青蒿素与青蒿琥酯后，对存活率、存活天数、肺重、肺重/体重以及肺印片的每视野包囊均数等指标进行观察发现，两者对此病均具有疗效。李文桂等[31~33]进一步发现卡氏肺孢子虫感染能引起大鼠肺泡巨噬细胞分泌高水平的 TNF-α，双氢青蒿素治疗则使 TNF-α 水平降低，减轻了宿主组织的炎症反应，使宿主体内的免疫应答接近正常状态。李文桂等还发现双氢青蒿素可以使肺泡巨噬细胞凋亡降低，也能够减少 PCP 模型大鼠脾细胞的凋亡。

此外，Noori Shokoofeh 等[34]研究发现青蒿素对于迟发性超敏反应有免疫抑制活性。有关学者研究发现青蒿素类药物在治疗脑型疟时除了有直接杀灭原虫的作用以外，也与其免疫调节机制相关[35]。在肿瘤与炎症反应中青蒿素类药物也发挥调节免疫的作用。

（二）青蒿素类药物的免疫调节作用机制研究

孙秀珍等[36]通过给小鼠注射不同剂量的青蒿素和双氢青蒿素进行研究时，发现此类药物可以明显抑制小鼠的体液免疫和细胞免疫。腹腔注射 25～100mg/kg 青蒿素或双氢青蒿素的小鼠，其脾细胞 IgG、IgM 的抗体分泌细胞数（PFC）受到明显抑制。当青蒿素或双氢青蒿素的剂量为 100mg/kg 时，小鼠对牛血清白蛋白的迟发型超敏反应被明显抑制；小鼠脾细胞产生 IL-2 的能力以及对 T 细胞有丝分裂原 Con A 和 B 细胞有丝分裂原 LPS 的增殖反应均受到抑制。王俐等[37]报道青蒿琥酯能够抑制 IL-1 的产生。周平等[38]发现较大剂量青蒿琥酯能够显著减轻胸腺重量，降低小鼠血清溶菌酶浓度。溶菌酶是一种来源于单核细胞并可特异性结合革兰阳性细菌、导致其胞壁溶解的非特异性免疫物质。由于小鼠血清水平下降，周平等[38]推测可能是青蒿琥酯抑制了单核细胞的活性；同时，他们应用不同浓度的青蒿琥酯与亚适浓度的 Con A 和脾淋巴细胞共同培养，发现青蒿琥酯在其上清浓度为 6.5×10^{-5} mmol/L 时可以抑制脾淋巴细胞 IL-2 的分泌。青蒿琥酯通过抑制 IL-1、IL-2 的产生，阻止淋巴细胞从 G1 期进入 S 期，使得淋巴细胞增殖反应降低、DNA 合成受到抑制。这可能是其免疫抑制作用的重要机制。

杨四旬等[39]报道，青蒿素及其衍生物能够加强同种抗原或 Con A 激活的小鼠脾细胞 DNA 合成，但对 LPS 激活的小鼠脾细胞 DNA 合成无效；同时体内实验表明青蒿琥酯钠可以放大动物对绵羊红细胞的 DTH 反应和抗体生成反应、促进 Con A 诱导的小鼠脾细胞 IL-2 表达。从而认为此类药物可能对免疫功能的重建有一定作用。此后，进一步应用细胞培养及分子杂交技术研究发现双氢青蒿素能够明显促进 Con A 诱导的小鼠脾细胞增殖，促进小鼠脾细胞以及 T 细胞株 LBRM 产生 IL-2 及其 mRNA 表达 。该研究同时发现相同浓度的双氢青蒿素对转化的 T 细胞及 LPS 诱导的淋巴细胞增殖无明显影响，从而提出了双氢青蒿素可能通过不同途径促进 IL-2 的产生和淋巴细胞的增殖[40]。

林培英等[41]发现，青蒿琥酯能够使绵羊红细胞诱导的小鼠血浆 IgG 和溶血素水平下调，使疟原虫感染的小鼠血浆 C3 水平明显增高。同时该研究表明青蒿琥酯可以提高 PHA 诱导的小鼠淋巴细胞转化率、增加小鼠脾脏重量，也能够增强 DNFB 诱导的迟发型超敏反应。由此，认为青蒿琥酯有抑制体液免疫、增强细胞免疫的作用。

三、抗血吸虫作用[42～45]

20 世纪 80 年代初人们研究发现青蒿素有抗血吸虫作用，其后经进一步研究证实，青蒿素及其多种衍生物均有抗血吸虫的作用，在整个服药阶段对幼虫期的血吸虫都有杀灭作用，因此具有良好的杀灭效果。青蒿素对疫水接触者具有保护作用。用于感染日本血吸虫尾蚴后的早期治疗，可降低血吸虫感染率和感染程度，并可预防血吸虫病的发生。该类物质抗血吸虫的活性基团是过氧桥，作用机制为影响糖的代谢。研究发现，肝期血吸虫经蒿甲醚作用后，糖原减少，碱性磷酸酶活力受抑制，体表肠管和生殖腺发生明显的退行性变化，虫体变细，蛋白质含量明显减少，尤以雌虫明显。

四、抗炎作用

存在于革兰阴性细菌外膜的脂多糖/内毒素（lipopolysaccharide/endotoxin，LPS）是引起全身性感染的主要致病因子，能促使炎症介质过度释放[46]。青蒿素拮抗 LPS 诱导的炎症研究已有报道，青蒿素可以抑制诱导性的 NO 合酶的合成及 NF-κB 的激活[47]。梁爱华等[48]发现青蒿琥酯对 LPS 及合并干扰素刺激小鼠腹腔巨噬细胞 NO 的合成有明显的抑制作用；青蒿琥酯对 LPS 刺激的小鼠腹腔巨噬细胞 RAW264.7 具有相同的保护作用，而且随青蒿琥酯浓度的增加青蒿琥酯对 NO 产生的抑制作用也增强，青蒿琥酯对 LPS 诱导的 TNF-α 产生具有明显的抑制作用，与 LPS 单独应用比较抑制率达 58%[49]。谭余庆[50]等还发现青蒿素可降低内毒素休克小鼠脂质过氧化物（LPO）、碱性磷酸酶（ACP）、内毒素、TNF-α、P450 浓度，升高 SOD 活性，降低小鼠死亡率，延长小鼠的平均生存时间，对内毒素休克小鼠肝、肺组织也有一定的保护作用。

五、护肝作用

陈重阳等[51]在动物实验中发现，青蒿琥酯能对抗醋氨酚和黄磷所致肝脏还原型谷胱甘肽（GSH）耗竭，其中，较大剂量还能增加正常饥饿小鼠肝脏 GSH 含量，提示其抗肝损伤作用可能与增加肝脏 GSH 储备，促进对毒性代谢产物的解毒有关。范欣生等[52]观察青蒿素对减少肝脏微粒体脂质过氧化物的形成作用，结果显示青蒿素能明显减少肝微粒体脂质过氧化物的形成。

六、抗心律失常作用

杨宝峰等[53~57]报道了青蒿素有抗心律失常作用，采用全细胞电压钳技术研究青蒿素对分离的豚鼠心室肌细胞和狗的浦肯野纤维钾离子电流的影响，结果显示，抗心律失常作用与抑制钾电流有关。用膜片钳研究发现，青蒿素具有浓度依赖性抑制家兔心室肌细胞 IK 的作用。用基因钳研究证明，给予非洲蛙卵母细胞注射 Kir2.1 cRNA 后，青蒿素对 Kir2.1/IK1 有明显抑制作用。IK1 及 Kir2.1 和心肌动作电位复极末期有关，与心律失常的发生发展有密切联系，是抗心律失常药物作用的重要靶点。动物模型上青蒿素对乌头碱和哇巴因诱发大鼠、豚鼠心律失常模型有明显拮抗作用。青蒿素在临床上可能有抗心律失常作用。

七、抗病毒作用

钱瑞生等[58]在鸡胚感染实验中发现青蒿素有抗流感病毒作用，作用性质为抑制而非杀灭。2005 年 M. R. Romero 等[59]报道了青蒿素抗乙肝病毒的作用。马培林等[60]探讨青蒿素体外抗柯萨奇 B 组 3 型病毒（CVB3）的作用，青蒿素类药物具有体外抗 CVB3 的作用，其抗病毒机制是通过阻断病毒吸附和抑制病毒复制来完成的。

八、治疗弓形虫感染作用

严笠等[61]报道双氢青蒿素可抑制弓形虫核酸代谢，而且用双氢青蒿素联合磺胺嘧啶钠治疗小鼠急性弓形虫感染可以产生协同效应，更有效防止停药后的复发，且比单独使用双氢青蒿素的疗效好。王崇功[62]用双氢青蒿素治疗 18 例近期活动性感染者和 7 例弓形虫感染者，认为对弓形虫有一定临床治疗效果，但是否完全治愈达到根治目的，尚需进行临床较长期跟踪观察积累更多资料。体外实验证明青蒿素类药物能抑制弓形虫侵入细胞，青蒿素主要作用于虫体细胞膜，线粒体及细胞核，继而广泛损伤其膜系结构，造成核膜断裂、线粒体肿胀、空泡样变性、内质网扩张甚至出现核碎裂、核溶解现象[44]。

九、抗犬附红细胞体作用[63]

从青蒿素、大蒜素治疗犬附红细胞体病的研究发现，青蒿素对治疗犬附红细胞体病疗效不仅显著高于四环素和新胂凡钠明，而且还治愈了十余例四环素和新胂凡钠明治疗效果不佳的附红细胞体病患畜。青蒿素除有抑制和杀灭附红细胞体作用外，尚有退热功效，这对多数有发热症状的急性期附红细胞体病患畜就必兼有改善临床症状和对症治疗的作用。

十、抗球虫作用

文献 64，65 中提到青蒿素以低浓度作为饲料添加剂可控制鸟类球虫病。宁长申等[66]报道用青蒿素对鸡柔嫩艾美耳球虫进行预防实验发现，不同浓度的青蒿素均能很好的治疗人工感染柔嫩艾美耳球虫病鸡，使患畜免于死亡。

十一、抗哮喘作用

秧茂盛等[67]通过动物实验证实，青蒿琥酯对整体动物气管、支气管平滑肌有松弛作用，表明青蒿琥酯雾化吸入或灌胃给药，对豚鼠哮喘有较好的抑制作用，其作用机制可能与阻滞外钙内流和激活气管组织中腺苷酸环化酶的活性有关。

十二、抗孕作用

徐继红等[68]报道，青蒿琥酯在动物试验中有抗早孕作用，结果表明，青蒿琥酯对胚胎有相当高的选择性毒性，较低剂量即可致胚胎死亡而引起流产，对母体子宫及卵巢影响却不明显。因此提出青蒿琥酯有被开发成人工流产药物的可能性。并且指出，现在青蒿琥酯临床用量是 112mg/kg×4 天（iv），已接近金黄地鼠的抗早孕 ED_{50}，建议妊娠妇女慎用此药。

青蒿素发现至今三十余年，成为继奎宁、氯喹等原喹啉类药物后在治疗抗性疟疾方面发挥重要作用的新型抗疟药，在对其抗疟作用机制研究的基础上，各国学者还进行了药物多用途探讨，如上所述抗肿瘤、抗病毒、免疫调节、抗血吸虫等。基于青蒿素类药物具新颖独特的化学结构特点以及随着科技的进展，应用不同的活性测试方法和体系[69～71]将为青蒿素类药物的科学合理使用和进一步研发新药造福人类创造条件。

参 考 文 献

[1] Foote S J，Cowman A F. The mode of action and the mechanism of resistance to antimalarial drugs. Acta Tropica，1994，56(2～3)：157

[2] 陈佩惠，屠呦呦，王凤芸等. 双氢青蒿素对约氏疟原虫在蚊体内发育的影响. 中国寄生虫学与寄生虫病杂志，1998，16 (6)：421～424

[3] Woerdenbag H J，Moskal T A，Pras N，et al. Cytotoxicity of artemisinin-related endoperoxicles to Ehrlich ascites tumor cells. Journal of Natural Products，1993，56 (6)：849～856

[4] Efferth T，Davey M，Olbrich A，et al. Activity of drugs from traditional Chinese medicine towards sensitive and MDRI or MRPI-overerpressing multidrug-resistant human CORE-CEM Leukenna cells. Blood Cells Mol. Dis.，2002，28 (2)：160～168

[5] Sadava D，Phillips T，Lin C，et al. Transferrin overcomes drug resistance to artemisinin in human small-cell lung carcinoma cells. Cancer Letters，2002，179(2)：151～156

[6] 杨小平，潘启超，梁永矩等. 青蒿酯钠的抗肿瘤研究. 癌症，1997，16(3)：186～187，190

[7] 王勤，吴理茂，李爱媛等. 青蒿琥酯抗肝癌作用的实验研究. 中国中药杂志，2001，26(10)：707～709

[8] 肖柳英，林培英，张丹等. 青蒿琥酯对小鼠肝癌及 S180 实体瘤的抑制作用. 实用癌症杂志，2001，16(3)：245～247

[9] Efferth T，Marschall M，Wang X，et al. Antiviral activity of artesunate towards wild-type，recombinantand ganciclovir-resistant human cytomegaloviruses. J Mol Med，2002，80(4)：233～242

[10] Singh N P，Lai H. Selective toxicity of dihydroartemisinin and holotransferrin toward human breast cancer cells. Life Sciences，2001，70 (1)：49～56

[11] Lai H，Singh N P. Oral artemisinin prevents and delays the development of 7,12-dimethylbenz [α] anthracene (DMBA)-induced breast cancer in the rat. Cancer Letters，2006，231(1)：43～48

[12] Beekman A C，Woerdenbag H J，Van Uden W et al. Stability of artemisinin in aqueous environments：impact on its cytotoxic action to Ehrlich ascites tumour cells. J. Pharm. Pharmacol，1997，49(12)：1254～1258

[13] Yang X P，Liang Y J. Study on anti-tumor effect of sodium artesunate. Cancer，1997，16(3)：186～190

[14] 张居馨，王士贤，张富庚等. 青蒿琥酯对体外人癌细胞 Hela、SACC-83 细胞增殖的影响. 中草药，2001，32(4)：345～347

[15] Sadava D，Phillips T，Lin C，et al. Transferrin overcomes drug resistance to artemisinin in human small-cell lung carcinoma cells. Cancer Letters，2002，179(2)：151～156

[16] Reungpatthanaphong P，Mankhetkorn S. Modulation of multidrug resistance by artemisinin，artesunate and dihydroartemisinin in K562/adr and GLC4/adr resistant cell lines. Biol Pharm Bull，2002，25(12)：1555～1561

[17] 林芳，丁健，林莉萍. 双氢青蒿素对人乳腺癌 MCF7 细胞的体外抑制作用. 中国新药杂志，2002，11(12)：934～936

[18] Kim K J，Li B，Winer J，et al. Inhibition of vascular endothelial growth factor-induced angiogenesis suppresses tumour growth in vivo. Nature，1993，362(6423)：841～844

[19] Chen H H，Zhou H J，Wang W Q，et al. Antimalarial dihydroartemisinin also inhibits angiogenesis. Cancer Chemother Pharmacol，2004，53(5)：423～432

[20] Chen H H，Zhou H J，Fang X，et al. Inhibition of human cancer cell line growth and human umbilical vein endothelial cell angiogenesis by artemisinin derivatives in vitro. Pharmacol Res，2003，48(3)：231～236

[21] Dell Eva R，Pfeffer U，Vené R，et al. Inhibition of angiogenesis in vivo and growth of Kaposi's sarcoma xenograft tumors by the anti-malarial artesunate. Biochem Pharmacol，2004，68 (12)：2359～2366

[22] Efferth T，Oesch F. Oxidative stress response of tumor cells：microarray-based comparison between artemisinins and anthracyclines. Biochem Pharmacol，2004，68(1)：3～10

[23] 王勤，吴理茂，赵一等. 青蒿琥酯抗肿瘤作用的机制研究. 药学学报，2002，37(6)：477～478

[24] 孔恒，余清声. 青蒿琥酯对成纤维细胞和内皮细胞的选择性研究. 中国临床药理学与治疗学，2005，10(6)：687～690

[25] 舒贝，马行一. 青蒿素及其衍生物的免疫调节作用. 中国中西医结合肾病杂志，2005，6(3)：176～178

[26] 徐丽敏，陈学荣，屠呦呦. 双氢青蒿素对狼疮性 BXSB 小鼠的作用. 中国中西医结合皮肤性病学杂志，2002，1 (1)：19～20

[27] 董妍君，李卫东，屠呦呦等. 双氢青蒿素对 BXSB 狼疮小鼠自身抗体产生、TNF-α 分泌及狼疮性肾炎病理改变的影响. 中国中西医结合杂志，2003，23(9)：676～679

[28] 董妍君，李卫东，屠呦呦等. 双氢青蒿素对 BXSB 小鼠狼疮肾炎的作用及机制研究. 中国药理学通报，2003，19 (10)：1125～1128

[29] 陈雅棠，马良，梅芹等. 蒿甲醚治疗实验大鼠肺孢子虫肺炎的初步观察. 中国寄生虫病防治杂志，1994,7 (4)：278～281

[30] 叶彬，陈雅棠，刘成伟等. 双氢青蒿素、青蒿琥酯治疗大鼠肺孢子虫肺炎的疗效研究. 中国人兽共患病杂志，2001，17(4)：43～45，48

[31] 李文桂，陈雅棠，刘成伟等. 双氢青蒿素对卡氏肺孢子虫肺炎大鼠 TNF-α 水平的影响. 免疫学杂志，2001，17 (4)：274～276，294

[32] 李文桂，陈雅棠，刘成伟等. 双氢青蒿素对卡氏肺孢子虫肺炎大鼠肺泡巨噬细胞凋亡的影响. 免疫学杂志，2002，18(3)：207～210

[33] 李文桂，陈雅棠，刘成伟等．双氢青蒿素对卡氏肺孢子虫肺炎大鼠脾细胞凋亡的影响．中国人兽共患病杂志，2003，19（2）：55～59

[34] Noori S，Naderi G A，Hassan Z M，et al. Immunosuppressive activity of a molecule isolated from *Artemisia annua* on DTH responses compared with cyclosporin A. International Immunopharmacology，2004，4（10～11）：1301～1306

[35] 李晓玉，梁惠珍．蒿甲醚对红细胞免疫功能的影响．中国药理学报，1986，7（5）：471

[36] 孙秀珍，谢蜀生，屠呦呦等．青蒿素及其衍生物免疫抑制作用的实验研究．中西医结合杂志，1991，11（1）：37～38

[37] 王俐，高玉祥．青蒿琥酯对小鼠变应性接触性皮炎及白细胞介素 1 的影响．中华皮肤科杂志，1992，25（3）：165～167

[38] 周平，高玉祥．青蒿琥酯对小鼠免疫功能的影响．蚌埠医学院学报，1996，21（1）：5～7

[39] Yang S X，Xie S S，Gao H L，et al. Artemisinin and its derivatives enhance T lymphocyte-mediated immune responses in normal mice and accelerate immunoreconstitution of mice with syngeneic bone marrow transplantation. Clin Immunol Immunopathol，1993，69（2）：143～148

[40] 杨四旬，谢蜀生，马大龙等．二氢青蒿素促进 IL-2 产生及其 mRNA 表达．中国药理学报，1994，15（6）：515～520

[41] 林培英，冯昭明，潘竞锵等．青蒿琥酯对小鼠免疫功能的影响．中国药理学报，1995，16（5）：441～444

[42] 乐文菊，王根法，尤纪青等．青蒿素衍生物治疗动物血吸虫病的实验研究．药学通报，1980，15（4）：182

[43] 中国中医科学院中药研究所．常用中药材品种整理与质量研究——青蒿，1990．6～7

[44] 徐明生．青蒿素蒿甲醚青蒿琥酯预防日本血吸虫病研究进展．中国血吸虫病防治杂志，1998，10（4）：251～253

[45] Xiao，S H. Development of antischistosomal drugs in China，with particular consideration to praziquantel and the artemisinins. Acta Tropica，2005，96（2～3）：153～167

[46] Rietschel E T，Kirikae T，Schade F U，et al. The chemical structure of bacterial endotoxin in relation to bioactivity. Immunobiology，1993，187（3～5）：169～190

[47] Aldieri E，Atragene D，Bergandi L，et al. Artemisinin inhibits inducible nitric oxide synthase and nuclear factor NF-κB activation. FEBS Lett，2003，552（2～3）：141～144

[48] 梁爱华，薛宝云，李春英等．青蒿琥酯对内毒素诱导的一氧化氮合成的抑制作用．国外医学中医中药分册，2001，23（3）：156

[49] 梁爱华，薛宝云，王金华等．青蒿琥酯对内毒素诱导的炎性因子合成的抑制作用研究．中国中药杂志，2001，26（11）：770

[50] 谭余庆，赵一．青蒿提取物抗内毒素实验研究．中国中药杂志，1999，24（3）：166～171

[51] 陈重阳，唐祖年，梁荣感．青蒿琥酯对正常及肝脏毒物中毒小鼠肝脏谷胱甘肽含量的影响．中国药理学通报，1993，9（1）：52～54

[52] 范欣生，朱荃，马红等．青蒿素对大鼠肝脏微粒体过氧化损伤的影响．中国生化药物杂志，1999，20（6）：295～296

[53] 王慧珍，杨宝峰，罗大力等．青蒿素抗心律失常作用的研究．中国药理学通报，1998，14（1）：94

[54] 杨宝峰，李玉荣，徐长庆等．Mechanisms of artemisinin antiarrhythmic action．中国药理学与毒理学杂志，1999，13（3）：169～175

[55] 周晋，杜智敏，邱晓红等．抗疟药青蒿素抗心律失常的作用机制．药学学报，1999，34（8）：569～572

[56] 李宝馨，杨宝峰，李玉荣等．青蒿素抗心律失常作用及机制．中国药理学通报，1999，15（5）：449～452

[57] 杜智敏，刘影．青蒿素抗心律失常作用研究．中国药学杂志，2003，38（5）：372

[58] 钱瑞生，李柱良，余建良等．青蒿素的免疫作用和抗病毒作用．中医杂志，1981，22（6）：463～466

[59] Romero M R，Efferth T，Serrano M A，et al. Effect of artemisinin/artesunate as inhibitors of hepatitis B virus production in an “in vitro” replicative system. Antiviral Research，2005，68（2）：75～83

[60] 马培林，张凤民，宋维华等．青蒿素抗柯萨奇 B 组病毒感染的实验观察．中国地方病学杂志，2004，23（5）：403～405

[61] 严笠，甘绍伯，齐志群等．双氢青蒿素治疗急性弓形虫感染小鼠疗效的进一步观察．寄生虫与医学昆虫学报，

2002, 7 (2): 70～76

[62] 王崇功. 青蒿素治疗弓形虫的研究和临床治疗效果的初步观察. 中国人兽共患病杂志, 1997, 13 (1): 79～80

[63] 华修国, 李宏全, 杨华等. 青蒿素、大蒜素治疗犬附红细胞体病的研究. 上海农学院学报, 1997, 15 (3): 218～223

[64] Allen P C, Danforth H D, Augustine P C. Dietary modulation of avian coccidiosis. Int. J Parasitol, 1998, 28 (7): 1131～1140

[65] Dhingra V, Pakki S R, Narasu M L. Antimicrobial activity of artemisinin and its precursors. Current science, 2000, 78 (6): 709～713

[66] 宁长申, 张龙现, 李敏等. 人工合成青蒿素对鸡柔嫩艾美尔球虫的预防实验. 河南农业科学, 2001, 1 (3): 29～30

[67] 秧茂盛, 何康, 许卫铭. 青蒿琥酯对豚鼠哮喘模型抑制作用的研究. 中国药学杂志, 1999, 34 (3): 160

[68] 徐继红, 童元沛. 二氢青蒿素和青蒿琥酯的抗孕作用. 药学学报, 1996, 31 (9): 657

[69] Bailey N J C, Wang Y L, Sampson J, et al. Prediction of anti-plasmodial activity of *Artemisia annua* extracts: application of 'H-NMR spectroscopy and chemometrics. Journal of Pharmaceutical and Biomedical Analysis, 2004, 35 (1): 117～126

[70] Bhonsle J B. Role of array of oxygen atoms of artemisinin in the anttmalarial activity: Part 1-Molecular modeling studies to investigate compounds with artemisinin-like array of oxygen atoms. Indian journal of chemistry, 1995, 34B (5): 380～388

[71] Ranasinghe A, Sweatlock J D, Cooks R G. A rapid screening method for artemisinin and its congeners using MS/MS: Search for new analogues in *Artemisia annua*. Journal of natural products, 1993, 56 (4): 552～563